Martin Arz

DIE WILDE REISE DES UNFREIEN HANS S.

... und seine höchst erstaunlichen Erlebnisse auf dem Weg ans Ende der Welt

HIRSCHKÄFER verlag

Karte zu Schiltbergers Reisen, 1394–1427

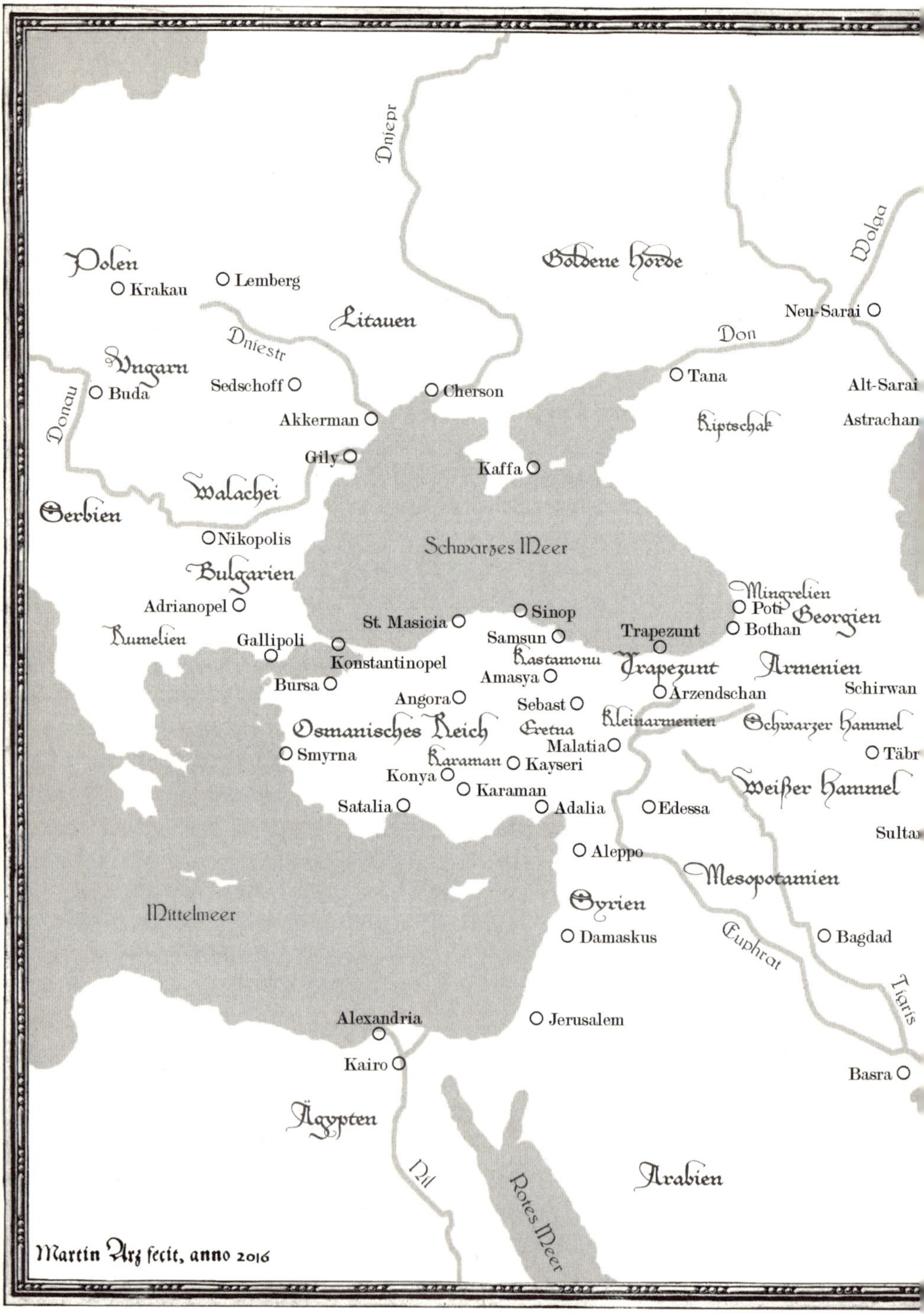

Erklärung der historischen Ortsnamen siehe S. 439

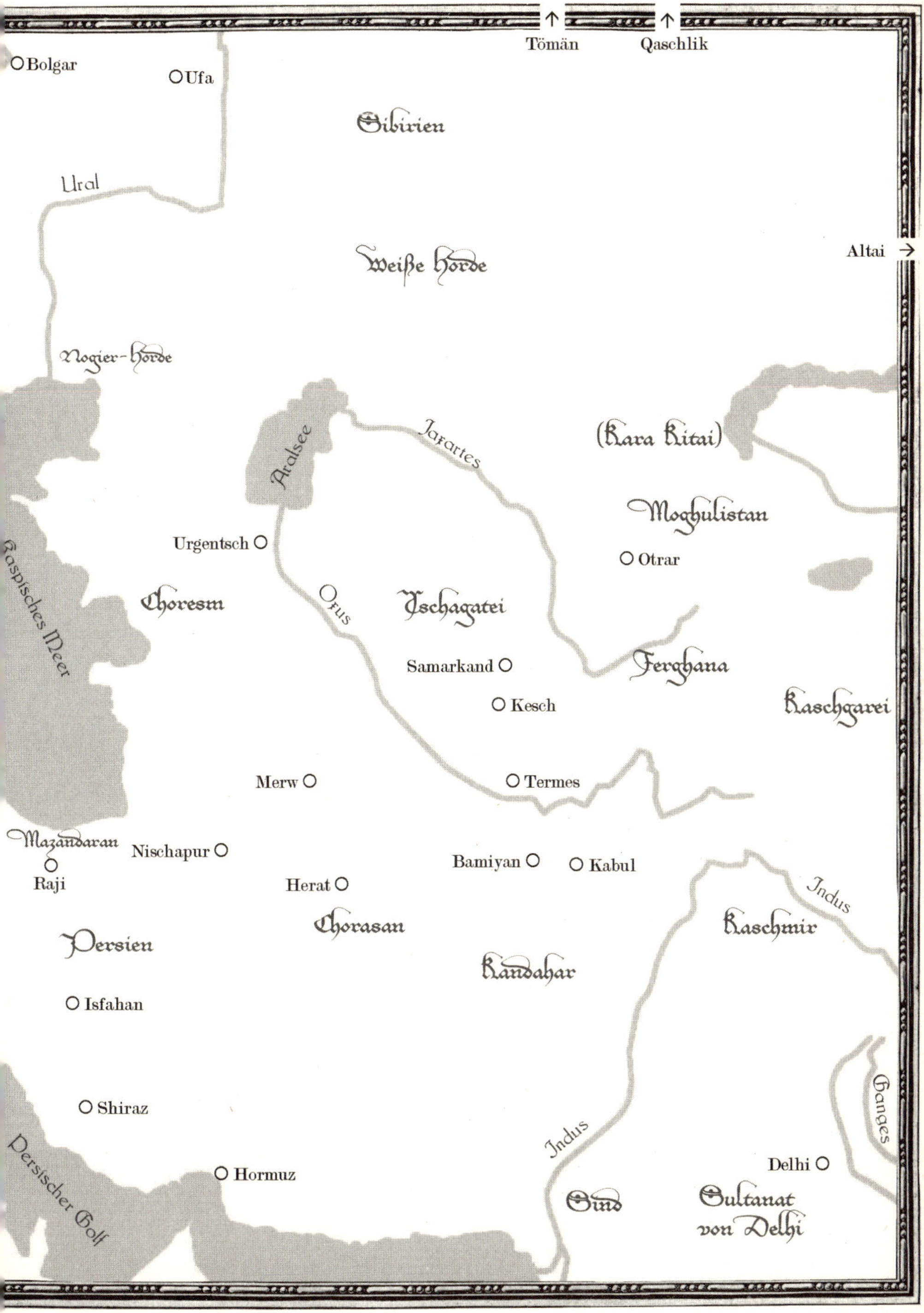

Tömän
Qaschlik
Bolgar
Ufa
Sibirien
Ural
Weiße Horde
Altai
Nogier-Horde
Aralsee
Jaxartes
(Kara Kitai)
Moghulistan
Urgentsch
Otrar
Kaspisches Meer
Choresm
Oxus
Tschagatei
Samarkand
Ferghana
Kesch
Kaschgarei
Merw
Termes
Mazandaran
Nischapur
Raji
Bamiyan
Kabul
Herat
Indus
Chorasan
Kaschmir
Persien
Kandahar
Isfahan
Ganges
Shiraz
Indus
Persischer Golf
Hormuz
Delhi
Sind
Sultanat von Delhi

Ein lustiges Abenteuer soll es werden, als der Knappe Johannes Schiltberger im zarten Alter von 14 Jahren seine Heimatstadt München verlässt und sich 1394 dem letzten Kreuzzug anschließt. »Bis ans Ende der Welt und dann immer weiter!«, scherzen er und seine Kumpels. Doch das christliche Heer wird von den Osmanen in einem blutigen Gemetzel aufgerieben, Schiltberger gerät in türkische Gefangenschaft. Fortan dient er als Militärsklave in fremden Heeren – erst bei den Osmanen, dann bei den Mongolen unter der ›Geißel Gottes‹, dem gefürchteten Schlächter Tamerlan. Hans sieht Städte, Länder und Regionen, die selbst heute noch exotisch klingen: Delhi, Samarkand, Konstantinopel, Astrachan, Kairo, Damaskus, Teheran und, und, und. Mehr noch: Schiltberger dringt als erster Europäer bis in die endlosen Weiten Sibiriens vor. Er erlebt die Hölle, aber auch den Himmel auf Erden, begegnet großen Männern wie erbärmlichen Wichten und steht manchmal staunend, manchmal zitternd vor den steinernen oder lebendigen Wundern der Welt.
Schiltberger gelang nach 33 Jahren in der ›Heidenschaft‹ die Flucht. Er kehrte 1427 nach München zurück, wo er seine Erlebnisse veröffentlichte. Martin Arz hat mit »Die wilde Reise des unfreien Hans S.« einen fulminanten Roman über den deutschen Marco Polo geschrieben. Frei nach Schiltbergers Reisebericht entführt Arz den Leser auf einen rasanten, abenteuerlichen Trip quer durch den mittelalterlichen Orient und Zentralasien.

Martin Arz, geboren 1963 in Würzburg, schrieb als freier Autor für zahlreiche Magazine und arbeitete als PR-Berater, bevor er sich ganz der Malerei und dem Schreiben widmete. Martin Arz veröffentlichte zahlreiche Krimis, allein sechs davon mit seinem Hauptprotagonisten Max Pfeffer, und mehrere Sachbücher über die Stadt, in der er lebt und arbeitet: München. »Die wilde Reise des unfreien Hans S.« ist sein erster historischer Roman.
Max-Pfeffer-Krimis im Hirschkäfer-Verlag:
• Das geschenkte Mädchen · Max Pfeffers 1. Fall
• Reine Nervensache · Max Pfeffers 2. Fall
• Die Knochennäherin · Max Pfeffers 3. Fall
• Pechwinkel · Max Pfeffers 4. Fall
• Westend 17 · Max Pfeffers 5. Fall
• Geldsack · Max Pfeffers 6. Fall

»Ich Johannes Schiltberger zoch uß von miner haymat, mit namen uß der Stat münchen, gelegen in payern, in der zyt als kunig Sigmund zu ungern in die haidenschafft zoch. Das was als man zalt von cristi geburt Dreizehnhündert und in dem vier und nuizigsten iar, mit einem herren genant leinhart Richartinger.«

Johannes Schiltberger in der Heidelberger Handschrift (ca. 1480)

Karte zu Schiltbergers Reisen 4

1 An der Donau 10
2 Das Schlachten 25
3 Tricktrack 32
4 Janitscharen 40
5 Schwarze Dämonen 49
6 Tulpen 65
7 Der Plan des Untoten 70
8 Ghul und Ghula 86
9 Der Weiße Hammel 89
10 Der falsche Eunuch 97
11 Flucht 101
12 Der Schlangenkampf 111
13 Die Sperberburg 120
14 Hamam 129
15 Mumienfeuer 137
16 Das Fest der Frauen 154
17 Der große Sultan 165
18 Das Schienbein des Riesen 174
19 Kaffeepause 181
20 Hochzeitspläne 189
21 Angora 199
22 Die Geißel Gottes 203
23 Der Skorpion 211
24 Ein Zoobesuch 222
25 Auf Buddhas Haupt 235
26 Jesus mit dem Elefantenkopf 242

27 Der Drache 256
28 Zarafa 267
29 Die schwarze Göttin Kali 283
30 Der barmherzige Monarch 289
31 Der Dreihundertfünfzigjährige 291
32 Der Garten Eden 303
33 Hin und her 313
34 Gott ist tot 320
35 Bauernjahre 322
36 Hundeschlitten 329
37 Das Eismonster 341
38 Jahrmarkt 352
39 Amazonen 363
40 Das Einhorn 373
41 Räuber 381
42 Das Goldene Vlies 394
43 Piraten 405
44 Der Kaiser 410
45 Der Vampir 419
46 München 428

Nachwort 434
Bayezids Familie im Überblick 436
Tamerlans Familie im Überblick 437
Liste der Mamelukensultane und Khane 438
Historische Orte und ihre heutigen Namen 439
Lektüre 440

1 An der Donau

»Ich, Johannes Schiltberger, zog von meiner Heimatstadt München, gelegen in Bayern, aus zu der Zeit, als König Sigismund in Ungarn gegen die Heidenschaft zog. Das war im Jahr 1394 nach Christi Geburt«, las Josef laut vor und ließ die Papiere sinken.

»Ausbaufähig. Ein bisschen trocken. Klingt aber ganz gut als Einstieg«, sagte Max und zupfte ein wenig auf seiner Laute. »Aber viel ist es noch nicht.«

»Natürlich nicht«, entgegnete Hans eingeschnappt. »Viel haben wir ja auch noch nicht erlebt. Das wird ein Reisebericht. Ich schreibe auf, was alles passiert, damit ich dann, zurück in München, davon berichten kann.«

Max und Josef tauschten einen abschätzigen Blick. »Willst wohl berühmt werden, Hans«, spottete Josef.

»Immerhin kann er schreiben, der Hans«, sagte Max und spielte eine kleine Melodie.

»Kann ich auch«, antwortete Josef. »Lesen und schreiben!«

»Das eine bedingt doch das andere«, sagte Hans.

»Mein Herr hält das nicht für nötig«, sang Max zu der Melodie seiner Laute. So gut er spielte, so schlecht sang er.

»Mein Herr auch nicht, aber ich habe trotzdem schreiben und lesen gelernt«, sagte Hans Schiltberger. »Er hat damals gesagt, er bringt mir das nicht bei, ich solle es aber können, wenn ich sein Knappe werden will. Also hab ich es gelernt.«

»Bei den Pfaffen?«

»Wo sonst? Mein Vater hat dafür teuer gezahlt.«

»Bei den Pfaffen kann man bloß saufen und huren lernen«, sagte Josef, und alle lachten.

Die drei Burschen lagen nackt auf einem Felsen am Donaustrand und ließen sich von der Sonne trocknen. Rings um sie herum lagerten in größeren oder kleineren Gruppen unzählige weitere Knappen. Eben rannten rund zwanzig Jungs mit wilden Anfeuerungsrufen in die Donau, stürzten sich auf eine Gruppe, die im flachen Wasser gesessen hatte, und schnell entflammte eine spielerische Wasserschlacht. Ein sauertöpfischer Pfaffe schlurfte laut schimpfend vorbei, Beichtvater eines schwäbischen Ritters und wider Willen mit auf den Kreuzzug gekommen, denn sein Herr wollte keinesfalls auf seinen persönlichen Beichtvater verzichten. »Sodom und Gomorra«, zeterte der Pfarrer. Doch mehr als »Sündenpfuhl«, »Todsünde« und irgendetwas mit »Verderbtheit der Nackten« verstanden die Burschen nicht von dem Gebrabbel. Man kannte den Geistlichen und seine Suada. Er streunte regelmäßig die Strände entlang. Doch für die Knappen war Nacktheit nichts Ungewohntes. Niemand wäre jemals in München auf die Idee gekommen, an einem heißen Sommertag angezogen in einen der vielen Stadtbäche zu springen. Bis zu einem gewissen Alter, und manchmal auch darüber hinaus, waren Buben und Mädels ganz selbstverständlich zusammen beim Baden, was die Geistlichkeit regelmäßig auf die Palme brachte und immer wieder Thema der Sonntagspredigten war. Doch der Pfarrer, der die Gottesdienste in der Peterskirche hielt, die Hans besuchte, lallte meist undeutlich. Und die wenigen Male, die er nüchtern war und sich klarer artikulieren konnte, wählte er andere Predigtthemen als die »teufflis-fisch-flissche Unssucht«. Nacktsein gehörte auch dazu, wenn Hans seinen Vater und später seinen Ritter ins Badehaus begleitete. Wo sahen die Pfaffen da nur das Problem?

»Geh in dein Zelt und wichs dir einen«, rief Josef dem brabbelnden schwäbischen Gottesmann zu. Gelächter brandete durch die Burschengruppen.

»Du …« Der Pfarrer hob drohend seinen knorrigen Zeigefinger und richtete ihn zitternd auf Josef.

»Argh!«, rief Josef, drückte sich dramatisch die Hände vor die Brust, als sei er getroffen worden und ließ sich nach hinten kippen. »Die Rache Gottes …«, keuchte er, zuckte ein paarmal mit Armen und Beinen und blieb dann wie tot liegen. Die Burschen ringsum grölten. Einige machten anstößige Gesten, der Pfarrer zog die Kapuze seiner Kutte tiefer ins Gesicht und trottete wütend brabbelnd davon.

Hans, Max, Josef und die anderen Knappen, mehrere Tausend an der Zahl, genossen die Tage, die wie im Flug vergingen. Vor fast zwei Wochen hatte das gewaltige Kreuzritterheer vor der Stadt Nikopolis die Zelte aufgeschlagen – seitdem herrschte Müßiggang. Die Burschen, alles Knappen bayrischer Ritter, erledigten vormittags rasch ihre Pflichten, versorgten die Pferde, rußten die Rüstungen der Herren, denn im feuchten Flusstal setzten die besonders schnell Rost an und Ruß war das einzige leicht verfügbare Mittel, um ein wenig dagegenzuhalten, fetteten die Scharniere ein, brachten die Wäsche zu den Waschfrauen und polierten die Waffen. Ihre Herren sahen die Burschen fast nie. Die amüsierten sich bei den Gauklern, in den Spiel- oder Hurenzelten.

»Wieso hast du eigentlich 1394 geschrieben?«, fragte Max. »Wir sind doch erst dieses Jahr losgezogen. Was habt ihr denn die zwei Jahre lang gemacht?«

»Was glaubst du wohl?«, antwortete Hans und setzte sich auf. Er wackelte mit den Zehen. Josef lachte, weil er die Antwort schon kannte. Er und Hans hatten sich schon auf dem Weg nach Buda angefreundet. Hans fand zwar, dass Josefs geistiger Horizont stark begrenzt war, aber wenigstens war er lustig. Max war erst nach Buda zu ihnen gestoßen. Hans mochte Max, der war nicht so laut und ungehobelt wie Josef, und abends unterhielt er sie mit lustigen Liedern, die er auf der Laute spielte. Wenn er gnädig war, ersparte er den anderen seinen »Gesang«.

»Vor zwei Jahren war ich gerade vierzehn«, sagte Hans. »Da habe ich in der Kirche die Knappenweihe erhalten …«

»Und wie lange warst du schon …«

»Seit ich acht bin«, unterbrach Hans die Frage von Max. Max nickte und sagte: »Ich auch. Gut, weiter!«

»Na, jedenfalls hat mein Herr, kaum dass ich endlich Knappe war, sofort alles gepackt und zum Aufbruch gedrängt. Da war es praktisch, dass die Päpste zum Kreuzzug aufriefen …«

»Die Päpste?«, unterbrach Josef. »Die Päpste! Depp. Es gibt doch nur einen.«

Max lachte. »Wo hast du denn die letzten Jahre gelebt? Es gibt zwei. Einen in Rom und einen in Avignon, das sollte doch jeder gute Christenmensch wissen. Schon mal vom Schisma gehört?«

»Was für ein Schisser? Verarschen kann ich mich alleine.«

»Vergiss es.«

»Und welcher ist dann der richtige?«, fragte Josef irritiert.

»Na, beide.«

»Das verstehe ich nicht.« Josef riss die Augen so weit auf, dass seine Augenbrauen fast mit dem Haaransatz verschmolzen, wie immer, wenn er überfordert war, was recht häufig passierte.

»Ist doch egal, das mit den Päpsten«, nahm Hans ungeduldig den Erzählfaden wieder auf. »Jedenfalls kam damals gerade der Aufruf zum Kreuzzug, für meinen Herrn wahrlich ein Geschenk Gottes, denn …« Hans zögerte ein wenig, um seine Geschichte spannender zu machen. »Denn mein Herr war in München und Umgebung nicht mehr so richtig wohlgelitten.«

»Ein Hurenbock, Säufer und Spieler ist er, der feine Herr Leinhart Richartinger!«, rief Josef.

Leinhart Richartinger, deutscher Ritter, von dessen Existenz man nur aus Schiltbergers Bericht etwas weiß.

»So kann man es auch nennen«, stimmte Hans fröhlich zu.

»Meiner auch«, sagte Max. »Wemher Pentznauer. Für den kam der Kreuzzug gerade rechtzeitig, um sich vor der Verwandtschaft seiner Frau in Sicherheit zu bringen, nachdem er ihre Ländereien verspielt hatte. Ja, Max der Sendlinger dient einem Spieler und Hurenbock.«

»Sendling?«, fragte Hans. »Du bist aus Sendling? Oh, jetzt begreife ich.« Er schlug sich an die Stirn. »Ich hab bei deinem Namen nie … alles klar. Max der Sendlinger. Wie dumm von mir.«

»Ja. Max der Sendlinger bin ich. Und der edle Ritter Wemher Pentznauer ist mein Onkel. Aber das muss unter uns bleiben.«

»In Sendling war ich schon einmal«, sagte Hans. »Ein ödes Nest.«

»Stimmt. Ich war auch schon mal in München. Auch nicht viel los«, entgegnete Max.

»In Giesing und Schwabing war ich auch schon. Und in Pasing!« Hans wollte zeigen, dass er vor dem großen Abenteuer Kreuzzug bereits einiges von der Welt gesehen hatte.

»Giesing«, wiederholte Max der Sendlinger und ließ den Blick sehnsuchtsvoll in die Ferne schweifen. Er zupfte ein paar Töne auf der Laute. »Da hatte ich mal ein Mädchen …«

Hans und Josef sahen sich an und brachen in schallendes Gelächter aus. Mädchengeschichten. Maulhelden waren sie alle drei, was Mädchen anging. Jeder hatte eine große Klappe, und alle wussten, dass in Wahrheit nichts dahinter war.

Eine größere Gruppe von Burschen kam vorbei. Alle noch nackt. Sie trugen ihre Kleider zusammengerollt mit sich. Hier gab es noch keinen Grund, sich zu bedecken. Erst kurz bevor sie die Zelte des Begleittrosses erreichten, zogen sie sich für gewöhnlich an. Denn ab da bestand die Gefahr, dass sie Frauen begegneten. Gaudi hin oder her, ein wenig Sittsamkeit mussten angehende Ritter schon zeigen. Sie beachteten die drei Bayern nicht. Französische Knappen, die sich für etwas besseres hielten, weil sich ihre Herren für etwas Besseres hielten. Was für Lackaffen. Etwas Besseres waren sie alle. Knappen eben. Junge Kerle aus dem einfachen Landadel oder Söhne städtischer Patrizier, die eine Ausbildung zum Ritter absolvierten. Eine Aufstiegsmöglichkeit, die kein gewöhnlicher Niedriggeborener jemals in diesem von Gott genau so und nicht anders gewollten Gesellschaftssystem bekommen würde. Alle ihre Väter waren jemand in ihrem jeweiligen Mikrokosmos. Hans' Vater beispielsweise war Münchner Bürger, relativ wohlhabend dank der Einkünfte aus einem Gutshof im Dorf Schiltberg. Hans und fast alle anderen konnten lesen und schreiben. Also bitte, französische Lackaffen, elendige. Ganz abgesehen davon hätten sie einander nicht verstanden, denn keiner beherrschte die Sprache des anderen. Nur ein großer Blonder sah kurz herüber und begegnete Hans' Blick. Der Blonde lächelte und nickte kurz. Hans nickte zurück. Vielleicht doch nicht alle arrogant, dachte er sich. Einem so blonden Menschen war Hans noch nie begegnet, wie man sah, war er nicht nur auf dem Kopf hellblond, fast weiß wie Flachs. Aber Hans hatte sich beim Aufbruch vor Monaten schon seelisch darauf eingestellt, dass er Menschen begegnen würde, die anders sein würden, als das, was er aus seiner Heimat kannte.

»Mein Herr hat die Zeit bis zum Treffen in Buda jedenfalls bestens genutzt, um ein paar edle Jungfrauen in anderen Zuständen zurückzulassen und seine Kriegskasse fast komplett zu verspielen«, sagte Hans Schiltberger. Das stimmte zwar im Wesentlichen, Spieler, Frauenbeglücker und Säufer – in dieser Reihenfolge –, doch der Edle Leinhart Richartinger war trotz allem Hans ein guter Herr. Leinhart besaß einen unglaublichen Charme und wirkte anziehend auf Frauen. Mit seinem Charme hatte er es auf ihrem Weg immer wieder geschafft, Grafen und Edelmänner um den Finger zu wickeln. Einen so eleganten, gut aussehenden Ritter mit hervorragenden Umgangsformen beherbergte und verköstigte man gerne in seinen kleinen Landschlössern. Noch dazu war er ja auf dem gottgewollten Kreuzzug, das Abendland von den ungläubigen Barbaren zu retten! Das ging ein paar Tage oder Wochen gut, zumindest so lange, bis seine Weibergeschichten aufflogen und sie sich mehr als einmal bei Nacht und Nebel davonmachen mussten. Leinhart machte weder vor den Töchtern noch den Ehefrauen seiner Gastgeber halt. Einmal versetzte Leinhart die Gattin und zwei Töchter eines Grafen gleichzeitig in andere Umstände, weshalb sie überstürzt aufbrechen mussten.

Johannes Schiltberger (1380– nach 1427), der deutsche Marco Polo, stammt eigenen Angaben zufolge entweder aus München (das schreibt er am Anfang) oder aus Freising (nennt er am Ende seine Heimatstadt), tatsächlich wohl aber aus Schiltberg (Landkreis Aichach). Die erste gedruckte Ausgabe von *Ein wunderbarliche unnd kürtzweylige Histori, wie Schildtberger, einer auß der Stat München in Bayern, von den Türcken gefangen, in die Heydenschafft gefüret unnd wider heymkommen* erschien 1476 in Augsburg.

Und Leinhart war ein guter Kämpfer. Geschickt mit dem Schwert und beim Reiten. Sein Können brachte er Hans bei. Leinharts Spezialität aber war der Tjost, das Lanzenstechen. Irgendwo gab es immer ein Turnier, und Leinhart blieb stets ungeschlagen. Weil dem siegreichen Ritter die Rüstung und das Pferd des Unterlegenen zustand, was man weiterverkaufen konnte, kam immer wieder genug Geld rein. Das und auch die kostbaren Schmuckstücke, die ihm seine Verehrerinnen mitunter überließen, finanzierte ihre Reise und vor allem Leinharts Spielsucht.

»Und jetzt sagt mir, sind das die Geschichten, die ich niederschreiben soll? Soll das mein Bericht vom großen Kreuzzug gegen die Ungläubigen sein?«

»Klingt fast wie meine Geschichte so weit«, sagte Max und legte die Laute neben sich. Er streckte sich aus.

»Ihr Glücklichen«, seufzte Josef Wolfharting. »Mein Herr ist das genaue Gegenteil. So gottesfürchtig ist der Herr Ulrich Kuchler, dass sich Gott vor ihm fürchten würde. Immer beten, beten, beten. Meine Knie sind schon seit Monaten wund …« Er sprang auf. »Ich gehe ins Wasser. Kommt jemand mit?«

»Nein«, antwortete Max träge.

»Soll ich dir was sagen?«, fragte Hans nach einer Weile. »Ich möchte ans Ende der Welt.«

»Als Knappe?« Max richtete sich auf.

»Ja, egal. Ich wollte raus aus München. Raus aus der Enge. Soll mein Bruder doch die Ländereien verwalten und in der Stadt fett werden. Was bleibt uns denn übrig, wenn unsere Väter keine Kaufleute sind, die durch die Welt ziehen? Ich will die Welt sehen. Alle Wunder, all die Geschichten, die ich immer gehört habe über Menschen mit Hundeköpfen und Einhörner und Drachen …«

»Und das Land, in dem der Pfeffer wächst.«

»Ja, genau! Da möchte ich auch hin. Ich will raus!«

»Ich will auch raus!«, rief Max begeistert. »Aber wir sind nur Knappen!«

»Na und? Immerhin hat mich mein Knappendasein schon die Donau herunter gebracht. Ich habe Wien und Buda gesehen. Und nun geht es weiter. Wir kommen ins Morgenland und ins Heilige Land. Und dann … mal schauen. Irgendwie wird es immer weitergehen. Immer weiter!«

»Hui, du bist mutig, Hans Schiltberger.«

»Nein, nicht mutig. Nur neugierig. Ich habe meiner kleinen Schwester versprochen, dass ich erst zurückkomme, wenn ich für sie ein Einhornhorn gefunden habe.«

Max lachte lauthals los. »Also nie!«

»Warum? Vielleicht gibt es Einhörner.« Hans musste bei dem absurden Gedanken selbst grinsen. »Auf jeden Fall bis ans Ende der Welt!«

»Und wenn die Welt kein Ende hat? Ich habe gehört, dass die Welt eine Kugel ist.«

»Ja, ich bin nicht ganz doof. Dann eben einmal um die Welt herum. Aber bis ans Ende der Welt klingt schöner.«

Etliche Hundert Meter weiter flussabwärts, abgeschirmt durch Tücher, die man am Ufer und im seichten Wasser als Sichtschutz gespannt hatte, setzte sich ein nobler Herr zur Abkühlung ins seichte Donauwasser. Er war wütend und verärgert. Ein Zustand, der sich seit Wochen hielt. Denn Sigismund von Luxemburg, geboren in Nürnberg, König der Ungarn und Kroaten, hatte sich das alles anders vorgestellt. Doch er wollte dankbar sein, nun standen die europäischen Verbündeten immerhin bereit, mit ihm Nikopolis von den Osmanen zurückzuerobern. Seit Jahren hatte Sigismund Boten auf Tour zu den Regenten durch Europa geschickt und um Unterstützung gebeten, gefleht, gebettelt. Die Osmanen bedrohten sein Ungarnreich! Was war daran so schwer zu verstehen?

1392 war es Sigismund immerhin schon einmal gelungen, Nikopolis, das nun in Sichtweite lag, zu befreien und der bulgarische Zar Iwan Schischman wählte die Stadt als seine Residenz – doch nur für ein Jahr. Dann kamen die Osmanen zurück, schlugen Zar Iwan, machten ihn erst zu ihrem Vasallen und richteten ihn schließlich hin. Sigismund fürchtete zu Recht, dass sein Ungarn als Nächstes fallen würde.

1394 kamen endlich die erlösende Nachrichten: Die beiden konkurrierenden Stellvertreter Christi, Papst Bonifaz IX. in Rom und Gegenpapst Benedikt XIII. in Avignon, gaben ihre jeweils allein gültigen Segen, dass ein neuer Krieg gegen die Osmanen hochoffiziell als gottgewollter Kreuzzug proklamiert werden könne. Könige und Fürsten aus allen abendländischen Regionen hätten nun gegen die Truppen Sultan Bayezids ziehen können. Doch die Könige von England und Frankreich winkten ab, sie hatten gerade eine kleine Atempause in ihrem Hundertjährigen Krieg diesseits und jenseits des Ärmelkanals und wollten lieber ihre Friedensverhandlungen vorantreiben. Richard von England plante als Friedensangebot, die Tochter Karls VI. von Frankreich zu ehelichen. Da hatte man also andere Sorgen, als Osmanen in der fernen Walachei. Immerhin, so ließ der Franzosenkönig wissen, stehe man als Hüter der europäischen Christenheit moralisch voll und ganz hinter dem Kreuzzug gegen die finsteren Pläne des Türkensultans. Und er schickte den Grafen d'Eu sowie den alten Haudegen Marschall Boucicaut auf den Balkan. Auch der blutjunge Burgunderprinz Johann Ohnefurcht sah endlich seine

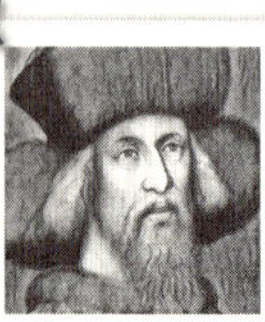

Sigismund von Luxemburg (1368–1437), Kurfürst von Brandenburg, König von Ungarn und Kroatien (ab 1387), deutscher König (ab 1411), König von Böhmen (ab 1419) und ab 1433 römisch-deutscher Kaiser.

Chance, sich zu profilieren. Ein Krieg tat jeder Biografie gut. Die Burgunder überlegten erst, ob sie nicht doch lieber in den Krieg gegen Preußen ziehen sollten, dann entschieden sie sich für den Balkan.

Boucicaut (eigentl. Jean II. Le Maingre, 1366 – 1421), Marschall von Frankreich..
Jean de Vienne (1341 – 1396), französischer Admiral.
Philip d'Artois Graf d'Eu (ca. 1358 – 1397), geriet bei Nikopolis in osmanische Gefangenschaft und starb neun Tage vor seiner Freilassung.

Rund zweitausend französische Ritter, begleitet von sechstausend Bogenschützen und Tausenden Fußsoldaten, trafen sich in Dijon und zogen am 30. April 1396 los, überquerten den Rhein und bestiegen auf der Donau wartende Schiffe. Unterwegs schlossen sich ihnen Fürsten und Prinzen mit ihren Rittern aus verschiedenen deutschen Ländern an. Die Weiterfahrt verzögerte sich immer wieder, geriet manchmal für Tage ins Stocken, denn die deutschen Prinzen wollten sich nicht lumpen lassen. Wenn der Zug ihre Landesgrenzen passierte, schmissen sie mehr oder weniger üppige Feste, bei denen vereinzelt bereits Ritter auf der Strecke blieben. Besonders ausschweifend bewirtete Leopold IV. von Österreich die Kreuzfahrer, war doch Burgunderprinz Johann Ohnefurcht sein Schwager.

Während sich die kunterbunte Truppe in kleinen, höchst abwechslungsreichen Etappen von der Donau hinab zum Sammelpunkt nach Buda bringen ließ, schickten die Venezianer, die Genueser und der Johanniterorden von Rhodos ihre Leute per Schiff die Donau hinauf. Vor allem die Italiener sorgten sich dabei weniger um die europäische Christenheit als solche, sondern viel mehr um ihre Handelsvormacht im östlichen Mittelmeer und im Schwarzen Meer. Dieser dreiste Osmanenfürst Bayezid belagerte schon seit Jahren Konstantinopel, was die seefahrenden Händler gewaltig wurmte.

Natürlich wollte auch Walachenfürst Mircea der Alte nicht hintanstehen und kam mit rund zehntausend Mann. Dazu gesellten sich kleinere Gruppen aus den Niederlanden, Kastilien, Polen, Bulgarien, Schottland und der Schweiz. Ein babylonisches Sprachengewirr herrschte auf den Feldern rings um Buda, wo man lagerte, zockte, soff und hurte, bis das große Abenteuer endlich losgehen sollte. Noch wartete man auf den wichtigsten Militärberater der Franzosen, Enguerrand de Coucy. Doch der musste erst noch als Trauzeuge der Ferntrauung Isabellas von Frankreich mit Richard von England beiwohnen, dann einen Umweg über Genua machen, um die Stadtoberen davon abzuhalten, Mailand zu überfallen. Endlich war auch Coucy in Ungarn eingetroffen. Es konnte also losgehen.

Die allgemeine Stimmung blieb, wie sie die ganzen Monate über war: ausgelassen. Einen detaillierten und durchdachten Schlachtplan gab es nicht. Sigis-

Johann Ohnefurcht (Jean sans Peur, 1371 – 1419), Graf von Nevers, nach dem Tod seines Vater dann Herzog von Burgund.
Enguerrand de Coucy (1340 – 1397), letzter Herr von Coucy in der Picardie, Schwiegersohn des englischen Königs Edward III.

mund und vor allem die gut organisierten Ritter vom Johanniterorden sprachen von Strategien. Die Franzosen zogen nur amüsiert die Augenbrauen hoch. Strategie? Was für ein weibisches Geschwätz. Es gab nur eine Strategie und die lautete: Draufhauen! Erst die Türken vom Balkan verjagen, dann Konstantinopel befreien, danach den Hellespont überqueren, um durch die Türkei und Syrien nach Palästina zu ziehen, wo man letztlich das Heilige Land – wieder einmal – befreien würde. Abschließend, da waren sich alle einig, dann auf dem Seeweg über das Mittelmeer die triumphale Rückkehr als Helden der Christenheit in die jeweiligen Heimatländer. So einfach ging das nach Meinung der französischen Ritter. Strategie! Sie tippten sich unverhohlen an die Stirn. Zwar hatte kaum einer der Männer bereits im Schlachtfeld gekämpft, aber man hatte schließlich jede Menge Turniererfahrung. Nicht wenige von ihnen hatten bedeutende Siege im Tjost, dem ritterlichen Lanzenstechen, davongetragen.

Zudem hielten fast alle Sultan Bayezid für ein verlogenes Großmaul. Hatte er irgendetwas unternommen, um die venezianische Flotte auf ihrem Weg nach Buda aufzuhalten? Hatte er nicht großspurig angekündigt, er würde im Mai nach Ungarn einmarschieren, und nun war es bereits Juli? Hatten die Kundschafter irgendwo ein großes türkisches Heer entdeckt? Nein. Nein. Und noch mal Nein. Sigismunds Warnungen verpufften. Ja, das hatte er sich alles ganz anders vorgestellt.

Die Franzosen amüsierten sich über den König der Ungarn, den Bedenkenträger, den Feigling. Diese Schlacht würde keine Schlacht werden, sondern ein Sonntagsspaziergang. Coucy, der sich zum Wortführer der Franzosen aufgeschwungen hatte, gab sich Sigismund gegenüber väterlich versöhnlich und verkündete, man werde natürlich mit ihm von Buda aufbrechen und dann den paar Türken auf dem Balkan gehörig einheizen, denn dafür sei man ja schließlich gekommen. Und im Übrigen sei Ungarn sicher.

Das Heer zog von Buda aus auf der linken Donauseite gen Nikopolis. Je tiefer man in Feindesland eindrang, desto hemmungsloser plünderten und vergewaltigten die Retter der Christenheit. Bei Orsova überquerte der Zug die Donau auf Pontons und Booten. Es dauerte acht Tage, bis alle am rechten Ufer waren.

In Vidin ergab sich Iwan Sratsimir von Bulgarien, bislang ein Vasall der Osmanen, sofort und lieferte als Zeichen der Unterwerfung flugs ein paar türkische Of-

Iwan Sratsimir (ca. 1324 – 1397), Zar von Bulgarien in Vidin, 1397 ermordet in osmanischer Gefangenschaft.

fiziere aus, die umgehend hingerichtet wurden. Wahrlich fast ein Sonntagsspaziergang, wie Coucy es angekündigt hatte.

Weil es gerade so gut lief, setzten sich die Franzosen vom Rest ab und eilten voran nach Oryahovo, wo sie das erste Mal auf ernsthaften türkischen Widerstand prallten. Erst Sigismunds Eintreffen brachte die Wende. Die Stadt ergab sich unter der Bedingung, dass man die Bevölkerung an Leben und Eigentum verschone. Sigismund gab sein Wort – und die Franzosen brachen es. Kaum standen die Tore offen, richteten sie ein unfassbares Massaker an, was die Stimmung zwischen Franzosen und den anderen für die restliche Unternehmung deutlich vergiftete.

Ein paar Plünderungen und Brandschatzungen später erreichten die Kreuzfahrer Nikopolis. Dank ihrer Lage zwischen Donau und schroffen Felswänden war die Stadt bestens geschützt. Wer Nikopolis kontrollierte, kontrollierte die untere Donau. Nikopolis bestand aus zwei Stadtteilen, einer hoch oben auf dem Hügel, der andere darunter, beide mit hohen Mauern bewehrt. Von Spionen und Boten längst vorgewarnt, hatte sich der osmanische Statthalter Dogan Bey bestens auf eine Belagerung vorbereitet.

Mit Belagerungsmaschinen hätten die Kreuzfahrer vielleicht den Mauern gefährlich werden können. Doch an Belagerungsmaschinen hatte niemand gedacht. Marschall Boucicaut fegte den Unmut darüber beiseite, denn Leitern seien schnell gezimmert und mutige Kreuzfahrer auf selbst gezimmerten Leitern nun wahrhaft effizienter als jedes Katapult! Die Idee des Leiternzimmerns kam nicht wirklich gut bei den Rittern an. Und so richteten sich die Truppen westlich der Stadt ihr Lager ein, und auf dem Fluss bezogen die italienischen Schiffe Stellung. Man würde die Stadt mit der Blockade zu Land und zu Wasser eben einfach aushungern.

»Komm mit«, flüsterte Josef Hans zu, der in der Sonne döste. Josef tropfte ihn voll, also richtete er sich schnell auf. Max lag noch, wie er sich ausgestreckt hatte, und schlief, die rechte Hand fest um den Hals der Laute gelegt.

»Ich hab weiter oben ein paar Wäscherinnen entdeckt«, flüsterte Josef. »Resche Weiber.« Er verdeutlichte mit beiden Händen, dass da einiges an Üppigkeit zu erwarten war. Hans ließ sich mitziehen. Sie liefen eine Weile, schließlich hatten sie die badenden Burschen weit hinter sich gelassen. Als sie sich den Weg durch ein dichtes Gestrüpp bahnten, das bis ans Wasser heranreichte, achtete Hans sorgsam darauf, nicht in Dornen zu treten. Sein Herr würde toben, wenn er sich am Fuß verletzen würde.

»Da.« Josef huschte gebückt zu einem Felsen. Hans kauerte sich neben ihn. Vorsichtig hoben sie ihre Köpfe. Im seichten Wasser standen die Waschfrauen, die Röcke hochgebunden, mit nackten Beinen. Sie sangen ein deutsches Lied und schrubbten die Wäsche auf flachen Steinen.

»Hab ich dir zu viel versprochen?«

Etliche Frauen hatten die Schnürung der Oberteile gelockert, man konnte tatsächlich recht viel Haut erkennen, und im Rhythmus ihres Schrubbens wogten die Brüste verlockend vor und zurück. Josef stöhnte auf.

»Da möchte man doch gleich ...« Er sah anzüglich zu Hans hinüber, dann an ihm herunter. »Du offensichtlich auch.«

»Bin auch nur ein Kerl«, brummte Hans peinlich berührt und hielt verschämt seine Hände über seine Erektion. Was Josef, der seine Erregung ungeniert zur Schau trug, mit einem hämisch-hechelnden Lachen quittierte. Sie sahen sich nicht das erste Mal so. Die üblichen pubertären Größenvergleiche mal ausgenommen, waren die Burschen praktisch nie allein. Wer sich gerade mit sich beschäftigte, wurde einfach in Ruhe gelassen. Mochten die Pfaffen noch so von Sünde wettern und die alten Geschichten von Onan drastisch ausmalen – es waren Jungs. Und Josef vertrat sowieso die Ansicht, dass er dank seines bigotten Herrn schon so viele Rosenkränze und Ave Marias gebetet habe, dass er für den Rest seines Lebens sündigen könne.

»Wird wohl mal wieder Zeit für die alte Baba, oder?«, flüsterte Josef gackernd. Worauf Hans allerdings keine Lust hatte. Es gab etliche Knappen, die es unterwegs den Herren gleichgetan hatten, und sich mit Gewalt Mädchen in den geplünderten Dörfern holten. Das hatte Hans nie. Er fand es widerlich. Und auch sein Herr Leinhart entrüstete sich darüber. Wer Frauen mit Gewalt nehmen muss, so sein Credo, das er Hans einbläute, verdient es nicht, ein Mann genannt zu werden.

Die Knappen konnten sich von ihrem kärglichen Lohn in der Regel keine Prostituierten leisten. Die paar Silberpfennige, die Hans unregelmäßig von seinem Herrn erhielt, sparte er eisern. Er leistete sich nur das Nötigste. Sein einziger Luxus waren Papier und ein Silberstift zum Schreiben und Zeichnen. Wenn er dann mit einundzwanzig endlich seinen Ritterschlag erhalten würde, bräuchte er jeden Pfennig, um sich die kostspielige Rüstung und ein gutes Pferd zu leisten. Josef hatte in der vorigen Woche den Vorschlag gebracht, doch einmal die Huren zu besuchen, die den Kriegertross begleiteten. Josef lockte damit, er habe da eine namens Baba aufgetrieben, die bereit sei, es für zwei Pfennig zu machen. Zwei für sie beide, also ein Pfennig pro Mann. Das sei doch ein Angebot. Das musste auch Hans zugeben. Auf der anderen Seite war es so billig, dass er argwöhnte, es müsse einen Haken geben. Doch er beschloss, einen Pfennig zu investieren in das, was er bisher nur vom Hörensagen kannte. Der Haken war, dass es sich bei besagter Baba, die in einem zerlumpten Zelt ganz am Rande des Lagers ihre Dienste anbot, um eine zahnlose alte Vettel handelte, bei der Hans Josef nur zu gerne den Vortritt ließ. Als er an der Reihe sein sollte, beschloss er spontan, es sei doch besser, seine Unschuld noch ein wenig zu behalten. Zudem wies er darauf hin, dass vor dem Zelt schon die Nächsten ungeduldig warten würden. Was Josef, da man nun schon für zwei gezahlt hatte und da sich die Alte weigerte, den einen Pfennig wieder rauszurücken, mit einem Achselzucken kommentierte und sich noch einmal auf die welke Baba legte. Mit der alten Baba zog Josef seitdem Hans bei jeder Gelegenheit auf. Hans hatte eine Zeitlang versucht, Josef klarzumachen, dass er ihm noch einen Pfennig schulde, doch Josef ließ das nicht gelten, denn zweimal sei mit der alten Baba ausgemacht gewesen und Punkt.

Während sie hinter dem Felsen die Frauen beobachteten, hielt sich Josef nicht zurück, selbst für sein Vergnügen zu sorgen. Hans, eher in Sorge, dass sie entdeckt würden, wusste aus der Erfahrung mit der alten Baba, dass es nicht lange dauern würde. Ein Rascheln schreckte ihn auf. Er drehte sich in der Hocke um. Nur wenige Schritte neben ihnen tauchte eine junge Frau aus dem Gebüsch auf und richtete sich die Röcke. Sie war besser gekleidet als die meisten Wäscherinnen. Hans starrte sie an, sie starrte Hans an. Sie zog die Augenbrauen kraus, ihr Blick verfinsterte sich, Ekel umspielte ihren Mund, und ihre Wangen färbten sich puterrot. Trotzdem war sie das schönste Mädchen, das Hans jemals gesehen hatte. Er schüttelte leicht den Kopf und sah sie flehend an. Bitte, schrei nicht! Sie wischte sich die Hände am Rock und drehte sich zu Seite. Mit schnellen Schritten verschwand sie wieder hinter den Büschen.

»Puh«, signalisierte Josef, dass er fertig war.

»Hast du das Mädchen gesehen?«, flüsterte Hans aufgeregt.

»Ein Mädchen?«, gluckste Josef. »Mach die Augen auf, da sind eine Menge.«

»Nein, die hier war. Die eben hier im Busch neben uns gebieselt hat.« Er spähte über den Felsen. Das Mädchen schlenderte eben zu den Frauen am Fluss. Sie setzte sich auf einen Felsen und machte keine Anstalten, sich mit der Wäsche zu befassen. Sie drehte den Kopf und sah herauf, lachte kurz, dachte aber offensichtlich nicht daran, die Burschen zu verpfeifen. »Die da, meine ich.«

»Die?« Josef schnalzte mit der Zunge. »Alle Achtung. Die hast du dir ausgesucht. Du stellst sie dir also beim Bieseln vor, soso. Hans, du bist doch ein ganz Versauter.«

»Und du bist ein blöder Idiot«, brummte Hans und machte sich auf den Rückweg.

Als Hans und Josef ins Lager zurückkamen, war plötzlich alles anders. Zwei Wochen Belagerung bedeutete für die Kreuzritter zwei Wochen exzessiven Plünderns des Umlands – irgendwie musste man sich ja verpflegen und auch bei Laune halten. Manch stolzer Ritter versank tagelang in einem Rausch aus Alkohol und Sex. Nur Sigismund, der feige Ungar, verdarb regelmäßig die gute Laune, denn seine Späher hatten schon vor Tagen ein gewaltiges türkisches Heer ausgemacht. Tatsächlich zog Bayezid I., nicht umsonst mit dem Beinamen ›der Blitz‹ gesegnet, mit einer riesigen Armee in einem Gewaltmarsch von Adrianopel über den Schipkapass gen Nikopolis. Serbische Ritter unter Bayezids Verbündetem Stefan Lazarewitsch hatten sich angeschlossen. Auch die Bewohner von Nikopolis hatten die für sie gute Nachricht erhalten und feierten mit lauter Musik. Marschall Boucicaut hingegen hatte langsam die Faxen dicke von der Schwarzmalerei der Ungarn. Die Musik in der Stadt, ließ er verkünden, sei eindeutig ein Zeichen für die baldige Kapitulation. Und überhaupt würde er sofort jedem die Ohren abschneiden lassen, der mit den unhaltbaren Gerüchten von nahenden Türken die Moral der Kreuzfahrer zu untergraben wage.

Die Moral zu untergraben hatte Enguerrand de Coucy zwar nicht im Sinn, er dachte sich aber, dass die Späher des Ungarnkönigs vielleicht doch nicht völlig unnütze Lügenbolde waren, und nahm einige Hundert Ritter sowie Bogenschützen mit sich auf eine Erkundungstour. Sie mussten nicht weit reiten, da stießen sie auf eine Vorhut der großen Armee. In mehreren Scharmützeln töteten Coucys Leute so viele Feinde wie möglich und zogen sich schnell nach Nikopolis zurück. Marschall Boucicaut sah ein, dass Ohrenabschneiden nun nicht mehr weiterhelfen würde. Das ganze Lager war in hellsten Aufruhr versetzt.

Die Knappen beschlossen, ein wenig für den Ernstfall zu trainieren. Ausgerüstet mit Schild, Eisenhut, Kurzschwert und Streitkolben stellten sie sich einander. Hans hielt sich gut gegen Josef, der nie taktisch überlegt vorging. Sie markierten ihre Schläge zwar nur, doch Verletzungen passierten häufig. Hans hatte den Sieg so gut wie sicher, da wurde er etwas unachtsam, und Josef stellte ihm ein Bein. Hans landete mit dem Gesicht voran im Matsch. Josef vollführte einen Siegestanz, und Hans erntete das spöttische Gelächter der Umstehenden.

»Du kämpfst gut«, sagte jemand zu Hans, als der sich den Weg durch die Zuschauer bahnte, um seine Waffen irgendwo abzulegen und sich zu säubern.

»Danke. Hat nur nichts gebracht.« Hans drehte sich um. Vor ihm stand der sehr blonde Franzose, der ihm beim Baden zugenickt hatte. »Oh, du? Du sprichst meine Sprache?«

»Ja, ein wenig.« Der Blonde hatte unglaublich blaue Augen und einen harten Akzent, der nach allem möglichen, aber nicht nach Französisch klang. »Ich bin Yorick, Yorick van Nazareth aus Flandern, das liegt an der Nordsee.«

»Hans, Johannes Schiltberger aus München, das liegt in Bayern.« Die Nordsee sagte ihm nichts, wohl aber Nazareth. »Nazareth? Das ist doch im Heiligen Land!«

Yorick lachte. »Ja, aber bei uns in Flandern gibt es auch ein Nazareth. Da kommen ich und mein Herr her. Mein Herr ist Arjen van Nazareth.«

»Kenn ich nicht. Mein Herr ist Leinhart Richartinger.«

»Kenn ich nicht«, antwortete Yorick. Die beiden lachten. Hans wusste schon da, dass er einen neuen Freund gefunden hatte. Sie mochten sich, wenn auch die Konversation sich durchaus mühsam gestaltete. Sie merkten jedoch schnell, dass sie sich passabel unterhalten konnten, wenn sie langsam und deutlich sprachen. Mehr als einmal stellte Hans fest, dass er flämische Worte, die Yorick unbewusst einflocht, durchaus verstand. Sie verabredeten sich für den Abend. Josef reagierte zwar zunächst ablehnend auf den Neuzugang, doch Max war schnell angetan von Yorick, denn der konnte gut singen und lobte Max für seine Fingerfertigkeit auf der Laute. Gemeinsam zogen sie los und suchten ein Zelt oder Lagerfeuer, an dem was los war, egal, ob Bayern, Schweizer, Franzosen oder Flamen, irgendwann stellte Sprache keine Barriere mehr dar. Wenn Max mit der Laute zu spielen begann, setzten schnell Trommeln, Drehleiern oder Sackpfeifen mit ein. Es wurde gelacht und getanzt. Schließlich sollte es der letzte Abend vor dem großen Tag sein.

Am großen Tag, dem 24. September 1396, berief König Sigismund den Kriegsrat ein. Seiner Strategie nach sollten die Walachen unter Mircea dem Alten den ersten Angriff führen, weil sie neben den Ungarn die Einzigen waren, die bereits Kampferfahrung mit den Türken gemacht hatten und außerdem schnell und wendig waren. Dank Mirceas Guerillataktik hatten die Walachen den Osmanen schon manche Niederlage beschert. Unsinn, brauste da der Graf d'Eu

Mircea der Alte (Mircea I. cel Batran, 1355–1418), einer der wichtigsten Woiwoden der Walachei, hielt über Jahrzehnte in etlichen Feldzügen die weitere Ausdehnung des Osmanischen Reichs in Europa auf.

wütend auf, und fand dabei den Applaus von Marschall Boucicaut: Nur seine Männer seien in der Lage, einen vernünftigen Angriff zu führen. Ihm gebühre die Ehre, als Erster in die Schlacht zu reiten. Absoluter Unsinn, mischte sich nun Johann Ohnefurcht ein, klein und mager wie er war, hätte man ihn in Bayern ein Krischperl genannt. Es gäbe nur einen, der für den Angriff geeignet sei, und zwar ihn mit seinen Burgundern und Flamen! Er, und nur er allein, habe das Vorkampfrecht.

Nein, so hatte sich König Sigismund das nicht vorgestellt.

Ein absurdes Streitgespräch später fanden es die Franzosen dann letztlich besser, sich zusammenzutun und gemeinsam gegen den Ungarn und seine zusammengewürfelte Truppe aus Walachen, Siebenbürgen, Deutschen, Dänen, Schotten, Kastiliern und sonstigen Front zu machen. Johann Ohnefurcht stellte sich hinter den Grafen d'Eu.

König Sigismund fügte sich seufzend. Er gab Befehl, dass sich seine Truppen sofort kampfbereit machen sollten. Die Kreuzritter, völlig überrascht und meist ebenso betrunken, krabbelten aus den Huren- und Spielzelten und suchten einen ersten Adrenalinkick, indem sie unter den Gefangenen, die sie bisher gemacht hatten, ein Massaker anrichteten.

Sigismund zog sich mehr verzweifelt denn wütend von allen zurück. Es war ganz und gar nicht der große Tag geworden. An diesem Abend feierte niemand mehr.

2 Das Schlachten

Bei Tagesanbruch am 25. September im Jahre des Herrn 1396 schickte Sigismund seinen Marschall zu Johann Ohnefurcht mit der Bitte, ihm noch zwei Stunden Zeit zu gewähren. Er wolle seine Späher ausschicken, um möglichst viele Informationen über Stärke und Lage des Feindes zu gewinnen. Der Burgunder, unterstützt vom kampferprobtesten aller Kreuzritter, dem immerhin schon fünfundfünfzigjährigen Admiral Jean de Vienne, der im zarten Alter von neun Jahren erstmals an einer Schlacht teilgenommen hatte, hätte dem fast zugestimmt, wenn nicht der Graf d'Eu dem jungen Prinzen die wahren Absichten Sigismunds klargemacht hätte. Der Ungarnkönig, so d'Eu, sei ein ganz durchtriebener, denn mit dieser Aktion wolle dieser nur die Siegeslorbeeren für seine Ungarn einstreichen. Er, d'Eu, sei nun das Taktieren dieser Schwächlinge leid. Er ließ den Admiral de Vienne wissen, dass Kreuzzüge eben nichts für zaudernde alte Männer seien, die ihre größte Zeit längst hinter sich hatten.

In den frühen Morgenstunden hing noch dichter Nebel im Donautal. Die Sonnenstrahlen färbten den Himmel rot-orange, der Herbst kündigte sich an. Hans war schon vor Sonnenaufgang wach. Die Pferde herrichten, Rüstung und Waffen bereiten. Es entging ihm nicht, dass sein Herr Leinhart absolut nüchtern war, als er ihm die Rüstung anlegte. Leinhart hatte zwar viel verzockt in seinem Leben, aber seine teure Rüstung hatte er nie aufs Spiel gesetzt. Viele andere Ritter konnten sich keine komplette, topmoderne Plattenrüstung leisten und kamen noch mit Kettenhemd, Brustpanzer und Topfhelm, wie es in den vergangenen Jahrzehnten üblich war. Nicht Leinhart Richartinger. Hans hatte alles pflichtbewusst in Schuss gehalten, darum dauerte das Anlegen keine Stunde. Platte für Platte zurrte er mit den Lederriemen am Körper seines Herrn fest. Erst das Beinzeug – Diechlinge an den Oberschenkeln, Kniekacheln, Beinröhren für die Unterschenkel und Eisenschuhe, dann der Brustpanzer und das Rückenteil mit den Gesäßreifen, danach Armkacheln aus Mäusel und Muschel, Achseln für die Schulterpartie, Ober- und Unterarmröhren, Ellenbogenkacheln, Panzerhandschuhe und, darauf war Leinhart besonders stolz, denn es war das Neueste vom Neuen, auch Schwebescheiben zum Schutz der Achselhöhlen. Dann noch die Schamkapsel für den Genitalbereich, die sich manch Ritter – wie beispielsweise Leinhart Richartinger – zur Betonung seiner Männlichkeit gerne besonders groß und vorstehend schmieden ließ. Für eine kurze Unterbrechung sorgte der Geistliche, der in ihr Zelt kam, um mit ihnen zu beten. Schnell ein Vaterunser und dann das Abendmahl. Der Pfarrer segnete sie flüchtig und eilte weiter, er und seine Kollegen hatten noch viele Zelte vor sich.

Zuletzt legte Hans seinem Herrn das Kragenteil um und setzte ihm den Helm auf. Dann kam der mitunter schwierigste Teil, den Herrn auf das gesattelte Pferd zu hieven. Doch der Herr hatte einen wirklich guten Tag, half mit und saß bald aufrecht. Hans reichte Lanze und Schild, dann ritt sein Herr zu den anderen Bayern, die sich bei Sigismunds Banner sammelten. Hans schnappte sich Eisenhelm, Schild und seine Waffen, sprang auf sein Pferd und ritt hinterher. Wer wusste schon, was kommen würde. Die Franzosen hatten angekündigt, die Sache hier schnell zu klären. Immerhin hatte sich der Nebel gelichtet.

Mit Nikopolis im Rücken zogen die französischen Ritter und Bogenschützen den Türken entgegen, die im Süden von der Anhöhe herunterstürmten. Die Schlacht gestaltete sich etwas unübersichtlich. Zunächst gelang es den Franzosen, die türkische Frontlinie zu durchbrechen. Die türkischen Fußtruppen und die leichte Reiterei konzentrierten sich auf die Pferde der Angreifer, hackten deren Beine ab und schlitzten ihnen die Bäuche auf. Dann zogen sie sich schnell hinter die Bogenschützen zurück. Die Ritter, ihrer Pferde beraubt, sahen sich in der ungewohnten Position, nun zu Fuß zu kämpfen. In ihren schweren Rüstungen stapften sie keuchend den Hügel hinauf. Zwanzig bis dreißig Kilo wog so eine Rüstung. Durchaus machbar für einen Mann. Das Problem war oft nicht das Zusatzgewicht, sondern die brutale Hitze, die sich im Panzer entwickelte. Manche Edelfrau hatte die Nachricht vom Heldentod ihres Gatten in der Schlacht bekommen, stellte ihn sich von Lanzen durchbohrt sterbend vor, doch in Wahrheit war er einem Hitzeschlag oder Herzinfarkt erlegen.

Schwer atmend oben auf dem Plateau, da waren sich alle sicher, würden sie nur fliehende Türken sehen. Doch oben auf dem Plateau wartete Bayezids Überraschung: ausgeruhte Sipahi-Reiter. Begleitet von der ohrenbetäubenden Kakofonie aus Kriegstrompeten, Pauken, dem Trommeln der Pferdehufe und »Allah ist groß«-Rufen stürzten sich die Sipahis mit eingelegten Lanzen auf die Kreuzritter. Admiral Jean de Vienne, dem als Ältesten die Ehre zuteilgeworden war, das französische Banner zu tragen, obwohl bald schwerst verwundet,

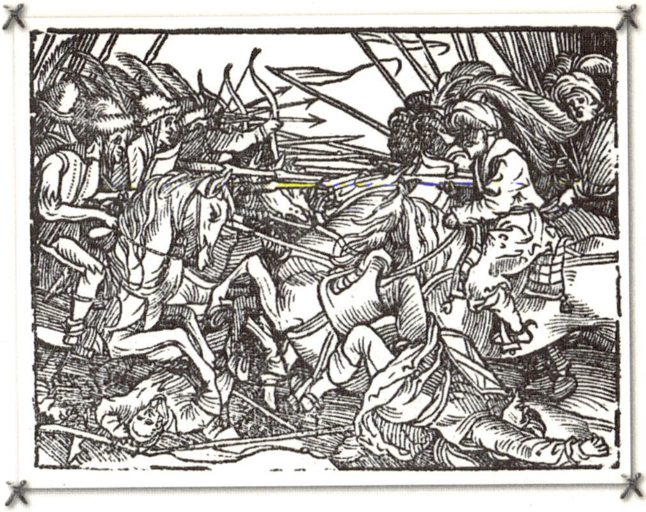

kämpfte wie ein Bär, während er alle verfluchte, die nicht auf Sigismund hatten hören wollen! Er versuchte immer wieder, eine geordnete Kampfformation aufzustellen. Abgehackte Arme, Beine und Köpfe flogen. Doch Vienne konnte nicht lange die Kampfmoral seiner Männer aufrechterhalten. Er fiel. Und mit ihm viele Edle wie Jean de Carrouges, Philippe de Bar oder Odard de Chasserin.

Burgunderprinz Johann Ohnefurcht hielt sich noch ein Weile, vor allem dank der Kampfkraft seiner persönlichen Leibgarde, die ihn schützend in die Mitte genommen hatte. Bis auch die Leibgarde am Ende ihrer Kräfte war. Die überlebenden Männer warfen die Waffen weg und sich selbst auf den Boden als Zeichen der Kapitulation. Johann Ohnefurcht, klein und mager von Statur, ließ sich zitternd vom Pferd gleiten und rollte sich am Boden ein, den tödlichen Streich erwartend. Ein türkischer Hauptmann nickte wohlwollend, gab seinen Männern ein Handzeichen. Ohnefurcht wurde aufgelesen, gefesselt und als Gefangener fortgebracht.

Unten im Tal starrten entsetzte Deutsche, Ungarn, Johanniter, Walachen und Siebenbürgen auf das, was sich nun den Hügel hinunter auf sie zu ergoss – ein wilder Haufen aus strauchelnden französischen Rittern, die sich verzweifelt ihrer Rüstungen zu entledigen versuchten, um schneller laufen zu können. Dazwischen eine Stampede von zum Teil verwundeten reiterlosen Pferden. Dahinter Tausende türkische und serbische Reiter, die Säbel und Schwerter wie Sensen schwingend. Mit ihnen rollte ein Regen aus abgeschlagenen Körperteilen und Blut den Hang hinunter.

Walachen und Siebenbürgen desertierten und flohen.

Angeführt von König Sigismund und dem Großmeister der Johanniter versuchten die restlichen Kreuzritter in einem Akt der Verzweiflung, gegen die Osmanen anzutreten. Hans wartete bebend vor Adrenalin bei den anderen Knappen. In seinen Ohren rauschte es. Vorhin, als sie aufgesessen hatten, hatte Max noch »Bis ans Ende der Welt!« gerufen. Ob nun Max oder Josef oder

Yorick in seiner Nähe waren, ob sie ritten, kämpften oder schon tot waren, in diesem Moment dachte Hans nicht einmal an sie. Mit Tunnelblick blieb er ganz auf seinen Herrn konzentriert. Hans spürte kaum, wie ein türkischer Pfeil seine linke Schulter durchbohrte, denn das Pferd des Herrn schien schwer verletzt und würde nicht mehr lange durchhalten. Ein Lanzenstoß traf Leinhart Richartinger so hart, dass er vom Pferd, inzwischen mit blutigem Schaum vorm Maul, stürzte. Hans gab seinem Pferd die Sporen. Links die Kriegskeule, rechts das Schwert, das Pferd lenkte er mit dem Druck seiner Beine. Hieb mit Schwert und Keule nach allem, was türkisch aussah. Da. Sein Herr am Boden. Stand auf. Ein Schwerthieb traf Hans Schiltberger am linken Oberschenkel, doch es gelang ihm, seinen Herrn auf sein Pferd zu ziehen. Als Leinhart fest im Sattel saß und die Lanze wieder in die Halterung legte, sprang Hans ab. Er schnappte sich ein herrenloses Pferd, dem Zaumzeug nach türkisch, und ritt damit zurück zu den Knappen. Keule links, Schwert rechts. Wie viele Feinde er erwischte, zählte er nicht mit. Er zog sich am linken Oberarm den Axthieb eines Franzosen zu, der, vom Schlachten wahnsinnig geworden, in seiner wilden Panik nicht mehr zwischen Freund und Feind unterscheiden konnte.

Etwas riss Hans aus seinem Tunnel. Flachsblonde Haare links neben ihm. Yorick ging zu Boden, ein Türke über ihm, das Schwert zum tödlichen Hieb gehoben. Hans durchbohrte den Angreifer mit seinem Kurzschwert, zog Yorick hinter sich auf das Pferd und preschte zurück. Der Flame klammerte sich zitternd an ihn und weinte tränenlos. Weil Yorick nicht loslassen wollte, überlegte Hans, ihn vom Pferd zu stoßen, damit er sich wieder um seinen Herrn kümmern konnte. Doch wo war sein Herr? Dort, der Helm, der Federbusch, triumphierend hochgehalten von einem Türken. Blut tropfte und rann an dem siegreich hochgestreckten Arm entlang. Johannes Schiltberger aus München hatte keinen Herrn mehr.

Das Gemetzel fand schließlich ein Ende, als Sigismund einsah, dass seine Mannen von serbischen Panzerreitern und türkischen Sipahis in die Zange genommen waren. Der ungarische König und der Johannitergroßmeister suchten ihr Heil in der Flucht – mit ihnen Tausende Ritter, Fußsoldaten, Knappen und Bogenschützen. Die Gaukler, Huren, Pfaffen, Wäscherinnen, Köche und Marketender – kurz der ganze Begleittross aus nicht waffenfähigen Männern hatte schon längst das Weite gesucht. Mit sorgenvollen Gesichtern hatten sie den Rückzug der Franzosen beobachtet, und als die Walachen unter Mircea dem Alten davonrannten, war das auch für sie das Startsignal, den Eseln und

Ochsen die Peitsche zu geben. Die Karren hatte man sicherheitshalber ohnehin schon gepackt. Ein paar, von den Fliehenden für völlig verrückt erklärte, Geistliche blieben zurück, weil sie es für ihre gottgegebene Pflicht hielten, den Verwundeten später Trost zu spenden.

Getrieben von den Türken schwappte die Welle der Flüchtenden ans Donauufer. Wer kein Boot bekam, versuchte zu schwimmen, um irgendwie die Schiffe der Venezianer zu erreichen. Viele ertranken elendiglich. Selbst wer ein Schiff erreicht hatte, konnte sich der Rettung nicht sicher sein. Die Edelmänner von Rang hatte man noch an Bord gelassen, dann die erste Welle von weiteren Männern, aber als die Kapitäne ihre Schiffe für voll hielten, gaben sie die Order aus, die Verzweifelten zurück ins Wasser zu stoßen. Und wenn das nicht mehr half, allen, die sich an die Reling klammerten und nicht freiwillig losließen, einfach die Hände abzuhacken.

Diejenigen, die durch die Donau zum anderen Ufer schwammen, mussten sich nun zu Fuß durchschlagen. Ihre Hoffnung, sich die Rückreise halbwegs komfortabel gestalten zu können, zerschlug sich, sobald sie die ersten Siedlungen erreichten. Die desertierten Walachen hatten auf ihrem Rückzug ganze Landstriche verwüstet und geplündert. Zu Bettlern degradiert, zogen die Männer entkräftet durch die Wälder. Von Wegelagerern ihrer letzten Habseligkeiten beraubt, verhungerten die meisten. Zu den Glücklichen, die tatsächlich den entbehrungsreichen, monatelangen Weg nach Hause schafften, gehörte der einundzwanzigjährige Wittelsbacher Pfalzgraf Rupert Pipan. Nur noch in Lumpen gehüllt und komplett ausgezehrt, erreichte er im Januar 1397 sein Schloss in Amberg. Seine Gattin Elisabeth von Sponheim-Kreuznach fiel bei seinem Anblick in Ohnmacht und versenkte sich nach dem Wiedererwachen sofort ins Gebet, um für die Rettung zu danken und um schnelle Genesung zu bitten. Rupert Pipan starb nur wenige Tage später an Entkräftung.

Rupert (Ruprecht) Pipan (1375 – 1397), Kurprinz von der Pfalz, gelang als einer der wenigen die Flucht von Nikopolis.

Später am Tag ließ sich Sultan Bayezid in Begleitung seiner Söhne über das Schlachtfeld führen. Gelegentlich befahl er seinen Männern, einen Leichnam umzudrehen, doch den Gesuchten fand er nicht. Bayezid gab schließlich die Hoffnung auf, sein ärgster Feind König Sigismund sei gefallen.

Als die Nacht sich über Nikopolis legte und die Sieger in ihr Lager zurückgekehrt waren, öffneten sich die Tore der Stadt. Erst huschten nur ein paar

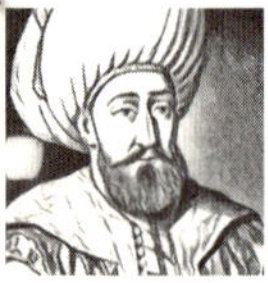

Bayezid I. der Blitz (Yildirim Bayezid, 1360–1403), war ab 1389 bis zu seinem Tod Sultan des Osmanischen Reichs. Um auf den Thron zu gelangen, ließ er seinen Bruder ermorden.

Süleyman Chelebi (1377–1411), Sohn Bayezids I.

Gestalten heraus, dann mehr und mehr. Zerlumpte Bettler ebenso wie angesehene Handwerker, noble Bürger mit pelzverbrämten Krägen ebenso wie Markthändlerinnen, Geistliche ebenso wie Kinder. Wie Nachtmahre wateten sie gebückt im Mondlicht durch den blutgetränkten Matsch zwischen den zerfetzten Menschenkörpern umher und rafften alles an sich, was sie für wertvoll oder wiederverwertbar hielten. Natürlich hatten die türkischen Truppen sich bereits genommen, was sie wegtragen konnten, doch für die ausgehungerten Städter gab es genug. Wer Glück hatte, fand vielleicht noch einen kostbaren Ring – und wenn die Hand des Toten zu verkrampft war, um ihn abzuziehen, dann schnitt man eben den Finger ab. Den Kindern drückte man Messer in die Hand, damit sie von den gefallenen Pferden Fleisch mit nach Hause bringen konnten. Endlich wieder satt essen.

Am nächsten Morgen ließ Bayezid alle Gefangenen antreten. Zu seiner Überraschung erkannte er darunter den französischen Ritter Jacques de Helly, der einst unter Bayezids Vater Murat gedient hatte. Er ließ Helly zu sich kommen und befahl ihm, die Edlen und Prinzen zu identifizieren. Coucy, Bar, d'Eu, Gui de la Tremoille, Johann Ohnefurcht und einige weitere fanden sich bald separiert von den anderen. Man würde sie für hohe Lösegelder ihren Familien zurückgeben. Bayezid befahl den Edlen, das nun Folgende von Anfang bis zum Ende anzuschauen.

Alle anderen Gefangenen mussten sich nackt ausziehen, dann fesselte man ihre Hände, band sie in Dreier- oder Vierergruppen zusammen, und ließ sie vor den Sultan treten. Sie mussten vor dem Sultan knien, dann schlugen ihnen die Henker die Köpfe ab. Männer standen bereit, die Leichen wegzutragen, damit nachgerückt werden konnte. Hunderte, Tausende. Das Schlachten dauerte vom ersten Hahnenschrei bis zum Spätnachmittag.

Hans Schiltberger betete zum heiligen Johannes, seinem Namenspatron, schließlich war er am Johannistag, am 24. Juni, geboren. Früher hatte er zur Muttergottes gebetet, aber die Gebete waren ihm nutzlos erschienen, offenbar erhörte sie ihn nicht. Seit er zu Johannes betete, fühlte er sich wohler. Die Schmerzen waren nach der Schlacht wie eine Welle über ihn hereingebrochen. Seinen linken Arm konnte er nicht mehr bewegen, und durch die Beinverletzung humpelte er. Die anderen drei Männer, mit denen er an einem Seil zusammengebunden war, kannte er nicht. Was mit seinen Freunden war, wusste er nicht. Er sah nicht hin, was vorne vor sich ging, wie sich Männer erbrachen und einnässten, wie Kopf um Kopf rollte. Er wurde weitergezerrt, den Henkern immer näher. Einmal gab es eine kurze Unterbrechung, denn Johann Ohnefurcht hatte unter den Gefangenen Marschall Boucicaut entdeckt. Er warf sich dem Sultan zu Füßen und bat um Boucicauts Leben, was Sultan Bayezid großzügig gewährte.

In der Gruppe vor Schiltberger war der bayrische Ritter Hans Greiff, der als einer der wenigen sich traute, seine Stimme zu erheben. »Gehabt euch wohl«, rief Greiff, »wenn jetzt unser Blut vergossen wird, so sind wir nach Gottes Wille Kinder des Himmels vor dem Herrn!«

Als seine Gruppe schließlich an der Reihe war, durch Blut, Kotze und Pisse zu waten und sich hinzuknien, fühlte Hans eine unendliche Ruhe. Er war schon immer fatalistisch gewesen. Er war bereit, sollte kommen, was kommen musste. Kinder des Himmels. Das wars dann also mit dem Ende der Welt.

Womit er nicht rechnete, war, dass ihm kein Hieb die ewige Ruhe beschwerte, sondern ein Hieb seine Ruhe zerriss: Seine Fesseln wurden zerschnitten. Man ließ ihn aufstehen, und Hans hob fragend den Blick. Vor ihm stand ein prächtig gekleideter türkischer Edelmann, Süleyman Chelebi, der älteste Sohn Bayezids. Was der sagte, begriff Hans erst später. Süleyman kontrollierte die Gefangenen und sortierte alle Burschen unter zwanzig Jahren aus. Die durften dem Ehrenkodex nach nicht getötet werden. Heulend vor Freude und Erschöpfung brachte man Hans zu den anderen Knappen, wo man notdürftig seine Wunden versorgte und ihm ein knielanges einfaches Leinenhemd zum Anziehen gab.

Am späten Nachmittag versammelten sich die türkischen Generäle und wichtigsten Berater und bedrängten Sultan Bayezid, das Töten zu beenden. Es sei genug Rache geübt worden, wenn er weitermache, würde ihn der Zorn Gottes treffen. Bayezid ließ sich erweichen und ordnete an, alle Überlebenden vorzuführen. Dann wählte er aus ihnen seinen Anteil aus und überließ die anderen denen, die sie gefangen hatten. Johannes Schiltberger zählte zu den Gefangenen des Sultans. Die Toten ließ Bayezid nicht beerdigen, sondern auf dem Plateau zu einem Haufen schichten, um sie den Raben und Füchsen zu überlassen.

3 Tricktrack

Hans Schiltberger verbrachte die folgenden Tage mehr oder minder in einem Dauerdämmerzustand. Was um ihn herum passierte, versank in einem Wirbel aus Schmerzen und Schlaf. Manchmal schrie er. Dann kam jemand und gab ihm etwas zu trinken, woraufhin die Schmerzen nachließen und Hans sich ganz leicht fühlte. Jemand fütterte ihn und flößte ihm Wasser ein. Jemand wusch ihn. In wacheren Momenten merkte er, dass er mit anderen Verwundeten in einer Kutsche transportiert wurde. Bayezid hatte die Gefangenen nach Adrianopel in Griechenland geschickt, der Hauptstadt von Rumelien, dem osmanischen Teil Europas. Als einmal die Schmerzen unerträglich waren und Hans brüllend die Augen aufriss, glaubte er, eine Erscheinung zu haben. Der, der ihn versorgte, hatte einen flachsblonden Haarschopf.

»Yorick!«, keuchte Hans.

»Schschsch«, machte der Flame und flößte Hans das schmerzstillende Getränk ein. Dann wechselte er die Verbände.

»Warum machst du das für mich?«, sagte Hans leise, bevor er wieder ins Reich der Träume glitt.

»Weil du das auch für mich tun würdest«, antwortete Yorick. Und damit, das musste Hans zugeben, hatte er verdammt recht.

In Adrianopel lagerten sie zwei Wochen. Dann kam der Befehl, die Gefangenen nach Gallipoli zu bringen, wo man sie in einen Turm sperrte. Die Edlen ebenso wie die anderen. Den Edlen teilte man kleinere, komfortablere Zellen zu, wo sie ihrem Status gemäß eine bevorzugte Behandlung und Versorgung genossen. Die restlichen mussten sich große, mit Stroh ausgelegte Quartiere teilen. Licht fiel nur durch kleine, vergitterte Schlitze herein.

Zu Hans' Überraschung kam zweimal täglich eine kleine Delegation von Männern, die sich um die Verletzten kümmerte. Ihr Anführer war offensichtlich ein Heilkundiger, ein Arzt, der sich alle Wunden genau besah und seinen Männern Anweisungen zur Pflege und Versorgung gab. Der Unterschied zu den Quacksalbern und Brechbadern, die Hans aus seiner Heimat kannte, hätte nicht größer sein können. Der Arzt entdeckte, dass in Hans' eiternder Schulterwunde noch die Pfeilspitze steckte. Wieder bekam Hans einen Trank, der ihn schweben ließ. Als er zu sich kam, hockte Yorick neben ihm und hielt ihm freudestrahlend die Spitze entgegen, die sie aus der Schulter geholt hatten. Die Spitze wurde ihm später weggenommen. Man musste den Gefangenen nicht unnötig potenzielle Waffen überlassen. Nur eine kleine Pfeilspitze, aber dennoch. Gegen Abend kam jeden Tag ein Mann, der an einer langen dünnen Kette einen kleinen Kessel schwenkte, in dem stark riechende Kräuter brannten und räucherte die Zellen aus.

Der junge Bursche, der sich im Auftrag des Arztes auch um Hans kümmerte, zeigte Yorick, wie er die Wunden fachmännisch reinigen und neu verbinden konnte. Er war ein fröhlicher Kerl, der gerne lachte, worüber, konnten sich weder Hans noch Yorick erklären. Schließlich sagte der Bursche eines Tages: »*Benim adım Cem.*« Er wiederholte es langsam und deutete auf sich. »*Cem. Benim adım Cem.*« Dann deutete er auf Hans und Yorick.

Hans begriff als erster: »*Hans. Benim adım Hans.*«

»*Hans! Bu komik bir isim.*« Das sollte Hans später noch öfter hören – Hans, was für ein komischer Name. Cem lachte, als auch Yorick sich auf Türkisch vorstellte. »*Cerh*«, sagte Cem und deutete auf die drei Wunden. »*Ciddi yaralar, Hans.*«

»Ja, schwere Wunden«, seufzte Hans, ohne zu wissen, dass Cem genau das gesagt hatte. Und so begannen Hans und Yorick während der Gefangenschaft in Gallipoli Türkisch zu lernen. Dank der guten Versorgung machte die Genesung rapide Fortschritte. Sie bekamen kräftige Suppen mit gekochtem Gemüse, dazu eine körnige gelbliche Masse, die Hans zunächst für eine Art Hirse hielt. Später sollte er lernen, dass es Bulgur war. Neben Suppen gab es Linsen- und Bohnengerichte. Oft erhielten sie sogar gekochtes Fleisch, meist Pferd, denn viele Tiere waren schwer verwundet aus der Schlacht hervorgegangen und mussten getötet werden. Seltener kam Hammel in die Näpfe, einmal sogar Huhn.

Eines Tages brachte Cem ein schweres Stück Holz und ließ Hans damit Greifübungen mit der linken Hand machen. Hans verstand, dass seine Beweglichkeit wieder hergestellt werden sollte. Als das Greifen gut funktionierte, packte Cem Hans am Handgelenk und wies ihn an, mit Kraft dagegenzuziehen. Cem freute sich über jeden Fortschritt mindestens ebenso wie Hans und Yorick.

Bald konnte Hans mit Yorick Tricktrack spielen, wofür sie sich das Spielbrett auf den staubigen Boden malten und kleine grüne und schwarze Früchte als Spielsteine nutzten. Die komischen kleinen Früchte, die hauptsächlich aus einem großen Kern im Inneren zu bestehen schienen, bekamen sie täglich mit der Essensration. Hans mochte höchstens die schwarzen, die erinnerten ihn zwar an große Hasenköttel, aber die schmeckten weniger sauer als die grünen, doch meist verzichtet er ganz darauf. Oliven – den Namen lernte er erst später. Dass er ihren Geschmack einmal lieben und noch später vermissen würde, konnte er da noch nicht ahnen. Das Spiel Tricktrack, das in leicht abgewandelter Form unter dem Namen Backgammon in ferner Zukunft weltweit bekannt werden sollte, mochte Hans schon seit seinen Münchner Tagen. Er hatte es immer in den Badehäusern gespielt, wenn er auf seinen Vater warten musste. Die Würfel hatte ihnen Cem mitgebracht. Immer wenn er würfelte, sagte Hans »Puff«, wie er es als Bub gemacht hatte. Bis Yorick sagte, das Puff nerve ihn total und überhaupt: Was solle das denn sein?

»Das machen wir bei uns so«, erklärte Hans. »Weil die Würfel beim Fallen eben Puff machen.«

»Würfel machen nicht Puff«, entgegnete Yorick.

»Machen sie wohl! Puffpuffpuff. Das spielt man bei uns in den Badehäusern. Mein Vater hat immer gesagt, dass er nun zum Puff geht. So populär ist das bei uns.«

Yorick war ein passabler Gegner, der von Tag zu Tag besser spielte. So vergingen die Tage. Wenn Cem kam, sammelten sich immer mehr Burschen um Hans, denn auch sie wussten, dass es besser wäre, die Sprache ihrer neuen Herren zu lernen. Auch die anderen Pfleger begannen, ihren Schützlingen Türkisch beizubringen. Als es den Verwundeten besser ging, kam der Medicus nur noch alle zwei Tage vorbei. Schließlich gar nicht mehr.

Eines Tages, als Hans – höchst ungewöhnlich für ihn – trüben Gedanken nachhing und vor Heimweh Brustbeklemmung bekam, fragte er Yorick, um sich abzulenken: »Weißt du, was mit meinen Freunden geworden ist? Max und Josef?«

»Josef war der dumme, oder?« Yorick zuckte mit den Schultern. »Wenn er überlebt hat, dann wird er wohl auch hier irgendwo im Turm sein. Und Max war der, der so gut Laute spielen konnte? Komm mal mit.« Yorick half Hans auf. Sie durchquerten die große Zelle. Hans vermutete, dass um die hundert Gefangene ihr Schicksal teilten. Eben stand die Zellentür offen, bewacht von türkischen Sol-

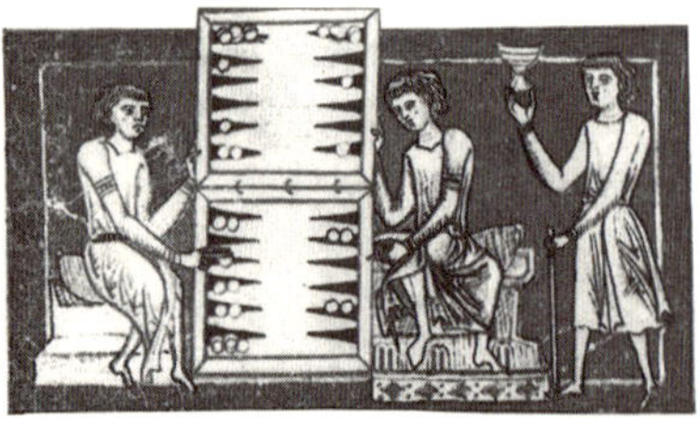

Tricktrackspiel (auch Wurfzabel genannt) im Codex Buranus aus dem 13. Jh.

daten. Wie jeden Tag am späten Vormittag wurden die Toiletteneimer ausgewechselt. Man hatte die Gefangenen in verschiedene Dienste eingeteilt, Essen verteilen, Stroh erneuern, Notdurfteimer wegbringen. Die Dienste wechselten täglich. Ausgenommen waren nur die Verwundeten. Einer, der einen Toiletteneimer mit stoischem Blick zur Tür trug und dort einen leeren in Empfang nahm, kam Hans bekannt vor. Aber das konnte nicht sein. Max war kaum wiederzuerkennen. Spindeldürr, mit hängenden Schultern, leerem Blick und schmalen Lippen schlurfte Max an ihm vorbei.

»Max.« Hans packte ihn bei den Schultern und schüttelte ihn. »Ich bins.«

Max hob kurz den Kopf und starrte durch ihn hindurch, dann versuchte er seinen Weg fortzusetzen.

Yorick zog vorsichtig Hans' Hände weg. »So ist er seit der Schlacht«, sagte Yorick nüchtern. »Er redet nicht mehr. Überhaupt reagiert er nicht mehr. Er hört wohl, was man sagt, und macht alles, was man ihm sagt, aber er reagiert einfach nicht mehr wie ein Mensch. Ein lebender Toter.«

»Ein lebender Toter.« Fassungslos ließ Hans die Arme sinken. »Aber, Max …«

Max stellte den leeren Eimer in die Notdurftecke, schlurfte dann an seinen Platz, wickelte sich in die grobe Decke, die jeder von ihnen bekommen hatte, und setzte sich hin. Er wiegte leicht den Oberkörper vor und zurück, rührte sich ansonsten nicht weiter.

Hans taumelte zurück zu seinem Platz. Über das Grauen, das sie überlebt hatten, hatten sie nie auch nur ein Wort verloren. Es war einfach Teil ihres Lebens, Teil von Gottes unergründlichem Plan. Seit Beginn der Schlacht gab es für Hans nur noch das diffuse, gewaltige Rauschen, in dem alle Erinnerung verschwand. Er sackte an seinem Platz zusammen und gab sich dem heulenden Elend hin, das ihn übermannte. Das letzte Mal hatte er so geheult, als seine Mutter gestorben war. Sieben Kinder hatte sie zur Welt gebracht, davon hatten immerhin drei die ersten Jahre überlebt. Hans, sein älterer Bruder Mathis und seine kleine Schwester Maria. Die Geburt des achten Kindes überlebten weder die Mutter noch das Baby.

Yorick setzte sich daneben und schwieg, bis es vorbei war.

Während der zwei Monate im Turm von Gallipoli veränderte sich die Stimmung unter den Gefangenen. Aggressionen brachen aus. Die Verwundeten ließ man weitgehend in Ruhe, Hans sowieso, denn er gehörte zu den Älteren, und man wusste, dass er sich im Kampf wie ein Mann geschlagen hatte. Er galt als ›Türkenfresser‹, hatte er doch mindestens fünf Türken getötet. Dennoch wünschte sich Hans, dass Josef noch bei ihnen wäre, denn der hatte sich nie gescheut, ordentlich zuzuschlagen. Auch um Yorick machte man einen Bogen, denn der war größer als alle anderen, und wenn er nicht bei Hans war, hing er mit ein paar flämischen Jungs herum, die sich zu wehren wussten. Schnell entstanden aus Nichtigkeiten brutale Schlägereien. Die türkischen Wachen gingen nicht immer dazwischen. Je nach Lust und Laune. Banden rotteten sich zusammen, meist nach Herkunftsländern. Eine Gruppe von Spaniern aus Kastilien mit ihrem Anführer, einem sehnigen fünfzehnjährigen Burschen mit gebrochener Nase, den alle nur Don Juan nannten, genoss bald den größten Respekt. Don Juan, der stets betonte, er sei Juan Gonzáles de Clavijo, und hätte aufgrund seines Standes überhaupt nichts bei den einfachen Knappen verloren, sondern würde zu den Edlen gehören, terrorisierte mit Vorliebe die Jüngeren und Schwächeren. So pinkelte er in das Essen eines kleinen Italieners und zwang ihn anschließend, alles runterzuschlucken.

Einmal ging Yorick dazwischen, als Don Juan einen kleinen Buben in der Mangel hatte. Don Juan packte den Jungen am Hals, hielt ihm seinen Penis vor die Nase und drohte, ihm damit sein Maul zu stopfen. Hans verstand zwar kein Spanisch, aber was er sah, ließ nicht viel Interpretationsspielraum. Obwohl der kleine Junge kein Flame war, griff Yorick ein. Eine Keilerei entstand, doch bevor ein wirklicher Kampf losgehen konnte, flog die Tür auf. Ein türkischer Edelmann mit prächtiger golddurchwirkter Kleidung und üppigem schwarzen Vollbart betrat mit drei Wachen den Saal. Ein Bär von einem Mann, nicht groß, nicht fett, eher gewaltig. »Was für ein Prackl«, entfuhr es Hans.

»Was ist denn ein Prackl?«, fragte Yorick.

»Ein Mordstrumm Kerl. Ein Prackl eben.«

Die Wachen bedeutenden den Jungen, sich aufzustellen. Der Edelmann schritt durch den Raum, ein parfümiertes weißes Tuch vor der Nase wedelnd, ließ seinen musternden Blick auf manchen Burschen länger liegen als auf anderen. Manche mussten sich ausziehen und vor ihm drehen. Wie auf dem Viehmarkt. Yorick wurde fast unwohl, so lange prüfte ihn der Edelmann. Dann verließ der Herr samt Gefolge die Zelle.

»Was sollte das jetzt?«, fragte Yorick. Keiner wusste eine Antwort.

»Das ist noch nicht vorbei«, zischte Don Juan zu Yorick in Anspielung auf ihre unterbrochene Auseinandersetzung. Hans wunderte sich erst, dass er nun plötzlich Spanisch verstand, dann begriff er, dass Don Juan Türkisch gesprochen hatte. Man hatte eine gemeinsame Sprache.

Tage später versuchte Don Juan, Hans und Yorick zu provozieren, indem er Max am Genick packte und den Kopf in einen Urineimer steckte. Herausfordernd sah er zu Hans und Yorick herüber. Max ließ alles wie üblich katatonisch über sich ergehen. Zunächst. Hans und Yorick stürzten herbei. Die anderen Deutschen und Flamen rotteten sich solidarisch hinter den beiden zusammen. Einer von Don Juans Burschen trat ohne Vorwarnung nach Hans' linkem Oberschenkel, gezielt auf die Verletzung. Hans knickte weg, die fast verheilte Wunde platzte wieder auf. Yorick ballte die Fäuste und wollte sich auf den Angreifer stürzen, da geschah etwas Unerwartetes. Don Juan schrie plötzlich hysterisch vor Schmerzen auf. Max, der nun seinen Kopf aus dem Eimer zog, hatte blitzschnell mit der rechten Hand unter Don Juans weißes Kuttenhemd gefasst und hielt die Genitalien des Gegners fest umklammert. Don Juan wand sich wimmernd und die Heilige Jungfrau Maria anrufend, was Max nur antrieb, noch erbarmungsloser zuzudrücken. Urin tropfte von seine Haaren und rann über das Gesicht, das keinerlei Gefühlsregung zu erkennen gab. Max behielt seinen Griff bei, zog Don Juan mit der freien Hand an den Haaren hoch und tunkte seinen Kopf in einen Koteimer. Don Juans Schreie erstickten zu einem Gurgeln. Dann ließ Max urplötzlich los, stand auf und setzte sich, als wäre nichts gewesen, an seinen Stammplatz, den Oberkörper leicht nach vorne und hinten wiegend. Don Juan, spuckend und keuchend, wischte sein Gesicht am Hemd eines seiner Speichellecker ab und stieß brutale Flüche aus. Fortan hatten Hans, Yorick und Max Ruhe. Nur die Wunde am linken Oberschenkel musste erneut versorgt werden. Hans konnte Max dazu bewegen, seinen alten Stammplatz aufzugeben, und sich zu ihm und Yorick zu legen. Er hatte mit Schwierigkeiten gerechnet, doch es war ganz einfach. Max folgte ihm wie ein Hündchen.

Eines Tages erschien ein Trupp schwer Bewaffneter und befahl allen Gefangenen, ihnen sofort zu folgen. Man führte sie aus dem Turm. Nach Wochen im Halbdunkel der Zellen brannte die Sonne in den Augen. Geblendet stolperten die Gefangenen an die nahen Klippen des Meeres. Dort mussten sie sich entlang der Felsen aufstellen und zum Meer hinausblicken. In der Ferne tauchten einige Schiffe auf und kamen schnell näher. Zu seinem Erstaunen bemerkte Hans, dass nicht nur die einfachen Gefangenen angetreten waren, sondern auch die Edelmänner. Coucy, Bar, d'Eu, Tremoille, Marschall Boucicaut, Johann Ohnefurcht und wie sie alle hießen.

Ein irrer Gedanke durchzuckte Hans. Wenn er jetzt die Klippen hinunterspringen würde … zu den Schiffen schwimmen … Flucht … Er war nicht der

Einzige, der daran dachte. Zwei Burschen hechteten los und ließen sich vom Felsen fallen. Noch bevor sie das Wasser erreichten, waren sie von türkischen Pfeilen durchbohrt. Hans begrub den Gedanken an Flucht tief in seinem Innersten.

Ein Trompetensignal. Dann waren die Schiffe so nah, dass man erkennen konnte, dass sie unter venezianischer Flagge segelten – und wer da stand: König Sigismund und andere, denen die Flucht gelungen war.

Weil Sigismund schwer getroffen von der Fahnenflucht der Walachen war, hatte er beschlossen, den Heimweg nicht über Land anzutreten. Er fürchtete, Mircea der Alte könnte ihm in den Rücken fallen und ihn an die Türken verraten. So war er mit den Venezianern die Donau hinuntergefahren und hatte sich einige Zeit in Konstantinopel ausgeruht, bevor er auf dem Seeweg nach Italien aufbrach. Bei der Durchquerung des Hellesponts starrte er mit unbeweglicher Miene auf die Reihen der Gefangenen, alles Männer, die für ihn gekämpft hatten. Man hatte sie zu seiner Demütigung aufgestellt. Die Türken hatten keine Flotte vor Ort, schickten aber ein paar Schiffe hinaus, mit denen es zu kleinen Scharmützeln kam. Nichts, was den venezianischen Schiffen wirklich gefährlich werden könnte.

Die Türken begannen, Spottlieder zu singen. Sie schrien dem König zu, er solle anlegen und von Bord kommen, wenn er ein Mann sei. Ein Hauptmann lief an den christlichen Edelmännern vorbei. Bei jedem blieb er stehen, brüllte dessen Namen und dann eine Lösegeldsumme. Er pries die Prinzen, Grafen und Herzöge wie Sklaven auf einem Markt an. Johlendes Gelächter und Applaus der türkischen Soldaten begleiteten das Schauspiel. Selbst als die Schiffe nur noch kleine Punkte am Horizont waren, klatschten und sangen die Türken.

Während Johannes Schiltberger in Gallipoli im Turm saß, zog Bayezid mit seinen Truppen nach Ungarn, überquerte die Save und verwüstete einige Herzogtümer, ließ Städte niederbrennen und nahm über sechzehntausend Gefangene, Männer, Frauen und Kinder, die er mit Sack und Pack nach Griechenland umsiedeln ließ. Per Boten ließ er seinen Statthalter in Gallipoli wissen, dass die Gefangenen auf dem Seeweg in die Reichshauptstadt Bursa zu bringen seien.

So fuhr Hans Schiltberger das erste Mal mit einem Schiff übers Meer, besser gesagt, klammerte er sich die ganze Fahrt über verzweifelt mit seinen Innereien ringend und den heiligen Johannes um Gnade anflehend unter Deck an einem Tau fest. Um seinen Hals baumelte ein neuer Glücksbringer: Cem hatte ihm zum Abschied unauffällig ein kleines Stoffsäckchen an einer langen Schnur in die Hand gedrückt, darin befand sich die Pfeilspitze aus der Schulter.

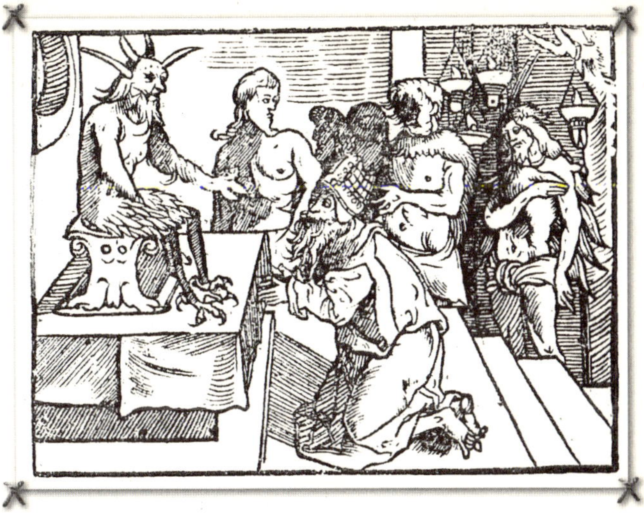

In Bursa brachte man die Edelleute in den Palast des Sultans und befahl ihnen, Briefe an ihre Familien zu schreiben und die jeweiligen Lösegeldsummen zu fordern. Jacques de Helly wurde ausgewählt, die Schreiben nach Paris an den französischen Königshof zu bringen. Schon von Konstantinopel aus hatte König Sigismund auf diplomatischem Weg versucht, die Gefangenen auszulösen. Boten waren hin und her geeilt. Doch Bayezid hatte alle Angebote als viel zu niedrig abgelehnt. An Weihnachten brach Helly auf. Hans und die einfachen Gefangenen, die man in Kasernen untergebracht hatte, bekamen davon nur über Gerüchte etwas mit. Es kümmerte sie auch kaum, denn sie würde niemand freikaufen. Tatsächlich war es so, wie sich viel später herumsprach, dass alle Lösegeldforderungen erfüllt wurden und die hohen Herren in ihre Schlösser und Burgen zurückkehren konnten. Mal abgesehen vom Grafen d'Eu, den man neun Tage vor seiner Freilassung im Gefängnis vergiftete, und Zar Iwan Sratsimir von Bulgarien, den Bayezid erdrosseln ließ, um dessen Sohn Constantin zum Marionetten-Zar zu ernennen.

Sigismund aus dem Hause Luxemburg, geboren in Nürnberg, König von Ungarn und Kroatien, brachte die Niederlage bei Nikopolis übrigens keinerlei Nachteile, im Gegenteil. 1411 wählten ihn die Kurfürsten zum neuen römisch-deutschen König, und 1433 setzte ihm der Papst in Rom gar die Kaiserkrone des Heiligen Römischen Reiches Deutscher Nationen auf.

4 Janitscharen

Hans und Yorick hatten es sich angewöhnt, Max immer in ihre Mitte zu nehmen. Der Sendlinger schwieg weiterhin, reagierte auf nichts und zeigte keinerlei Gefühlsregung, machte aber alles, was man ihm sagte. Hans' aufgeplatzte Wunde am linken Bein heilte diesmal langsamer. Sie eiterte und schmerzte. Zwar gab es auch in Bursa eine gute medizinische Betreuung der Gefangenen, doch der zuständige Pfleger, der eine herzhafte Gleichgültigkeit seinen Patienten gegenüber an den Tag legte, zuckte mit den Schultern und verwies auf die allgemeine Erkenntnis, dass die Zeit alle Wunden heilen würde.

Noch einmal kehrte größere Unruhe unter den jungen Gefangenen ein, als sie sich zu einem Appell in den großen Hof sammeln mussten. Der Sultan persönlich erschien mit großem Gefolge. Darunter erkannte Hans auch den massigen Edelmann, den Prackl, der sie in Gallipoli gemustert hatte. Bayezid schritt durch die Reihen. Gelegentlich neigte er den Kopf seinen Beratern zu, die ihm etwas zuflüsterten. Er deutete auf diesen und jenen und ließ neue Gruppen zusammenstellen. Mittlerweile konnten alle gut genug Türkisch, um den General zu verstehen, der sie nun Folgendes wissen ließ: Der große Bayezid, den man den Blitz nannte, Herrscher des Morgenlandes und bald auch des Abendlandes, habe soeben höchstpersönlich Geschenke für treue Vasallen und befreundete Herrscher ausgesucht. Eine Ehre, der sich alle bewusst sein sollten! Diese Gruppe dort wäre für den König von Babylonien bestimmt, jene für den Schah von Persien, diese für den Fürst von Großarmenien, jene für den Khan der Weißen Horde. So ging es weiter.

Zu ihrem Entsetzen wurde Johannes Schiltberger einer anderen Gruppe zugeteilt als Yorick van Nazareth und Max der Sendlinger. Seine Gruppe, vernahm Hans, sollte fortan dem Sultan von Ägypten gehören. Abmarsch! Man würde sie nun einkleiden, und sie sollten sich sofort reisefertig machen. Hin und her gerissen zwischen Verzweiflung, dass er von seinen Freunden getrennt werden sollte, und der Freude, dass er nun doch was von der Welt sehen würde – Ägypten! –, merkte Hans, dass die Waagschale in seinem Innersten zugunsten seiner Freunde ausschlug.

Als seine Gruppe zurück in die Unterkunft trabte, packte ein Hauptmann Hans am Arm. »Bist du verletzt?« Er deutet auf das linke Bein.

»Ja, Herr«, antwortete Hans mit gesenktem Blick.

»Dann ist das nicht die richtige Gruppe für dich. Geh dort hinüber. Du bleibst hier.« Der Hauptmann deutete auf die Gruppe, zu der Yorick und Max gehörten. Sein Herz machte einen Freudenhüpfer, er unterdrückte den Impuls, vor dem Hauptmann auf den Boden zu fallen und ihm dankbar die Hände zu küssen. Stattdessen nickte er »Ja, Herr« und versuchte, so beherrschten Schrittes wie möglich zu seinen Freunden zu gehen. Dass er auch Don Juan und einige Spanier in dieser Gruppe entdeckte, tat seinem Glück keinen Abbruch.

Fußsoldaten des Sultans sollten sie werden, denn Hans und seine Gruppe blieben am Hofe Bayezids. Janitscharen nannten die Türken das. Eine recht neue Einrichtung, aus der Not gewachsen, für das stetig wachsende Reich immer neue Soldaten rekrutieren zu müssen. Warum nicht die kräftigen, jungen Männer nutzen, die man gefangen nahm? Dass sie der falschen Religion angehörten, störte Bayezid noch nicht wirklich. Erst seine Nachfolger ließen die Christen ausnahmslos zwangsislamisieren. Dennoch gehörten zur Ausbildung die Lehren des berühmten Mystikers Hadschi Bektasch, der die allererste Truppe von Janitscharen persönlich gesegnet haben soll. Hans, zunächst höchst skeptisch, ob die Philosophie der Ungläubigen seinen geistigen Horizont entscheidend erweitern würde, sah sich bald eines Besseren belehrt. Was hätte er dafür gegeben, Papier und einen Stift zu haben. Er war sich zwar sicher, dass er sich in nicht allzu ferner Zukunft wieder beides leisten können würde, aber noch konnte er die wichtigsten Gedanken Hadschi Bektaschs nicht notieren, also lernte er sie auswendig:

- Das Universum ist die sichtbare Gestalt Gottes
- Rituelle Gebete machen keinen Menschen besser
- Die Taten zählen, nicht die Worte
- Betet nicht mit den Knien, sondern mit dem Herzen
- Das wichtigste Buch zum Lesen ist der Mensch
- Glücklich ist, wer die Gedankenfinsternis erhellt *(das gefiel Hans am besten)*
- Ermögliche den Frauen eine gute Bildung *(das fand Hans am lustigsten, denn wozu sollte so etwas bitte schön gut sein?)*
- Es gibt kein Gegeneinander von Gott und Mensch, sondern ein Miteinander in tiefer Verbundenheit
- Rost glüht nicht von selbst, sondern durch das Feuer

• Der Verstand sitzt im Kopf, nicht in der Krone
• Was Du suchst, findest Du in Dir selbst, nicht in Jerusalem, nicht in Mekka

Daran fand Hans nichts auszusetzen. Manches kannte er schon, das lehrten auch die christlichen Pfarrer, doch einiges war so neu und revolutionär, dass er zwischenzeitlich einen Religionswechsel gar nicht mehr für völlig ausgeschlossen hielt. Zumindest fiel es ihm zunehmend leichter, »*Allahu akbar*« zu rufen, wenn sie dazu aufgefordert wurden. Wes Brot ich ess, des Lied ich sing.

Mehr als einmal legte man ihnen nahe, zum Islam zu konvertieren. Für Hans hätte das bedeutet, Heide zu werden. Wie das funktionierte, zeigte man ihnen ganz anschaulich am praktischen Beispiel. Sie wohnten der Konvertierung eines Lateiners, also eines Italieners, bei. Der Christ musste den Zeigefinger heben und »*La ilaha illalah*, der wahre Bote Mohammeds« sagen. Das wiederholte er noch einmal vor dem höchsten Imam und schwor feierlich seinem christlichen Glauben ab. Danach kleidete man ihn neu ein, und der Priester wickelte ihm ein neues Tuch um den Kopf, damit jeder sofort erkennen konnte, er war nun ein Moslem, denn die Christen mussten blaue und die Juden gelbe Tücher tragen. Nun legte der Konvertit seine Rüstung an und stieg auf sein Pferd. Von einem Begleitzug aus Priestern und Gläubigen wurde er durch die ganze Stadt geführt. Pauken, Posaunen und Flöten kündigten sein Kommen an, während das Volk laut Mohammed lobte. Zwei Imame, die neben dem Konvertiten ritten, sangen die ganze Zeit: »Es ist Gott und der Messias sein Knecht und Maria seine Tochter und Mohammed sein höchster Prophet.« Letzte Station war dann die Moschee, wo der Neumuslim beschnitten wurde. Danach überschüttete man ihn mit Geld und Gütern. Der Lateiner war nun ein reicher Moslem. Letzteres, da machte man keinen Hehl daraus, geschähe, um den Christen den Übertritt besonders schmackhaft zu machen. Das schien verlockend, doch Hans fand die ganze Prozedur ziemlich inszeniert und merkwürdig. Vor allem der Gedanke an eine Beschneidung schreckte ihn ab. Was den möglichen Reichtum anging, machte er sich nichts vor: Sie waren Sklaven und wären dann höchstens der Vorhaut beraubte Sklaven, niemand würde sie wie den italienischen Kaufmann mit Gold überschütten. Also blieb das »*Allahu akbar*« ein Lippenbekenntnis, denn weder Hans noch seine Freunde noch die meisten seiner Einheit konvertierten letztlich zum Islam, aber es genügte den Vorge-

Hadschi Bektasch (1209–1271), muslimischer Mystiker und Philosoph, dessen damals revolutionäre Lehren zur Ausbildung der Janitscharen gehörten und die bis heute Einfluss (vor allem auf die Aleviten) haben. Dass er tatsächlich die ersten Janitscharen-Korps persönlich gesegnet hat, ist völlig unwahrscheinlich, da die Janitscharen erst ca. 1360 gegründet wurden.

setzten. Sie waren Kriegssklaven, hatten zu gehorchen und zu glauben, was man ihnen an Glauben vorgab.

Sie bekamen Koranunterricht. Doch der beschränkte sich auf das Auswendiglernen von Suren, denn der Koran war auf Arabisch, und das verstand keiner. Hans fühlte sich an die Zeit erinnert, als er bei den Chorherren des Heiliggeistklosters Schreibunterricht hatte. Da mussten sie lateinische Texte schreiben, die keiner verstand. Für den Lateinunterricht hatte Vater Schiltberger kein Geld. Was die Originaltexte besagten, das ginge sie nichts an, die Interpretation durch die Geistlichen sei das Wesentliche. Und der neugierige Hans, der zunächst immer Fragen stellte, lernte schnell, dass Fotzn, Watschen, Ohrfeigen die häufigste Antwort waren, manchmal auch Prügel mit dem Rohrstock oder einsame Stunden im Karzer. Je nach Dreistigkeit seiner gottlosen Frage. Also verkniff sich Hans beim Koranunterricht alle Fragen, leierte mit seiner Gruppe die arabischen Laute herunter und lernte irgendetwas auswendig. Immerhin lernte er so Arabisch zu lesen und richtig auszusprechen. Und da das osmanische Türkisch als Schrift die arabischen Buchstaben verwendete, lernte er auch Türkisch lesen.

Strenge Disziplin bestimmte ihren Alltag. Das Korps ist eure Familie, der Sultan euer Vater, lautete das Mantra. Als sie hörten, dass sie sich dem Zölibat unterwerfen mussten, rumorte es in der Truppe. Doch nachdem sich herumgesprochen hatte, dass Ehelosigkeit keineswegs Sexverzicht bedeutete, beruhigten sich die Gemüter schnell. Das kannten sie von den Geistlichen, den Mönchen und Nonnen in der alten Heimat. Da war es mit der Keuschheit nicht weit her. Hans hatte als Kind mit genügend Pfarrersbälgern gespielt. Die jeweils aktuelle Mätresse des Bischofs wurde hofiert wie eine Edeldame. Die Äbtissin des Angerklosters in München erschien sogar zu offiziellen Anlässen ungeniert in Begleitung ihres erheblich jüngeren Liebhabers.

Gewöhnungsbedürftiger als die Philosophie fand Hans die Kleidung, mit der man sie ausstattete. Alle bekamen die gleiche Kleidung, so etwas Verrücktes hatte Hans noch nie gehört. Mönche und Nonnen, ja, die hatten alle das Gleiche an, aber Soldaten? Diese absonderlichen Türken! An den weiten blauen Pluderhosen und hohen roten Lederstiefeln gab es noch nichts auszusetzen, ebenso am Wams und dem roten Mantel. Doch diese Kopfbedeckung! Die enorm hohe kegelförmige Filzkappe, leicht nach hinten gewölbt, erforderte zunächst einen Balanceakt. Damit gehen wollte gelernt sein, damit kämpfen erst recht. Die Janitscharenmütze sollte die Ärmel von Hadschi Bektasch symbolisieren und die Verbundenheit mit dessen Lehren ausdrücken. Auch die Derwische des Bektaschi-Ordens trugen sie.

Diejenigen unter den Rekruten, die bereits richtigen Bartwuchs hatten – so wie Hans Schiltberger –, mussten sich rasieren und durften sich nur einen Schnurrbart stehen lassen. Denn Vollbärte blieben freien Moslems vorbehalten. Hans bot sich an, den katatonischen Max zu rasieren, doch wieder überraschte Max, nahm selbst das Messer und rasierte sich sorgfältig Wangen und Kinn.

Richtig lustig wurde es, als man die Hierarchie lernte. Da Janitscharen Sklaven waren und keinen Besitz haben durften, bestand ihr Lohn, von ein paar gönnerhaft vom Sultan direkt ausgezahlten Dinaren abgesehen, praktisch nur aus regelmäßigen Mahlzeiten. Darum setzten sich die Abzeichen aller Offiziere aus gekreuzten Löffeln zusammen. Je höher der Dienstgrad, desto mehr gekreuzte Löffel, wobei sich mancher zusätzlich schmückende Federn an die Mütze steckte. Die Bataillonskommandeure trugen den Titel Suppenmeister. Die Hauptmänner einer Kompanie nannte man Suppenköche, deren Stellvertreter Oberköche, die Leutnants Oberste Wasserträger, die Feldwebel Oberste Küchenjungen und die Quartiermeister Köche. Da war es nur logisch, dass man keine Standarte vorantrug, sondern einen großen Suppenkessel.

Nachdem sich die erste Heiterkeit gelegt hatte, gewöhnte man sich auch daran. Wobei noch wochenlang mancher Rekrut mit »Ich muss zum Suppenkoch« oder »Der Oberkoch will mich sehen« einen Lachanfall bei seinen Kameraden auslöste und Sprüche wie »Bring eine Schüssel voll mit!« oder »Sag ihm, der Hammel gestern war zäh!« nachgerufen bekam.

Die Einheit, der Hans, Yorick und Max angehörten, zählte einhundert Mann. Orta nannte man so eine Einheit. Neben dem täglichen Islamunterricht mussten sie an den Waffen trainieren. Schwert und Streitaxt beherrschte Hans aus dem Effeff, doch der Bogen, die Hauptwaffe der Janitscharen, bereitete ihm noch Schwierigkeiten.

»Das Korps ist deine Familie, der Sultan dein Vater«, seufzte Yorick eines Abends und ließ sich auf das Bett plumpsen. »Ich kann es nicht mehr hören.«

»Ach, uns gehts doch gut«, antwortete Hans träge und rieb sich wohlig den Bauch, der eben das Abendessen verdaute.

»Du bist immer mit jeder Situation zufrieden, oder?«

»Wenn es gottgewollt ist und ich sie nicht ändern kann …«

»Wenn wir wenigstens Tricktrack spielen könnten«, sagte Yorick und schielte zu Hans hinüber.

»Dann würden sie uns bestrafen.«

»Wieso? Niemand hat gesagt, dass das verboten ist.«

»Hier ist doch alles verboten, was nicht mit Allah oder Waffen zu tun hat«, knurrte Hans.

»Dann hast du also kein Interesse?« Yorick zog unter seiner weiten Weste ein Holzkästchen hervor und öffnete es. Ein wunderschön gearbeitetes Tricktrackspiel lag vor ihnen. In Wahrheit war es ein einfach gemaltes Spielbrett, doch Hans hatte so lange kein richtiges Spielbrett mehr gesehen, dass ihm das hier einfach wunderschön vorkam.

»Wo hast du das denn her?« Hans merkte, dass seine Stimme vor Aufregung zitterte. »Wir sind doch hier gefangen wie Mäuse in der Falle.« Wie in einem strengen Mönchsorden durften die Janitscharen während der Ausbildung die Kaserne nicht verlassen.

»Mein Geheimnis«, schmunzelte Yorick. »Da draußen ist eine Welt und zu der gibt es verschiedene Kontaktmöglichkeiten.«

»Sag schon!«

Yorick schüttelte lachend den Kopf. »Willst du nun spielen?«

»Und wenn uns einer verpfeift?« Hans sah sich im Saal um, aber kaum einer schenkte ihnen Beachtung. Im Gegenteil, erst jetzt fiel Hans auf, dass auf mehreren Betten offenbar gespielt wurde. Leise und unauffällig, mit Würfeln und Spielbrettern.

»War das gestern auch schon so?« Hans zog die Stirn kraus.

»Vielleicht«, sagte Yorick unbestimmt. »Ich glaube, heute kam eine Großlieferung. Und wenn uns einer verpfeift, dann lassen wir Max auf ihn los.« Yorick deutete zu ihrem stillen Freund, der kerzengerade ausgestreckt auf seinem Bett lag und zur Decke starrte.

Hans gluckste. »Die Rache des Untoten.« Dann kniff er die Augen zusammen. »Steckst du dahinter?« Er machte eine ausladende Geste in den Saal.

»Vielleicht. Kann sein, dass ich heute wie auch immer an fünf Spiele gekommen bin. Und die gegen einen kleinen Obolus verteilt habe. Kann aber auch nicht sein.«

»Yorick van Nazareth, du wirst mir langsam ein wenig unheimlich.«

»Gut so«, lachte Yorick.

»Ich dachte, du bist mein Freund. Jetzt sag schon, wie du das gemacht hast.«

»Ich bin dein Freund, und darum ist es besser, ich sage es dir vorerst nicht.«

Ein Tumult entstand in der hinteren Ecke. Don Juan stritt sich mit einem anderen um ein Spielbrett.

»War klar«, kommentierte Yorick, »ich habe Don Juan keins gegeben.«

Der Kastilier versetzte seinem Kontrahenten einen Faustschlag ins Gesicht. Pech für Don Juan Gonzáles de Clavijo, dass der für ihre Orta zuständige Koch den Zank mitbekommen hatte, das Spiel konfiszierte und Don Juan zu einer Woche Küchenarrest verdonnerte.

Am nächsten Tag unterbrach der kommandierende Suppenkoch der Orta Schiltbergers Training mit dem Schwert und winkte ihn zu sich. Hans überlegte fieberhaft, ob er sich etwas zuschulden hatte kommen lassen. Es fiel ihm nichts ein. Doch! Das Tricktrack. Am Vorabend hatten alle ihre Spiele schnell verschwinden lassen, als der Koch sich den Kastilier vorknöpfte. Bestimmt hatte Don Juan ihn verpfiffen. Na bitte, nun würde die Strafe folgen.

»Hans, du bist ein guter Schwertkämpfer«, begann der Suppenkoch, der Bahadir hieß.

»Ihr seid zu gütig, Herr.«

»Sehr gut mit dem Schwert und gut mit der Axt. Mit dem Bogen hapert es allerdings noch etwas.«

»Ihr habt eine genaue Beobachtungsgabe, Herr.«

»Und du bist nicht dumm.«

Als Hans wieder devot antworten wollte, unterbrach ihn Bahadir ungeduldig. »Du musst mir keinen Honig ums Maul schmieren. Ich war auch einmal in deiner Situation. Ja, ich war fast genau wie du, als ich hier angefangen habe. Sprich gefälligst offen zu mir.« Ein Lächeln huschte über sein Gesicht und ließ den mächtigen Schnurrbart erzittern. Dann deutete er ernst hinüber zu Max. »Was ist mit deinem Freund los?« Er gab dem Übungsleiter ein Zeichen, und Max wurde zu ihm gebracht.

»Ich würde gerne wissen, was da drin vorgeht.« Bahadir klopfte mit seinen Fingerknöcheln gegen Max' Stirn. Der Bursche verzog wie üblich keine Miene. »Er kämpft wie ein Löwe, kann die Waffen bedienen. Er kann alles! Er isst, trinkt, schläft, aber warum lebt er nicht?«

»Er lebt doch, Herr. Er kann nur nicht reden ...«, sagte Hans schnell.

»Hat er keine Zunge?«

»Genau, Herr.« Hans sog sich eine Geschichte aus den Fingern. »Man hat ihm unmittelbar nach der Schlacht von Nikopolis die Zunge herausgeschnitten. Das hat ihn so betrübt, dass er nun gar nicht mehr reagiert.«

»Hat er gelogen? Warum sollte man ihm sonst die Zunge herausschneiden?«

»Ich glaube nicht. Max lügt nicht. Aber es muss ja wohl so sein …« Hans zuckte mit den Schultern.

Bahadir streckte seine rechte Hand aus und schob Max zwei Finger zwischen die Lippen. Der öffnete den Mund.

»Warum lügst du mich an, Hans?«, sagte er scharf. »Er hat eine Zunge. Willst du deine verlieren?«

»Nein, Herr, verzeiht, Herr. Ich wollte nur meinen Freund schützen.«

»Das ehrt dich.« Bahadir gab Max einen Wink, zu seinem Schwerttraining zurückzugehen.

»Er ist ein *Baschi-Bozuk*, ein kaputter Kopf«, sagte Hans. »Er hat im Krieg zu viel gesehen.«

Bahadir nickte. »Das haben wir alle. Und du? Hat dich das, was du gesehen hast, nicht auch zum *Baschi-Bozuk* gemacht?«

»Manchmal verwirrt im Kopf zu sein, gehört doch zum Leben.«

Bahadir lachte laut auf. »Der Philosophieunterricht scheint dir gutzutun. Und dennoch willst du nicht die einzig wahre Religion annehmen?«

»Wenn Ihr es wünscht, dann mache ich das.«

»Das ist Unsinn. Wenn ich es wünsche! Unsinn. Du musst es wünschen. Das Problem mit euch allen hier ist, dass ihr zu alt seid. Ihr seid hier oben«, nun klopfte er mit den Fingerknöcheln an Hans' Stirn, »schon zu weit. Vergiftet von der falschen Lehre vom falschen Gott. Das Geschwätz eurer Pfaffen hat eure Hirne zerfressen. Ihr seid nicht mehr formbar genug. Das ist nicht eure Schuld. Unser Vater, Sultan Bayezid, duldet es, solange ihr gute Kämpfer seid. Wir bekommen aber einfach zu wenige Kinder als Gefangene, aus denen man gute, überzeugte Moslems machen kann. Weißt du, nein, du weißt es nicht, aber ich erzähle es dir jetzt, dass ich auch mal Christ war. Mein Geburtsname ist sogar Christos, ich war Grieche, bevor ich Janitschar wurde und Sultan Bayezid als meinen Vater anerkannte.«

»Also funktioniert das System doch«, antwortete Hans.

»Du bist frech, das gefällt mir.« Bahadir hob warnend die Hand. »Aber nicht zu sehr! Ja, manchmal gibt es Männer wie mich, die den wahren Glauben erkennen. Es ist nie zu spät.«

»Wenn man mehr Kinder für die Janitscharen bekommen möchte«, sagte Hans nachdenklich, »dann müsstet ihr sie von den Völkern nehmen, die ihr unterwerft.«

»Das machen wir bereits.«

»Offenbar nicht effektiv genug. Es reicht wohl nicht, eine Handvoll Knaben mitzunehmen. Man müsste es systematisch machen. Wie eine Weinlese. Eine Knabenlese.«

»Knabenlese«, wiederholte Bahadir. »Das gefällt mir.«

»Es hätte noch einen weiteren Vorteil. Jetzt entreißt Ihr den weinenden Müttern die Buben aus den Armen. Wenn die Kinder hier eine gute Ausbildung bekommen und sogar eine gesicherte Zukunft vor sich haben, dann werden sich die Familien darum reißen, ihre Söhne zu den Janitscharen zu schicken.«

»Du bist wirklich nicht dumm, Hans.« Bahadir zwirbelte nachdenklich seinen Schnurrbart. »Du kannst es weit bringen. Du bist einigen Herren schon aufgefallen. Wenn du weiter gut an dir arbeitest, stehen dir viele Möglichkeiten offen.«

»Ich dachte, man kann als Janitschar nur innerhalb des Korps aufsteigen.«

»Meist ja. Aber das letzte Wort hat immer unser Vater Bayezid der Blitz.« Bahadir klopfte Hans auf die Schulter. »Du bist zu gut im Schwertkampf, um mit den anderen zu trainieren. Du wirst dem Übungsleiter ab sofort assistieren und deine Kunst den anderen zeigen.«

»Danke für die Ehre«, sagte Hans erfreut.

»Dafür musst du mehr mit dem Bogen üben. Ach, und einen guten Rat noch, Hans. Du hast sicher den hohen Herrn schon bemerkt, der ab und zu vorbeikommt und euch inspiziert.«

Hans nickte. Der Suppenmacher konnte nur den massigen Edelmann meinen, den Prackl, den er zum ersten Mal in Gallipoli gesehen hatte.

»Das ist der Beylerbey, Herr der Herren, der Oberbefehlshaber der Streitkräfte und Gouverneur von Rûm, Lala Nedim Pascha, der Sohn des großen Lala Schahin Pascha. Über ihm stehen nur die Wesire und der Sultan. Ein äußerst wichtiger und einflussreicher Herr. Der bedeutendste Stratege unseres Sultans. Dein blonder Freund mit den blauen Augen gefällt ihm, glaube ich. Aber ihm zu gefallen ist nicht immer erstrebenswert. Das ist nur ein Rat. Ich glaube nicht, dass du ihm gefallen möchtest.«

»Das verstehe ich nicht, Herr.«

»Das wirst du früher oder später.« Bahadir wandte sich zum Gehen. »Ach, eines noch, gefallen euch die Tricktrackspiele, die ich euch zukommen ließ? Ich habe sie dem Blonden gegeben, der offenbar Lala Pascha gefällt.«

»Ja, Herr, Yorick hat sie verteilt. Danke, Herr!« Dieser verdammte Yorick mit seiner Geheimniskrämerei.

5 Schwarze Dämonen

Es hatte drei Tage geregnet, der Boden war weich. Keine optimalen Bedingungen für eine Schlacht. Immerhin schien an diesem Tag endlich die Sonne, die feuchten Zelte dampften in der Wärme. Sie hatten in der Früh im nahen Dolay-Bach gebadet und sich von der Aprilsonne trocknen lassen, bevor es zum Frühstück ging. Es gab Fleisch für alle, Kraftfutter für den Kampf. Vor ihnen lag die Ebene von Konya. Im Osten erahnte man die Zitadelle der Stadt, deutlich besser sah man die Truppen des Gegners, die vor der Stadt lagerten. Weit in der Ferne leuchteten die weißen Gipfel des Taurusgebirges.

Hans war gespannt, wie ihr erster Einsatz verlaufen würden. Sultan Bayezid musste seinen Schwager zur Räson bringen, den aufrührerischen Alaeddin Ali, König von Karaman. Alaeddin Ali war ein ständiger Dorn im Fleisch der Osmanen. Er hatte schon gegen Bayezids Vater Murad Krieg geführt, hatte andere anatolische Herrscher gegen den Sultan aufgewiegelt, und seit einiger Zeit paktierte er ganz offen mit dem berüchtigten Tamerlan, dem Tatarenherrscher, der das Reich Bayezids bedrohte. Die Abwesenheit des großen Sultans während der Schlacht von Nikopolis hatte Alaeddin Ali dreist dazu genutzt, Anatolien zu besetzten und den Gouverneur Timurtasch Pascha gefangen zu nehmen. Schwager oder nicht, Bayezid wollte im Frühjahr 1398 mit aller Härte gegen Alaeddin Ali vorgehen. Wozu hatte der Vater die Schwester mit dem rebellischen Fürsten verheiratet? Gewiss nicht einfach so. Niemand bekam einfach so eine Prinzessin, schon gar nicht Bayezids Schwester Nefise Melek Sultan Hatun, die bei der Hochzeit zarte fünfzehn Lenze zählte, also im allerbesten Hochzeitsalter steckte. Dafür konnte man Loyalität und dauerhaften Frieden erwarten.

Beim Auszug aus Bursa hatte Hans endlich einen kurzen Blick auf die prachtvolle Hauptstadt erhaschen können. Wenn er zurückkäme, dann würde er diese Stadt erkunden. In München waren steinerne Häuser noch immer eine Seltenheit, auch wenn langsam die Ziegelproduktion in einem räudigen Kaff namens Haidhausen östlich der Stadt angekurbelt wurde. Hans hatte mehrere Stadtbrände erlebt, große und kleine. Kaiser Ludwig der Bayer hatte zwar schon vor Jahrzehnten verfügt, dass alle neu erbauten Häuser zumindest Ziegeldächer haben mussten, um den Funkenflug zu unterbinden, doch die wenigsten Bauherren hielten sich daran. Holz und Lehm waren einfach billiger als Ziegel. Da es im gesamten Umkreis von München keine Natursteinvorkommen gab, konnten sich nur die Reichsten Steinhäuser leisten. Wie hatte Hans gestaunt, als er unterwegs in Wien und Buda und auch Nikopolis viele Steinhäuser gesehen hatte. Und nun in Bursa schienen sie praktisch nur Steinhäuser zu haben. Eine Art Zukunftsvision von München.

Sie zogen in strammen Märschen durch die bergige, teils hochgebirgige Landschaft. Vorneweg die Träger des großen Suppenkessels, dann die Musiker, gefolgt von den Janitscharen, dann der Sultan mit großem Gefolge, die Generäle und die Reiterei. Das Schlusslicht bildeten wie immer die Marketender, die fast alles bereithielten, womit man Krieger bei Kräften und Laune halten kann.

Wir folgen tatsächlich einem Suppenkessel, dachte Hans.

Als sie das Lager auf der beinahe baumlosen Steppe vor der Oasenstadt Konya aufschlugen, öffnete sich kurz das Haupttor der Stadt. Eine kleine Karawane von zerlumpten Gestalten verließ die Stadt. Männer, Frauen und Kinder. Nur wenige konnten aufrecht gehen. Sie humpelten und krochen so schnell sie konnten davon, um aus der Schusslinie zu kommen. Man hatte die Aussätzigen, Krüppel und Bettler davongejagt, um sie nicht bei einer Belagerung mit durchfüttern zu müssen.

Das erste Treffen der Kriegsparteien war kaum mehr als ein abtastendes Kräftemessen. Der Pfeilregen der einen Seite wurde mit dem Pfeilregen der anderen beantwortet, bevor die Fußtruppen aufeinanderprallten. Sultan Bayezid setzte nur einen kleinen Teil der erfahreneren Janitscharen, unterstützt von Sipahi-Reitern, ein. Hans und seine Orta blieben im Lager. Fußkämpfer zu sein, war für sie neu. Sie standen bereit, falls der Einsatzbefehl kommen würde und fachsimpelten über den Schlachtverlauf. Wobei sie mehr interpretierten, als sie tatsächlich sehen konnten. Denn was die hin und her jagenden Boten den hohen Herren mitzuteilen hatten, konnten sie nicht hören.

»Ouuuh, der steht nicht mehr auf!«

»Ich hätte ja mit dem Schwert und nicht mit der Axt zugeschlagen.«

»Quatsch, siehst doch, dass das Schwert mehr gebracht hat!«

»Scheiß Matsch. Da kann doch keiner vernünftig standhalten. Voll weggerutscht!«

»Der Alaeddin hat keine Chance, Mann. Warum schickt der Sultan, unser Vater, nicht mehr Männer? Die fegen wir doch weg! Das sind doch nur Stammeskrieger.«

»Von Strategie hast du auch noch nie was gehört, oder?«

»Was ist jetzt? Signal zum Rückzug? Wieso das denn?«

»Alaeddin Ali zieht sich doch auch zurück.«

»Ja, eben, da muss man doch nachrücken!«

»Klugscheißer.«

Die Schlacht am Nachmittag verlief heftiger, aber ebenso ergebnislos und ohne Einsatz der jungen Janitscharen. Enttäuschung machte sich breit. All das angestaute Adrenalin verpuffte. In und vor den Zelten vertröstete man sich auf morgen, während die Suppenmacher sich über die Zahl der Gefallenen und Verletzten informieren ließen. Die Ärzte hatten alle Hände voll zu tun, doch die Verluste hielten sich in Grenzen. Ihr Vater, Sultan Bayezid der Blitz, und Alaeddin Ali von Karaman hatten sich durch Boten auf einen Waffenstillstand für die Nacht geeinigt, ließ man die Truppe wissen.

Kaum war die Sonne untergegangen, verflüchtigte sich auch die Frühlingswärme. Überall zwischen den Zelten wurden Feuer entfacht, und Essensdüfte stiegen in die Nasen. Zur Überraschung aller kam unmittelbar nach dem Essen der Befehl des Sultans, dass alle Feuer nun zu löschen seien. Man werde die Nacht in völliger Dunkelheit verbringen. Erschöpft von Märschen verkrochen sich die meisten aus Hans' Orta in die Zelte und schliefen sofort ein. Tosender Lärm ließ sie bald hochschrecken. Von Konya her schallten Pauken und Trompeten.

»Die wollen uns mit Lärm zermürben«, hörte Hans einen Koch vor dem Zelt zum andern sagen. Hans erkannte die Stimme von Bahadir. »Das wird sicher die ganze Nacht so gehen!«

»Die zermürben sich vor allem selbst«, antwortete der andere Koch. »Die müssen ja selbst wach bleiben.« Die beiden Offiziere lachten.

»Und unsere Jungs?«

»Ich habe eine Idee.«

Kurz darauf kam der Koch Bahadir in das Zelt und verteilte an alle Soldaten grüne Oliven. »Hier, jeder zwei. Steckt sie euch in die Ohren, und dann schlaft gut.«

Während eine muntere Olivenschlacht unter den jungen Janitscharen ausbrach, kaum dass der Koch das Zelt verlassen hatte, beschloss Hans, sich ein wenig die Beine zu vertreten. Yorick wollte nicht mit, er stopfte sich demonstrativ die Oliven in die Ohren und drehte sich zur Seite.

Hans schlenderte durch die Zeltreihen zum Bach, wenn Wachen auftauchten, versteckte er sich in einem Schatten. Der Dolay war zwar breiter, aber viel träger als die Bäche in München. Das regenreiche Frühjahr hatte die Gräser und das Schilf am Ufer bereits kräftig in die Höhe schießen lassen. Bald lag das Lager hinter ihm, und Hans beschloss, ein nächtliches Bad zu nehmen. Er zog sich aus, legte die Kleidung ordentlich zusammen und ließ sich langsam in das kalte Wasser gleiten. Die Frische bitzelte unter seiner Haut. Er schwamm ein wenig stromaufwärts, legte sich dann auf den Rücken und spielte toter Mann. So trieb er einige Meter zurück, dann schwamm er wieder vor und wiederholte das Spiel. Im Übermut beschloss er, sich ein ganzes Stück mit dem Bach treiben zu lassen. Er war sich sicher, dass er die Strecke zurückschwimmen können würde und wenn nicht … auch egal. Er sah hinauf zu den Sternen, schließlich kam er an einer Herde riesiger Schatten vorbei, die unbeweglich in der Dunkelheit standen – das Lager. Mit seinen Ohren im Wasser hörte er den Lärm von Konya nicht.

Als ihm das Lager weit genug entfernt schien, schwamm er zum Ufer ins Schilf. Da hörte er etwas. Er lauschte angestrengt. Das war nicht die Musik von Konya, sondern das waren leise Stimmen, flüsterndes Lachen. Hans kroch vorsichtig durch die Uferpflanzen den Geräuschen nach. Er wähnte sich in einem Traum: Dort am Ufer und im flachen Wasser tummelten sich junge Frauen. Im Mondlicht schien eine schöner als die andere. Sie trugen dünne weiße Kleider, die sich durchnässt eng an ihre Körper schmiegten und so mehr zeigten, als sie verbargen. Sie wuschen sich, kämmten sich, flochten sich die Haare oder rieben sich die Beine und Arme mit Öl ein, dessen köstlicher Duft zu Hans herüberwehte. Wie benommen kniete Hans weiter auf allen vieren und sog diesen Traum in sich auf. Er hielt die Luft an, denn sein Atmen, da war er sicher, würde ihn schlagartig in die Realität zurückholen. Vor allem aber wollte er den köstlichen Duft nicht mehr loslassen.

Dann kam eine Frau aus dem Wasser, deren Anmut und Schönheit Hans im Innersten traf. Er kannte dieses Mädchen. Da war er absolut sicher. Es war das Mädchen, das bei Nikopolis an der Donau bereits mehr von ihm gesehen hatte, als es Sitte und Moral zuließen. Die junge Frau nahm ein großes weißes Tuch und hüllte sich darin ein. Sie setzte sich kaum mehr als eine Armlänge von Hans entfernt und rubbelte ihr Haar. Hans konnte nicht anders, auch auf die Gefahr hin, dass ihm der Teufel hier nur einen üblen Streich spielte, und sich alle Frauen in blutrünstige Nachtdämonen verwandeln würden. Er nahm ein kleines Steinchen und warf es in Richtung des Mädchens. Zu kurz. Ein weiteres Steinchen streifte sie am Fuß. Sie sah nur kurz auf, drehte sich aber nicht um. Ein weiterer Wurf, und sie sah erschrocken über die Schulter. Er sah ihre leuchtenden Augen, in denen Überraschung lag. Sie öffnete fragend den Mund. Er hoffe, dass seine Augen auch leuchteten. Da riss ihn ein wütender Schrei aus allen Träumen, und vor ihm erschien ein riesiger Geist, ein monströses Gespenst, das keinen Kopf, kein Gesicht hatte, nur zwei glühende Augen, die über dem Körper schwebten. Es hatte auch keine Hände, dennoch schwang es ein blitzendes Schwert. Hans wollte schreien, bekam aber keinen Laut heraus. Er taumelte rückwärts, der Nachtalp folgte ihm grunzend und entblößte riesige Zähne, die ebenso wie die Augen im Nichts schwebten.

Hans rannte ins Wasser, tauchte unter und schwamm so schnell er konnte stromaufwärts. Als ihm die Luft ausging, tauchte er kurz auf, atmete tief ein und schwamm unter Wasser weiter und weiter, als wäre der Leibhaftige hinter ihm her. Was heißt WÄRE, der Leibhaftige oder einer seiner Dämonen WAR tatsächlich hinter ihm her. Als er glaubte, weit genug entfernt zu sein, und hinter sich nichts und niemanden sah, hörte oder spürte, krabbelte er erschöpft ans Ufer. Sein Herz wollte sich lange nicht beruhigen. Bei jedem kleinsten Geräusch zuckte Hans zusammen. Doch kein Dämon tauchte auf. Als er sich halbwegs beruhigt hatte, lief er vorsichtig und gebückt das Ufer entlang, bis er die Stelle mit seiner Kleidung wiederfand. Schnell anziehen und ins Lager zurückhetzen und den Wachen ausweichen und Yorick alles erzählen. Aber Yorick schlief und reagierte auf Hans' Rütteln mit einem mürrischen Schnauben.

Hans legte sich hin und starrte zur Zeltdecke. Die Musik von Konya nahm er kaum wahr. Der Teufel hatte ihn mit diesem Schauspiel in die Hölle ziehen wollen. Kein Zweifel. Diese riesigen Augen ohne Gesicht … Hans stopfte sich Oliven in die Ohren und rollte sich ein.

Hans machte in dieser Nacht fast kein Auge zu, was nicht nur an der Begegnung mit dem Teufel lag. Denn kaum war er irgendwann endlich eingeschlummert, riss man ihn und seine ganze Orta schon aus dem Schlaf. Es war noch weit vor Sonnenaufgang, doch sie bekamen einen Marschbefehl. Sultan Bayezid ließ dreitausend Mann in dieser Nacht in einem großen Bogen hinter die feindlichen Linien ziehen. Der Lärm von Konya half den Truppen, unentdeckt zu bleiben.

Unterwegs versuchte Hans, sein nächtliches Abenteuer in Worte zu fassen. Doch Yorick meinte nur: »Frauen in weißen Gewändern? Du spinnst doch!«

»Nein, wirklich, da waren erst die schönen Frauen und dann plötzlich dieser gesichtslose Dämon. Ich schwöre es dir.«

»Du warst zu lange im kalten Wasser.«

»Nein, du Depp. Wenn ich es dir doch sage. Das war alles ein Trugbild des Leibhaftigen. Ich habe bisher auch nicht an Dämonen geglaubt, egal, was die Pfaffen gesagt haben. Mein Vater hat immer an Dämonen geglaubt, meine Mutter, Gott hab sie selig, auch. Die hat sich bei jeder Gelegenheit bekreuzigt und den heiligen Michael angerufen. Aber ich nicht. Bis jetzt. Es gibt sie. Glaub mir, es gibt sie.«

»Na, wenn du meinst.« Yorick klang zunehmend weniger skeptisch. »Ich glaube, ich habe auch mal einen Dämon gesehen ...«

»Du glaubst es?«

»Na, so richtig habe ich ihn nicht gesehen. Aber als ich jünger war, so fünf oder sechs, bin ich einmal nachts aus dem Haus – wir haben einen Hof, weißt du, einen Bauernhof eigentlich, aber weil mein Vater Edelmann ist, gilt es als Rittersitz. Na, egal, da bin ich mal nachts raus, weil ich endlich den Mann im Mond sehen wollte. Davon hatte meine Großmutter immer erzählt. Sie hat gesagt, dass einst ein törichter Bauer aus unserem Dorf lange vor unserer Zeit sich über das Arbeitsverbot am Sonntag hinweggesetzt hat und einfach Reisig sammeln gegangen ist. Das hat Gott zu erzürnt, dass er den Mann packte und auf den Mond schleuderte. Dort kann man ihn nun sehen, wenn Vollmond ist.«

»Und das hast du geglaubt?«

»Hast du noch nie den Mann im Mond gesehen?«, fragte Yorick.

»Doch, schon. Den sieht jeder. Aber ich glaube nicht, dass das ein dummer Bauer aus deinem Dorf ist.«

»Ich auch nicht«, kicherte Yorick. »Na, egal, da bin ich ums Haus. Alles stockdunkel. Die Kammer meine Großmutter, mir schien es so, als sei ihr Fenster offen und davor sehe ich diese seltsame Gestalt mit einer langen Kutte. Ich schreie, dieses Wesen hebt die Arme, zischt etwas Teuflisches und seine Augen glühen rot. Dann ist er plötzlich verschwunden. Wie vom Erdboden verschluckt. Mein Vater kommt herausgerannt, dann meine Mutter. Meine Oma schaut erschrocken aus ihrem Fenster und zündet ein Öllicht an. Weil ich geschrien habe und nachts draußen war, bekam ich ordentliche Prügel. Meine Oma, vor deren Kammer ich das gesehen habe, hat mir später gesagt, dass das ein Dämon gewesen sein muss, und ich solle nie wieder nachts vor ihrem

Kammerfenster herumschleichen. Sie wüsste, dass dieser Dämon öfter käme und auch, wie man solche Dämonen in Schach halten kann.«

»Gruselig«, kommentierte Hans.

»Nicht wahr?«

»Oder aber deine Oma hatte einen Galan …«

»Untersteh dich!«

»Entschuldige, Yorick.«

Mit dem ersten Hahnenschrei gab Alaeddin Ali von Karaman den Angriffsbefehl. Das Heer Sultan Bayezids stand ebenfalls kampfbereit. Oberbefehlshaber Lala Nedim Pascha ließ seine Truppen aber abwarten. Als Alaeddin Ali begriff, dass er in der Nacht umzingelt worden war, sah er nur noch eine Möglichkeit. Er befahl, die Tore der Stadt zu öffnen und zog sich mit seinen Mannen hinter die Mauern von Konya zurück.

Bayezid ließ seine Zelte direkt vor der Stadt aufschlagen, und die Belagerung begann. Anders als vor Nikopolis gestaltete sich die elf Tage dauernde Einkesselung nicht als fröhliches Fress- und Saufgelage voll Hurerei. Die Köche und Suppenmacher bestanden auf Disziplin. Lala Nedim Pascha kontrollierte auf seinem täglichen Rundgang alles. Er wusste sich hervorragend zu inszenieren. Stets prächtigst gekleidet flößte der Prackl allein durch sein Erscheinungsbild größte Ehrfurcht ein. Dazu kam seine vierköpfige Leibgarde aus auffallend großen jungen Männern, die allesamt blaue Augen hatten, und – sofern man ihren Bärten glauben konnte – allesamt hellblond waren. Lala ließ sie mit kostbaren, goldbestickten Mänteln ausstatten. Exzentrisch, fast schon frech, doch Lala Nedim Pascha war nicht nur auf dem Feld ein kluger Stratege. Er achtete sorgsam darauf, dass weder er noch seine Männer den Sultan und dessen Garde an Pracht in den Schatten stellten.

Die Tage zogen sich öde dahin, Wachdienste und Kampftraining waren die einzige Abwechslung. Um die Stärke der Truppe zu demonstrieren, mussten die Janitscharen ihre Kampftechniken so üben, dass man sie von den Mauern der Stadt bestens beobachten konnte.

»Madonna, bei Nikopolis war es lustiger«, motzte Don Juan, als sie eines Nachmittags zwischen den Zelten patrouillierten. Ausgerechnet Don Juan hatte man mit Hans Schiltberger zur Wache eingeteilt. Doch seit er in Bursa zum Küchenarrest verurteilt worden war, hielt sich

Alaeddin Ali (reg. 1361 – 1398), Sultan von Karaman, verheiratet mit Nefise Hatun, der Schwester Sultan Bayezids. Söhne: Mehmet II. (? – 1423) und Bengi Ali (reg. 1423 – 1424); bei Schiltberger heißt er ›Karaman‹.

Don Juan mit Stänkereien und Pöbeleien zurück. »Wenn man wenigstens zu den Weibern dürfte.«

»Die Marketender hier haben keine Weiber dabei«, antwortete Hans. »Und selbst wenn, dürften wir ja nicht.«

»Davon soll mich mal einer abhalten«, sagte Don Juan und griff sich mit einem blöden Lachen demonstrativ in den Schritt. »Dafür nehme ich zwei Monate Küchenarrest in Kauf. Und außerdem haben die hier schon Weiber, du armer Ahnungsloser. Nur halt nicht für uns. Die noblen Herren haben sich ihre Mädels mitgebracht. Oder habt ihr euch nie gefragt, was in den verhangenen Wagen transportiert wird, die gleich hinter dem Sultan fahren? Weiber! Bei der Heiligen Jungfrau Maria, ich habe sie gesehen.«

»Du fantasierst, Spanier«, sagte Hans, kam aber ins Grübeln. Doch keine Chimäre neulich nachts? Könnte es möglich sein?

»Wetten?«

»Worum?«

»Um den nächsten Dinar, den uns der Sultan zukommen lässt.«

»Gut.« Hans schlug ein.

»Dann komm mal mit.«

»Wohin?«

»Na, zu den Weibern, du Blitzmerker!«

Hans passte das nicht, denn sie mussten durch ein bestimmtes Areal zwischen den Zelten patrouillieren, das sie nicht verlassen durften.

»Was soll denn schon passieren?«, lachte Don Juan. »Wir sind in zehn Minuten wieder da. Und die meisten machen jetzt Siesta.«

»Hä?«

»Siesta. Mittagsschlaf.«

Sie verließen ihr Wachgebiet, beachteten aber, dass sie keinen anderen Wachen in die Arme liefen. Sie schlichen zwischen den einfachen Mannschaftszelten zu einer kleinen Baumgruppe aus uralten, exotischen Bäumen, in deren Schatten prächtigere Zelte standen. Bäume wie diese hatte Hans noch nie gesehen. Sie hatten große Blätter, die wie Finger an der Hand zusammenstanden und üppige weiße Blütendolden, die nach oben standen. Auf dem Boden lagen ein paar Früchte der Bäume. Hans hob eine auf, dunkelbraun und glatt, wie ein Kieselstein. Auf seinen Reisen sollte Hans später noch öfter diesen exotischen Bäumen begegnen und lernen, dass man sie Rosskastanien nannte.

Don Juan legte überflüssigerweise seinen Zeigefinger auf die Lippen, Hans hätte auch so gewusst, dass sie leise sein mussten. Der Kastilier schlich voran. Sie tauchten unter Stoffbahnen hindurch, die als Abschirmung gespannt waren. Don Juan bedeutete Hans, sich auf den Boden zu legen. Mit ausgestrecktem Arm zeigte er unter einer roten Stoffbahn hindurch. Nun sah Hans, dass Don Juan recht hatte. Frauen schlenderten zwischen Zelten umher. Edel gekleidet, in duftende Parfumwolken gehüllt.

Don Juan wies mit dem Kopf nach hinten. Rückzug. Sie krabbelten zurück. Hinter der Barriere aus Stoffbahnen klopften sie sich den Staub aus der Kleidung, als eine Stimme barsch fragte: »Was machen wir denn da?«

Erwischt worden! Hans sah erschrocken zu Don Juan. Dessen Gesichtsausdruck wechselte schnell von erschrocken zu einem breiten Grinsen, dann zu grotesk überzogen gespieltem Schreck.

Zwei Janitscharen-Wachen bauten sich vor ihnen auf. Hans erkannte den Ungarn Hodor und den Spanier Felipe, zwei von Don Juans Kumpanen. Zwei, die Don Juan von Anfang an schon im Turm von Gallipoli speichelleckerisch bei seinen Fiesheiten assistieren hatten.

»Da wird aber einer gewaltigen Ärger bekommen«, knurrte Hodor, Felipe lachte blöde, und Hans begriff langsam. Denn die beiden Wachen richteten ihre Waffen nur auf ihn. Don Juan tänzelte langsam rückwärts, winkte fröhlich mit der rechten Hand und grinste gemein. »Was? Nein, Herr, ich weiß auch nicht, was mit Hans los ist«, plapperte er. »Nein, Herr, er hat gesagt, er müsse mal austreten. Ich bin auf dem Posten geblieben, Herr. Das schwöre ich bei der Heiligen Jungfrau Maria.« Er verbeugte sich affektiert und verschwand hinter der nächsten Zeltwand. Die Falle war zugeschnappt, und Hans hätte sich selbst ohrfeigen können. Wie konnte er nur so dumm sein. Der Kastilier hatte alles geschickt eingefädelt.

Jetzt das Schwert ziehen, würde nicht viel bringen. Hans zuckte mit den Schultern und ergab sich. Hodor und Felipe ließen die Schwerter sinken, genau wie Hans gehofft hatte. Er schlug Hodor in die Magengrube und trat Felipe in die Eier. Das doppelte Zusammensacken nutzte er, um schnell hinter der ersten Stoffbahn abzutauchen. Hans hetzte in Richtung der größten Kastanie, sprang über die gespannten Zeltschnüre wie ein Hase und merkte doch, dass ihm die Verfolger im Nacken saßen. Seine Chancen schwanden. Er schlug Haken, strauchelte, rappelte sich auf und rannte weiter. Da teilten sich die Vorhänge des Prunkzelts rechts von ihm, ein gewaltiger schwarzer Dämon schob sich ins Freie und starrte ihn mit riesigen Augen an. Der Dämon, den er neulich Nacht gesehen hatte. Hans stolperte über eine Schnur und blieb für eine Schrecksekunde starr liegen. Da öffnete der Dämon seinen Mund, die großen Zähne blitzten, und er entließ einen hohen quietschenden Schrei. Hans war sich sicher, dass sich gleich die Pforten der Hölle öffnen würden. Darum hatte er neulich nachts gedacht, dass der Dämon kein Gesicht hatte. Es war vor Schwärze mit der Nacht verschmolzen.

Hodor und Felipe schlossen auf und stoppten abrupt. Zu Hans' Verwunderung ließen sie sich vor dem Dämon auf die Knie fallen. Hans sprang auf und hechtete hinter die große Kastanie zwischen die Felsen. Unter ihm begann der Boden zu beben.

»Was geht hier vor?«, kreischte der Dämon mit schriller Stimme.

»Verzeiht, Herr«, antwortete Hodor unterwürfig. »Wir haben einen Burschen erwischt, der sich den Damen nähern wollte.«

»Und?«, quietschte der Dämon. »Wo ist der Kerl?«

Entweder der Dämon war gar kein Dämon, oder Hodor und Felipe waren mit dem Teufel im Bunde. Aber wenn das kein Dämon war, warum war er dann so rabenschwarz wie die finsterste Nacht? Wenn er ein Mensch war, dachte sich Hans, denn konnte die Farbe nur bedeuten, dass er verbrannt war. Der Boden unter Hans bebte stärker, Erde rutsche zur Seite. Er schickte ein schnelles Stoßgebet zum heiligen Johannes, seiner Seele gnädig zu sein. Da tat sich also die Hölle auf. Doch ein Dämon! Der Fels neben ihm knallte zur Seite, und aus dem Loch im Boden wuchs der Oberkörper eines alten Manns mit weißem Bart. Er trug die vornehme Kleidung eines osmanischen Edelmanns und verbeugte sich leicht Richtung Hans. »Verzeih, mein Junge, wenn ich dich erschreckt habe«, sagte der Alte und lächelte. Er hatte nur noch zwei Zähne im Mund. »Kannst du mir helfen? Ich bin alt und kann nicht mehr so gut klettern.«

Wie ferngesteuert griff Hans den Alten bei den Armen und zog ihn aus dem Loch. Nun half er auch noch dem Teufel in Gestalt eines Greises aus der Hölle. Es wurde immer besser!

»Danke, mein Junge. Man nennt mich Ölmez. Der Rat der Stadt Konya schickt uns.« Hinter dem alten Ölmez kletterten zwei weitere vornehm gekleidete Männer heraus.

Hans begriff, lachte vor Erleichterung kurz hysterisch auf und schickte dem heiligen Johannes ein Stoßgebet hinterher, dass er ihn so geschwind erhört hatte.

»Wo ist der Kerl?«, quietschte der schwarze Dämon erneut.

»Dort, zwischen den Felsen, Herr«, antwortete Felipe.

»Ja und? Warum steht ihr da noch herum wie die Ölgötzen? Ergreift ihn, elendiges Pack!« Der Dämon trat nach Felipe.

»Schau nicht so, mein Junge. Wir sind durch diesen Tunnel aus der Stadt gekommen«, sagte der alte Ölmez und kicherte verschmitzt. »Kannst du uns zu deinem Vater, dem großen Sultan, bringen, Bursche? Ich habe wichtige Nachrichten für ihn.«

Ein triumphierendes Lächeln schlich sich in Hans' Gesicht, das er für die nächsten Minuten nicht mehr unter Kontrolle bekam. »Sicher, ehrwürdiger Ölmez und edle Herren«, antwortete er. »Ich geleite Euch gerne zu meinem Herrn!« Er nahm den Alten an der Hand und führte ihn zwischen den Felsen zurück zum Zelt des schwarzen Dämons.

»Da ist er ja«, höhnte Hodor und deutete auf Hans. »Hat sich Verstärkung geholt.«

»Verzeihung?«, sagte Hans laut. »Was ist hier los? Ich bringe den weisen Herrn Ölmez und weitere hochwohlgeborene Gesandte vom Rat der Stadt Konya, die wichtige Nachrichten für unseren Vater, den Sultan, haben. Wollt ihr euch etwa dem edlen Ölmez in den Weg stellen?«

Hodor und Felipe zögerten, sahen unsicher von Hans zum Dämon und zurück.

»Weiser Ölmez, werte Gesandte«, quietschte der Dämon, verbeugte sich tief und wedelte mit den Händen, als wolle er die beiden Janitscharen wie lästige Fliegen verscheuchen. »Verzeiht diese ungehobelten Burschen! Ein unentschuldbares Missverständnis, gewiss, doch ich erflehe aus tiefstem Herzen Eure Vergebung. Ich bringe Euch selbstverständlich zum Sultan!«

»Wie ist dein Name, ehrwürdiger Eunuch?«, fragte der Alte in einem Tonfall, aus dem Hans heraushörte, dass ein verbrannter Mensch durchaus eine Respektsperson war. Offenbar nannte man solch schwarze Menschen Eunuchen, und sie schienen erhebliche Macht zu besitzen. Wieder etwas gelernt, dachte Hans. Und er schämte sich ein klein bisschen dafür, dass er neulich Nacht an einen Dämon geglaubt hatte.

»Tamer, mein Herr, ich bin Tamer, der Vertreter des Obersten der Schwarzen Eunuchen unseres Vaters, Sultans Bayezid, den man den Blitz nennt.«

»Gut, Tamer, Vertreter des Obersten der Schwarzen Eunuchen. Ich danke dir für deine Freundlichkeit. Auch dieser Bursche hier hat mich freundlich empfangen. Bring uns zu deinem Herren. Der Bursche wird uns begleiten.« Er stützte sich auf Hans' Unterarm.

»Ich fürchte, edler Ölmez«, quiekte der Eunuch Tamer, »dass der freche Bursche hier uns nicht begleiten kann. Er hat ...«

»Unsinn«, unterbrach ihn der Alte. »Der Bursche ist ganz famos und kommt mit uns. Wie ist dein Name?«

»Johannes, äh, Hans, Herr.«

»Hans? Was für ein komischer Name!« Ölmez zog Hans ganz nah an sich heran. »Hör zu, Junge, wir wären dir wirklich sehr dankbar, wenn du diesen geheimen Tunnel das sein lässt, was er bisher ist. Geheim. Sag deinen Herren, dass du uns zwischen den Zelten herumirrend gefunden hast.«

Hans nickte. »Ihr könnt euch auf mich verlassen.«

So kam Johannes Schiltberger in den Genuss, einer Audienz beim Sultan beiwohnen zu dürfen, in der das Schicksal Konyas beschlossen wurde. Die Delegation unter dem alten Ölmez bot im Namen der Stadt an, dem Heer des Sultans heimlich Zugang nach Konya zu verschaffen, wenn der Sultan dafür die Stadt schonen würde. Die Bevölkerung sei die Belagerung leid, und man werde den Herrn Alaeddin Ali keinesfalls unterstützen, da dieser kein guter Herr sei. Der Sultan entließ Hans, bevor es um die Details der Übernahme ging, nicht ohne ihn ausdrücklich vor den Generälen und Beratern zu belobigen.

»Blöd gelaufen, was?«, sagte Hans zu Don Juan, als sie sich im Zelt begegneten. »Ganz blöd.«

»Ich weiß nicht, was du meinst, Arschloch«, entgegnete der Spanier finster. »Ich wollte nur schnell zu unserem Posten zurück, den wir wegen dir aufgegeben haben.«

»Und ich habe den Posten nur aufgegeben, wie alle wissen, weil ich dem ehrwürdigen Ölmez von Konya zu unserem Vater bringen musste. Nicht wahr?«

»Du schuldest mit trotzdem einen Dinar!«

Als Bayezid zum Angriff blasen ließ, hielten die Bürger Wort. Sie verteidigten weder die Mauern noch die Tore. Die Armee schwappte in die schmalen Gassen. Alaeddin Ali, völlig überrascht, ließ mobilmachen und ein kurzes, blutiges Gemetzel begann in Konya. Doch die Soldaten Alaeddins mussten feststellen, dass sie keinerlei Unterstützung von den Bürgern bekamen. Türen, Tore und Fenster waren fest verriegelt, es gab kein Haus, in das sie sich hätten flüchten können. Auch die steinernen Mauern des altehrwürdigen Mevlana-Klosters waren bald blutbesudelt. Die tanzenden Derwische hatten alle Klostertüren rings um das Grabmal des hochverehrten Mystikers und Erfinders des Tanzrituals, Dschelaleddin Rumi, verriegelt. Sie ließen die Trommeln spielen und drehten sich in Ekstase, um die Todesschreie nicht hören zu müssen.

Als Alaeddin Ali begriff, dass er verraten worden war, wollte er fliehen. Ein sinnloses Unterfangen. Er wurde überwältigt und zu Bayezid gebracht. Der hatte sich vor dem Eingang zur Alaeddin-Moschee auf dem Zitadellenberg installiert. Warum er, Alaeddin Ali, Herr von Karaman, ihm denn nicht untertan sein wolle, fragte er wütend seinen Schwager. Worauf Alaeddin trotzig antwortete, er sei ebenso ein König wie Bayezid. Darum!

Bayezid, innerlich wie äußerlich bebend, brüllte, man solle ihm diesen frechen Kerl endlich aus den Augen schaffen. Niemand traute sich, den Herrn anzufassen. Noch zweimal rief der Sultan wütend, dass man Alaeddin wegbringen solle. Schließlich trat der oberste Suppenkoch persönlich vor, packte Alaeddin und führte ihn ein Stück zur Seite. Dort zog er sein Schwert und enthauptete Alaeddin. Er reinigte sein Schwert und kehrte zu Bayezid zurück. Der wollte wissen, was mit Alaeddin Ali nun geschehen sei. Er habe ihn geköpft, erwiderte der Suppenkoch.

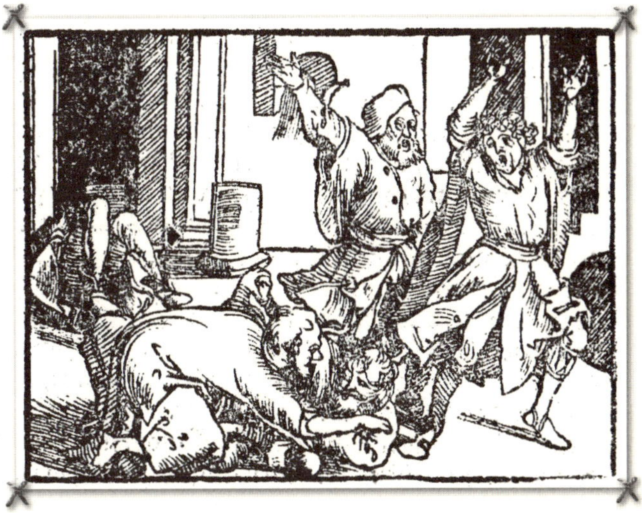

Der Wutausbruch Bayazids ließ die Mauern wackeln. Sofort, so befahl er, solle der Suppenkoch das Schicksal Alaeddins teilen. Sofort! Man führte den obersten Suppenkoch neben die Leiche Alaeddins und köpfte ihn. Das sollten sich alle eine Lehre sein lassen, rief Bayezid. Niemandem stünde es zu, einen mächtigen Herrn einfach so zu enthaupten. Egal, wie wütend er, Bayezid der Blitz, sei. Man habe zu warten, bis der Zorn Bayezids verraucht sei. Da aber nun mal der Herr Alaeddin Ali geköpft worden war und immer noch vereinzelte Gefechte in den Gassen stattfanden, ließ der Sultan Alaeddins Kopf auf einen Spieß stecken und durch die Stadt tragen. Alle sollten sehen, dass ihr Herr gefallen war und sich ergeben. Frieden kehrte in Konya ein und die Bewohner trauten sich langsam aus ihren Häusern.

Hans, Max und Yorick bummelten durch die Gassen. Von Gallipoli und Bursa hatten sie kaum etwas gesehen. Nun bestaunten sie die mehrstöckigen Gebäude, die Moscheen, die Zitadelle, die fremdartig gekleideten Menschen, die seltsam verzückt dreinblickenden Mönche der Mevlevi-Bruderschaft und als schließlich die ersten Marktstände wieder öffneten, auch die exotischen Auslagen. Wobei nur Hans und Yorick staunten, Max blieb teilnahmslos wie immer. Alles kam ihnen viel bunter vor als auf den heimischen Märkten in München oder Nazareth, wobei Yorick betonte, dass man ohnehin lieber den großen Markt im nahen Gent besucht habe als den mickrigen von Nazareth. Wegen der Belagerung waren Konyas Stände nicht übermäßig gefüllt. Vieles kannten sie schon von den Märkten ihrer Heimat, wie Pfeffer oder Zimt, die aber in München ein Zigfaches von dem kosteten, was man hier dafür verlangte. Hans entdeckte auch große Zitronatzitronen, eine äußerst exotische Frucht, die praktisch kein Fruchtfleisch enthielt und deren dickwandige Schale man kandierte. In München wurden sie wie Gold gehandelt. Anderes hatten sie durch ihren Speiseplan kennengelernt, wie die dunkelvioletten Auberginen. Hans fand ja, dass sie besser aussahen, als sie schmeckten. Es gab auch säckeweise Linsen in verschiedenen Farben und diese weißen länglichen Körner, die sie in gekochter Form gelegentlich mit der Suppe bekamen. Man nannte sie Reis. Hans mochte Reis, während Yorick Bulgur bevorzugte. Bei Max wusste man es nicht. Er aß einfach.

Sie kauften an einem Stand mit Backwaren köstliches, vor Honig triefendes Baklava mit grünen Pistazien, Letztere hatten sie noch nie irgendwo gesehen. Yorick schwor, nie wieder eine andere Nuss zu essen, denn Pistazien seien wohl das Göttlichste, was es an Nüssen gäbe. Da könnten Mandeln nicht mithalten.

Weil sich herumsprach, dass die mysteriösen Mönche des Mevlana-Klosters wieder ihren Drehtanz begonnen hatten, drängten sich die Soldaten ins Kloster, um dem Schauspiel beizuwohnen. Vor allem die Christen wie Hans und Yorick wollten sehen, wie sich die Männer in Ekstase brachten. Verrückte Tanzwut und Veitstänze kannte Hans auch aus seiner Heimat. Doch das waren entweder einzelne Personen, die Fallsucht hatten, oder fanatische Reigentänzer, die sich in Gruppen bis zur völligen Erschöpfung verausgabten und den heiligen Veit anriefen. Die Mönche hier drehten sich jedoch auf der Stelle im Kreis, jeder für sich mit seitlich ausgestreckten Armen. Der Andrang an Gaffern war so groß, dass der Sultan das Kloster räumen ließ und den Mönchen das Tanzen untersagte, solange die Truppen in der Stadt seien.

Am Abend fanden sie eine kleine Weinschenke, die noch nicht mit lärmenden Soldaten überfüllt war. Zwar gab es schon Gegenden, in denen die Auslegung des Koran allen Alkohol verboten hatte, doch Bayezids Reich gehörte zum Glück nicht dazu. Auf den Weinbergen, an denen sie auf ihrem Marsch nach

Konya vorbeigekommen waren, rankten sich bereits die Triebe an den Stäben hoch. Der Wirt bewarb seinen angeblich vorzüglichen Wein, den er exklusiv aus einer Stadt namens Shiraz aus dem fernen Persien beziehen würde. »Nur Wein allein kann mich retten, kann vertreiben alle Angst und Herzenspein!«, rezitierte der Wirt eine Zeile des berühmten Dichters Hafez. Den Burschen, die von einem berühmten Dichter namens Hafez noch nie gehört hatten, war klar, dass er damit nur den Preis in die Höhe treiben wollte. Wein kannte Hans von Kindesbeinen an. Jeder in München trank Wein, denn was im Wasser war, wusste man nie genau. Man wusste zwar auch nie genau, was im Wein war, aber von verseuchtem Wein hatte Hans noch nie gehört, und es hatte in München noch nie eine Epidemie mit vielen Toten vom Wein gegeben – vom Wasser schon. Wenn kein Wein verfügbar war, braute der Vater gelegentlich ein Hausbier. Der Wein, den Hans aus München kannte, war in der Regel mit diversen Gewürzen versetzt. Dieser hier dagegen schmeckte nur nach Wein, was die Burschen ziemlich gewöhnungsbedürftig fanden. Aber Hauptsache, endlich einmal wieder Alkohol. Später kamen Musiker dazu, spielten fröhliche Lieder auf Zither, Spießgeige und Flöte. Man sang, tanzte und lachte. Da geschah ein kleines Wunder, denn Max, der wandelnde Tote, seufzte. Yorick hatte es nicht mitbekommen, wohl aber Hans, dem plötzlich ein Kloß im Hals saß. Dann begann Max die Finger seiner rechten Hand in der Luft zu bewegen, nur ein bisschen. Die Finger zuckten sanft, als würden sie Saiten zupfen. Hans begriff, dass Max Luftlaute spielte. Er musste sich wegdrehen.

Am nächsten Tag blieben etliche Ortas, darunter auch die von Hans Schiltberger, in Konya als Ordnungsmacht zurück. Den Rest des Heeres führte Bayezid nach Karaman, Alaeddin Alis Hauptstadt. Bayezid ließ den abgeschlagenen Kopf Alaeddins mitführen und vor dem Haupttor der Stadt aufstellen. Der Sultan forderte sofortige Unterwerfung. Nach einigen Stunden kam eine Delegation von vier vornehmen Bürgern aus der Stadt. Dass der Herr Alaeddin tot sei, sei äußerst bedauerlich, jedoch habe Alaeddin zwei Söhne in der Stadt, Mehmet und Bengi Ali. Man würde daher vorschlagen, einen der Söhne als Herrn von Karaman einzusetzen. Im Gegenzug würde man Bayezid als obersten König anerkennen und ihn in die Stadt lassen. Natürlich vorausgesetzt, der Sultan würde sie an Leib und Gut schonen.

Schonung würde er gerne gewähren, antwortete der Sultan, jedoch würde er alleine bestimmen, wer künftig Herr von Karaman sei. Darauf wollten sich die Bürger nicht einlassen. Einer von Alaeddins Söhnen oder gar nichts! Sie verwiesen zudem auf die mächtige Zitadelle der Stadt mit ihren drei Mauerringen, erbaut unter den Seldschuken auf einem künstlichen Hügel. Dagegen könne Bayezid ruhig anrennen. Das fände er alles sehr bedauerlich, betonte der Sultan, aber wenn es ihr Wille sei, dann eben auf die harte Tour. Er ließ drei der Bürger enthaupten und gab dem vierten auf seiner Rückkehr in die Stadt die Köpfe mit. Die Belagerung von Karaman begann.

6 Tulpen

Die Konkubinen des Wesirs Memduh machten sich in Konya auf den Weg von ihrer Unterkunft, die man ihnen im Palast Alaeddin Alis zugewiesen hatte, zu einem legendären Garten, der angeblich an Schönheit nicht zu überbieten sei. Dort, das wollten die Damen unbedingt sehen, stünden gerade die berühmten Frühlingsblumen in voller Blüte, die aussehen wie bunte Turbane. Tulpen, so tuschelten sie untereinander, hießen diese Wunderblumen. Wesir Memduh, einer der wichtigsten Berater des Sultans, war ein kugelrunder Mann, der sich mitunter wenig um Etikette scherte, und glücklich war, wenn seine Konkubinen glücklich waren. Memduh war fast immer gut gelaunt und liebte alles schöne, vor allem schöne Frauen. Vier Konkubinen hatte er, mehr gehörte sich nicht und mehr schaffte er nicht. Dazu kamen nämlich noch die drei Ehefrauen zu Hause in Bursa, unter denen seine Hauptfrau ein strenges Regiment führte. Eine Frau durfte er also noch heiraten. Da er sich unter seinen Konkubinen nicht entscheiden konnte, hatte er beschlossen, dass diejenige die glückliche Ehefrau Nummer vier werden würde, die ihm als Erste einen Sohn gebar. Die Sache mit den Kindern war für Memduh ein Problem, denn bisher hatte keine einzige seiner Frauen Nachwuchs zur Welt gebracht. Dass die wichtigen Edelleute mit ihren Konkubinen reisten, war keine Besonderheit. Die Ehefrauen blieben häufig zu Hause, damit sie und der Nachwuchs – und damit die potenziellen Erben – nicht in Feindeshand fielen. Ausnahmen bestätigten die Regel. Mancher hatte immer seine Lieblingsfrau dabei. So wie Sultan Bayezid. Seine Favoritin, die serbische Prinzessin Olivera Despina, war stets an seiner Seite, beherrschte dessen Konkubinen und hatte, wenn man den Gerüchten glauben durfte, enormen Einfluss auf den Sultan, obwohl oder weil sie nie zum Islam konvertierte. Wesire waren gut damit beraten, wichtige Pläne erst mit Olivera Despina zu diskutieren, bevor sie zum Sultan gingen.

Wesir Memduh hingegen war froh, seine Hauptfrau nicht bei sich zu wissen. Begleitet von Lakaien und bewacht von schwarzen Eunuchen, kugelte der fröhliche Memduh mit seinen sittsam verhüllten Damen durch die Gassen. Die Konkubinen, obwohl selbst Sklavinnen, führten ihre eigenen Sklavinnen mit, die für ihre Annehmlichkeiten zuständig waren. Es war ein Zufall, dass

Hans Schiltberger zum Wachdienst genau an der Pforte zu diesem Garten eingeteilt war. Er neigte höflich den Kopf, als der Wesir passierte. Als Hans wieder aufsah, traf sein Blick den einer der Konkubinen. Diese wunderschönen blau-grünen Augen. Auch sie reagierte, starrte ihn überrascht an. Ihr Gesichtsschleier verrutschte etwas – ganz zufällig! –, sie lächelte. Hans blieb mit offenem Mund stehen, als alle im Garten verschwunden waren und sich die Pforte schloss. Kein Zweifel, es war das Mädchen von der Donau und von neulich am Bach. Hans konnte kaum die Wachablösung erwarten, wobei er sich selbst fragte, warum. In den Garten konnte er nicht. Zumindest nicht durch das Tor. Er könnte versuchen, in der Mauer eine Lücke zu finden oder wenigstens eine niedrige Stelle zum Darüberschauen. Er wusste, dass das höchst unwahrscheinlich war, aber dennoch. Einen Versuch wäre es wert. Und dann? Sich mit den bewaffneten schwarzen Eunuchen anlegen? Den Wesir umbringen? Sich die Schöne schnappen und vogelfrei mit ihr ein Leben auf der Flucht verbringen? Bis ans Ende der Welt …

Er grübelte und wurde erst aus seinen Gedanken gerissen, als sich die Gartentür öffnete und ein kleines Mädchen herausrannte. Sie versteckte sich zwischen seinen Beinen.

»He, kleines Fräulein«, rief Hans und hob das Mädchen hoch. »Wohin so eilig?«

Ihr dicht auf den Fersen folgten zwei Eunuchen, die Hans finster anfunkelten. »Lass das Mädchen sofort los«, befahl der eine.

»Ich habe sie nur für euch eingefangen.«

Ohne ein weiteres Wort nahm jeder der Eunuchen das Mädchen an einer Hand und führte es in den Garten zurück.

»Das war lustig«, sagte das Kind fröhlich. »Spielen wir noch einmal Fangen?«

»Nur, wenn du dich von der Pforte fernhältst«, antwortete ein Eunuch freundlich. »Versprochen?«

»Versprochen.«

Hans stellte sich wieder auf seine Position und strich den Mantel glatt. Dabei bemerkte er, dass etwas zu seinen Füßen lag. Eine rote Blume, deren Blüte an einen Turban erinnerte. Hans bückte sich und hob sie auf. So eine exotische Blüte hatte er noch nie gesehen. Er schnupperte daran, zu seiner Enttäuschung duftete sie nicht besonders. Dafür stieß seine Nase an etwas Hartes. Er öffnete vorsichtig die Blüte, darin fand er eine kleine Papierrolle, die er mit zitternden Fingern öffnete. Dort stand in lateinischen Buchstaben auf Deutsch: »Ich heiße Aynur.«

Nefise Melek Sultan Hatun (ca. 1363 – ca. 1400), Ehefrau des Alaeddin Ali von Karaman (Hochzeit 1378), Schwester des osmanischen Sultans Bayezid I.

Hans presste den Zettel an seine Brust, leider mit der Blüte, rote Blätter fielen herab. Hans hob sie leise fluchend auf und verwahrte sie sorgsam mit dem Zettel in seinem Mantel. Wenn doch nur endlich die Wachablösung käme!

Als die Ablose kam, lief Hans los in die Gassen der Stadt. Er hatte bei einem Händler Papier entdeckt. Er kaufte sich ein kleines ledergebundenes Heft, das mit groben Fäden zusammengeheftet war, einen Federkiel und ein kleines Fässchen Tinte. Dafür ging fast sein ganzes Geld drauf. Vorsichtig legte er die aufgesammelten Tulpenblüten in die Mitte des Hefts, um sie zu pressen. Den Zettel steckte er in den kleinen Beutel um seinen Hals, in dem sich bereits die Pfeilspitze befand. Glücklich summte er ein Liedchen auf dem Weg zurück in die Unterkunft.

Feuerwaffen hatten sich in der Kriegsführung noch nicht wirklich durchgesetzt, zu schwach war die Wirkung der Geschosse. Doch Bayezid hatte auf diesem Feldzug einige Madfaas mitgenommen, arabische runde Feuertöpfe, die bisher noch nicht zum Einsatz gekommen waren. Er ließ sie von Konya herschaffen, ebenso ein größeres Truppenkontingent, zu dem ein frisch verliebter Johannes Schiltberger gehörte. Der Sultan befahl, Schanzen anzulegen, auf die er die Madfaas positionierte. Die Feuertöpfe wurden mit Schwarzpulver gefüllt und mit einem runden Stein verschlossen. Dann zündete man die aus einer seitlichen Öffnung herausragende Lunte an. Später würde Hans Schiltberger in sein Heft auch die Madfaas zeichnen und aus einer Laune heraus aus den runden Töpfen lang gezogene Rohre machen. Denn er dachte sich, dass eine Kugel wohl viel weiter fliegen würde, wenn man ein langes Rohr statt eines Topfes nehmen würde und die Kugel hineinstopfen und nicht vorne draufstecken würde. Er musste selbst über seine Idee lachen, denn wenn das so wäre, dann hätten das die klugen Mechaniker des Sultans sicher längst so gebaut.

Eine Salve von Geschossen ließ Bayezid aus den Madfaas abfeuern. Einige flogen über die Mauer, andere schlugen in die Steine und blieben stecken. Großen Schaden richtete keine Kugel an – abgesehen davon, dass eine hinter der Mauer einen Esel erschlug –, aber der Beschuss verfehlte die Wirkung nicht.

Die Tore der Stadt öffneten sich, eine Delegation der Stadtoberen zog heraus, angeführt von Nefise Hatun, der Witwe Alaeddin Alis, Schwester von Sultan Bayezid. Eine auffallend üppige Dame, die dem Geschmack der Zeit entsprechend dank ihrer gewaltigen Leibesfülle als äußerst reizvoll und begehrenswert galt und die Männerherzen höherschlagen ließ. An jeder Hand hielt sie einen Sohn fest und zog auf Bayezid zu. Seiner Schwester zu Ehren verließ der Sultan sein Zelt und schritt ihr entgegen. Nefise Hatun, Mehmet und Bengi Ali warfen sich Bayezid zu Füßen und küssten selbige. Nefise Hatun flehte den Bruder an, sie zu schonen. Sie sei mit ihren Söhnen übereingekommen, dass die Stadt nicht ihretwegen ins Verderben gestürzt werden dürfe. Man erkenne an, dass Bayezid der größte aller Herrscher sei. Mehmet, der ältere Sohn, überreichte Bayezid den symbolischen Schlüssel der Stadt.

Der Sultan sah die umstehenden Edelmänner empört an und fragte mit bebender Stimme, ob sich die werten Herren nun genug daran ergötzt hätten, seine geliebte Schwester, die Königinwitwe, und seine nicht minder geliebten Neffen derart erniedrigt auf dem Boden zu sehen und wie lange sie denn noch tatenlos zuschauen wollten? Wesire und Generäle sprangen sofort hin. Oberbefehlshaber Lala Nedim Pascha persönlich half der Schwester des Sultans auf. Ganz Karaman befand sich nun in der Hand des Sultans. Er lud Nefise Hatun und ihre Söhne ein, fortan seine Gäste zu sein, stellte ihnen zu ihrer Sicherheit eine bewaffnete Truppe zur Seite und ließ sie nach Bursa bringen.

Alaeddin Alis Kopf blieb zur Abschreckung möglicher Revolten auf dem Spieß. Der Kopf brachte auch personelle Veränderungen. Weil der obere Suppenkoch, der Alaeddin getötet hatte, ebenfalls hingerichtet worden war, musste jemand nachrücken. Auch gab es einige Gefallene. Der Sultan bestimmte den Koch Bahadir zum neuen General, also musste jemand Koch werden und so weiter. Bewährte Kämpfer wurden befördert, und als es um die nun vakante Stellung eines Küchenjungen ging, konnte Hans sein Glück kaum fassen, dass sein Name aufgerufen wurde. Er habe sich in Konya für die Eroberung der Stadt verdient gemacht, indem er die Delegation unter dem alten Ölmez empfangen habe. Der Posten des Küchenjungen brachte zwar kaum irgendwelche neue Kompetenzen, aber dennoch. Der Weg führte nach oben!

Was Hans nicht ahnen konnte, war der Grund für Bahadirs Karrieresprung. Der hatte sich nämlich eine Audienz beim Sultan erbeten und dort die Idee einer organisierten Knabenlese unter der christlichen Bevölkerung für die künftigen Janitscharen dargelegt. Der Sultan strafte seine Berater mit einem bösen Blick, warum denn keiner von ihnen auf diese so naheliegende und effiziente Idee gekommen sei, und versicherte Bahadir seine Dankbarkeit.

Eine Runde ausgeben, dafür hatte Hans kein Geld mehr. Es erwies sich auch als unnötig, denn der Sultan ließ zur Feier des Sieges Wein und Lammbraten, Reis mit Rosinen und Zuckermelonen auffahren. Dass Don Juan sich mit seinem Anhang aus Felipe und Hodor finster blickend absonderte, störte niemanden. Hans fühlte sich zum ersten Mal richtig und wunschlos glücklich, seit er aus München aufgebrochen war.

»Und wie willst du dieses Mädchen für dich gewinnen?«, fragte Yorick. Sie hatten sich ein ruhigeres Plätzchen gesucht, lümmelten satt, angetrunken und bräsig an einer Madfaa. Hans hatte sich getraut, seinem Freund sein Herz auszuschütten und ihm den kleinen Brief gezeigt. »Immerhin scheint sie Deutsche zu sein. Aber wenn sie eine Konkubine des Wesirs ist, hast du keine Chance!«

»Aynur, Aynur«, wiederholte Hans selig. »Was für ein schöner Name! Wie wohl ihr eigentlicher Name ist?«

»Gott, muss Liebe schön sein«, seufzte Yorick und verdrehte die Augen.

»Pass auf, ich werde ihr einen Brief schreiben und meine Liebe gestehen. Dann besteche ich einen Eunuchen, ihr den Brief zu bringen. Wir verabreden uns an einem geheimen Ort, und dann fliehen wir gemeinsam.«

»Toller Plan«, lachte Yorick. »Bestens durchdacht. Liebe macht offensichtlich nicht nur blind, sondern auch blöd.« Er knabberte eine Olive ab und spuckte den Kern weit weg.

»Morgen sind wir zurück in Konya, dann werde ich mir was einfallen lassen. Aynur«, seufzte er, verschränkte die Arme hinter dem Kopf und sah in den Sternenhimmel. »Bestimmt heißt sie Margaret oder Elisabeth oder Appolonia.«

»Oder Peternella.«

»Wieso Peternella?«

»Wieso nicht Peternella?«

»Nein, Peternella gefällt mir nicht. So heißt sie bestimmt nicht. Walburga, das würde auch passen. Egal, wenn sie mit ihrem neuen Namen glücklich ist, bin ich es auch. Aynur.«

Mitten in der Nacht kam ihm der Geistesblitz. Er wusste, wie er mit Aynur in Kontakt treten konnte.

7 Der Plan des Untoten

Es galt, seine Ungeduld zu zügeln. Yorick hatte recht. Es war gefährlich. Schon zwei Tage waren sie zurück in Konya, und Hans wurde völlig hibbelig, so nah und doch nicht nah seiner Geliebten zu sein. Die Einteilung zum Wachdienst konnte Hans nicht manipulieren. Und um einen bestimmten Dienst bitten, würde ihn vermutlich verdächtig machen. Also musste er abwarten, wer zum Dienst am Palast von Konya abgestellt wurde. Hans bekam ärgerlicherweise den Posten am östlichen Stadttor. Als er hörte, dass unter anderem Max eingeteilt worden war, die reguläre Palastwache zu unterstützen, verfluchte er sein Unglück. Hans hatte kurz daran gedacht, einen Kameraden zum Tausch zu überreden, aber mit welcher Begründung? Auch das hätte ihn verdächtig gemacht. Vertrauen wollte er nach dem Erlebnis mit Don Juan niemandem. Max hätte er vertrauen können, aber der war ja irgendwie tot. Wobei – Hans beschloss, es zu versuchen.

»Max, wenn du heute im Palast bist, präg dir bitte alles ein, was du siehst. Verstanden?« Keine Reaktion. »Vor allem, wie die Räume verteilt sind. Ganz wichtig wäre die genau Lage der Gemächer von Wesir Memduh und die seiner Konkubinen. Verstehst du?« Keine Reaktion. »Und zu keinem ein Sterbenswör…, ach, vergiss es einfach.« Keine Reaktion. Hans müsste sich etwas anderes einfallen lassen.

Auf seinem Posten am Stadttor langweilte sich Hans und ging immer wieder seinen verwegenen Plan durch. Es gab viele Risiken und vor allem noch keine Möglichkeit, an einen Grundriss des Palastinneren zu kommen. Wütend, weil der in der Nacht so genial erschienene Plan sich bloß als löchriges Flickwerk entpuppte, kontrollierte er die Bauern, die zum Markt kamen, besonders akribisch. Dass ein Posten mit extrem schlechter Laune Dienst tat, sprach sich schnell herum und wer in die Stadt wollte, wählte lieber den Umweg zu einem anderen Tor.

Ein reitender Bote, der das Siegel des Herrn von Amasya vorwies, ließ sich von Hans' schlechter Laune nicht beeindrucken.

»Mir Ahmad von Amasya schickt mich zu deinem Herrn, Bayezid den Blitz.«

»Da hast du dich vergebens auf den Weg hierher gemacht«, antwortete Hans grummelig. »Der Sultan ist bereits auf dem Rückweg nach Bursa.«

»Lüg mich nicht an«, gab der Bote zurück. »Man hat mir gesagt …«

»Ich lüge nicht. Der Sultan ist unterwegs in die Hauptstadt. Wenn du ihm etwas Wichtiges zu sagen hast, dann musst du ihm nachreiten. Du wirst ihn sicher einholen können. Er ist erst zwei Tage fort.«

Der Bote seufzte »Mist«, ließ sich vom Pferd gleiten und hielt sich kurz die Seite, als hätte er Schmerzen. »Ich war schon in Karaman, da haben sie mich hierher geschickt. Und jetzt das. Mein Pferd braucht eine Pause und ich auch. Gibt es hier irgendwo eine Weinstube?«

»Gleich dort vorne.«

»Passt du kurz auf mein Pferd auf?«

»Hör mal!«

»Ich bring dir einen Becher Wein mit. Bei deiner Laune scheinst du ihn nötig zu haben.« Der Bote lachte fröhlich und ging davon. Hans streichelte versonnen den Hals des Tieres. Er sehnte sich auch nach einem Pferd. Er hatte so gerne geritten.

Als der Bote wiederkam, brachte er tatsächlich einen Becher Wein für Hans mit.

»Warum so schlecht gelaunt?«, fragte der Bote. Er erinnerte Hans in seiner derben Fröhlichkeit an Josef. »Weibergeschichten?« Er erinnerte eindeutig an Josef!

»Hmmm«, brummte Hans unbestimmt. »Und du? Warum musst du so dringend zum Sultan? Ein Wesir ist noch hier in der Stadt. Der zieht erst mit uns ab. Kannst du nicht zu dem?«

»Mein Herr hat mir strikt aufgetragen, die Botschaft zum Sultan zu bringen.«

»Worum gehts?« Hans fragte weniger aus wirklichem Interesse, sondern um den Boten am Plappern zu halten. Ein wenig Ablenkung tat gut.

»Krieg. Worum sonst. Sagt dir Burhaneddin, Herrscher von Sebast etwas?«

»Nein. Sagtest du nicht, der Mir Ahmad von Amasya schickt dich?«

»Genau. Wegen Burhaneddin. Vertrackte Geschichte. Also, pass mal auf, ich erzähle es dir. «

Es gibt Völker, so begann der Bote, die haben keine festen Städte, sondern ziehen mit ihren Herden im Land umher. Verrückt, sicher, aber das sei nun mal so. Wenn sie gute Weidegründe finden, erwerben sie vom Herrscher das Weiderecht über das Land. Im Sommer des Vorjahres kam so eine große Nomadengruppe unter ihrem Anführer Qara Yoluk Uthman Beg in das Land von

Amasya, genauer gesagt in die Gegend der Stadt Sebast. Uthman gehörte zum Stamm der Aq Qoyunlu, was Weiße Hammel bedeutet. Die Weißen Hammel, so erklärte der Bote, herrschten über ein riesiges Reich östlich der Osmanen. Burhaneddin, der Sultan von Sebast, gab den Nomaden das Weiderecht und kümmerte sich nicht weiter um die Angelegenheit. Wobei Burhaneddin eigentlich gar nicht der legale Herrscher war! Er war nur Wesir, hatte sich aber nach dem Tod des Sultans einfach den Thron unter den Nagel gerissen. Als der Winter nahte, brachen Uthmans Leute auf, um sich in ihrer Heimat ein geeignetes Winterlager zu suchen. Ihr Pech, dass sie sich für den Weiterzug nicht die Erlaubnis von Burhaneddin eingeholt hatten. Der Herrscher schickte viertausend Reiter los, den Nomadenfürsten Uthman mit Sack und Pack und allem Vieh lebend zurückzubringen. Als Uthman bemerkte, dass man ihm folgte, versteckte er sich im nahen Gebirge. Die Reiter verloren die Spur und beschlossen, die Nacht auf einer Hochebene zu verbringen. Den Nomadenclan würden sie schon noch fangen. Denn viele Tausend Menschen und mindestens genauso viel Vieh konnten nicht einfach so verschwinden. Weil sie ihrer Sache so sicher waren, verzichteten die Soldaten auf besondere Vorsichtsmaßnahmen. Uthman hätte es sich nicht besser wünschen können. Er stellte im frühen Morgengrauen eine Truppe seiner besten Reiter zusammen und überfiel die schlafenden Soldaten. Wer aufwachte, also noch am Leben war, floh in wilder Panik.

Hans gefiel, dass der Bote seine Geschichte mit kleinen humoristischen Einlagen würzte.

Burhaneddin wollte den ersten Berichten nicht glauben, dass der Nomade Uthman tatsächlich seine Reiterei niedergemetzelt hatte. Als dann die Flüchtlinge eintrafen, hielt Burhaneddin es immer noch für einen bösen Scherz. Also ritt er selbst mit einhundert Reitern los, um nach dem Rechten zu sehen. Uthman lachte über die kleine Armee und fiel über sie her. Burhaneddin blieb nur die Flucht in die Berge, verfolgt von einem Krieger Uthmans. Am Ende einer Schlucht merkte Burhaneddin, dass er in der Falle saß. Der Verfolger spannte schon den Bogen, um ihn zu erschießen, da gab sich Burhaneddin zu erkennen. Wenn er ihn laufen ließe, würde er den Krieger reich beschenken mit einem Schloss und Land. Er bot sogar einen kostbaren Ring, den er am Finger trug, als Pfand. Mit Schlössern und Gold konnte man Nomaden allerdings nicht locken. Der Krieger nahm den Herrscher von Sebast gefangen und brachte ihn zum Nomadenfürsten.

Qara Yoluk Uthman Beg (reg. 1389–1435), gilt als Gründer der Stammesföderation **Aq Qoyunlu** (Weiße Hammel), die von 1389 bis 1507 über Ostanatolien, Aserbaidschan sowie weite Teile des Iraks und des Irans herrschte, Verbündeter der Tataren unter Tamerlan und Gegner Bayezids I.; heißt bei Schiltberger einfach ›Otman‹.

Burhaneddin (Kadi Burhan al-Din, ? – 1398), okkupierte den Thron nach dem Tod Sultan Muhammeds II., herrschte 18 Jahre über das Land Eretna in Anatolien (zwischen den Städten Kayseri, Sivas und Amasya); Schiltberger nennt das Land ›Marsuany‹.

Uthman zog nun mit seinem Gefolge und dem Gefangenen vor die Tore von Sebast. Er forderte, dass sich die Stadt ergebe, dafür bot er Frieden und Sicherheit. Die Bürger antworteten, dass ihnen der Burhaneddin ziemlich egal sei. Man habe hier noch seinen Sohn Zayn al-Abidin, der würde einfach sein Nachfolger werden.

»So eine ähnliche Geschichte kenne ich von der Belagerung von Karaman«, warf Hans hier ein.

Burhaneddin glaubte kaum, was er da hörte. Keiner wollte ihn? Diese erbärmlichen Schmeißfliegen! Uthman führte daher seinen Gefangenen direkt vor die Stadt und ließ ihn für sich selbst sprechen. Doch auch Burhaneddins Flehen konnte die Bürger nicht überzeugen. Den dahergelaufenen Nomaden Uthman lehnten sie sowieso ab, also müsse Zayn al-Abidin Herrscher werden. Burhaneddin versuchte nun, Uthman einzuwickeln. Er würde ihm die Stadt Kayseri schenken, wenn er freikäme, und Kayseri war bekanntlich eine wunderschöne Stadt! Der Nomade hatte kein Interesse an Kayseri und verlor selbiges nun an Burhaneddin. Er ließ den ehemaligen Herrscher, von der Stadt aus gut sichtbar, köpfen und vierteilen. Die vier Körperteile und den Kopf ließ er aufspießen und aufstellen.

Was Uthman nicht wusste, war, dass Zayn al-Abidin währenddessen einen Boten zu seinem Schwager Schadi Beg, einem Prinzen der Weißen Horde, geschickt hatte. Auch der ein Nomade, ein Tatar.

»Von den Tataren hast du sicher schon gehört«, vergewisserte sich der Bote.

Hans nickte. »Ja, wer nicht? Tamerlan und seine Tataren bedrohen ständig die Grenzen.« Es war ein Treppenwitz der Weltgeschichte, dass man die Mongolen ausgerechnet Tataren nannte. Die echten Tataren waren nämlich das erste Volk, das dem gewaltigen Eroberungszug der Mongolen unter Dschingis Khan Richtung Westen zum Opfer fiel und ausgelöscht wurde.

Tatarenprinz Schadi zog mit einem großen Heer schnell in Richtung Sebast. Als er die Stadt erreichte, fand er keinen Uthman vor. Der hatte sich in den Bergen versteckt und begann mit Guerillataktik den neuen Feind zu zermürben, womit er schnell Erfolg hatte. Schadi gab entnervt auf und zog sich in die Stadt zurück, was seine Soldaten gar nicht gut fanden. Wenn der Herr sie im Stich ließ, dann konnten sie ihn auch im Stich lassen. Sie beschlossen, zurück in die Heimat zu gehen. Der Prinz, vor seinem Schwager bis auf die Knochen blamiert, ritt ihnen nach und versuchte sie zur Umkehr zu bewegen. Daran

Schadi Beg (reg. 1399–1407), Khan der Goldenen Horde, nachdem sein Bruder Temur Qutlugh starb, wurde von seinem jüngeren Bruder Pulad entthront.

hatten die Männer aber überhaupt kein Interesse. Sie wollten heim zu ihren Familien und Viehherden. Solle der Prinz doch selbst schauen, wie er seinen Schwager aus dem Schlamassel herausbekam. Also ließ auch Schadi Beg den Schwager Schwager sein und folgte seinen Männern in die Weiten der Steppe.

»Und weiter?«, fragte Hans gespannt. »Wie geht die Sache aus?«

»Das hängt ganz von deinem Herrn ab!«, sagte der Bote und leerte den letzten Tropfen Wein. »Momentan sieht es so aus: Die Weißen Hammel unter Uthman belagern wieder die Stadt Sebast. Die Stadt will sich nicht ergeben. Mir Ahmad von Amasya wünscht sich, dass Sultan Bayezid eingreift. Und darum reite ich hier kreuz und quer durch Anatolien und lass mich wie ein Depp von einem Ort zum anderen schicken. Wenn ich den Sultan eingeholt habe, mein Lieber, dann kannst du dich schon mal darauf einstellen, dass ihr Bursa nicht so schnell wiedersehen werdet. Dann sehen wir uns vor Sebast wieder. So, ich muss dann weiter. Ich möchte aber kurz noch mein Pferd abkühlen.«

»Außerhalb der Stadt ist ein Bach«, erklärte Hans und führte ihn vor das Tor. »Richtung Westen kommst du bald an eine kleine Baumgruppe. Kastanien. Da noch ein Stückchen weiter nordwärts hat der Bach eine Furt. Die haben auch unsere Reiter als Rossschwemme genutzt.«

»Ach, Mann«, stöhnte Yorick abends. »Schon wieder irgendwo irgendwen verjagen, damit irgendwer anderes auf den Thron kann.«

»Soldatenschicksal«, antwortete Hans.

»Ich will zurück nach Bursa, verdammt noch mal. Hoffentlich kommen wir nach Sebast zurück nach Bursa! Hörst du, Gott? Tu mal was. Bursa ist wenigstens kein solches Nest wie das da hier.«

Sie hocken auf der Erde vor ihrem Zelt und tranken Minztee. Max kehrte eben von seinem Wachdienst im Palast zurück. Wortlos hockte er sich zu seinen Freunden. Hans reicht ihm einen Tee. Max schlürfte Tee und starrte vor sich hin. Dann streckte er unvermittelt den Zeigefinger der rechten Hand aus und begann, in den Sand am Boden Linien zu ziehen.

»Was macht unser Untoter denn jetzt?«, fragte Yorick und holte sich einen Ellenbogenhieb von Hans dafür ein.

Max zeichnete Rechtecke, die miteinander verbunden waren. Daneben setzte er noch einmal eine fast identische Zeichnung. Schließlich beendete er sein Werk, indem er ein Rechteck mit einem Kreuz in der Mitte füllte. Er wischte sich den Finger an der Hose ab und schlürfte Tee. Yorick und Hans studierten die Zeichnung.

»Was will er uns damit sagen?« Yorick neigte den Kopf zu Seite.

Hans begriff. »Das ist ein Plan, ein Grundriss. Zwei Stockwerke. Die Zitadelle hat Erdgeschoss und darauf ein weiteres Geschoss.« Er strahlte Max an und gab ihm spontan einen Kuss auf die Wange. »Danke, Max, du bist der Beste! Begreifst du nicht, Yorick? Das ist der Palast. Die Anordnung der Räume – und wo das Kreuz ist, befinden sich die Konkubinen.«

»Meinst du? Na, vielleicht. Palast! Pfhhh«, Yorick blies die Wangen auf. »Ist doch grad mal eine kleine Zitadelle. Siehst ja, so viele Räume gibt es gar nicht.«

»Umso einfacher für mich«, sagte Hans strahlend. Er holte sein Heft und zeichnete die Grundrisse nach. »Falls ihr mich heute Nacht vermissen solltet, dann wisst ihr, wo ich sein werde.«

»Na gut«, meinte Yorick. »Ich komme mit.«

»Dazu brauche ich dich nun wirklich nicht.«

»Keine Angst. Ich komme dir bei deinen plumpen Annäherungsversuchen an das arme Mädchen sicher nicht in die Quere. Aber es kann ja sein, dass du Unterstützung brauchst, wenn die Eunuchen wach werden. Oder der Wesir. Oder die Janitscharen. Oder die Sklavinnen. Oder, oder, oder. Vor allem aber ist es immer gut, wenn jemand nicht völlig Beklopptes bei so einer Sache dabei ist. Einer muss klar denken können.«

»Hilf mir mal mit dem Felsen«, stöhnte Hans und versuchte, den schweren Stein zu bewegen.

»Da drüben liegt einer«, antwortete Yorick und deutete in die Nacht hinein.

»Was? Wo?« Sie verließen den Kastanienhain. Tatsächlich lag in einiger Entfernung am Bach ein regungsloser Mann. Sie sprachen den Mann an, nichts. Sie traten vorsichtig in seine Seite, nichts.

»Scheiße«, entfuhr es Hans, als sie ihn umgedreht hatten und er ihn im fahlen Licht erkannte. »Das ist der Bote, von dem ich dir erzählt habe.«

»Siehst du irgendwo einen Pfeil oder sonst eine Wunde?«

Sie untersuchten die Leiche und fanden zunächst nichts. Erst als sie sein Hemd öffneten, entdeckten sie eine Verletzung im Bauchbereich.

»Offenbar eine ältere Wunde, die aufgeplatzt ist«, vermutete Yorick. »Der arme Kerl ist hier zusammengebrochen und gestorben.«

Hans richtete sich auf und sah sich um. »Kein Pferd weit und breit.«

»Bestimmt abgehauen. Oder es hat einen neuen Besitzer gefunden.«

»Und jetzt?«, fragte Hans.

»Wie und jetzt? Wir haben was vor, oder?«

»Sollen wir ihn so liegen lassen?«

»Wir können ihn ja morgen früh finden, nicht wahr?« Yorick dachte wieder sehr praktisch. Hans nickte überzeugt.

»Moment noch.« Hans durchsuchte den Toten und fand das Siegel des Mir Ahmad von Amasya sowie einen Beutel voller Dinare. Das Geld ließ er liegen. Das Siegel nahm er mit.

Zu zweit schafften sie es schnell, den Felsen vom Einstiegsloch des Tunnels zu bewegen. Sie stiegen hinab und schoben den Felsen zurück. Sie standen in völliger Finsternis. Über ihnen der Fels und die Kastanien. Der Geheimtunnel, aus dem die Stadtdelegation bei der Belagerung von Konya gestiegen war, sollte Hans direkt in den Palast bringen. Hoffte er zumindest. Er tastete nach Schwefelholz und Zunder und entzündete damit die mitgebrachten Öllampen.

»Wahnsinn«, sagte Yorick, der in dem Tunnel kaum aufrecht stehen konnte. »Hoffentlich gibt es keine Fledermäuse hier. Und jetzt?«

»Jetzt gehen wir den Tunnel entlang zum Palast. Ich habe es dir doch erklärt.«

»Und wieso denkst du, dass der Tunnel in den Palast führt?«

»Weil das ein Geheimtunnel ist. Wer den angelegt hat, wollte nicht, dass alle ihn kennen. Und wer legt einen solchen Tunnel an? Sicher nicht der Abfallgrubenreiniger! Menschen, die heimlich rein und raus wollen. Wichtige Menschen. Herrscher, Stadtbeauftragte und so. Also wird der Tunnel zu einem wichtigen Gebäude in der Stadt führen. Und das wichtigste Gebäude in der Stadt ist der Herrschersitz. Logisch, oder? Der alte Ölmez hat mir gesagt, dass kaum jemand von dem Tunnel weiß und dass es dabei bleiben soll.«

»Dein Wort in Gottes Ohr«, seufzte Yorick. »Und wenn der Ausstieg im Palast bewacht ist?«

»Geheimtunnel haben die Eigenschaft, geheim zu sein. Wie oft soll ich dir das noch sagen. Die alten Herrscher sind nicht mehr hier. Die neuen wissen davon nichts.«

»Du vergisst die Stadtabgeordneten.«

»Die leben nicht im Palast.«

»Hans, ich finde das hier immer noch Wahnsinn, aber lass uns gehen, bevor ich es mir anders überlege.«

Im schwachen Schein der Öllampen liefen sie schweigend den langen Gang entlang. Es ging leicht bergauf, das merkten sie. Langsam wurde es wärmer. Es gab keine Fledermäuse, nur ein paar Ratten, die erschrocken zur Seite sprangen. Schließlich kamen sie an eine Treppe, die steil hinaufführte. Die Wände waren nun gemauert. Offenbar bewegten sie sich innerhalb der Zitadelle. Dass die Stufen aufwärts führten, wertete Hans als gutes Zeichen. Die Räume der Konkubinen befanden sich laut Max' Plan im Obergeschoss. Die Treppen endeten abrupt an einer schwarz gestrichenen Wand.

»Und jetzt?«, flüsterte Yorick. »Wie geht das hier auf?«

Hans untersuchte die Wand mit den Fingerspitzen und leuchtete in alle Ritzen.

»Gibt es da einen Mechanismus?«, fragte Yorick. »Oder ein Schloss?«

»Ich finde nichts«, antwortete Hans. Er drückte vorsichtig an verschiedenen Stellen. Nichts tat sich. Er fingerte in einem kleinen Spalt herum, ob sich da ein Hebel oder Ähnliches verbarg. Nichts.

»Scheiße«, fluchte er leise und drückte mit der Schulter gegen die Wand so fest er konnte. Nichts bewegte sich.

»Lass mich mal.« Yorick drängte sich vorbei, doch auch er konnte die Wand nicht bewegen. Er fummelte in dem kleinen Spalt herum und rüttelte. Immer noch nichts. Schließlich hakte er die Finger ein und zog. Geräuschlos glitt die Wand nach innen.

»Ziehen statt drücken«, murmelte Yorick zufrieden. »Moment«, zischte er Hans zu, der gleich losgehen wollte. »Erst mal das.« Er holte ein kleines Fläschchen aus seinem Mantel, entstöpselte es und schüttete sich eine Flüssigkeit auf die Handfläche. Damit rieb er Hans hinter den Ohren und am Hals ein. Es duftete verführerisch. »Rosenöl. Wir wollen doch nicht, dass du bei deinem ersten Schäferstündchen wie ein Iltis stinkst. Und jetzt machen wir besser die Lampen aus.«

Sie tasteten sich im Dunkeln durch den Türspalt in einen Raum, dessen Fenster zwar von leichten Tüchern verhangen waren, durch die aber etwas Mondlicht schimmerte. Die Tür schlossen sie leise. Sie war so geschickt in die hölzerne Wandvertäfelung eingebaut, dass man sie nur sah, wenn man wusste, dass es sie gab. Der Raum war prächtig ausgestattet mit üppigen Sitzkissen und einem Schreibpult. Sie schlichen weiter, Hans entdeckte die Zimmertür. Da ließ sie ein Knurren zu Salzsäulen erstarren. Das Knurren schwoll an und verebbte, dann schwoll es wieder an und verebbte. Das wiederholte sich einige Male, bis die beiden Burschen begriffen, dass da jemand gewaltig schnarchte. Sie waren im Gemach des Wesirs Memduh gelandet. Der dicke Mann schlief tief und fest in einem Berg von Kissen.

Hans und Yorick öffneten vorsichtig die Tür, keine Wachen in Sicht. Hans hatte sich den Plan von Max genau eingeprägt, erst links den Flur hinunter, dann rechts und noch einmal links. Dort war das Gemach der Konkubinen. Immer noch keine Wachen in Sicht. Und wenn, dann würde der Lichtschein der Fackeln, die die nächtlichen Patrouillen mit sich führten, ihr Kommen ankündigen.

»Gut«, sagte Yorick so leise, dass Hans ihn kaum verstand. »Du gehst jetzt rein und suchst deine Aynur. Ich warte hier. Wenn jemand kommt, gebe ich dir ein Zeichen.«

»Was für ein Zeichen?«

»Äh.« Yorick grübelte. »Ich miaue wie ein rolliger Kater.« Er kicherte.

»Und dann?«

»Dann? Keine Ahnung. Es ist dein Plan. Dann bist du auf dich allein gestellt.«

»Und du?«

»Um mich mach dir mal keine Sorgen. Ich komme schon irgendwie zurecht, falls jemand auftaucht. Mit Eunuchen werde ich leicht fertig. Los, beeil dich!«

Hans betrat vorsichtig das Zimmer und wurde sich einer weiteren Schwäche seines Plans bewusst. Wie sollte er seine Aynur zwischen all den schlafenden Frauen finden? Er wartete, bis sich seine Augen an das Zwielicht gewöhnt hatten. An der Wand gegenüber gab es noch eine Tür. Hans sah sich um. Die Ausstattung des Zimmers war einfach, keine kostbaren Stoffe und aufwendig bestickte Kissen. Er zählte sieben schlafende Frauen und Mädchen. Offenbar war dies das Zimmer der Sklavinnen. Er pirschte zur Tür an der Wand gegenüber, öffnete sie einen Spalt und schlüpfte hinein. Hier war er richtig. Es roch nach teuren Ölen, und Gold schimmerte von allen Ecken. Es schimmerte, weil im Raum noch ein Öllicht brannte. Hans Herz setzte aus. Dort im Licht saß eine der Konkubinen und sah ihn an. Als sein Herz wieder schlug und kurz, bevor er in wilder Panik davonrennen wollte, bemerkte er, dass die Konkubine ihn nur mit abschätzigem Blick ansah und keinen Lärm machte. Auf ihrem Schoß lag eine Stickarbeit. Sie lächelte nun verführerisch. Dann huschte ein Erkennen über ihr Gesicht und sie lachte leise. Sie verdrehte die Augen und wies mit dem Kopf nach links. Hans begriff nicht. Sie stöhnte und verdrehte die Augen so weit, dass nur noch das Weiße zu sehen war. Ihr Kopf zuckte nach links. Dort wehten zarte Tücher leicht im Wind. Ein Balkon. Hans verstand endlich. Er ging vorsichtig durch den Raum und betrat den Balkon. Dort saß im Mondlicht Aynur auf der Brüstung, die Arme um die angewinkelten Beine geschlungen, und blickte verträumt in die Ferne. Sie zuckte nicht zusammen, als sie Hans wahrnahm. Sie blieb starr in ihrer Position und riss die Augen weit auf. Hans traute sich nicht, sich zu bewegen.

»Ich bin Hans«, flüsterte er schließlich heiser, weil ihm nichts Besseres einfiel.

»Bist du wahnsinnig?«, raunte Aynur zurück und stieg von der Brüstung. Sie sprach Deutsch.

»Vielleicht«, antwortete er auf Deutsch. »Ich wollte dich sehen.«

»Aber das geht nicht. Wenn der Wesir das erfährt, sind wir beide tot.«

»Das wäre es mir wert.«

Sie lachte. »Du bist also wahnsinnig.«

Er deutete zurück in den Raum. »Die andere Frau … wird sie uns nicht verraten?«

»Gülsüm? Sie hat dich vom Garten wiedererkannt. Ich denke nicht, dass sie dich verrät. Sie hat selbst einen Galan.«

»Bin ich dein Galan?«

»Das wird sich noch zeigen«, sagte Aynur kokett. »Wo kommst du her, Hans?«

»Aus München, das ist in Bayern …«

»Ich weiß, wo München ist. Ich komme aus Straubing. Damals hieß ich noch Els. Lange her.«

Sie sahen sich schweigend an. Es war nicht der Augenblick, sich jetzt gegenseitig die Lebensgeschichten zu erzählen. Hans wollte sie so gerne berühren, ganz zart, nur mit den Fingerspitzen, nur am Arm oder an der Schulter, mehr nicht, aber er traute sich nicht. Sie nahm seine Hand in ihre, ein Schauer jagte durch seinen Körper. Dann begann eine rollige Katze zu schreien. Kurze Zeit später drangen aufgeregte Stimmen von irgendwoher, ein hohes Kreischen und Zetern. Hans erkannte, dass das Eunuchen sein mussten. Sie waren aufgeflogen. Wohin jetzt? Aynur fluchte leise. Hans sah panisch den Balkon hinunter. Er war zu hoch, um einfach springen zu können. Aber was blieb ihm anderes übrig.

»Nein«, sagte Aynur und deutete zum Dach hinauf. »Schnell, du kannst hier an der Seite hochklettern.« Sie deutete auf eine Rankpflanze, die bis zum Dachfirst wuchs. »Komm morgen wieder um die Zeit. Schnell.«

Sie streichelte seinen Handrücken und ging langsam in das Zimmer zurück. »Weißt du, was da wieder los ist, Gülsüm?«, fragte sie betont unbefangen.

»Keine Ahnung, Süße. Die Eunuchen wieder.«

Hans kletterte die Pflanze hoch und schwang sich über den First aufs Dach. Er krabbelte die Steigung hinauf, innerlich betend, dass die Ziegel nicht losrutschten. Das Ziegeldach endete an einer kleinen, zinnenbewehrten Mauer, dahinter war das Flachdach der Zitadelle. Hans sprang über die Mauer und rannte gebückt zu einem Kamin, in dessen Schatten er sich hockte. Niemand schien ihm zu folgen. Er beschloss abzuwarten und setzte sich. Sein Atem normalisierte sich langsam. Alles in allem war die Aktion recht erfolgreich verlaufen. Er hatte Aynur gesehen und gesprochen. Mehr noch, sie hatte ihn berührt! Er … Moment, atmete da nicht noch jemand? Er lauschte angestrengt. Tatsächlich. Da war jemand neben ihm im Schatten des Kamins. Hans entfuhr ein kleiner Schrei, als sich eine Hand auf seinen Arm legte. Er hörte ein »pssssst«, dann tauchte ein schwarzer Kopf auf. Ein Eunuch.

»Halt die Klappe«, raunte der Schwarze. »Oder willst du unbedingt entdeckt und geköpft werden?«

Hans blieb starr sitzen. Der Schwarze machte es sich neben ihm bequem.

»Siehst du. Geht doch«, meinte er nach einer Weile. Nach einigen weiteren Minuten brach der Eunuch das Schweigen und fragte im der Situation nicht ganz angemessenen beiläufigen Plauderton: »Und du? Wo kommst du her?«

Hans überlegte kurz, wie das gemeint war. Sollte er sagen, aus dem Harem? Doch so dumm würde der Schwarze in dieser Situation wohl kaum fragen. »Aus Bayern. Das ist in Europa. Und du?«

»Aus Darfur. Das ist ein Land südlich von Ägypten. Ich heiße übrigens Rafik.«

»Und ich Hans.«

»Hans? Was für ein komi…«

»Ja, ich weiß!«, unterbrach Hans genervt. »Sind dort alle Menschen so wie du? Ich meine Eunuchen?«

Der Eunuch lachte leise. »Was? Wie kommst du denn darauf? Wenn wir alle Eunuchen wären, wären wir längst ausgestorben.«

»Hä?«

»Sag mal, weißt du gar nicht, was ein Eunuch ist?«

»Na, so schwarze, verbrannte Menschen, denke ich.«

»Du bist ja ein Komiker.« Rafik lachte. »Verbrannt! Lustig. Pass auf, da wo ich herkomme, sind alle so schwarz wie ich. Das ist dort normal. Für mich war es auch ein Schock, als ich das erste Mal einen Weißen gesehen habe. Da dachte ich, das wäre ein Geist. Wie kann man nur so weiß sein? Das ist doch krank. Eunuchen sind kein Volk oder Stamm. Wir werden gemacht. Man schneidet uns alles ab, womit ein Mann Spaß haben kann. Eier und Schwanz. Alles weg. Die machen das, wenn wir Kinder sind. Viele überleben das nicht, weil es einfach brutal ist. Mit viel Blut und so. Alles kommt weg, damit wir keinen Trieb haben. Wir Eunuchen werden dann an die hohen Herren verkauft, die uns zum Schutz ihrer Frauen einsetzen. Wir sind ja keine Männer und können denen nicht gefährlich werden.«

»Das ist ja hart«, sagte Hans betroffen. »Du hast also … gar nichts?«

»Ja, fühl mal.« Er nahm Hans' Hand und führte sie in seinen Schritt. Nichts. »Scheiße ist das. Wobei … ach, ich weiß ja nicht, wie es wäre, einen zu haben und damit rumzuvögeln. Scheint Spaß zu machen, oder?«

»Hmmm, ich weiß auch nicht.«

»Hast du noch nie?«

»Nein.«

»Oha, und dann machst du dich gleich an eine der Konkubinen ran?«

»Gar nichts mache ich«, empörte sich Hans.

»Ja, klar. Darum sitzt du auch nachts mit mir auf dem Dach über dem Harem.«

»Und warum sitzt du hier nachts mit mir auf dem Dach über dem Harem, wenn du gar nicht kannst, Rafik?«

»Gute Frage. Das willst du nicht wissen. Kleines Eifersuchtsdrama. Es ist auf jeden Fall besser, wenn ich abwarte, bis die sich da unten beruhigt haben.« Er schielte zu Hans hinüber.

»Eifersuchtsdrama? Wo ihr doch angeblich gar nicht könnt?«

»Es gibt auch andere Wege, sich zu amüsieren. Und daran sind meist junge Janitscharen beteiligt … oder alte Lustgreise.«

Hans schwieg und starrte den Schwarzen an.

»Du kapierst es nicht, oder?« Der Eunuch Rafik kicherte. »Lass es mich mal so sagen, hat dir schon mal jemand gesagt, was für sinnliche Lippen du hast, oder hat sich für deinen Hinterausgang interessiert?«

»Oh.« Hans verstand das mit den Lippen zwar nicht, aber das mit dem Hinterausgang. Seine Janitscharen-Orta hatte gut ein Jahr lang in mönchischer Abgeschiedenheit verbracht. Rund einhundert junge Burschen zwischen vierzehn und zwanzig Jahren, die keine Chance hatten, Mädchen kennenzulernen oder zu den Huren zu gehen. Nach knapp drei Monaten wurde das erste Mal einer der Jüngsten vergewaltigt. Die Jüngeren oder Schwächeren suchten sich daraufhin Schutz und zahlten dafür mit der Exklusivität ihrer Körperöffnungen. Für einige war das nicht neu, denn sie hatten bereits ihren Rittern gelegentlich in langen und einsamen Nächten in absolut jeglicher Hinsicht dienen müssen. Was ablief, durfte natürlich nie auch nur erwähnt werden, denn auf Sodomie standen schwerste Strafen, aber es war gängige Praxis. Was in den Waschräumen und Latrinen passierte, wenn keine Vorgesetzten in der Nähe waren, blieb die Sache zwischen zwei Burschen. Hans hatte mehrfach entsprechende Angebote bekommen, da er kräftig war und jeder wusste, wie heldenhaft er sich bei Nikopolis im wahrsten Sinne des Wortes geschlagen hatte. Aber Hans lehnte ab. Er interessierte sich wirklich absolut nicht für Jungs und blieb bei seiner rechten Hand. Manche hielten auch ihn und Yorick für ein Paar, weil sie fast immer zusammen herumhingen. Doch auch für Yorick war Hans nicht mehr und nicht weniger als der beste aller Freunde. Yorick selbst hatte zwei Schützlinge, doch er verhielt sich den Möglichkeiten nach so dezent wie möglich. Dass Hans seinen Freund mehr als einmal beim Sex überraschte – wobei die Tatsache an sich Hans weniger überraschte, als vielmehr Yoricks Vorliebe, sich mit seinen beiden Schützlingen gleichzeitig zu amüsieren –, war der räumlichen Enge in Bursa geschuldet gewesen. Seit sie nun im Feld standen, waren die Verhältnisse von Bursa, abgesehen von zwei bis drei Paaren, die einfach nicht voneinander lassen konnten, weitestgehend beendet.

Sollte Hans nun dem Eunuchen über seine Erfahrungen berichten? Er entschied sich dagegen. »Aber das ist doch Sünde.«

»Sünde, Sünde, blablabla.« Der Schwarze warf die Hände in die Luft. »Ihr Christen immer mit eurer Sünde. Und trotzdem sündigt ihr ununterbrochen. Konkubinen nachsteigen ist auch Sünde.«

»Mir egal«, antwortete Hans entspannt. Er konnte sich absolut sicher sein, dass er für alle Zeiten von Sünden reingewaschen war. Denn als er gerade zwölf Jahr alt war, hatte Papst Bonifaz IX. das erste Gnadenjahr außerhalb Roms ausgerechnet München zugesprochen. Hans hatte alles eingehalten, was nötig war. Die Grundvoraussetzung – nach München pilgern und dort sieben Tage verweilen – fiel in seinem Fall flach. Er besuchte je dreimal die Frauenkirche, die Peterskirche, die Jakobskirche am Anger und die Spitalskapelle, verehrte brav einmal die ausgestellten Reliquien, beichtete und dann kam das Entscheidende: Er spendete ein Almosen, genauer gesagt hatte sein Vater für alle Familienmitglieder das Geld gegeben. Mit dem Gnadenjahr hatten sich Hans und die Münchner von der Strafe des Fegefeuers freigekauft. »Sobald das Geld im Kasten klingt, die Seele in den Himmel springt«, hatten Hans und seine Kumpels ein beliebtes Spottlied gesungen. Zugegeben, der Ablass galt für alle Sünden außer für vorsätzliche Tötungen. Und vorsätzliche Tötungen hatte Hans inzwischen einige begangen. Doch das beunruhigte ihn nicht, denn das Töten im Krieg fand im Namen und zu Ehren Gottes statt. Er hatte nur Heiden getötet, und selbst jetzt im osmanischen Heer waren seine Opfer weiterhin allesamt Heiden. Seine Seele war blütenrein. Das viele Geld, das München damals im Jahr 1392 eingenommen hatte, sollte ursprünglich je zur Hälfte an die genannten Kirchen und den Papst gehen. Doch Herzog Stephan zweigte sich flugs ein Viertel ab, und auch die Stadt München behielt einfach jene Summe ein, die dem Papst zugestanden hätte. Der Papst verhängte daraufhin Bann und Interdikt gegen diese »ruchlose« Stadt, was die Münchner in ihrer Gewissheit, nun aller Sünden frei zu sein, wenig scherte.

»So? Das ist dir egal?«, sagte der Eunuch spitz. »Na, mir ist es auch egal. Wir Eunuchen müssen sehen, wo wir bleiben. Und hübsche Janitscharen gibt es immer, die gut an Mauern hochklettern können. Da gibts eben manchmal Eifersüchteleien.«

»Das heißt, der Tumult vorhin galt gar nicht mir?«

»Nein, kleiner Janitschar, die Welt dreht sich nicht nur um dich. Du kannst weiterhin deine Gülsüm besuchen.«

»Gülsüm?«

»Oh, eine andere? Gülsüm ist durchaus beliebt und sehr offenherzig. Ich mag sie. Sie ist wie eine Schwester für mich. Aber die anderen? Na, musst mir nicht verraten, wer deine Herzensdame ist. Die haben sich aber offensichtlich wieder beruhigt. Ich glaube, ich kann langsam wieder runtergehen. Und du auch.«

»Ich kann doch nicht wieder durch die Haremszimmer gehen.«

»Warum denn nicht? Na gut, dann komm mit mir.«

Er warf ein Seil, das am Kamin verknotet war, hinunter und kletterte daran hinab. Hans folgte ihm. Er bemerkte, dass das Seil lang genug war, um damit die ganze Mauer bis zur Straße hinunterzuklettern. Oder eben hinauf. Sie stiegen durch ein kleines Fenster in eine dunkle Kammer, in der Körbe standen.

»Du bist gut vorbereitet«, sagte Hans leise.

»Ich kenne meine lieben Miteunuchen«, entgegnete Rafik. »Wir sind im ersten Stock, die Konkubinenräume sind zwei Türen weiter links. Wenn wir jetzt rausgehen, findest du den Weg hinaus?«

»Sicher«, antwortete Hans. »Danke dir, Rafik.«

»Vielleicht sehen wir uns mal wieder oben auf dem Dach.«

»Ich hoffe nicht«, verabschiedete sich Hans. Er schlich durch die Flure. Kein Lichtschein weit und breit, also auch keine Wache auf Rundgang. Als er um eine Ecke bog, stieß er fast mit Yorick zusammen. Hans hielt sich vor Schreck die Hand vor den Mund.

»Da bist du ja endlich«, zischte Yorick. »Was war denn das für ein Radau vorhin? Ich dachte schon, sie haben dich erwischt. Aber hier ist niemand aufgetaucht.«

»Na, hör mal, als du wie vereinbart miaut hast, bin ich aufs Dach geklettert.«

»Ich habe gar nicht miaut. Da war ja niemand.«

»Nicht? Wer dann?«

»Wahrscheinlich eine echte rollige Katze.«

»Na toll. Den Krach haben übrigens die Eunuchen veranstaltet. Irgendeine Eifersuchtssache.«

»Das muss ich jetzt nicht verstehen, oder?«

Sie liefen schnell zurück zum Zimmer des Wesirs und öffneten vorsichtig die Tür. Alles schien in Ordnung. Sie schlüpften in den Raum und schlossen die Tür.

»He, wer da?«, bellte plötzlich der Bass des Wesirs durch den Raum. Der kleine dicke Mann stand wie aus dem Nichts vor ihnen und hielt ein Schwert an Yoricks Gurgel. »Was wollt ihr?«

»Wir …, verzeiht, Herr …«, stammelte Hans schreckensstarr.

Wesir Memduh überraschte sie, indem er scharf die Luft durch die Nase einzog und schnupperte. Dann lachte er und ließ sein Schwert sinken. »Rosenöl. Habt ihr wirklich gedacht, dass …« Er machte eine wegwerfende Handbewegung. »Hört mal, ihr Burschen! Ja, ich weiß, dass es verschiedene Gerüchte über mich gibt. Und ihr seid auch nicht die Ersten. War es eine Wette? Eine Mutprobe? Lasst euch eins gesagt sein, Burschen, egal, was man euch erzählt habt, ich mag keine parfümierten Knaben.«

»Das …, ach so, nein.« Hans ertastete in seiner Manteltasche die kleine Öllampe und das Siegel von Mir Ahmad. Er zog beides heraus und hielt die Lampe hoch. »Nein, Herr, das ist ein Missverständnis. Unsere Lampe ist durch den Luftzug ausgegangen. Und offenbar habt Ihr unser Klopfen eben nicht gehört. Darum sind wir einfach hereingekommen. Verzeiht, Herr. Es gibt nämlich wichtige Nachrichten.«

»So? Und warum gehst du damit nicht zu deinem Kommandanten?«

»Weil mir die Nachricht so wichtig scheint, dass wir gleich zu Euch gekommen sind. Ihr seid doch der Stellvertreter unseres Sultans …«

»Gut, lass hören.«

Hans erzählte die Geschichte, die er vom Boten gehört hatte, von Sultan Burhaneddin und Qara Yoluk Uthman Beg, von Sebast und den Weißen Hammeln. Er zeigte dem Wesir das Siegel Mir Ahmads und endete damit, dass den Boten leider das Zeitliche gesegnet hatte, weshalb niemand den Sultan informieren würde.

»Nun, das ist wirklich eine interessante Nachricht. Unser Vater Bayezid wird sicher nicht erfreut sein, wieder einmal von Burhaneddin und den Weißen Hammeln zu hören.« Der Wesir seufzte. »Gut, schicken wir einen Boten los. Los, Bursche, zünd endlich dein Lämpchen an, damit ich eine Botschaft schreiben kann.« Der Wesir setzte sich an den Schreibtisch und verfasste einen Brief, den er mit seinem Siegel verschloss. Dann ließ er sich von Hans und Yorick hinunter zum Eingang der Zitadelle begleiten, wo er die Wachen anwies, sofort ihren Kommandeur herbeizurufen. Dass einer der Wachen ausgerechnet Don Juan war, nahm Hans als gottgegeben hin – es passte zu dieser verrückten Nacht.

Während sie auf den Kommandanten warteten, fragte Don Juan in jenem lauten Flüstern, das garantiert jeder im näheren Umkreis mitbekommen musste: »Wie seid ihr hier hereingekommen? Ich habe euch nicht passieren lassen, oder?« Das abschließende »Arschloch« zischte er tatsächlich leise.

»Wir sind hier durch diese Tür gekommen«, flüsterte Hans genauso laut zurück. »Wir waren besonders leise, denn wir wollten dich und deinen Kollegen nicht aufwecken.«

»Wir haben nicht geschlafen.«

»Sicher. Darum habt ihr uns ja auch nicht bemerkt.«

Der Wesir kommentierte das mit einem indifferenten Schmunzeln.

»Du bist wirklich völlig wahnsinnig, Johannes Schiltberger aus München«, sagte Yorick, nachdem die Botschaft durch einen Reiter auf den Weg gebracht und sie zur Nachtruhe entlassen worden waren. »Wie viele Leben hast du eigentlich?«

»Nur dieses eine«, antwortete Hans. »Und das muss ich ausnutzen, solange es geht. Wenn jetzt der Bote unterwegs ist, bleiben mir noch vier bis sieben Tage, bis der Marschbefehl kommt, oder?«

»Richtig. Also beeil dich mit dem Mannwerden.«

8 Ghul und Ghula

Gülsüm begrüßte ihn in der nächsten Nacht mit einem fröhlichen Lächeln. Hans bedeutete Aynur, ihm zu folgen. Er führte sie durch den Tunnel zu den Kastanien. Sie legten sich im weichen Gras auf den Boden und sahen zu den Sternen hinauf. Sie hielten schweigend Händchen und waren selig. Es gab so viel zu fragen und zu sagen, also schwiegen sie. Später tanzten sie zu einer inneren Melodie, die nur sie hören konnten, sprangen herum und plapperten verliebtes Zeug.

In der zweiten Nacht wartete Aynur schon im Zimmer des Wesirs vor der Geheimtür.

»Bist du wahnsinnig?«, raunte Hans. »Wenn er aufgewacht wäre!«

Aynur zuckte mit den Schultern. »Dann wäre ich zu ihm ins Bett«, sagte sie mit einer Nüchternheit, die Hans einen kleinen Stich versetzte.

Sie legten sich wieder unter die Sterne und hielten Händchen.

»Warum bist du damals bei Nikopolis nicht geflohen?«, brach Hans irgendwann das Schweigen.

»Wir wollten fliehen, aber der Esel meines Vaters ist in der Nacht gestorben. Einfach so. Altersschwäche vermutlich. Wir haben den Karren erst selbst gezogen, dann haben wir ihn sogar zurückgelassen, um schneller zu sein. Aber sie haben uns eingeholt. Meine Familie und mich.«

»Dein Vater war Wäscher?«

»Nein, wie kommst du darauf?«

»Weil ich dich bei den Wäscherinnen gesehen habe. Ich … du bist keine Wäscherin?« Wäscherinnen verdienten sich in der Regel immer noch etwas als Huren nebenbei. Das war bekannt. Und Hans betonte es so, dass Aynur es deutlich heraushören konnte.

»Nein«, sagte Aynur empört. »Ich war ein anständiges Mädchen.«

Hans' Herz hüpfte vor Freude. Er drückte ihre Hand.

»Mein Vater war Koch. Wir haben ihn als Küchenhilfen begleitet, meine Mutter und meine kleinen Brüder und ich. Jetzt sind alle tot, bis auf mich.« Sie schluckte. »Aber ich kann mich nicht beklagen. Der Türke, der mich gefangen nahm, wollte mich auch auf einem Sklavenmarkt verkaufen. Er hat mich nicht angerührt, weil er wusste, dass er für eine Jungfrau einen besseren Preis bekommt.« Sie berichtete, wie sie sich von einer dreckigen Alten, die nach Katzenpisse stank, untersuchen lassen musste. »Zum Glück hat mich der Wesir Memduh entdeckt und gekauft. Das hätte er nicht, wenn ich nicht noch Jungfrau gewesen wäre. Ich kann mich gar nicht beklagen. Er behandelt mich sehr gut. Er hat mich von einer einfachen Haremssklavin schnell zu seiner Konkubine gemacht. Er ist ein guter Mann.« Tränen stiegen ihr in die Augen und glitzerten im Sternenlicht. Hans wischte die Tränen vorsichtig mit seinem Daumen weg und küsste ihre Augen. Dann ihren Mund. Endlos.

In der folgenden Nacht schmiedeten sie Pläne für eine Flucht, wohl wissend, dass die Erfolgschancen gleich null waren. Sie träumten davon, auf einem Pferd durch die Türkei zu reiten. Verfolgt vom wütenden Wesir. Bis ans Ende der Welt! Aynur fand Hans' Plan völlig verrückt und gleichzeitig unglaublich romantisch.

Sie küssten sich leidenschaftlich, und Hans fühlte ihre Hand, die sich in seine Hose tastete und seinen harten Penis umfasste. Hans keuchte überrascht auf und wäre allein von der Berührung fast gekommen. Sie keuchten beide, als sie ihm ihr Becken entgegendrückte und ihn vorsichtig einführte. Mit der Hand bremste sie ihn, damit er nicht zu schnell und hart eindrang. Seine Entjungferung endete sehr schnell. Sie zog endlich ihre trennende Hand weg, er glitt die letzten Zentimeter tief in sie, spürte sein Schamhaar sich mit ihrem knisternd verkräuseln und kam sofort. Für das zweite Mal zogen sie sich aus. Hans, immer noch unbeholfen, aber neugierig und lernwillig, merkte schnell, dass es sich lohnte, den Orgasmus so weit als möglich hinauszuziehen.

Der greise Ziegenhirte, der in der Nähe seine Herde bewachte und unter Schlaflosigkeit litt, beobachtete auch das. Zwar nur schemenhaft, denn seine Augen waren nicht mehr die besten, doch er war sich sicher, dass er drei Nächte lang ein Paar bei den Kastanien gesehen hatte. Das erzählte er jedem, ob der er hören wollte oder nicht. Die meisten schimpften ihn einen Spanner, doch dann trumpfte er mit dem Ende auf: Er sei jedesmal, wenn das Paar gegen Morgen zwischen den Bäumen verschwunden sei, dorthin gegangen, um nachzusehen, wo sie sich versteckt hatten. Natürlich erst, nachdem die Sonne aufgegangen war, da er im Dunkeln zu viel Angst hatte. Denn er hatte sie nie über die Ebene von der Stadt kommen oder zur Stadt gehen sehen. Und das sei doch schließlich mehr als seltsam, oder? »Glaub es mir, oder nicht«, sagte der Alte. »Ich weiß, was ich gesehen habe, oder besser, nicht gesehen habe. Denn da war niemand! Keine Menschenseele. Sie waren wie vom Erdboden verschluckt! Ich habe zu Allah gebetet, mich zu schützen. Ich sage euch, das waren Dschinn! Am Ende sogar ein Ghul und seine Ghula!« Weil man in der Nähe die Leiche des reitenden Boten von Amasya gefunden hatte, schien diese Theorie vielen am wahrscheinlichsten. Dschinn konnten dem Menschen durchaus wohlgesonnen sein. Nicht so die Ghule. Ghule konnten bekanntlich in jegliche Gestalt schlüpfen, um damit die Menschen zu narren, sie ins Verderben zu führen und zu verschlingen. Wenn man den alten Ziegenhirten darauf hinwies, dass die Leiche des Boten komplett und ohne Bisswunden gefunden wurde, dann antwortete der Hirte: »Seht ihr, die Ghule haben ihn drei Nächte lang gesucht! Weil sie ihn fressen wollten. Und ich habe sie schmatzen gehört! Das ist der Beweis.« Manch einer warf ein, dass es vielleicht auch Ifrits gewesen sein könnten, Rachegeister mit Löwenklauen und Stierhörnern, die aus dem Totenreich gekommen seien, um den Mörder des armen Boten zu holen. Jedenfalls beschloss man in Konya, die kleine Ansammlung von Kastanien künftig weiträumig zu umgehen.

Als der Befehl kam, die Truppen sollten Richtung Sebast aufbrechen, blieb Hans nur noch wenig Zeit, ein Vorhaben zu erledigen. Er lief durch die Gassen von Konya, und fragte sich zum Wohnhaus des weisen Ölmez durch. Da jeder den angesehenen Bürger kannte, fand er die Adresse schnell. Der alte Mann schien nicht sehr überrascht, ihn zu sehen.

»Ich habe mir schon gedacht, dass du kommen wirst, Hans«, sagte Ölmez.

»Warum?« Hans war ehrlich überrascht.

»Nun, der geheime Tunnel schickt dich her, oder?«

»Ja, ehrwürdiger Herr.«

»Na, siehst du. Du wirst mir jetzt sicher einen Preis nennen, den dein Schweigen darüber kostet.« Enttäuschung schwang im Ton mit. »Aber erwarte keine zu großen Reichtümer.«

»Nein, Herr, das erwarte ich gar nicht.« Hans war beleidigt, weil man ihn für einen Erpresser hielt. »Ich habe nur eine bescheidene Bitte, Herr. Ich denke, was ich erbitten möchte, ist ein sehr kleiner Preis für mein Schweigen.« Dann sagte er dem alten Ölmez, was er sich wünschte und auch warum.

9 Der Weiße Hammel

Sie zogen in einem Gewaltmarsch von Konya aus nach Nordosten. Sultan Bayezid unterbrach seine Rückreise nach Bursa und schickte seinen ältesten Sohn Süleyman Chelebi mit einem großen Truppenkontingent los. Er selbst wollte ebenfalls nach Sebast nachkommen. In Aksaray trafen die Soldaten aus Konya auf das Heer Süleymans. Zwanzigtausend Reiter und viertausend Fußsoldaten waren auf dem Weg nach Sebast. Sie zogen durch eine verwunschene Landschaft, die Wind, Wetter und Wasser im Laufe der Jahrmillionen aus dem Tuffstein geformt hatte. Wie riesige Phalli ragten an manchen Stellen die Felstürme in den Himmel. Ins Steinmassiv gehauene Fenster und Türen waren die einzigen Hinweise darauf, dass hier in den Höhlen auch Menschen lebten. Zu Gesicht bekamen sie niemanden. Hans notierte später alle Eindrücke genauestens in sein Heft.

Als Uthman, Anführer der Weißen Hammel, von dem nahenden Heer erfuhr, löste er einen Teil seines Lagers auf. Er ließ die Familien, Hab und Gut und vor allem das wertvolle Vieh ins Gebirge bringen. Mit nur tausend Stammeskriegern erwartete er den Feind. Süleyman schickte zweitausend Reiter voraus, die sofort von Uthman angegriffen wurden und trotz der Überzahl unterlegen waren. Süleyman Chelebi schäumte, als ihn die Boten davon berichteten. Er setzte seine ganze Armee in Bewegung. Inzwischen waren die Männer Uthmans, die die Herden in die Berge gebracht hatten, zurückgekehrt. Uthman nutzte die Gunst der Stunde und überfiel umgehend das Heer Süleymans, das sich noch im Marsch befand und daher nicht Aufstellung nehmen konnte. Uthman konzentrierte sich auf die Sipahi und deren Reiterei. Metzelte nieder, was ging. Der über diese Dreistigkeit verblüffte Süleyman überlegte kurz, ob er zum Rückzug blasen sollte, entschied sich dann aber für Angriff. Er richtete sich hoch auf seinem Pferd auf, damit alle ihn sehen konnten. Reckte seine Lanze zum Himmel und stieß den schrillen Kriegsschrei seiner Vorfahren aus. Er gab seinem Pferd die Sporen und stürmte mit Anfeuerungsrufen ins Getümmel.

Während die Reiter kämpften, rückten die Fußtruppen weiter gegen das Lager Uthmans vor. Der Nomadenfürst schickte vierhundert Reiter zurück, um die Lagerwachen zu unterstützen. So kam es, dass Hans das erste Mal als Janitschar tatsächlich in blutiges Kampfgeschehen involviert wurde. Wie schon bei Nikopolis erlebte Hans den Schlachtverlauf in einem einzigen großen Rauschen. Er funktionierte automatisch. Die Nomadenkrieger erwiesen sich als zähe Gegner. Hans brachte nur kurz den Bogen zum Einsatz. Zum Spannen und Zielen schien ihm die Zeit zu knapp. Er verlor bald seine Lanze, das heißt, er ließ sie in einem Nomaden stecken, weil er keine Zeit hatte, sie wieder herauszuziehen, da er zum Schwert greifen musste, um einen weiteren Angreifer zu enthaupten. Mit Schwert und Streitaxt behauptete er sich, gefangen in seinem Tunnel. Um ihn herum fiel Janitschar um Janitschar, von Pfeilen oder Lanzen durchbohrt. Eine Lanze schlug dicht neben ihm in den Boden. Als er herumwirbelte, sah er dem Nomadenkrieger, der sie geworfen hatte, direkt in die Augen. Der Krieger ließ seinen Schwertarm heruntersausen, und Hans wäre nur Sekundenbruchteile später tot gewesen. Doch mitten im Schwung verlor der Krieger die Kontrolle über seinen Arm, denn der segelte im hohen Bogen, das Schwert immer noch festhaltend, davon. Aus dem Stumpf schoss Blut. Ein Stich in den Rücken, und der Angreifer kippte tot um. Dahinter blitzte es blau. Dass da Yorick stand, grinste und »Gern geschehen« sagte, realisierte Hans erst später nach der Schlacht. Dann brach Yorick, von einem Schwerthieb in die Seite getroffen, zusammen.

Hans schnappte sich eines der herrenlos herumirrenden Pferde, hob seinen Freund auf dessen Rücken und saß dann auf. Wie damals in Nikopolis galoppierte er zum Rand des Schlachtfelds und hieb beidhändig mit Schwert und Axt nach allem, was nach Feind aussah. Er legte Yorick an einem Gebüsch ab, wendete das Pferd und stürzte sich ins Gemetzel. Er zog noch zwei verwundete Janitscharen zu sich hoch und brachte auch sie in Sicherheit. Zurück unter den Kämpfenden, trennte er mit dem Schwert einem Nomaden den Arm an der Schulter ab, als dieser einen vor ihm knienden Janitscharen den tödlichen Streich versetzen wollte. Hans zog auch diesen Janitscharen hoch und brachte ihn weg. Dass er eben Don Juan gerettet hatte, realisierte er nicht. Der Kastilier starrte ihn ungläubig an und schrie: »Du verdammtes Arschloch! Ich will dir nicht mein Leben schulden!« Dann brach er ohnmächtig zusammen.

Uthman, für den es inzwischen nicht mehr so aussah, als könnte er die Truppen Süleymans schlagen, zog sich mit seinen Leuten ins Gebirge zurück. Von dort aus schickte er einen Vermittler. Man handelte aus, dass Uthman mit seinem Volk geschont würde, wenn sie umgehend in die Heimat der Weißen Hammel zurückkehren und nie wiederkommen würden. Danach ließ Süleyman sein Lager vor den Toren von Sebast aufschlagen, und die Bürger schickten

Abgesandte, die ihm die Stadt übergeben wollten. Süleyman jedoch fand, dass das nur seinem Vater zustehen würde. Erst nachdem Sultan Bayezid Tage später mit seinem Tross eintraf, wurde die Stadt besetzt. Bayezid bestimmte nicht Süleyman, sondern seinen jüngeren Sohn Mehmed als neuen Herrn für Sebast und das ganze Land Eretna mit den Städten Amasya und Kayseri, als Belohnung für Mehmed, der hier siegreich an seiner ersten Schlacht teilgenommen hatte.

Hans fühlte sich einsam in Sebast. Max, der in der Schlacht tapfer gekämpft hatte, war teilnahmslos wie immer. Yorick hatte eine Fleischwunde und lag verletzt im Krankenhaus der Stadt – ja, so etwas gab es, und es war kein Vergleich mit den schmutzigen, elendigen Siechenhäusern in der alten Heimat. Hans hatte einmal einen Onkel ins Siechenhaus vor dem Sendlinger Tor begleitet und war von dem Schmutz und dem Elend der Kranken nachhaltig schockiert gewesen. Hier jedoch war alles sauber, es kümmerten sich türkische und jüdische Ärzte um die Verwundeten, die erstaunlich rasch wieder auf die Beine kamen.

Seine Aynur war unerreichbar fern auf dem Weg nach Bursa. Hans versuchte, nicht dauernd an sie zu denken. Und genau dadurch dachte er erst recht ständig an sie. Ob und wie er sie in Bursa jemals wiedersehen würde, wusste er nicht. Dort würde der Harem von Wesir Memduh sicher deutlich besser bewacht sein. Er fürchtete, dass er ihr nie wieder so nahe kommen würde wie in den Nächten von Konya. Nie wieder. Bei dem Gedanken musste er einmal nachts heulen. Wenn er ehrlich zu sich war, was ab und zu vorkam, dann wusste er genau, dass es bei Konya bleiben würde und er sich alle Zukunftspläne aus dem Kopf schlagen konnte. Sie war die Konkubine eines mächtigen Mannes und er nur ein kleiner Militärsklave, ein Bursche, ein halbes Kind noch, das bald seinen achtzehnten Geburtstag feierte. Wenn sie wenigstens auch hier in Sebast gewesen wäre. Was Hans gehört hatte, gab es im Norden jenseits der hohen Berge ein christliches Kaiserreich namens Trapezunt. Es lag am Schwarzen Meer. Dort gab es, so sagte man, genuesische und venezianische Handelsniederlassungen. Dort gab es also Schiffe, die sie zurück nach Europa bringen konnten. Dorthin könnten sie es vielleicht gemeinsam schaffen, wenn sie Glück hätten. Wenn, wenn, wenn … Wenn sie nur wenigstens hier bei ihm wäre. Er bekam immer öfter Heimweh. Scheiß auf das Ende der Welt.

In seinen freien Stunden streunte Hans durch die Stadt. Manchmal begleitete ihn Max, trottete wie ein braves Hündchen nebenher, manchmal nicht. Mit jedem Streifzug faszinierte Sebast mehr. Nahe der uralten Stadt fanden sich noch verfallene Siedlungsreste der Hethiter aus der Zeit um 1000 vor Christus. Einige Bauten aus der Zeit der Römer und der Byzantiner waren noch gut erhalten, und Hans zeichnete sie in sein Heft. Vor allem aber beeindruckten ihn die Bauten der Seldschuken aus dem 13. Jahrhundert, die Blaue Madrasa mit den hohen, reich verzierten Minaretten und dem Portal, in dessen Giebel sich ein wundervolles Gewebe von Murqarnas und Knotenmustern schmiegte, die Madrasa mit doppeltem Minarett und die noch ältere Große Moschee. Nahe der Stadt entdeckte Hans die Ruine der alten armenischen Kirche des Heiligen Kreuzes, in der der Legende nach der Thron der Arzruni-Könige von Vaspurakan, einem versunkenen armenischen Großreich, aufbewahrt worden war. Er setzte Max auf einen Stein und nutzte die Kirchenruine für ein heimliches Gebet zum heiligen Johannes. Er hätte es nicht heimlich tun müssen, denn in der Stadt lebten immer noch viele griechische und armenische Christen, die ihren Glauben leben durften.

Yorick kam schon nach fünf Tagen quietschfidel zurück in die Soldatenunterkunft. Weil die Stadt nicht genügend Platz bot, hatten mehrere Ortas ihre Zelte außerhalb der Stadtmauern aufgeschlagen. Die Tage vergingen mit Wachdiensten und Waffenübungen. Aus Tagen wurden Wochen. Hans zeigte Yorick die alte Kirchenruine, zu der er häufig kam, weil er hier Ruhe fand.

Weil Max immer öfter dasaß und in der Luft seine imaginäre Laute spielte, beschloss Hans, dass es Zeit für ein Geschenk war.

»Max hat heute Geburtstag«, sagt er, als sie auf den Steinen der Kirchenruine herumlungerten und Eidechsen beobachteten.

»Was?«, fragte Yorick. »Woher weißt du das denn?«

»Hab ich beschlossen.« Hans zuckte mit den Schultern. Er holte aus seiner Tasche einen Gegenstand, der in buntes Tuch eingewickelt war. »Hier, Max. Ein Geschenk für dich.«

Max nahm teilnahmslos das Präsent und legte es sich auf die Knie.

»Na los!«, rief Yorick ungeduldig. »Pack aus!«

Max wickelte das Tuch ab. Dann gab er das zweite Mal, seit er ein lebender Toter war, einen Laut von sich. Er hielt das Geschenk in den Händen, starrte es an und begann still zu weinen.

»Wo hast du denn die her?«, fragte Yorick erstaunt.

»Ein kleines Tauschgeschäft mit dem alten Ölmez aus Konya«, sagte Hans zufrieden. »Ich dachte, mein Schweigen über den Geheimtunnel kann er sich ein bisschen was kosten lassen. Und das Ding da hat ihn sicher nicht so sehr viel Geld gekostet. Der Alte kann zufrieden mit dem Geschäft sein.«

Max starrte weiterhin das Geschenk an. Eine wunderschön gearbeitete Oud, eine Kurzhalslaute. Ganz ähnlich der Laute, die er früher gespielt hatte.

»Freust du dich, Max?«, fragte Hans und weil ihn die Tränen so gerührt hatten, gab er Max einen Kuss auf die Wange. »Kleiner Bruder«, flüsterte er fast zärtlich.

»Ich glaube, er freut sich«, sagte Yorick. »Los, Max, spiel was!«

Aber Max blieb in seiner Starre, drückte die Oud gegen die Brust und wiegte den Oberkörper leicht vor und zurück.

Es dauerte drei Tage, bis Max anfing zu spielen. Die Lieder, die er zuvor in der Luft geübt hatte, klangen wunderbar traurig.

»Hast du gehört?«, fragte Yorick, als sie wieder einmal auf großen Steinen in der Ruine lagen und einfach nichts taten. Nur Max spielte auf seiner Laute.

»Was?«, fragte Hans faul zurück. »Wieder Krieg?«

»Nein, na, wer weiß, bestimmt wieder bald. Es soll nach Kayseri gehen«, antwortete Yorick.

»Ich weiß.«

»Das meine ich aber nicht. Es sieht so aus, als würde Bayezid noch eine ganze Weile in der Gegend bleiben wollen. Und darum hat er auch seine wichtigsten Berater hierherholen lassen.« Er ließ eine bedeutungsvolle Pause.

Hans begriff nicht.

»Wichtigste Berater! Verstehst du?«

Hans drehte den Kopf zu Yorick und starrte ihn missmutig an. »Ja, und?«

»Mann, du kapierst auch nicht die plumpeste Anspielung! Zu den wichtigsten Beratern zählen bekanntlich auch die Wesire. Ich habe gehört, dass Wesir Memduh aus Konya eingetroffen sein soll …«

Schlagartig war Hans putzmunter. Er setze sich auf. »Du meinst …«

»Sicher.« Yorick grinste. »Genau das meine ich.«

Hans begann zu zittern, sein Hirn fuhr Karussell. »Oh, Gott. Sie ist hier. Oh, Gott.« Er fuhr sich über das Gesicht, wieder und wieder.

»Ja, und hier gibt es keine Geheimgänge. Zumindest keine, von denen wir wissen.«

»Scheiße.« Hans sprang vom Stein und tigerte auf und ab. »Weißt du, wo sie untergebracht wurden?«

»Ich habe sein Prunkzelt gesehen. Hinter den Zelten der Reiterei vor dem Haupttor. Jede Wette, dass dort auch die Konkubinen in der Nähe untergebracht sind. Und jetzt setz dich bitte und beruhige dich!«

»Ich muss sofort was tun«, sagte Hans.

»Wir können nichts tun.«

»Ich muss!«, schrie Hans verzweifelt.

»Dann denk dran: Im Krieg und in der Liebe sind alle Mittel erlaubt. Im Krieg hält dich ja auch nichts.«

Yorick hatte absolut recht. Hans überlegte fieberhaft. Das Mädchen mit der Tulpe – eine der kleinen Dienerinnen der Konkubinen, vielleicht … Der schwarze Eunuch Rafik – wenn er sich mit Janitscharen amüsierte, vielleicht … Die Konkubine Gülsüm – wenn man an einen ihrer Liebhaber aus der Truppe herankäme, vielleicht …

»Verneigt euch vor dem ehrwürdigen großen Beylerbey, Lala Nedim Pascha!«, bellte da eine laute Stimme. Die drei Burschen wirbelten herum. Vor ihnen stand der bärenhafte Oberbefehlshaber mit einer Leibgarde aus drei schlanken Hünen. Max warf sich mit dem Gesicht nach unten sofort auf den Boden, die Hand mit der Oud hielt er so, dass sie die Erde nicht berührte. Hans und Yorick knieten nieder und senkten die Köpfe, bis ihre Stirnen den Boden berührten. Wenn der Beylerbey, der Oberbefehlshaber, den sie unter sich einfach nur Prackl nannten, persönlich mit ihnen sprach, musste etwas ganz Großes kommen. Hans fürchtete nichts Gutes.

»Hans.« Der tiefe Donnerbass von Lala Nedim brummte bei den Konsonanten. »Hans, wir haben beschlossen, dass deine Orta künftig auf dich verzichten wird. Du warst bisher Küchenjunge. Das bist du nun nicht mehr.«

Hans schluckte, sein Herz rutschte in die Hose. »Verzeiht, Herr …«, brachte er mit erstickter Stimme heraus.

»Schweig«, herrschte ihn eine der Leibwachen an.

»Wir haben dich beobachtet«, brummte der Beylerbey weiter. »Du hast in der Schlacht um Sebast einigen Kameraden das Leben gerettet. Und du bist mit dem Pferd geritten, als wärst du eins mit ihm. Darum wirst du fortan ein Reiter. Du wirst die Janitscharen verlassen und zur Reiterei gehen. Ein Pferd wartet bereits auf dich. Melde dich bei Karabulut, deinem neuen Hauptmann.«

Hans glaubte nicht, was er da hörte. »Herr, … ich weiß nicht … Ich danke Euch, Herr«, stammelte er.

»Schweig«, raunzte wieder eine Leibwache.

»Du, Yorick, bist nicht der beste Kämpfer in der Schlacht«, fuhr Lala Nedim fort.

»Verzeiht, Herr«, keuchte Yorick. »Verzeiht, ich werde mich bessern.«

»Schweig!«

»Schon gut.« Lala Nedim gab dem Leibgardisten einen kleinen Wink. »Du bist vielleicht nicht der beste Kämpfer in der Schlacht, Yorick, aber wir brauchen auch gute Männer jenseits der Schlachtfelder. Wie du siehst, haben wir den Verlust eines unserer Gardisten zu beklagen. Du wirst künftig unser Leibgardist.«

Groß, blond, blauäugig – dass Hans das nicht schon längst aufgefallen war! Darum hatte sich Lala Nedim Pascha des Öfteren in ihrer Nähe herumgetrieben. Er hatte sich schon vor Langem einen neuen Leibwächter auserkoren. Hans war auch klar, dass die Entscheidungen ihre Freundschaft gefährden würde. Sie würden sich nicht mehr häufig sehen können und Max ... Es durchzuckte ihn. Max!

»Verzeiht, Herr«, sagte Hans mit fester Stimme. »Wir sind hier drei, Herr.«

»Ja?« Lala Nedim verzog den Mund und kraulte seinen schwarzen Bart. »Dein untoter Freund ist nur zu bekannt. Wir finden ihn ... nun ja ... unheimlich. Er ist eindeutig verrückt. Kann er reiten? Und beherrscht du ihn? Ich meine, hast du ihn im Griff?«

»Ja, Herr.«

»Gut. Dann soll er mit dir zur Reiterei. Du bist für sein Tun und Handeln verantwortlich.« Beylerbey Lala Nedim Pascha drehte auf dem Absatz um und schritt davon. Seine Garde folgte mit wehenden Mänteln. Goldstickereien flirrten in der Sonne. Immer noch kniend ließen sich Hans und Yorick auf die Fersen nieder. Hans gab nach einer Weile des starren Schweigens Max einen Stups, der weiterhin regungslos mit dem Gesicht nach unten, alle viere von sich gestreckt, auf dem Boden lag. Max richtete sich auf.

»Wir werden Reiter, Max«, sagte Hans. Keine Reaktion. »Klopf dir den Staub aus den Kleidern.« Max säuberte sich.

»Wahnsinn«, sagte Yorick mit leuchtenden Augen und glühenden Wangen. »Ehrlich gesagt, hatte ich mir so was schon erhofft.«

»Erhofft?«

»Sicher. Leibgarde beim Prackl! Als Janitschar hätte ich es nicht weit gebracht. Da ist man doch nur Fußvolk. Schlachtfutter. Und dass der Prackl auf blaue Augen abfährt, weiß jeder. Blauere Augen als ich hat niemand weit und breit!«

»Stimmt.«

»Er soll Angst vor dem bösen Blick haben, sagt man. Der große Prackl Lala Nedim Pascha, ein Schrank von einem Kerl, glaubt an Gruselgeschichten. Darum umgibt er sich mit Blauäugigen.«

»Moment mal«, unterbrach Hans. »Ich habe gehört, dass Blauäugige den bösen Blick haben ...«

»Und dagegen hilft nur ein anderes blaues Auge. Überall siehst du die Nazar-Amulette, die blauen Blick-Perlen aus Glas. Da wird Feuer mit Feuer bekämpft. Blaues Auge hilft gegen blaues Auge. Darum hat der Prackl blauäugige Garden, um mögliche böse Blicke abzuwenden.«

»Erinnerst du dich an Bahadir, der in Bursa unser Koch war? Der hat mich gewarnt, es sei nicht immer von Vorteil, wenn sich der Prackl für einen interessiert.«

Yorick lachte. »Ich weiß. Aber du kannst dir sicher sein, dass es für mich ein Vorteil sein wird!«

»Wenn du meinst.« Hans ließ sich auf eine umgestürzte Säule sinken und starrte vor sich hin. In seinem Kopf rauschte alles. Reiter. Sipahi. Aynur.

»Max, komm. Lassen wir den Hans in Ruhe.« Yorick ging Richtung Stadt davon, Max trottete hinterher.

10 Der falsche Eunuch

»Bist du Rafik, der Eunuch?«, fragte Hans den Schwarzen.

»Seh ich so aus wie Rafik?«, gab der erbost zurück.

»Ja«, antwortete Hans unschuldig, weil für ihn alle Schwarzen, die er bisher gesehen hatte, tatsächlich gleich aussahen. Wie die sich selbst unterscheiden konnten, fragte er sich manchmal.

»Und du siehst so aus wie alle Reiter. Weiß. Du bist ganz schön frech«, sagte der Eunuch. »Ich mag freche Reiter.«

»Lernt ihr das mit dem frech eigentlich auf der Eunuchenschule?«, fragte Hans spitz.

»Sag ich doch: Ganz schon frech!«

»Bitte schön. Aber ich suche Rafik.«

»Drüben. Drei Zelte weiter findest du deinen Rafik. Viel Spaß.«

»Da gibts nichts anzüglich zu grinsen«, knurrte Hans. »Danke dir trotzdem.«

»Du mich auch.«

Neuling bei der Reiterei, neue Kleidung, an das Pferd gewöhnen, die neuen Kameraden und die Eigenheiten der neuen Vorgesetzten kennenlernen – alles war in den vergangenen Tagen viel gewesen, aber nicht zu viel für den verliebten Hans. In jeder freien Sekunde überlegte er, wie er an seine Aynur herankommen konnte. Yorick hatte absolut recht, dass man für die Liebe alle Mittel einsetzen durfte, ja, in dieser Situation musste. Das kleine Mädchen, das ihm in Konya die Tulpe gebracht hatte, hatte er als Erstes ausgeschlossen. Es aufzutreiben, wäre viel zu schwierig gewesen, zumal er das Kind nicht wiedererkennen würde. Und auf Zufälle wollte er nicht mehr setzen. Irgendwie an die offenherzige Konkubine Gülsüm heranzukommen, war schon wahrscheinlicher. Doch wie sollte er herausfinden, wer ihr Liebhaber war? Abends beim Essen oder Trinken ein paar Bemerkungen fallen lassen und darauf hoffen, dass derjenige darauf ansprang, hatte bisher nichts gebracht. Die Zelte der Harems waren weiträumig abgeschirmt. Hans hatte sich immer wieder vor allem gegen Abend unauffällig in der Nähe herumgetrieben, aber keine der Konkubinen oder ihrer Dienerinnen hatte das Areal verlassen.

Doch er hatte interessante Beobachtungen gemacht.

»Bist du Rafik?«, fragte er den nächsten schwarzen Eunuchen, der ihm begegnete.

»Nein. Rafik ist im Badezelt.« Der Eunuch deutete hinter sich. »Gleich da.«

Hans betrat das Badezelt. Auf hölzernen Gestellen standen Wannen, die man aus Tierhäuten genäht und mit Pech wasserdicht gemacht hatte. In der Mitte des Zelts dampfte auf einer Feuerstelle ein großer Kessel Wasser. Es roch ein wenig nach Feuer, vor allem aber nach duftenden Ölen und Essenzen. Ein Diener füllte heißes Wasser aus dem Kessel in eine große Kanne. Hans gab ihm ein Zeichen zu verschwinden. Der Diener stellte die Kanne ab und verließ das Zelt. Hans nahm die Kanne und näherte sich der einzigen besetzten Wanne, in der ein Schwarzer mit geschlossenen Augen und träumerischen Gesichtsausdruck lag. Hans goss die ganze Kanne mit Schwung ein.

»He, du Idiot!«, schrie der Eunuch und schrak auf. »Willst du mich verbrühen? Wie oft soll ich dir ...« Er erblickte Hans. »Oh, Besuch. Das mag ich gar nicht.«

»Du bist Rafik?«

»Wer sonst? Und du?«

»Hans.«

Der Eunuch kniff die Augen zusammen und grübelte. »Sollte ich dich kennen?«

»Konya«, antwortete Hans. »Die Nacht auf dem Dach ...«

»Oh, der kleine Janitschar, der explizit nicht zu Gülsüm wollte!« Rafik lachte. »Entschuldige, aber für mich seht ihr Weißen alle gleich aus. Was willst du?«

»Ich habe eine Bitte«, sagte Hans. »Besser einen Auftrag.«

»Ganz schön dreist, Hans. Ich bin nicht dein Laufbursche.«

»Gut, nennen wir es weiterhin eine Bitte. Ich habe hier eine Nachricht für eine der Konkubinen, und ich bitte dich, sie ihr zukommen zu lassen. Heute noch.«

»Träum weiter, kleiner Janitschar, der nun offensichtlich zur Reiterei gewechselt hat.« Rafik tauchte mit dem Kopf unter. Hans packte ihn am Kinn und zog ihn wieder hoch.

»Ich habe mich wohl nicht klar genug ausgedrückt«, sagte Hans. »Du wirst ihr heute diese Nachricht zukommen lassen ...«

»Sonst?«

»Sonst erfährt der Obereunuch von deinem kleinen Arrangement mit Gülsüm.«

Rafik schluckte und atmete scharf ein. »Ich weiß nicht, was du meinst.«

»Schade.« Hans wandte sich zum Gehen. »Den Obereunuch finde ich gleich hier links, oder?«

»Halt«, rief Rafik. »Komm her.« Er stierte Hans wütend an. »Wie hast du …?«

»Das ist egal. Wichtig ist nur, dass ich es weiß.«

Es war der entscheidende Zufall gewesen, auf den Hans gehofft hatte. Beim Herumstreunen war ihm ein Eunuch entgegengekommen. Ein weißer Eunuch. Hans wusste inzwischen, dass es auch weiße Eunuchen gab. Dieser war üppig gebaut, wie so viele Eunuchen. Über seine hohe Filzkappe hatte er ein blaues Tuch geworfen, das auch sein halbes Gesicht verbarg. Hans sah ihn nur flüchtig an, dennoch erkannte er etwas im Gesicht dieses Mannes. Nur zwei Schritte weiter wurde ihm klar, was das Etwas war. Er drehte sich um und folgte dem Eunuchen unauffällig durch die Zelte in die Stadt in ein kleines Gasthaus, wo Soldaten tranken und spielten. Die folgenden Abende wartete Hans immer an der Stelle der ersten Begegnung. Der Eunuch kam fast pünktlich vorbei und Hans folgte wieder. Er sah noch mehr und hörte vor allem das Entscheidende.

»Stell dir mal Folgendes vor«, sagte Hans. »Da gibt es einen Eunuchen, der mit einer der Konkubinen eine Vereinbarung getroffen hat. Die Konkubine hat, nennen wir es mal einen starken Trieb und begnügt sich nicht mit ihrem Herrn allein. Damit sie zu ihren Liebhabern kann, tauscht sie mit einem Eunuchen die Kleidung. Sie bindet sich die Brüste flach, schminkt sich nicht und zieht das Eunuchengewand an. Schon kann sie unbehelligt in die Stadt gehen. Zum Beispiel in ein Gasthaus, in dem man auch Zimmer mieten kann. Dort trifft sie sich beispielsweise mit ihrem Liebhaber, der ein Hauptmann ist.« Tatsächlich hatte Hans die als Eunuch verkleidete Gülsüm an ihren Augen erkannt. Er war ihr mehrfach gefolgt und wusste daher auch, wer ihr Liebhaber war. Ausgerechnet sein neuer Hauptmann Karabulut. Es war sicher nicht verkehrt, solches Wissen über seinen Vorgesetzten zu haben.

»Und?«, schnaufte Rafik. »Was hat das mit mir zu tun?«

»Du gibst Gülsüm deine Kleidung. Ich habe sie belauscht.«

Der Eunuch Rafik schwieg eine Weile und zog eine Schnute. »Gut. Deine Geliebte wird heute deinen Brief bekommen. Wer ist es?«

»Aynur.«

Rafik ließ den Mund offen stehen. »Aynur? Du hast Geschmack, Bursche. Aber lass dich besser nie erwischen. Bei Gülsüm drückt der Wesir alle Augen zu. Sie denkt tatsächlich, dass er nichts von ihren Eskapaden weiß. Ha! Wesir Memduh ist froh darüber. Denn sie ist einfach viel zu triebhaft für ihn. Ab und an findet er das ganz gut, aber auf Dauer zehrt eine zu wollüstige Frau an einem Mann. Und Kinder kriegt sie auch keine. Aber Aynur … Holla! Los, leg den Brief hier neben die Wanne. Und dann verzieh dich.«

Zufrieden und glücklich verließ Hans das Badezelt. Was er nicht ahnte, war, dass auch Gülsüm ihn erkannt hatte. Gleich beim ersten Mal. Da hatte er noch seine Janitscharenuniform getragen. Danach, als er sich unauffälliger verhalten hatte und als Reiter gekleidet war, hatte sie ihn übersehen. Doch von ihrer ersten Begegnung hatte sie Aynur berichtet. Seitdem streunte die kleine Dienerin täglich mehrfach mit einer Tulpe in der Hand erfolglos um die Janitscharen-Unterkünfte herum. Die Tulpe war kunstvoll aus farbigem Papier gefertigt, denn die Blütezeit der Blumen war längst vorbei.

»Du bist wahnsinnig«, hauchte Aynur zur Begrüßung. Sie trug Eunuchenkleidung, so wie Hans es ihr vorgeschlagen hatte.

»Vielleicht bin ich wahnsinnig. Wahnsinnig verrückt nach dir.« Sie küssten sich.

»Gülsüm hat offenbar mitgespielt«, sagte Hans. »Und Rafik auch.«

»Ich hatte solche Angst, als ich unser Zelt verlassen habe … Du musst völlig verrückt sein …«

Er küsste sie leidenschaftlich und zog sie beide dabei langsam aus. Jedem Kleidungsstück, dass er ihr auszog, folgte eins von ihm. Als sie nackt waren, hob er sie vorsichtig auf ein kleines Mauerstück, damit sie bequem saß und liebte sie im Stehen. Für das zweite Mal legten sie sich in das weiche Gras, das zwischen den Ruinen der alten armenischen Kirche des Heiligen Kreuzes wuchs.

»Was ist das für ein Ort hier?«, fragte sie, als sie verschwitzt nebeneinanderlagen und die Sterne betrachteten.

»Eine alte armenische Kirche. Mein Lieblingsort hier. Ich komme oft hierher.«

»Eine Kirche?« Aynur lachte trocken. »Wenn ich noch Christin wäre, würde ich mich jetzt aufregen, dass du mich in einer Kirche schändest.«

»Ich schände dich?«, fragte er amüsiert und spürte, dass sein Glied sich wieder aufstellte.

Später sagte sie: »Ich werde die nächsten Tage nicht kommen können. Der Wesir hat nach mir verlangt.«

»Wie schade«, sagte Hans müde. »Blöder Wesir.« Wohlig an ihren Körper gedrückt, schlief er ein.

Als er erwachte, war sie weg.

11 Flucht

Flucht, Flucht, Flucht. Alle redeten davon.

»Flucht?«, fragte Aynur erschrocken, als er ihr davon erzählte. Sie hob den Kopf von seiner Brust und suchte Augenkontakt. Er sah ihre Angst auch im fahlen Mondlicht. »Und wohin?«

»Nach Trapezunt«, antwortete Hans. »Wir haben das alles in den letzten Tagen oft genug besprochen. Es ist unsere beste Chance. So nah waren wir noch nie einem christlichen Land. Wann, wenn nicht jetzt.«

»Der Sultan bricht mit seinem Gefolge in drei Tagen nach Bursa auf«, sagte Aynur und setzte sich auf. »Das heißt, dass auch ich mit Memduh …«

»Eben darum«, ereiferte sich Hans. Er stützte sich auf die Ellenbogen. »Alle sind mit Vorbereitungen zum Aufbruch beschäftigt. Der ganze Hofstaat kreist momentan nur um sich selbst.«

»Aber …« Aynur sah ihn verzweifelt an. »Gefällt es dir nicht als Sipahi?«

»Doch, schon. Die Reiterei ist klasse, und begreif bitte endlich, dass ich kein Sipahi bin. Aber darum geht es nicht. Ich könnte es nicht ertragen, ohne dich zu sein, Aynur. Du gehst zurück nach Bursa und ich bleibe hier. Der Sultan hat fünfhundert Mann abgestellt, die Sebast weiter sichern sollen. Da ist mein Herr Karabulut dabei. Jetzt gilt es! Jetzt, mein Herz. Wir sind inzwischen rund sechzig Mann. Wenn großer Trubel herrscht, wird unser Fehlen nicht so schnell entdeckt.«

Hans Schiltberger war wirklich kein Sipahi. So nannten sich nur die Edelmänner, die vom Sultan ein kleines Landgut als Lehen bekommen hatten. Diese Lehen fielen beim Tod des Besitzers an den Sultan zurück. So gab es im Gegensatz zu Europa keinen Erbadel und keine kleinkarierten Machtkämpfe um Land. Viele Sipahis waren ursprünglich Sklaven gewesen – so wie Karabulut, der aus Syrien stammte. Nicht alle bewirtschafteten das Land selbst, einige verpachteten es – so wie Karabulut. Jedenfalls konnten sie davon leben. Im Gegenzug für das Land mussten die Sipahis mit dem Sultan in den Krieg ziehen und zusätzlich Hilfssoldaten aufstellen, die man Cebelis nannte. Je nach Größe des Lehens konnten das auch mehr als zehn Cebelis sein. Karabulut schien ein großes Landgut geschenkt bekommen zu haben, denn er leistete sich stolze zwanzig Cebelis.

Hans war also letztlich zu seinen Anfängen zurückgekehrt. Er diente wieder einem Ritter, immerhin nicht mehr als Knappe, sondern als reitender Kämpfer. Und er bekam einen Sold. Im Gegensatz zum Sipahi, dem allein der rote Umhang vorbehalten war, durften Hans und die anderen Reiter nur einen gelben Umhang tragen. Hans' neuer Hauptmann Karabulut genoss bei seinen Untergebenen nicht nur höchsten Respekt, er war auch äußerst beliebt. Er forderte viel, gab aber auch viel. Man konnte mit ihm saufen, und er wusste immer, wo auch seine Jungs mit ihrem geringen Sold ein paar günstige und trotzdem ansehnliche Mädchen fanden. Am allermeisten beeindruckte Hans, wie Karabulut das Pferd beherrschte. Er sprang im flotten Galopp vom Pferd, hielt sich dabei am Sattel fest, berührte kurz mit den Füßen den Boden und sprang wieder hinauf. Hans' erste Versuche, das nachzumachen, endeten mit blauen Flecken und aufgeschlagenen Knien. Aber Karabulut zeigte sich begeistert, dass Hans es überhaupt probierte.

»Lernst du schon noch«, sagte er und gab Hans einen Klaps auf den Rücken.

Hans kam gut mit seinem neuen Pferd, einem Kriegsbeutetier, zurecht. Er nannte es München. München war geduldig, etwas träge und parierte noch nicht auf Schenkeldruck, aber das würde es noch lernen.

Karabulut erinnerte Hans stark an seinen ehemaligen Herrn Leinhart Richartinger, denn auch der war ein ausgemachter Charmeur, der zu gefallen wusste. Noch dazu war Karabulut körperlich bestens aufgestellt und gut aussehend. Er gefiel den Damen, und die Damen gefielen ihm, ganz wie damals bei Richartinger. Anders als sein deutscher Ritter, war der Syrer aber kein Schlitzohr, das sich durchs Leben schwindelte, sondern ein geradliniger Mann mit Grundsätzen. Dachte Hans zumindest. Es tat ihm durchaus leid, ausgerechnet diesen Herren zu hintergehen. Und er wusste, dass er eine gute Karrieremöglichkeit aufgab. Aber seit zwei Kameraden das erste Mal die Fluchtidee an ihn herangetragen hatten, sah Hans sofort eine mögliche glückliche Zukunft für sich und seine Aynur. Und er hatte sich begeistert in die Vorbereitungen gestürzt.

Georg und Dimitri hießen die beiden, die den Fluchtkeimling in Hans gepflanzt hatten. Auch sie unterstanden Hauptmann Karabulut. Die Fluchtrichtung legten sie schnell fest. Sie mussten so zügig wie möglich christlichen Boden erreichen. Das bedeutete: Richtung Nordosten nach Trapezunt am Schwarzen Meer. Dort, das stand für sie felsenfest, würde ihnen Kaiser Manuel III. von Christenmensch zu Christenmensch Schutz gewähren. Da der trapezuntische

Kaiser bekanntlich mit den Tataren paktierte, bestand keine Gefahr, dass man sie an die Osmanen auslieferte. Mit Handelsschiffen aus Italien, Portugal oder Spanien könnten sie nach Genua oder Venedig fahren und sich zu Fuß in die Heimat durchschlagen. Obwohl sie Stillschweigen verabredet hatten, wuchs die Zahl der Fluchtwilligen stetig. Jeder weihte seine besten Freunde ein. Die Aussicht, in der Heimat als Landadeliger das väterliche Gut zu bewirtschaften, schien für rechtlose Militärsklaven durchaus verlockend.

Für Hans war klar, dass neben Aynur auch Max mitkommen musste. Ebenso Yorick, den er bei einem ihrer nun selteneren Treffen in den Plan einweihte. Yoricks Einwand, er habe kein Pferd, wischte Hans beiseite: »Pferde gibt es genug, mach dir darum keine Sorgen.« Yoricks weiterer Einwand, sie hätten kein Geld für eine Überfahrt, entkräftete Hans: »In Trapezunt verkaufen wir unsere Pferde. Das wird sicher reichen.«

Wirklich Sorgen machte ihnen das Pontusgebirge, das zwischen ihnen und dem Schwarzen Meer lag. Für sie Terra incognita. Doch sie würden irgendwie einen Weg durch die gewaltigen Höhen und tiefen Schluchten finden.

»Und wann soll es losgehen?«, fragte Aynur. Sie hatte die Arme um ihre angezogen Beine geschlungen. Wie so oft wehte Max' Lautenspiel herüber. Er begleitete Hans nun fast immer und saß musizierend in gebührender Entfernung hinter einer Mauer. Aynur liebte Max' Melodien.

»Übermorgen. Wir treffen uns kurz nach Mitternacht hier. Versprich mir, dass du da sein wirst.«

»Ich weiß nicht.«

Ihr Zögern machte ihn wütend. »Du weißt nicht?«

»Hans, das ist nicht so einfach für mich. Ich bin eine Frau …«

Er begriff. »Ich bin bei dir, Aynur. Ich beschütze dich. Keiner wird dir etwas antun können. Das schwöre ich bei allen Heiligen!«

Sie lächelte traurig. »Ach, Hans, du bist verrückt.«

Wo blieb sie denn? Hans richtete sich im Sattel ganz auf, stellte sich in die Steigbügel, um weiter sehen zu können. Aber die karstige Landschaft zwischen der Kirchenruine und der Stadt lag regungslos im Licht der Sterne. Mitternacht war längst vorbei. Zweiundsechzig junge Männer zwischen fünfzehn und einundzwanzig Jahren aus verschiedenen Regionen Europas hatten sich einzeln oder in kleinen Gruppen zum vereinbarten Treffpunkt geschlichen. Jeder führte Proviant für mehrere Tage mit. Wer kein Pferd hatte, bekam eins von denen, die die Reiter gestohlen hatten. Ein Pferd wartete noch auf seine Reiterin.

»Scheiße«, fluchte Hans. »Sie ist bestimmt erwischt worden.«

»Sie wird schon noch kommen«, versuchte Yorick seinen Freund zu beruhigen. »Womöglich ist der Wesir erst spät ins Bett gegangen.«

»Leute«, mischte sich da Dimitri ein. »Wir müssen langsam aufbrechen! Sonst kommen wir nicht weit genug im Schutz der Nacht! Wir müssen noch unsere Anführer wählen.«

»Gut.« Hans tröstete sich damit, dass die Wahl zusätzliche Zeit für Aynur bedeutete.

Sie stellten sich in einen großen Kreis. Zu seinem Bedauern hatte Hans gesehen, dass auch Don Juan mit seinen Dauerschatten Felipe und Hodor zu den Fluchtwilligen zählte. Für die Wahl zum Anführer durfte jeder jeden nominieren, doch schnell stellte sich heraus, dass es nur vier Favoriten gab.

»Dann fasse ich zusammen«, deklamierte Dimitri als Wahlleiter. »Wir wählen entweder Ludwig den Lothringer, der der Älteste und Erfahrenste unter uns ist. Oder wir wählen Edward den Schotten, der seinem Herrn und seinen sieben Kameraden bei der Schlacht von Konya heldenhaft das Leben gerettet hat. Oder wir wählen Lasse den Nordmann, der für seine Furchtlosigkeit berühmt ist. Oder wir wählen Hans den Bayern, der allen als Türkenfresser bekannt ist, weil er bei Nikopolis zwanzig Feinde getötet hat, obwohl er noch Knappe war.«

Türkenfresser. Zwanzig getötete Türken bei Nikopolis. Das war auch für Hans neu. Er lachte, weil er es für einen Scherz hielt. Als er dafür verwunderte Blicke erntete, wurde ihm klar, dass man das tatsächlich dachte. Was die Leute alles redeten!

Die Wahl per Handzeichen dauerte nur kurz. Hans der Bayer und Ludwig der Lothringer bekamen die meisten Stimmen. Der Schotte Edward zeigte sich keineswegs enttäuscht. »Hauptsache, es geht bald los«, kommentierte er mit einem Schulterzucken das Ergebnis. Und der Nordmann Lasse fletschte nur die Zähne.

Ludwig ergriff das Wort: »Wir schwören uns nun hier und jetzt, dass wir entweder gemeinsam sterben oder gemeinsam frei sein werden. Egal, was die kommenden Tage bringen werden. Wir schwören bei Gott und seinem eingeborenen Sohn Jesus Christus und der Muttergottes und allen Heiligen.«

»Wir schwören.« Alle erhoben die Hand zum Eid.

»Wir schwören außerdem, dass wir unseren Anführern in allem, was sie befehlen, gehorchen werden.«

»Wir schwören.«

Alle saßen auf.

»Ich muss noch warten«, sagte Hans wütend zu Ludwig.

»Wir können nicht länger warten, du verliebter Depp«, antwortete Ludwig. »Sieh es endlich ein. Deine Braut wird nicht mehr kommen.«

»Da!« Hans deutete auf einen kleinen Punkt, der sich schnell auf sie zubewegte. Dass es sich nicht um Aynur handeln konnte, war Hans sofort klar. Die kleine Gestalt kam näher und näher. Ein Mädchen. Die kleine Dienerin mit der Tulpe aus Konya.

Hans ritt ihr ein Stück entgegen. Als sie sich trafen, stieg er nicht ab. Sie schaute mit ihrem unschuldigen Kleinmädchengesicht zu ihm hoch und streckte den rechten Arm aus. Darin hielt sie eine Papiertulpe. Hans nahm sie. Das Mädchen drehte sich um und lief zurück Richtung Stadt. Einmal drehte sie sich kurz um und winkte fröhlich. Hans sah ihr wie versteinert nach. Er wusste es. Er hatte es immer gewusst. Er wollte es aber nicht glauben. Auch jetzt nicht, als er die Blume in der Hand hielt. Wenn nicht Yorick neben ihm aufgetaucht wäre und ihm die Hand auf die Schulter gelegt hätte, wäre Hans dem Mädchen hinterhergeritten.

»Komm«, sagte Yorick.

»Aber … ich verstehe das nicht.«

»Das wirst du schon. Irgendwann.«

Hans löste sich aus seiner Starre und zerpflückte die Papierblume. Der klein gefaltete Zettel darin wäre beinahe zu Boden gefallen. Mit zitternden Händen öffnete ihn Hans. »Viel Glück«, stand darauf.

»Viel Glück?«, wiederholte er tonlos. »Viel! Glück!« Er spürte genau, wie etwas in seinem Inneren in diesem Moment abstarb. Er konnte es nicht lokalisieren, aber es war tot. Es tat nicht weh, es war einfach nicht mehr lebendig. Er kannte die schwülstigen Lieder, in denen Männer davon sangen, wie schmerzhaft die Liebe oft sei. Schwachsinn, nicht Liebe war schmerzhaft, sondern deren Abwesenheit. Genauso das Gesülze von herausgerissenen Herzen bei unerfüllter Liebe. Sein Herz steckte noch in seiner Brust und schlug. Nur bestand sein komplettes Inneres irgendwie aus Watte.

»Frauen«, sagte Yorick so, als hätte er Erfahrung.

»Ich …« Hans sank im Sattel zusammen. »Gut. Wir müssen los.« Er richtete sich auf und wendete das Pferd. »Los, München, lauf wie der Wind, und bring mich nach München.« Frauen. Das Ende der Welt. Alles egal.

Solange sie nahe der Stadt waren, ritten sie zur Lärmvermeidung im schnellen Schritt. Später galoppierten sie durch die öde, von der Sommersonne ausgetrocknete Landschaft Richtung Berge. Als die Morgendämmerung den Himmel zartrosa färbte, hatten sie die Ausläufer des Pontusgebirges erreicht. Sie stiegen an einem Bach ab und ließen die Pferde rasten. Als die Sonne aufgegangen war, ritten sie weiter. Immer tiefer hinein in die von Erosionen zerfurchten Berghänge und zerklüfteten Felswände. Sie folgten Eselspfaden, passierten kleine Dörfer auf Hochebenen und einsame Gehöfte, die sich an die Hänge schmiegten. Sie hatten ausgemacht, nicht zu plündern, sondern sich so lange als möglich vom mitgeführten Proviant zu ernähren. Ortsunkundig, wie sie waren, mussten sie mehrmals umkehren, weil sie sich in Täler ohne Ausweg gewagt hatten oder unüberwindbare Geröllfelder den Pferden keinen sicheren Tritt boten. Zwei Kameraden verloren sie unterwegs. Einer stürzte vom Pferd und brach sich den Hals, ein anderer rutschte samt seinem Pferd in eine tiefe Klamm. Hans blieb schweigsam, konzentrierte sich auf die Ablenkung von seinem Liebeskummer.

Dass ihnen inzwischen ein fünfhundert Mann starker Suchtrupp auf den Fersen war, bemerkten sie das erste Mal, als sie auf einer Hochwiese rasteten und die Nachzügler ihres Trupps berichteten, sie hätten in der hinter ihnen liegenden Schlucht gewaltiges Pferdegetrappel gehört. Hans und Ludwig beendeten die Rast sofort und entschlossen sich, den Weg durch ein Quertal einzuschlagen. Ein kapitaler Fehler, wie sich bald zeigen sollte. Sie kamen nur langsam vorwärts. Am Nachmittag hatten die Verfolger sie beinahe eingeholt. Hans und Ludwig ließen absitzen. Gemeinsam frei sein oder gemeinsam sterben. Die Flüchtenden verschanzten sich hinter Felsen und warteten mit gespannten Bögen. Ein Pfeilregen begrüßte die Verfolger, die sich ebenfalls verschanzten und zurückschossen.

»Das hat doch keinen Sinn!«, brüllte der Anführer und trat aus seiner Deckung hervor. Hans erkannte seinen Hauptmann Karabulut. »Wir sind in der Überzahl. Überlegt euch, was passieren soll. Ich verkünde hiermit einen einstündigen Waffenstillstand!«

Hans gab einem Bogenschützen, der auf Karabulut zielte, ein Zeichen, die Waffe zu senken.

»Was sollen wir tun?«, fragte Ludwig.

»Schickt uns einen Unterhändler!«, rief Hans spontan.

Karabulut selbst kam zu ihnen herüber.

»Warum macht ihr das?«, fragte er. Enttäuschung lag in seinem Gesicht.

»Wir wollen nicht länger Sklaven sein«, antwortete Ludwig.

»Wir wissen, dass wir alle sterben müssen, wenn wir vor den Sultan kommen«, sagte Hans. »Da ist es für uns besser, wir sterben hier im Kampf um unseren christlichen Glauben.«

»Euren Glauben? Seid ihr wirklich so wild entschlossen?«, fragte Karabulut.

»Was bleibt uns anderes übrig?«

»Das Leben«, antwortete der Hauptmann. »Das bleibt euch übrig. Ich gebe euch hiermit mein Wort. Wenn der Sultan so erbost über eure Flucht sein sollte, dass er euch hinrichten lassen will, dann gehe ich mit euch und werde mich als Erster töten lassen.«

Hans und Ludwig sahen sich an.

»Ist das Euer Ernst, Herr?«, fragte Hans.

»Das schwöre ich«, antwortete Karabulut ernst und feierlich.

Hans sah sich um. Er blickte in erschöpfte und verängstigte Gesichter von jungen Burschen, von Kindern, einige hatten noch nicht einmal Bartflaum. Don Juan wich seinem Blick aus und brabbelte etwas von der heiligen Muttergottes. Lasse der Nordmann machte eine gleichgültige Geste.

»Yorick?«

»Ludwig und du seid unsere Anführer«, antwortete der Flame. »Was immer ihr entscheidet, wir sind dabei.«

Ludwig kämpfte mit sich, dann nickte er.

»Gut«, sagte Hans gedehnt und musste seine Verzweiflung herunterschlucken. »Euer Wort gilt. Wir ergeben uns.«

Der Marsch nach Bursa verlief totenstill. Auf ganzer Linie gescheitert, schaute man sich kaum noch in die Augen, gesprochen wurde nur das Nötigste.

Sultan Bayezid tobte. Er verlangte die sofortige Hinrichtung aller Gefangenen. Karabulut hielt Wort. Er trat vor und kniete sich nieder. Er beteuerte, dass er sich der Gnade des großen Herrschers gewiss gewesen sei und dass er daher den Flüchtlingen das Leben versprochen habe. Darauf habe er einen Eid geschworen, und wenn der Sultan nun alle hinrichten lassen wolle, müsse er mit ihm anfangen. Überrascht fragte der Sultan, ob denn ein Schaden entstanden sei. Das verneinte Hauptmann Karabulut. Der Sultan überlegte kurz. Dann befahl er, die Gefangenen in Ketten zu legen und in den Turm zu sperren.

Sie blieben in Ketten. Die Haft war kein Vergleich mit der vor drei Jahren, als sie das erste Mal in Gefangenschaft waren. Diesmal pferchte man sie in eine kleine Zelle, die nicht für sechzig Mann ausgelegt war. Man musste in Schichten schlafen. Es gab kaum abwechslungsreiche Nahrung, oft ließ man sie hungern. Medizinische Versorgung fehlte ebenfalls. Schon nach drei Wochen starb der Erste an Entkräftung.

Nach sechs Wochen flog die Tür auf und Lala Nedim Pascha betrat mit Leibgarde die Zelle. Der Prackl wedelte ein parfümiertes Tuch vor der Nase und blieb unter dem Türstock stehen. Auch ohne Befehl warfen sich alle auf die Knie und senkten die Köpfe zu Boden.

Hans schielte zu Yorick hinüber. Er konnte nur sein Profil sehen, doch er kannte seinen Freund längst gut genug, um zu bemerken, dass Yoricks Unterwürfigkeit in diesem Moment nur gespielt war. Eine Pro-forma-Demut. Seine Augen strahlten siegesblau.

Der Prackl sagte kein Wort und wedelte ungeduldig mit seinem Tuch. Einer seiner Leibgardisten trat zu Yorick, löste seine Ketten von den wund gescheuerten Handgelenken und zog ihn hoch. »Bild dir bloß nichts ein, nur weil du sein Favorit bist, Arschloch«, zischte der Gardist zwischen den Zähnen Yorick zu.

Yorick gab ein leises verächtliches Schnauben von sich. »Neidisch? Deiner ist eben zu klein, um ihn zu befriedigen.« Yorick sah den Prackl direkt an, in dessen Augen flammte glühendes Verlangen.

Der Gardist gab Yorick einen Stoß. Yorick raunte dem Prackl im Vorbeigehen leise zu: »Glaubt bloß nicht, dass ich mich zuvor waschen werde«, was beim Prackl einen Schauder der Entzückung auslöste. Yorick sah noch einmal über die Schulter zu Hans. Sein Blick sagte ›Verzeih mir‹. Es gab nichts zu verzeihen. Hans verstand seinen Freund. Auch wenn er erst jetzt begriff, welche Dienste Yorick für den Prackl leistete. Alles war besser, als in diesem Loch zu vegetieren. Nicht einmal mehr Ratten gab es. Sie hatten in hungrigen Tagen die Ratten gefangen, getötet und über einen kleinen Topf mit Feuer, der man ihnen als Wärme- und Lichtquelle in die Mitte des Raums gestellt hatte, geröstet. Es schien sich bei den Tieren herumgesprochen zu haben.

Jetzt blieb Hans nur noch Max, der wieder in der Luft Laute spielte und völlig emotionslos vor sich hinstarrte. Gelegentlich brüllte Don Juan seinen Hass auf Hans durch den Raum. Nur ihm, dem Arschloch, haben man diese Scheißlage zu verdanken. Er forderte immer wieder die Jungfrau Maria droben im Himmel auf, Hans endlich zu verfluchen. Körperlich konnte er Hans nicht zu nahe rücken. Die Ketten erlaubten zwar einen gewissen Aktionsradius, alle konnten sich damit dem Feuertopf in der Mitte nähern, doch der reichte nicht für Don Juan, um Hans zu erreichen.

Der Winter brachte zusätzliche Kälte in das Verlies. Max kuschelte sich ganz selbstverständlich an Hans. Alle versuchten, sich irgendwie gegenseitig zu wärmen. Für fünf von ihnen reichte es nicht. Sie erfroren. Als das Frühjahr kam, waren drei weitere Burschen abgemagert zu Skeletten an Entkräftung gestorben. Darunter der Ungar Hodor, einer der treuen Lakaien von Don Juan. Der Kastilier hatte sich dreist immer wieder an Hodors Essensportionen bedient, je schwächer Hodor wurde, desto unmenschlicher malträtierte ihn Don Juan und zog seinen anderen Kumpel Felipe als Mittäter hinzu. Gemeinsam ergötzten sie sich an Hodors Dahinsiechen. Hans vermutete, Don Juan wollte jemand langsam sterben sehen. Wie recht er damit hatte, konnte Hans nicht ahnen. Hans beneidete Max um seine abgeschottete Welt.

Nach neun Monaten und insgesamt zwölf Verstorbenen schwang die Kerkertür mit so viel Bedeutung auf, dass alle gespannt aufschauten. Tatsächlich kam nicht der Wärter mit der Essensration, sondern Süleyman Chelebi persönlich. Der Sohn des Sultans gab Anweisung, dass alle Gefangenen sofort von den Ketten befreit werden sollten. Dann ließ er die Burschen im Hof baden, rasieren, von seinem jüdischen Leibmedicus ärztlich versorgen, gab ihnen einen kräftigen Kichererbsen-Linsen-Eintopf mit Hammelfleisch sowie Fladenbrot satt zu essen und kleidete sie neu ein. Hans fühlte sich wie in einem Traum, wusste nicht, ob er lachen oder weinen sollte und stopfte sich daher stumm mit Essen voll, bis ihm beinahe schlecht wurde. Selbst Max schien ihm irgendwie lebendiger als zuvor.

Es war Frühsommer, Milde lag in der Luft. Milde lag auch in Sultan Bayezids Gesicht, als er mit seinen wichtigsten Beratern den Hof betrat. Süleyman Chelebi bedankte sich bei seinem Vater, dass er die Mühen des Weges auf sich genommen hatte und bat ihn um Gnade für alle Gefangenen. Diese Geste, so Süleyman, stünde dem großen König der Könige gerade heute am ersten Tag nach Ende des Ramadan gut an. Es seien alles gute und tapfere Burschen, deren Dienste man weiterhin gebrauchen könnte. Bayezid nickte wohlwollend. Er sei, verkündete er, durchaus bereit, Gnade walten zu lassen. Die Burschen könnten sich glücklich schätzen, dass sie so wichtige Fürsprecher hätten. Er verlangte, dass man ihm hier und jetzt ewige Treue schwöre und dass man nie wieder einen Fluchtversuch unternehmen würde.

Keiner verweigerte den Schwur. Selbst der Lothringer Ludwig, der inzwischen durch eine Infektion auf dem linken Auge erblindet war, zwei weitere Burschen, die ihr Augenlicht komplett verloren hatten, und die fünf Bemitleidenswerten, denen man aus diversen Gründen Hände, Arme oder Beine amputieren musste, nicht.

Ein Lächeln huschte über Bayezids Gesicht. Zufrieden verkündete er, dass jeder in seine alte Einheit zurückkehren würde. Auf die Reiter würden neue Pferde warten, und weil er sich nun sicher sei, dass er auf sie zählen könnte, erhöhte er auch noch den Sold.

Was Hans nicht ahnte, war, dass seine Gefangenschaft in Bursa ihm, ebenso wie seinem Herrn Karabulut und den anderen Reitern seiner Einheit, das Leben gerettet hatte. Der Nomadenfürst Uthman von den Weißen Hammeln war nach seiner Vertreibung aus Sebast zwar in seine Heimat gezogen, hatte aber Boten zum Tatarenführer Tamerlan geschickt und sich bitter über Sultan Bayezid beschwert. Uthman und die Weißen Hammel hätten Sebast und das dazugehörende Land erobert, also stünde es ihnen zu. Bayezid sei ein Usurpator. Als Vasall Tamerlans forderte er, sein Herr möge ihn darin unterstützen, das Reich Sebast zurückzufordern. Also schickte Tamerlan Boten zu Bayezid, doch der Sultan lehnte alle Forderungen empört ab. Er selbst habe Sebast im Kampf erobert, also stünde es ihm zu und nicht diesem dahergelaufenen Weißen Hammel namens Uthman.

Tamerlan entschied sich zu einer kleinen Machtdemonstration. Er zog im Jahr 1400 mit einer gewaltigen Armee nach Sebast und belagerte es einundzwanzig Tage. Die fünfhundert Soldaten, die Bayezid zum Schutz der Stadt zurückgelassen hatte – und zu denen Karabulut mit seinen Mannen gehört hätten, wenn die Flucht von Hans sie nicht nach Bursa geführt hätte –, konnten dem riesigen Tatarenheer nicht standhalten. Tamerlan ließ an einigen Stellen die Stadtmauer untergraben. Seine Männer stürmten durch die Tunnel in die Stadt, und nach einem kurzen Gefecht gehörte Sebast den Tataren. Der Hauptmann von Bayezids Truppen flehte Tamerlan an, ihr Blut nicht zu vergießen. Tamerlan sicherte dies zu. Er befahl den Gefangenen, vor der Stadt eine enorme Grube auszuheben. Darin mussten sich die osmanischen Soldaten aufstellen. Dann ließ Tamerlan seine Männer die Grube zuschütten und alle darin lebendig begraben. Die schockierten Stadtoberen ließ er wissen, er verstünde ihr weibisches Geheule nicht, denn er habe sein Wort gehalten – es sei kein einziger Tropfen Blut vergossen worden. Anschließend plünderten und verwüsteten Tamerlans Leute die Stadt. Einen Großteil der Einwohner ließ Tamerlan bei seinem Abzug als Sklaven verschleppen. Zuletzt setzte er Qara Yoglu Uthman Beg wieder als Herren von Sebast ein.

12 Der Schlangenkampf

»Schön, das Meer, hmmm?« Es war keine Frage, mehr eine Feststellung. Karabulut ließ sich neben Hans nieder, der am Strand saß und in die Ferne blickte. Neben ihm hockte Max.

Sie hatten sich Stiefel und Mäntel ausgezogen und die Waffen abgelegt. Sie hatten das erste Mal in ihrem Leben im Meer gebadet. Dass Wasser so salzig sein konnte, faszinierte Hans. Weil sie wussten, dass es sich hier auch für Männer nicht gehörte, sich zu entblößen, waren sie in Hose und Hemd im Wasser gewesen und ließen nun sich in der Sonne trocknen. Zuvor waren die beiden mit ihren Pferden ein ganzes Stück am Strand entlanggeritten. Möglichst weit weg von den anderen Soldaten, die sich ebenfalls am Meer tummelten, soffen und sich prügelten. Hans hatte ein wenig seine Reitfähigkeiten trainiert. Der Sultan hatte sein Versprechen gehalten und allen Reitern neue Pferde gegeben. Dieses war bunt gescheckt, kleiner, wendiger und frecher als sein Fluchtpferd München. Der Einfachheit halber hatte Hans auch dieses Tier München getauft. Er schaffte es schon passabel, wie Karabulut links und rechts vom Pferd zu springen und sich wieder am Sattel hochzuziehen, wenn das Tier stand oder langsam schritt. Bald würde er es im Trab oder Galopp schaffen. Den Nebeneffekt, deutlich kräftigere Arm- und Schultermuskulatur, genoss Hans außerdem.

»Ja, Herr«, antwortete Hans. »Wunderschön. Ich war noch nie am Meer.«

»Deinen untoten Freund brauche ich ja wohl nicht zu fragen, wie er es findet.« Karabulut schielte schmunzelnd zu Max hinüber.

Karabulut zog eine kleine Tonpfeife aus seiner Tasche und füllte sie mit getrockneten Kräutersamen. Dann zündete er die Samen mit einem Schwefelholz an und atmete den Rauch ein. Hans hatte schon seit vielen Jahren niemanden rauchen sehen. Seine Großmutter hatte manchmal hinter dem Haus gesessen und mit einer ähnlichen Pfeife Kräuter inhaliert. Huflattich meist, manchmal gemischt mit etwas Hanfsamen oder einer Prise getrocknetem Fliegenpilz. Was sie machte, war verpönt, auch wenn es auf dem Land durchaus üblich war, Kräuter zu rauchen. Aber in der Stadt machte man so etwas nicht. Wenn der Vater sie erwischte, gab es jedes Mal Ärger und Geschrei.

Isfendiyar (reg. 1385–1440), Herr von Kastamonu, einen Landstrich am Schwarzen Meer, der den heutigen türkischen Provinzen Kastamonu, Sinop und Samsun entspricht (Schiltberger nennt Kastamonu ›Tsanika‹, eine Verwechslung mit dem benachbarten Kleinstaat Çanik); war erst Vasall Bayezids, unterwarf sich 1402 Tamerlan. Bei Schiltberger heißt er ›Gynaid‹.

Karabulut hielt Hans die Pfeife hin. »Na los, probier mal.«

Hans zog am Mundstück. Heißer Rauch löste einen Hustenanfall aus. Karabulut lachte. »Wird schon. Noch Mal.«

Der Rauch schmeckte würzig und harzig. Mit jedem Zug fühlte sich Hans gelöster. »Was ist das, Herr?« Sein Hirn begann zu fliegen.

»Hanfsamen. Sie lösen dumme Verknotungen im Kopf.« Der Hauptmann nahm die Pfeife zurück und paffte. »Dumm, dümmer, Hans«, sagte er. »Du warst dumm, Hans. Das mit der Flucht. Tststs.«

Sie hatten seit der Freilassung kein persönliches Gespräch geführt. Überhaupt hatten sie noch nie ein persönliches Gespräch geführt. Bis jetzt am Strand von Samsun am Schwarzen Meer. Links von ihnen lag die Stadt, dahinter versank die Sonne langsam abendrot am Horizont. Eigentlich handelte es sich um zwei Städte, das uralte Amisos, in dem immer noch vor allem Griechen und Armenier lebten und die Italiener wichtige Handelsniederlassungen unterhielten, sowie die moslemische Neustadt Samsun. Die beiden Stadtmauern standen nur einen Bogenschuss voneinander entfernt. Im Hafen lagen internationale Handelsschiffe vertäut und warteten auf das Ende der Besatzung. Sultan Bayezid hatte verfügt, dass vorerst keine Schiffe anlegen oder auslaufen durften. Die Fischer fluchten. Die Kaufleute fluchten. Alle fluchten. Denn die Schiffe und damit die Waren wichen nach Sinop oder Trapezunt aus.

Keine zwei Wochen, nachdem man Hans und die anderen Flüchtlinge aus dem Kerker entlassen hatte, war Bayezid zu einem Kriegszug gegen das Land Kastamonu mit der Hauptstadt Samsun aufgebrochen. In den zwei Wochen hatte man die halb verhungerten und verwahrlosten Freigelassenen nach allen Regeln der Kunst aufgepäppelt und wieder diensttauglich gemacht.

Lasse der Nordmann gehörte nun zu Hans' neuen Kameraden, und sie hatten festgestellt, dass sie ganz gut miteinander auskamen. Er war bei Weitem kein Ersatz für Yorick, aber dennoch … Dass Lasse allgemein wegen seiner Geschichten als verrückt galt, störte Hans nicht. Im Gegenteil. Der Nordmann mit seinen rotblonden Haaren und großen Zähnen war genauso neugierig auf die Welt wie er. Seine spleenigen Geschichten konnte Hans immer wieder hören. Besonders die, in der Lasse behauptete, sein Volk, das einst eine große Seefahrernation gewesen sei, hätte ein völlig neues Land entdeckt. Weit, weit entfernt im Westen, sie nannten es Weinland, weil es dort so fruchtbar sei.

Eine Urgroßmutter der Urgroßmutter seiner Urgroßmutter namens Freydis Eriksdottir sei dabei gewesen und darum sei alles wahr. In diesem Land würden seltsame Menschen ohne jeglichen Bartwuchs leben, denen Adlerfedern aus dem Kopf wachsen würden. Lustig war auch die Geschichten von einem Volk, das an einem Ort namens Grünland leben würde, und dessen Angehörige, Männer wie Frauen, komplett mit Fell bewachsen seien und nur rohen Fisch essen würden. Das klang genauso verrückt, wie die Geschichten von Menschen mit Hundeköpfen oder Einhörnern oder Drachen. Hans mochte das.

Hans' neues Pferd München hatte ihm beim Ritt nach Kastamonu und bei der Eroberung Samsuns treue Dienste geleistet. Wobei Eroberung das falsche Wort war, es handelte sich eher um eine vorsorgliche Invasion, eine Machtdemonstration, um Isfendiyar, König von Kastamonu, an seinen Vasallenstatus zu erinnern. Natürlich war die Geschichte dahinter ein klein wenig länger. Sie hatte mit Isfendiyars Vater, Bayezid dem Lahmen, und dem Vater von Bayezid dem Blitz, Murad I., zu tun, mit der Eroberung von Bulgarien, mit Verrat in der Familie, dem Putsch von Isfendiyars Bruder Süleyman II. gegen Vater Bayezid den Lahmen, dem Auftragsmord an Süleyman II. durch Bayezid den Blitz und so weiter zu tun. Das übliche an Hass und Brudermord. Was momentan jedoch zählte, war Bayezids Sieg über Burhaneddin, die osmanische Eroberung von Sebast und die Rückeroberung durch die Tataren – das hatte die ganze Region in Aufruhr versetzt. König Isfendiyar von Kastamonu sollte an die Kandare genommen werden.

»Eine Frau?«, fragte Karabulut. Hans sah in verwirrt an.

»Hinter deiner Flucht steckt bestimmt eine Frau. Eine Liebesgeschichte, oder?«

Hans nickte traurig. Die harten Monate der Gefangenschaft hatten ihn den Liebeskummer nicht ganz vergessen lassen.

»Oh weh.« Der Hauptmann lachte mitleidig. »Eine tragische Liebesgeschichte. Dumm, Hans, sehr dumm. Dabei bist du nicht dumm. Du hast großes Potenzial.«

Hans wartete schweigend. Da musste nun noch mehr kommen. Ein Vorwurf, ein Angebot. Stattdessen fuhr Karabulut im Plauderton fort: »Hast du von dem großen Wunder hier gehört? Von den Schlangen und Nattern? Nein? Davon spricht doch ganz Samsun. Hier in den Wäldern rings um die Stadt gibt es viele Schlangen. Vor Kurzem sind sie zu Hunderten herausgekrochen und haben sich vor der Stadt gesammelt. Gleichzeitig sind die Meerschlangen aus dem Wasser gekommen. Neun Tage lang haben sie sich gesammelt.

Überall Gewürm! Keiner traute sich mehr aus der Stadt, obwohl sie das Vieh verschonten und auch keine Menschen angriffen. Isfendiyar gab den Befehl, dass man den Schlangen nichts antun solle. Er hielt das für ein Zeichen Gottes. Am zehnten Tag dann begannen die Schlangen miteinander zu kämpfen, von Sonnenaufgang bis zur Abenddämmerung. Der Himmel sah bestimmt so feurig rot aus wie jetzt. Isfendiyar ritt hinaus und beobachtete die Schlacht aus nächster Nähe. Die Waldschlangen siegten, sie vertrieben die anderen zurück ins Meer oder töteten sie. Am folgenden Tag ritt der Herr zum Schlachtfeld und fand nur noch tote Schlangen vor. Er ließ sie zählen. Achttausend! Kannst du dir das vorstellen, Hans? Achttausend tote Schlangen. Isfendiyar ließ eine Grube ausheben und alle vergraben. Unmittelbar danach kamen wir hierher. Unser Vater Bayezid sah das als großen Glücksfall. Er freute sich, dass die Seeschlangen unterlegen waren. Für ihn war das ein Zeichen Gottes, dass er fortan nicht nur ein mächtiger Herrscher eines Landes am Meer, sondern bald auch ein mächtiger Herrscher des Meeres werden würde.«

»Und?«, fragte Hans irritiert.

»Ich dachte, die Geschichte interessiert dich.«

»Es ist eine Geschichte, nicht wahr? Kämpfen Schlangen miteinander? Davon habe ich noch nie gehört.«

»Nur weil du von etwas noch nie gehört hast, kann es trotzdem passiert sein.«

»Das stimmt«, sagte Hans nachdenklich. »Die Bibel ist voll von solchen Geschichten. Zeichen und Wunder geschehen immer wieder. Auch wenn ich selbst noch nie eins erlebt habe. Vielleicht sind es auch nur Geschichten. Meine Großmutter glaubte an Wunder. Ich nicht.«

»Siehst du, Hans, du bist nicht dumm.« Karabulut lachte und reichte ihm noch einmal die Kräuterpfeife. »Das ist dir aufgefallen. Es sind nur Geschichten.«

»Glaubt Ihr an göttliche Zeichen und Wunder? Seid Ihr Grieche oder Armenier? Ich dachte, Ihr seid Moslem, Herr.«

»Wieso sollte ich Grieche sein? Und was hat das mit göttlichen Zeichen zu tun?«

»Weil … keine Ahnung. Ich bin etwas verwirrt, verzeiht, Herr.«

»Ich bin Moslem, Hans. Ich bin aus Syrien, wie du weißt. Es gibt im Islam verschiedene Glaubensrichtungen.«

Hans sah seinen Herrn skeptisch an. »Mehrere Glaubensrichtungen? Wie soll denn das gehen?«

»So wie bei euch Christen.«

»Es gibt bei uns nur einen Glauben.«

»Ach, du folgst dem Papst aus Rom, oder? Und was ist mit dem Papst in Avignon? Und dem Oberpriester von Konstantinopel? Und den Griechen, Armeniern, Georgiern, Kopten, Abessiniern und Russen?«

»Die Griechen sind ... seltsam«, sagte Hans unsicher. »Die glauben falsch. Na ja, irgendwie schon richtig. Also an den richtigen Gott und unseren Herrn Jesus und die Jungfrau Maria. Ich weiß nicht viel über die Griechen, aber was ich gesehen und gehört habe, ist das Drumherum bei denen komplett falsch.« Hans hatte in Samsun und Sebast griechische Gottesdienste besucht und sich schwer gewundert. Sie glaubten nicht an den Heiligen Stuhl und behaupteten, ihr Patriarch sei mindestens so mächtig wie der Papst. Sie hielten auch zu viele Messen für überflüssig. Nur am Sonntag gab es eine Messe, und die war dann auf Griechisch und nicht auf Latein. Für Hans machte das keinen Unterschied, er verstand beides nicht. Aber neugierig, wie er war, hatte er alles genau beobachtet und gelegentlich Griechen nach Details gefragt. Weihwasserbecken kannten sie zum Beispiel nicht. Wenn der Priester das Brot in Gottes Leib wandelte, warfen sich alle auf den Boden, denn sie meinten, kein Mensch sei würdig, Gottes Wandlung zu sehen. Danach verteilten der Priester und seine Schüler Brotstückchen an die vor ihnen sitzenden Gläubigen – sogar an Kinder! Das Brot nannten sie Prosphora, es durfte nur von Jungfrauen gebacken werden. So etwas wie die Letzte Ölung kannten die Griechen nicht, sie meinten, der Mensch käme erst am Jüngsten Tag in den Himmel oder die Hölle. Wenn jemand starb, wurde er noch einmal getauft und vor der Bestattung gewaschen. Bizarr fand Hans auch, dass die Priester heiraten und sich fortpflanzen durften. Angeblich sei es bei vornehmen und reichen Töchtern sehr beliebt, einen Priester zu heiraten. Wer Priester werden wollte, musste erst heiraten und ein Kind zeugen. Wer nicht zeugungsfähig war, dem wurde die Priesterweihe verweigert. Wenn dem Priester die Ehefrau starb, musste er allerdings den Rest des Lebens als Witwer verbringen, durfte weder neu heiraten noch eine Geliebte haben. Sollte er mit einer Frau erwischt werden, so nahm ihm der Bischof alle priesterlichen Ämter. Und das, obwohl sie keine Sünde darin sahen, etwas mit einer ledigen Frau zu haben. Was Hans kaum glauben wollte, und er war sich fast sicher, dass man ihn auf den Arm genommen hatte, war, dass die Kirchen Privateigentum waren. Kirchen konnten von ihren Erbauern vererbt oder verkauft werden. Außerdem aßen sie am Mittwoch kein Fleisch und hielten seltsame Fastenzeiten, feierten keine Lichtmess und Ostern an einem anderen Tag. Kurz: »Das sind also gar keine richtigen Christen«, schloss Hans.

»Sagt dein Papst.«

»Ja, sagt mein Papst.«

»Und das hinterfragst du nicht?«

»Nein, das ist der Papst! Wie käme ich dazu!«

»Hier oben.« Karabulut tippte Hans gegen die Stirn. »Hier oben kommst du zum Hinterfragen.«

»Eins habe ich in der Schule gelernt, Herr: Hinterfragen bringt nur Schläge. Alles ist gottgewollt und vorgegeben. Da muss man nichts hinterfragen. Ich bin kein Ketzer.« Hans bekreuzigte sich, hielt kurz inne und sah sich seine rechte Hand an. »Noch so was: Die bekreuzigen sich mit der linken Hand!«

»Und die Griechen sagen, dass sie die wahren Christen sind und alles richtig machen, oder?«

»Ja.«

»Siehst du.«

Hans wäre wohl ins Grübeln gekommen, aber sein Hirn war zu sehr mit dem Hanfrauch beschäftigt. »Und was glaubt Ihr dann, Herr?«

»Ich bin Ismailit, genauer gesagt Assassine. Hast du jemals von den Assassinen gehört? Nein? Den Begriff hört man heute nicht mehr so oft. Wir hatten, nun, wie soll ich es ausdrücken, einen seltsamen Ruf in der Vergangenheit. Wir nennen uns jetzt Nizari-Ismailiten. Beizeiten erzähle ich dir mehr davon. Für uns gibt es nur einen einzigen vollkommenen allumfassenden Gott. Und es ist ganz egal, ob du ihn Allah, Jehova oder Buddha oder Krischna nennst.«

»Wer ist denn bitte schön Buddha? Und dieser Krischna?«, gackerte Hans.

»Hast du noch nie einen Inder oder Chinesen getroffen?«

»Wen?«

»Chinesen. Die leben am Ende der Welt.« Da wurde Hans hellhörig. Karabulut fuhr fort: »Unwichtig. Das wirst du schon noch lernen, was Inder und Chinesen sind. Wobei …« Er grübelte kurz. »… wenn ich mich nicht irre, ist Buddha gar kein Gott … Nein, Buddha nicht, aber Krischna … Oder umgekehrt? Siehst du, ich weiß auch zu wenig.« Er lachte wieder. »Für uns zählt vor allem, dass es keine allgemeingültige, dogmatische Wahrheit oder Meinung gibt. Jeder muss den Koran für sich selbst lesen, verstehen und interpretieren. Alles ist eine Allegorie, ein Gleichnis und nicht wörtlich zu nehmen.«

»Das klingt mir aber doch nach Teufelszeug.« Hans wurde es mulmig. Die wohlige Stimmung des Hanfrauchs verflog langsam.

»Du darfst die Bibel nicht auslegen, wie du es möchtest?«

»Gott bewahre!«, rief Hans und hielt sich die Wangen, als hätte er eine Ohrfeige bekommen. »Dafür bekam ich als Kind Watschen vom Pfarrer. Für jede unbotmäßige Frage!«

»Und? Hast du das gut gefunden?«

»Nein.«

»Siehst du. Das ist wie bei den Sunniten. Das ist auch eine Glaubensrichtung des Islam. Für Sunniten sind wir keine richtigen Moslems. Die kleben am Text wie … fast hätte ich Fliegen an der Scheiße gesagt. Aber das habe ich nicht gesagt.« Karabulut lachte herzlich. »Möchtest du noch was?« Er holte einen kleinen Beutel mit Hanfsamen heraus und stopfte sich eine neue Pfeife.

»Ja, danke, Herr.« Sein Hirn wieder fliegen lassen, kam Hans sehr passend vor. Dann durchzuckte ihn ein Gedanke. Warum war der Hauptmann so freundlich zu ihm? Das konnte nur eins bedeuten. Wobei … Gülsüm … Aber am Ende orientierte sich der Hauptmann in verschiedene Richtungen. »Herr, ich bitte Euch«, sagte er ernst, sein Herz klopfte panisch bis zur Gurgel. »Ich bin nicht wie Lala Nedim Pascha! Ich weiß, Ihr verfügt über mich, und ich muss Euch im Zweifel in allem dienen. Aber ich möchte nicht Euer Favorit werden! Bitte! Verschont mich, Herr, ich bitte Euch.«

Karabulut kippte um vor Lachen. »Na, das passt. Ich bin auch nicht wie Lala«, prustete er.

Hans atmete erleichtert aus. »Ich hätte mich schon gewundert«, platzte er unbedacht heraus. »Wegen Gülsüm …«

Karabulut schob überrascht den Unterkiefer vor, und Hans fürchtete, zu weit gegangen zu sein. Aber der Hauptmann verzog nur den linken Mundwinkel zu einem schiefen Grinsen und hob spielerisch drohend den Zeigefinger. »Ich weiß«, sagte der Hauptmann, »ich bin schlimm, was die Frauen angeht. Aber eine Frau und Kinder und Familie – das ist nichts für mich. Du wunderst dich bestimmt, warum ich nicht wie andere Sipahis regelmäßig zu meinen Ländereien zurückkehre. Ich könnte mich unter einen alten Olivenbaum setzen und das Leben genießen. Aber das bin ich nicht. Ich habe es mal ein Jahr ausprobiert. Gott, war das langweilig. Ich bin kein Gutsherr, ich bin Reiter, Soldat, Kämpfer. Das ist mein Leben. Mein Gutshof ist in guten Händen und das Geld macht mich unabhängig. Mehr brauche ich nicht.«

Als sie die zweite Pfeife rauchten, nahm der Hauptmann den Faden zum Schlangenkampf wieder auf. »Ich wollte dir vorhin mit der Schlangengeschichte nur klarmachen, dass es verschiedene Wahrheiten gibt. Auch ich habe noch nie von kämpfenden Schlangenarmeen gehört. Und ich glaube es auch nicht. Aber andere glauben es und nehmen es ernst. Was hältst du von folgender Variante der Geschichte: Es gibt Schlangen, die den Winter schlafend unter der Erde verbringen, in Höhlen, so wie die Bären es tun, und dann im Frühjahr kommen sie alle hervor, um sich zu paaren. Dann tummeln sich Tausende von Schlangen im Liebesrausch auf einer Stelle.«

»Ich habe verstanden.« Hans nickte. »Aber … halt, warum gibt es dann so viele tote Schlangen hinterher, also, wenn die doch nur Liebe machen?«

»Gute Frage, Hans, aber wenn du mitdenken würdest, könntest du sie selbst beantworten, oder? Überleg mal, was Tiere machen, wenn der Trieb sie überkommt.«

»Die Männchen«, sagte Hans. »Sie kämpfen miteinander um die Gunst der Weibchen und die schwächeren Männchen werden getötet.«

»Gut, Hans.« Karabulut wuschelte Hans durch das Haar. Nach einigen Minuten des schweigenden Nebeneinandersitzens, sagte der Hauptmann: »Ihr habt euch bei eurer Flucht eingeredet, dass ihr es für euren christlichen Glauben macht, nicht wahr?«

Hans nickte.

»Gut, wenn es dir so wichtig ist, dann nur zu.« Karabulut deutete Richtung Osten. »So nah an Trapezunt warst du noch nie, oder? Und diesmal sind keine Berge und Schluchten im Weg. Reite einfach ein paar Tage an der Küste entlang, und du kommst auf christlichen Boden. Oder noch besser, geh in den Hafen von Samsun, und such dir einen italienischen Frachter, der dich nach Europa bringt.«

Hans kaute auf der Unterlippe, bevor er sagte: »Die Schiffe dürfen nicht auslaufen.«

»Dann warte eben, bis sie wieder auslaufen dürfen!«

»Spielt bitte nicht mit …«, begann Hans, doch Karabulut unterbrach ihn: »Ich spiele nicht mit deinen Gefühlen, dummer Junge. Was glaubst du denn, passiert, wenn ihr in Trapezunt seid? Ich kann es dir sagen. Der Kaiser würde euch sofort wieder den Türken ausliefern, denn er würde es nie wegen ein paar entflohenen Sklaven riskieren, den Sultan zu verärgern. Christ hin oder her. Der Glaube spielt überhaupt keine Rolle. Auch bei euch. Den Glauben haben die meisten von euch doch nur vorgeschoben. Jeder hatte andere Beweggründe für diese dumme Flucht. Bei dir war es in Wahrheit die Liebe zu einem Mädchen … und vielleicht auch Heimweh. Dein Antrieb zu allem, was du machst, ist nicht der Glaube. Glaubs mir.« Karabulut musste über seinen unbeabsichtigten Kalauer lachen, und Hans stimmte mit ein.

»Was ist dein Antrieb, Hans?«

»Ihr habt es doch schon gesagt. Es war Liebe.«

»Nein, die Flucht meine ich nicht«, sagte Karabulut. »Vergiss die Kindereien. Dein Antrieb im Leben.«

»Die Wunder der Welt sehen.«

»Das ist großartig. Bleib dabei, Hans. Frauen gibt es viele. Wunder nur wenige. Wofür würdest du töten, Hans?«

Die Frage überraschte Hans nicht, weil Karabulut sie so unvermittelt beiläufig und mit launigem Unterton gestellt hatte.

»Für die Liebe«, sagte Hans. »Und für die Wunder der Welt. Mal ganz abgesehen davon, dass ich schon häufig getötet habe. Im Krieg.«

»Ja, ich weiß«, Karabulut lächelte. »Der Türkenfresser. Aber da sind wir uns einig, dass das nicht zählt. Das ist gottgewollt.« Er zuckte mit den Schultern. »Es ist übrigens besser für uns alle, wenn du nicht jedem erzählst, dass ich Ismailit bin. Wir haben hier nicht so viele Freunde bei den Osmanen.« Karabulut sah kurz unsicher zu Max hinüber, der nicht mit dem Oberkörper wippte, sondern mit seinen Zehen, dann kicherte er. »Und pass auf, dass die Plaudertasche neben dir zur Abwechslung mal ihren Mund hält.«

Hans gackerte lauthals los. Und er bekam tierischen Hunger.

13 Die Sperberburg

Kommt mit. Ich möchte euch etwas zeigen«, sagte Karabulut. Wohin es gehen sollte, wollte er nicht verraten. Sie brachen kurz nach Sonnenaufgang auf und ritten nach Osten Richtung Kerasus, der Stadt der Kirschen. Der Hauptmann hatte nur Hans, Max und den Nordmann Lasse sowie einen mit Zelt und Proviant beladenen Maulesel mitgenommen. Etliche Meilen außerhalb von Samsun ließ Karabulut sie halten und warten. Kurze Zeit später tauchten drei weitere Reiter auf. Zu seiner teils unangenehmen Überraschung sah Hans seinen ehemaligen Janitscharen-Koch Bahadir und den Kastilier Don Juan samt Anhang Felipe.

»Janitscharen auf Pferden?«, knurrte er halblaut.

»Pferde kann man leihen«, antwortete Karabulut. »Sie werden uns begleiten.« Er begrüßte Bahadir herzlich und umarmte ihn wie einen Bruder.

Sie ritten ohne Rast den halben Tag durch die dicht bewaldeten Täler und Höhenzüge des Gebirges. Nach einer kurzen Mittagsrast auf einer großen Lichtung ging es weiter. Wenn Hans sich nicht völlig täuschte, folgten sie alten Eselspfaden parallel zur Küste immer weiter nach Osten, wobei sie sich langsam von der Küste entfernten. Also eher Südosten. Was machen wir hier?, fragte Hans sich mehrfach und kam zu keinem vernünftigen Schluss. Solange sie strikt nach Osten geritten waren, war sich Hans so gut wie sicher gewesen, dass man sie nun doch nach Trapezunt bringen würde. Einen irrwitzigen Moment lang hoffte Hans, dass man sie dort einfach freilassen würde. Das war die unwahrscheinlichste Variante. Vielleicht – und das war eher wahrscheinlich – würde man sie dort auf dem Sklavenmarkt verkaufen. Wobei er das seinem Herrn nicht zutraute. Er dachte an das Gespräch am Strand. Vielleicht sollten sie einfach ein Wunder der Welt sehen. Vielleicht war diese üppige Vegetation des subtropischen Walds bereits das Wunder? Einen Wald wie diesen hatte Hans in der Tat noch nicht gesehen. Verwunschen wie in einem alten Märchen …

Karabulut gab das Zeichen zum Halten. Vor ihnen erhob sich eine undurchdringliche Wand aus Gestrüpp und von Schlingpflanzen überwucherten Bäumen. An ein, zwei Stellen blitzten hinter dem Dickicht große Felsen durch.

»Wir sind da«, sagte Karabulut zufrieden und stieg ab.

»Wo sind wir?«, fragte Lasse und sah sich mit weit aufgerissenen Augen fragend um. Er nahm den kegelförmigen Reiterhelm ab und kraulte sich durch sein rotblondes Haar, das wirr vom Kopf abstand.

»Steigt ab und versorgt erst eure Pferde«, befahl Karabulut. »Alles, was nun geschehen wird, bleibt unser Geheimnis. Alles, was später folgen wird, ebenfalls. Auf euch wird in baldiger oder ferner Zukunft eine Aufgabe zukommen, die ihr erledigen müsst. Ihr werdet widerspruchslos gehorchen. Wir haben euch ausgewählt, weil wir euch für geeignet halten. Ihr seid also privilegiert. Ihr könnt jetzt entscheiden, ob ihr das Kommende mitmachen wollt, oder nicht. Keine Angst, es wird euch kein Leid geschehen, auch wenn ihr ablehnt. Mehr kann ich euch noch nicht sagen. Entscheidet jetzt.«

»Und was passiert, wenn wir uns dagegen entscheiden?«, fragte Don Juan.

»Wer nicht dabei sein möchte, bekommt Augen und Ohren verbunden und wird an einen Baum gefesselt. Er darf nichts von dem Folgenden mitbekommen.«

»Na, dann, auf gehts!« Lasse klatschte begeistert in die Hände. »Ich habe keine Ahnung, was nun kommt, aber ich bin auf jeden Fall dabei!« Alle waren dabei, egal, was nun kommen möge. Auch Hans freute sich wie ein kleiner Junge auf das große geheimnisvolle Abenteuer.

Sie bauten ein rundes Zelt auf. Der Hauptmann verschloss den Eingang sorgfältig, als alle drinnen waren.

»Jetzt ziehen wir uns alle aus«, sagte Karabulut. »Ganz.«

Zögerlich ließen Hans und die anderen Kleidungsstück um Kleidungsstück fallen. »Ordentlich zusammenlegen«, sagte Bahadir.

So normal Nacktsein im Kreis anderer Männer für Hans früher gewesen war, so seltsam fühlte es sich für ihn nun an. Das erste Mal seit Jahren. Blicke huschten durch das Halbdunkel des Zelts, man studierte die Narben der anderen. Hans sah bei Karabulut und Bahadir zum ersten Mal beschnittene Penisse. Nun setzen sie sich im Kreis auf den Boden. Karabulut und Bahadir holten aus ihren Taschen Weinschläuche, kleine Dosen und Pfeifen. Die Pfeifen sahen ganz anders aus als die kleine Keramikpfeife, mit der Hans neulich am Strand Haschisch geraucht hatte. Ihre eleganten langen Holme bestanden aus Elfenbein, die Mundstücke sowie die kleinen Glutkammern aus Metall. Bahadir stellte sieben silberne Becher auf, füllte Wein hinein, öffnete zwei der Dosen, nahm jeweils einige Prisen von diesem, dann von jenem und mischte es mit schwenkenden Bewegungen unter den Wein.

Derweil stellte Karabulut kleine Gefäße auf, zündete deren Inhalt an und dichter, würzig riechender Rauch waberte durchs Zelt. Er befüllte die Pfeifen mit einer fast schwarzen zähen Paste und zündete sie an. Es roch anders als Hanf. Der Hauptmann nahm zwei Züge und gab sie an Lasse weiter. Bahadir reichte allen einen Becher mit Wein. Don Juan roch vorsichtig daran.

»Was ist das?«, fragte Hans.

»Wein. Mit ein bisschen Wunder drin«, antwortete Karabulut so fröhlich strahlend, dass aller Argwohn im Keim erstickte. »Ihr werdet es mögen.«

»Auf die Wunder der Welt«, hob Bahadir seinen Becher. Alle stimmten in den Trinkspruch ein.

»Wir werden jetzt drei Tage lang wachen …«, hörte man Karabuluts Stimme wie aus weiter Ferne.

Drei Tage lang wachen – so ein Unsinn, dacht sich Hans. Der Wein schmeckte nach Wein, stellte Hans fast enttäuscht fest. Da hatte er sich mehr Wunder erhofft. Er trank und rauchte, alle tranken und rauchten. Wunder stellten sich keine ein. Vielleicht abgesehen davon, dass der Rauch immer dichter wurde und man bald nicht mal mehr seinen Nebenmann erkennen konnte. Bald fühlte sich Hans so, als würde er nicht auf, sondern in den Wolken schweben. Herrlich! So würde er gerne drei Tage und noch länger wach bleiben wollen.

Der Rauch lichtete sich allmählich, das Licht wurde gleißend hell. Hans musste sich die Augen beschatten. Eine Gestalt kam aus dem Licht auf ihn zu. Er lächelte, als er Aynur erkannte. Irgendwie hatte er damit gerechnet. Sie trug ein leichtes weißes Kleid, ein Hauch von einem transparenten Nichts, das ihren Körper umschmeichelte und wenig verbarg. In ihrer rechten Hand hielt sie ein t-förmiges Holzgestell, darauf hockte stolz ein Greifvogel, ein Sperber, dessen gelbe Augen Hans missmutig anstarrten. Aynur gab dem Vogel ein Zeichen, der sich mit einem schrillen Schrei spiralförmig hoch in die Luft schraubte. Da war kein Zeltdach mehr, sondern strahlend blauer Himmel mit tuffigen Schäfchenwolken. Aynur warf den Vogelstab weg und zog Hans an sich heran. Sie küssten sich leidenschaftlich. Er wollte etwas sagen, aber sie machte »schschsch« und legte ihm den Zeigefinger auf die Lippen. Nun sagte sie etwas, doch er verstand sie nicht. Irgendetwas war anders an ihr, Hans konnte nicht sagen was, und es war ihm auch egal, denn sie ließ das Kleid von ihren Schultern gleiten. Er drückte sein Gesicht zwischen ihre Brüste, was er so noch nie zuvor gemacht hatte. Was sie ebenfalls so noch nie zuvor gemacht hatten, war, dass sie sich beim Sex auf ihn setzte.

Einen Orgasmus später zog Aynur ihn hoch. Eng umschlungen schlenderten sie durch einen üppigen Garten, der offenbar inmitten einer Burganlage lag. Blühende Ranken wanden sich die Mauern hoch bis zu den Zinnen der Türme. Aynur sagte etwas.

»Ich verstehe dich nicht«, sagte er leise.

Sie lächelte sanft. »Das ist die universelle Sprache, mein Liebster«, antwortete sie auf Türkisch. »Lern sie, und du wirst die Wunder der Welt sehen. Komm, ich zeige dir etwas.«

Sie stellte sich ihm gegenüber und fasste ihn an den Händen. Dann tanzte sie im Kreis um ihn herum, ohne ihn loszulassen. Er ließ sich treiben, tanzte mit ihr im Kreis.

»Schau«, sagte sie.

Sie flogen kreiselnd über eine prächtige Gartenanlage, die in kunstvollen Stufen zu einem Palast hinaufführte. Üppige Blüten in allen erdenklichen Farben ergossen sich in Kaskaden über die Mauern. Lauter exotische Blumen und Pflanzen, die Hans noch nie gesehen hatte. Der Garten verschwand langsam, plötzlich tauchte ein weißes Marmorgebäude von gewaltigen Ausmaßen vor ihnen auf. Ein Mausoleum. Auf einem dreistufigen Sockel thronte eine Ringhalle, getragen von schlanken Säulen. Hans erkannte heidnische Götterstatuen und Steinreliefs mit Kentaurenkämpfen. Noch während er versuchte, weitere Details zu erkennen, zog ihn Aynur weiter zu einem Tempel aus weiß-blauem Marmor. Hans hatte noch nie ein Gebäude von solch enormen Ausmaßen gesehen. Eine weibliche Gottheit mit unzähligen Brüsten lächelte ihm zu. Ein bronzeglänzender Riese drängte die Göttin beiseite. Breitbeinig stand er auf zwei turmhohen Fundamenten. Ein Strahlenkranz umrankte sein Haupt. Wenn der Koloss nicht vollständig nackt gewesen wäre, hätte Hans ihn für eine gigantische Christusstatue gehalten. Dann aber sah er Gott. Mindestens dreizehn Meter hoch saß der bärtige Himmelsfürst auf seinem Thron und hielt in der rechten Hand ein geflügeltes Wesen, einen Engel. Der Gott schien komplett aus Elfenbein zu bestehen, sein Thron aus Gold und Ebenholz. Noch bevor Hans sich von dem Anblick erholt hatte, riss Aynur ihn weiter zum höchsten Turm, den er jemals gesehen hatte. Rings um den Turm toste das Meer. Ganz oben am höchsten Punkt bildete ein kleiner, runder, offener Tempel die Turmspitze. In dem Tempelchen loderte in einem großen Kupferkessel ein großes Feuer. Aynur lachte keck und zog Hans weiter in eine Wüste, in der sich mehrere unterschiedlich große Pyramiden aus dem Sand erhoben. Direkt neben den streng geometrischen Monumenten hockte ein Monster – ein Löwe mit Menschenkopf, der Hans gehörigen Schrecken einjagte.

Aynur zog Hans an sich heran und drückte sein Gesicht an ihre Brust. Die Drehung verlangsamte sich und kam letztlich ganz zum Stillstand. Sie flogen nicht mehr. Hans spürte Gras und Stein unter seinen Füßen. Aynur gab seinen Kopf frei, er sah sich um. Sie standen wieder in der überwucherten Burg. Über ihnen kreiste der Sperber.

»Was war das?«, fragte Hans atemlos.

»Die Wunder der Welt«, antwortete Aynur. »Nur eins davon wirst du in deinem Leben noch einmal sehen können …« Aynurs Silhouette verschwamm leicht. Rauch vernebelte die Sicht. »Aber du musst etwas für mich tun.« Sie legte ihm einen goldenen Dolch in die Hand.

»Was?«, fragte Hans.

»Das wirst dir gesagt werden. Vertrau mir.« Aynur verschwamm immer mehr. »Dreiunddreißig Jahre wird es dauern …«

Hans versuchte sie zu fassen, doch sie entglitt seinen Händen. »Du musst die Sprache der Welt lernen, Hans«, hörte er sie flüstern. »Dann wird sich dein Wunsch erfüllen, und du wirst das Ende der Welt sehen!«

»Warte«, rief Hans, doch Aynur löste sich weiter im Rauch auf. Kreischend stürzte der Sperber herab und hieb mit seinem scharfen Schnabel auf Hans' Kopf. Im Versuch, den Vogel abzuwehren, taumelte Hans vorwärts und fiel hin. Alles wurde dunkel.

Er musste wohl bewusstlos geworden sein, sich unglücklich am Kopf gestoßen haben. Was auch immer passiert war, sein Schädel brummte, als Hans endlich wieder die Augen aufschlagen konnte. Seine Brust fühlte sich schwer an, was daran lag, dass Karabulut auf ihm hockte und seine Arme festhielt.

»Gehts wieder?«, fragte Karabulut und studierte prüfend Hans' Augen. »Hier, trink Wasser.« Er reichte Hans einen Wasserschlauch und stand dann auf. Hans trank so gierig, dass er sich verschluckte und husten musste. Er setzte sich benommen auf. Der Rauch hatte sich verzogen. Neben ihm lag ausgestreckt Lasse, die Augen geschlossen, schwer atmend. Auf der anderen Seite saß Max im Schneidersitz und spielte Laute. Don Juan kniete auf allen Vieren und übergab sich. Felipe lag auf dem Rücken und strampelte wütend schreiend. Er schien jeweils vier Arme und Beine zu haben, die miteinander rangen. Tatsächlich lag Bahadir halb unter ihm und versuchte, den Kastilier zu bändigen. Karabulut ging zu ihnen hinüber und schnappte sich Felipes Beine. Gemeinsam mit Ba-

> **Die Sperberburg** ist eine in der mittelalterlichen Literatur sehr beliebte mythische Burg in Armenien zwischen den (nicht mehr lokalisierbaren) Städten Loais und Persipech. Die Burg taucht im 1453 erschienenen Werk *Mörin* von Hermann von Sachsenheim als Sitz der Fürstin und Göttin der Griechen auf und liegt hier im Land Amosia (wird meist als Land der Amazonen gedeutet, klingt aber verdächtig nach Amasya). In *Mélusine* (ca. 1390) von Jean d'Arras ist die Herrscherin der Sperberburg eine feenhafte Schlangenfrau, ebenso in den 1480 erschienenen *Voyages* von Jean de Mandeville. Schiltberger widmet der Sperberburg immerhin drei Kapitel (30–32).

hadir gelang es ihm endlich, den Tobenden am Boden zu halten. »Teufel«, brüllte Felipe immer wieder.

Max spielte Laute!

Hans riss den Kopf herum. Tatsächlich, es war keine Sinnestäuschung gewesen. Max saß splitterfasernackt da und zupfte eine Melodie auf der Oud. Hans erkannte die Laute, die er ihm damals in Sebast geschenkt hatte. Wie konnte das sein? Beim Vorbeugen merkte er, dass etwas an seinem Hals baumelte. Er tastete danach. Es war sein kleiner Beutel, in dem er die Preziosen aufbewahrte. Man hatte ihn ihm bei der letzten Gefangenschaft abgenommen. Verzückt öffnete Hans ihn und hielt seine Kostbarkeiten in den Händen. Die Pfeilspitze, das erste Briefchen von Aynur und eine runde, glänzende, rotbraune Samenkapsel. Er musste kurz überlegen, dann fiel ihm wieder ein, dass er dieses Ding unter den exotischen Rosskastanien bei Konya gefunden und als Erinnerung an den Tunnel eingesteckt hatte. Dann entdeckte er neben sich einen goldenen Dolch, den er verwundert in der Hand wiegte. Auch neben den anderen lagen solche goldenen Messer.

Felipe schien sich halbwegs beruhigt zu haben. Karabulut ließ ihn los.

»Schön, dass ihr wieder alle bei uns seid«, sagte er laut.

»Was war das?«, fragte Hans mit belegter Stimme. Neben ihm setzte sich nun Lasse auf und schüttelte mit verzücktem Lächeln seine rotblonde Mähne.

»Das war die Sperberburg«, antwortete Karabulut. »Ihr habt alle drei Tage lang gewacht, darum hat euch die Jungfrau, die die Burg bewacht, empfangen und eure Wünsche erfüllt.«

»Meine war keine Jungfrau«, grinste Lasse säuisch. »Ganz im Gegenteil.«

»Meine auch nicht«, sagte Hans ganz ohne schweinisches Grinsen. »Das war Aynur ...«

»Ihr perversen Schweine«, rief Don Juan. »Das war die Jungfrau Maria! Die Muttergottes persönlich hat mich empfangen.«

»Das wollen wir mal nicht hoffen«, sagte Lasse. »Die Sache mit der Empfängnis ...«

»Halt dein Maul, du dreckiger Wikinger«, brüllte Don Juan. »So habe ich das nicht gemeint. Die Muttergottes hat zu mir gesprochen.«

»Wir beruhigen uns jetzt erst mal«, befahl Karabulut barsch. »Und von wegen Schwein … Du machst das da sofort weg, Juan.« Er deutete auf das Erbrochene. »Und jetzt kommt mit, etwas Abkühlung wird euch guttun.«

Sie verließen das Zelt und erreichten nach einem kurzen Fußmarsch einen kleinen kristallklaren See, der von einem Wasserfall gespeist wurde. Sie sprangen hinein. Bahadir wich dabei Felipe, der sich weiterhin aggressiv verhielt und unverständliche Flüche ausstieß, nicht von der Seite.

Hans hätte so gerne Max nach seinen Erlebnissen befragt, doch der Untote stand mit leerem Blick im seichten Wasser und schrubbte sich mechanisch Arme und Beine ab. Also plapperte Hans ihn einfach mit seiner Geschichte zu. Max war ein getreuer Zuhörer. »Das waren die Wunder der Welt, hat sie gesagt … Tempel und hängende Gärten und Gottvater aus Elfenbein … Wahnsinn, das kannst du dir nicht vorstellen … Und Aynur … Aber irgendwie war es auch nicht Aynur … Ich kann das nicht erklären … Sie roch anders, sie fühlte sich anders an, aber es war doch sie … Sprache der Welt, hat sie gesagt … Dreiunddreißig Jahre … Was sollte das denn?« Er versuchte sich an so viele Details wie möglich zu erinnern, aber alles lag wie in dem dicken Rauch, der Aynur verschluckt hatte. Der Sperber! Hans tastete an seinen Hinterkopf, wo ihn der Vogel mit dem Schnabel gehackt hatte. Da war tatsächlich eine kleine Wunde. Hans schwamm hinüber zu Karabulut.

»Herr, was ist die Sprache der Welt?«, fragt er.

»Was ist das für eine Frage?«

»Aynur … die Jungfrau der Sperberburg hat mir gesagt, dass ich die Sprache der Welt lernen muss, damit ich viele Wunder sehen kann.«

»Aha.« Der Hauptmann strich sich sinnierend durch den nassen schwarzen Bart. Dann sagte er etwas in einer fremden Sprache, die Hans nicht verstand.

»Ja«, entfuhr es Hans euphorisch. »Genauso hat sie gesprochen. Das klang genauso …«

»Kluges Mädchen, diese Jungfrau«, schmunzelte Karabulut. »Das war Persisch. Und sie hat recht. Persisch ist die Sprache der Welt. Zumindest unserer Welt. Bei euch in Europa ist die Sprache für alle Latein, für uns im Orient ist das Persisch. Von der Tatarei über Arabien bis Ägypten, von Osmanien bis Kleinindien findest du Menschen, die neben ihrer Sprache auch Persisch sprechen. Auch unser Vater, Sultan Bayezid, spricht Persisch.«

»Dann bringt mir das bitte bei, Herr.«

»Ein bisschen dreist, Hans, oder?«

»Verzeiht, Herr, ich werde mir einen anderen Lehrer suchen …«

»Unsinn, Hans, ich bringe es dir natürlich bei. Euch allen. Ihr werdet es brauchen! Jetzt werde ich gebraucht«, schloss er und schwamm zu Bahadir hinüber, der erneut in einer Prügelei mit Felipe verstrickt war.

Nach dem Baden ließen sie sich im Gras trocknen. Karabulut rieb sich anschließend mit einem duftenden Öl am ganzen Körper ein. »Frauen mögen weiche Haut«, kommentierte er das grinsend.

Auf dem Rückweg zum Zelt brabbelte Felipe wütend vor sich hin. Mehr als »Jungfrau Maria« oder »Teufel« verstand man nicht.

Sie zogen sich an, packten ein und bauten das Zelt ab. Nachdem Hans sein Pferd reisefertig gemacht hatte, trieb ihn die Neugier zu den von Schlingpflanzen überwucherten Bäumen, hinter denen Felsen hervorblitzten. Er schlug sich mit dem Schwert eine Schneise durch das Dickicht. Tatsächlich stieß er bald auf gewaltige Steinquader, die sauber aufeinandergeschichtet waren. Er blickte hoch. Da stand eine Burg, in deren Mauerritzen Pflanzen, ja sogar kleine Bäume wuchsen. Die Sperberburg. Bevor er weiterforschen konnte, hörte er wildes Geschrei vom Lagerplatz. Hans hetzte zurück.

Felipe war vollends ausgerastet, schrie von »Teufelsbrut« und »göttlichem Strafgericht«, das ihm die Jungfrau Maria aufgetragen habe. In seiner Hand das gezückte Schwert, stürzte er sich auf Bahadir und rammte ihm die Klinge in die rechte Seite. Bahadir sackte zusammen, und noch während Felipe sein Schwert herauszog, sprang Karabulut mit gezückter Waffe dazu. Er schlug so schnell zu, dass man die Bewegung kaum wahrnehmen konnte. Felipes Kopf flog durch die Luft, knallte gegen Don Joans linke Schläfe und landete mit Schwung schließlich vor Lasses Füßen. Felipes Körper stand noch einen Moment aufrecht, als hätte er damit nichts zu tun, bevor er umfiel. Don Juan schrie auf und fuchtelte hytserisch mit den Armen herum, als wollte er eine aufdringliche Wespe verscheuchen. Alle standen wie angewurzelt, nur Karabulut kümmerte sich sofort um den verletzten Janitscharen-Koch.

»Begrabt ihn«, herrschte Karabulut die Burschen an. »Sofort.« Er riss Bahadirs Kleidung auf, untersuchte die Wunde und fluchte leise. »Jetzt muss ich Lala Pascha einen Janitscharen ersetzen. Verdammt.« Während die jungen Männer Felipe beerdigten, versorgte der Hauptmann so gut es ging den Verletzten. Zuletzt bauten sie eine improvisierte Trage aus Ästen, die sie so an Bahadirs Pferd befestigten, dass das Tier den Verwundeten hinter sich herzog.

»Auch das ist leider die Sperberburg«, sagte Karabulut, als sie zur Rückkehr bereit waren. »Ein Besuch dort kann Männer in den Wahnsinn treiben. Die

Jungfrau gewährt nur weltliche und ehrbare Wünsche. Wer hochmütig oder gierig ist, wird verflucht und bestraft. Das kann sofort sein, wie es ganz offensichtlich bei Felipe war, das kann aber auch nach Monaten oder Jahren geschehen. Ich hoffe also, dass eure Wünsche ehrbar waren.«

Als sie nach Samsun zurückkamen, herrschte in der Truppe Aufbruchsstimmung. Einen großen Teil seiner Armee hatte Sultan Bayezid bereits unter Führung seines Sohnes Süleyman Chelebi ins Feld geschickt. Die Tataren waren nämlich weit ins anatolische Hochland eingedrungen und belagerten Angora. Zweiunddreißigtausend Mann zogen zur Stadt im Herzen des osmanischen Reichs – und unterlagen in der Schlacht. Erbost schickte Bayezid Verstärkung. Diesmal siegte Süleyman. Er nahm den Tatarenfürsten und zwei seiner Verbündeten gefangen. Angora gehörte wieder Bayezid dem Blitz.

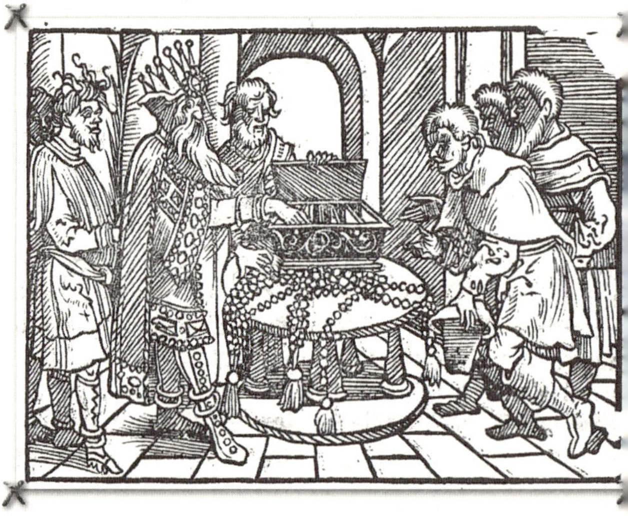

14 Hamam

Zwacken wir Ägypten mal ein wenig Land ab, schien sich Bayezid gedacht zu haben und führte in diesem Jahr Krieg an mehreren Fronten. Er hatte sich in den Kopf gesetzt, den Ägyptern die Stadt Melitene streitig zu machen. Melitene lag in einer fruchtbaren Gegend Südostanatoliens an der Grenze zu Mesopotamien und Armenien. Die Stadt, berühmt für ihre Aprikosen und den köstlichen Honig, der bis in die fernsten Ecken der Welt exportiert wurde, war der nordöstlichste Vorposten des gewaltigen Reichs der ägyptischen Mamelukenherrscher. Obwohl es im Islam offiziell keine Hierarchie wie in der christlichen Kirche gab, so war doch der Sultan von Ägypten traditionell stets auch die höchste religiöse Autorität aller Muslime. Bayezid wollte eine momentane Schwäche ausnutzen. Im Vorjahr war Sultan Barquq gestorben, und sein blutjunger Nachfolger Faradsch regierte das Land zielsicher ins Chaos. In Nordsyrien schwelten immer neue Aufstände, mehrere Emire rebellierten, Seuchen, Missernten und Hungersnöte dezimierten die Bevölkerung, und die gefürchtete Geißel Gottes, der Mongole Tamerlan, bedrohte Ägypten von Nordosten her. Da war es für Bayezid nur logisch, sich auch ein Stückchen vom Kuchen zu sichern. Während sein Sohn Süleyman mit den Weißen Tataren bei Angora kämpfte, zog Bayezid mit zweihunderttausend Mann nach Melitene. Unterwegs schickte er Eilboten nach Kairo und forderte frech, Faradsch möge ihm Melitene freiwillig überlassen, woran der Mamelukensultan trotz aller Probleme nicht einmal im Traum dachte. Er ließ Bayezid wissen, dass man Melitene und das dazugehörende Land nur mit dem Schwert für sich gewinnen könne.

Bitte sehr, antwortete Bayezid, das könne Faradsch haben. Er habe mehr als ein Schwert dabei. Und noch bevor darauf eine Antwort aus Kairo kam, stand Bayezid mit seinem Heer vor Melitene.

Der lange Ritt durch das Hochland verging wie im Flug, auch dank der abendlichen Persischstunden, die Karabulut seinen Reitern hielt. Tags auf dem Rücken von München hatte Hans genug Zeit zum Vokabeln wiederholen (›*Hawaseto djam kon*‹ hieß ›Pass auf, Dummkopf‹, was Hans nun regelmäßig zu

Max sagte, egal, ob es stimmte oder nicht) und auch zum Nachdenken über die Erlebnisse in der Sperberburg.

Eigentlich hätte der schnellste Weg von Samsun aus über Sebast geführt, doch die Stadt gehörte inzwischen den Tataren, also musste Bayezids Armee einen Umweg nehmen.

In endlosen Monologen mit Max hatte Hans seine Erinnerungen durchgewälzt. Oft wünschte er sich, Yorick sprechen zu können, doch der war mit Oberbefehlshaber Lala Nedim Pascha bei den Truppen Süleymans vor Angora. Lasse hörte zwar auch zu, doch er ließ sich keine Details von seinen Erlebnissen auf der Sperberburg entlocken. Er betonte stets, dass er der Jungfrau absolute Verschwiegenheit geschworen habe, und daran hielt er sich. Also blieb nur Max als Zuhörer. Zu einem vernünftigen Schluss, was in der Burg passiert war, kam Hans nicht. Aynur oder nicht – letztlich sprach nur eins dafür: Sie hatte so ausgesehen. Dagegen sprach: Sie hatte persisch gesprochen und dann türkisch, nicht deutsch, was Hans erst beim Nachdenken aufgefallen war. Sie hatten zusammen aber immer deutsch geredet. Auch hatte sie anders gerochen, gut, das konnten Parfums oder Duftöle gewesen sein. Am auffälligsten aber war, dass sie beim Sex so hemmungslos und lustvoll gewesen war. Gleichzeitig war das für Hans der Beweis, dass das Erlebte real war, denn schließlich hatte er Sex gehabt. Wenn es nur ein feuchter Traum gewesen wäre, hätte er nach dem Erwachen auf seinem Bauch oder an den Schenkeln getrocknetes Sperma haben müssen. Hatte er eindeutig nicht. Hans hatte sich zudem umgehört. Der Wesir Memduh war nicht in Samsun gewesen, also konnten auch nicht seine Konkubinen in der Nähe gewesen sein. Manche sagten, Memduh habe sich in seinen Palast in Bursa zurückgezogen.

Dreiunddreißig Jahre – das konnte alles und nichts bedeuten. Er war sich nicht ganz sicher, aber war nicht Jesus Christus dreiunddreißig Jahre alt geworden? Er hatte einige christliche Reiter, Griechen, Armenier, Spanier und Franzosen gefragt, alle meinten, das mit dem Alter Christi könne hinkommen. Wirklich festlegen wollte sich keiner. Und nun? Wird es dreiunddreißig Jahre dauern, bis er nach Hause kommen, vom Sklavendasein befreit, sterben, Aynur wiedersehen, am Ende der Welt sein wird? Es brachte ihn nicht weiter.

Dann die Sache mit dem goldenen Dolch. Sie alle hatten so einen bekommen, Max trug seinen versteckt im Gürtel, Lasse verbarg ihn im Reisegepäck und Hans hatte sich im linken Stiefel eine Halterung dafür einnähen lassen. Man wusste ja nie! Und dann die Wunder der Welt, die er mit Aynur gesehen hatte. Er hatte sich einfach dumm gestellt und bei Kameraden oder unterwegs in Gasthäusern immer wieder mal das Gesehene beschrieben und gefragt, ob jemand damit etwas anfangen könne. Die riesigen Steinpyramiden kannten einige. Es schien sich um gewaltige Bauwerke in Ägypten zu handeln. Gräber von längst vergangenen Königen, sagten die einen, Tempel für längst vergessene Götter, die anderen. Nun, das würde er sicher bald selbst überprüfen können. Der gewaltige Tempel mit der vielbrüstigen Göttin, so hörte er, sei sicherlich der antiken Göttin Artemis geweiht gewesen. Denn die habe sich früher unter den Heiden größter Beliebtheit erfreut, weil sie als Göttin der Jagd und Hüterin von Frauen und Kindern gegolten habe. In Ephesos, einer der ältesten und gleichzeitig größten Städte der Welt, früher von Griechen bewohnt, jetzt Teil des Osmanischen Reichs, hätte eine legendäre Amazonenkönigin einst einen Tempel von nie zuvor gesehenen Ausmaßen für Artemis bauen lassen. Dort habe man vielbrüstige Statuen gefunden. Aber diesen Tempel könne Hans gar nicht gesehen haben, denn der sei längst zerfallen. Ebenso zerfallen, erzählte ein alter Mann, mit dem Hans sich in einer Weinschenke in einem namenlosen Kaff, nahe dem die Armee des Sultans einmal ihr Nachtlager aufgeschlagen hatte, unterhielt, sei das andere Riesenmarmorbauwerk, das Grabmal. Der Alte, der behauptete, einst ein großer Gelehrter gewesen zu sein, brabbelte mit alkohol- und fäulnisgeschwängertem Atem vom König Mausolos von Halikarnassos, der dort bestattet worden sei. »Daher, mein Bursche«, sagte der Alte und gab den Blick auf die letzten beiden Zähne in seinem Mund frei, »kommt das Wort Mausoleum für ein besonders großartiges Grab. Verstehst du? Mausolos – Mausoleum.«

Hans hatte es bereits beim ersten Mal verstanden. So sehr ihn die verschiedenen Ausdünstungen des verwahrlosten alten Mannes anekelten, so interessant war doch das Gespräch mit ihm. Er schien tatsächlich über enormes Wissen zu verfügen, also spendierte Hans einen Becher Wein nach dem anderen. Albern kichernd hielt sich der Alte die knorrige Hand vor den Mund, als Hans von der nackten monumentalen Bronzestatue erzählte, die in einem Hafenbecken gestanden hatte. Nach Ansicht des Greises ganz eindeutig ein gewisser Helios, genannt Koloss von Rhodos. »Längst futsch!«, kommentierte der Alte lallend. »Alles futsch! Lass mich raten, jetzt kommen noch wundervolle Hängende Gärten, ein hoher Turm mit einem Feuer an der Spitze und der Göttervater aus Elfenbein?« Als Hans erstaunt bejahte, schlug sich der Alte fröhlich auf die Oberschenkel. »Ach, Kind. Warum willst du etwas von den Sieben Weltwundern wissen? Die sind doch längst alle futsch. Futsch! Gefressen von Zeit und Wind. Na, bis auf die Pyramiden …«

»Ihr kennt die Wunder der Welt?«, fragte Hans atemlos.

»Nein, ich kenne sie nicht. Aber ich habe die Schriften Philons von Byzanz gelesen, in denen er die sieben Sehenswürdigkeiten der bewohnten Erde aufzählt. Er beruft sich dabei auf die Liste des Antipatros von Sidon aus grauer Vorzeit, der wiederum von Herodot, dem göttlichen Herodot, Vater der Geschichtsschreibung, abgeschrieben hat. Ach, Herodot … noch einmal deine Historien lesen dürfen … Jedenfalls sind das genau die, nach denen du mich fragst.« Der Greis schien tatsächlich ein Gelehrter gewesen zu sein. »Du brauchst sie nicht suchen, denn du wirst sie nicht mehr finden. Futsch. Weg! Die Hängenden Gärten der Semiramis, die Zeusstatue des Phidias von Olympia, der Leuchtturm von Alexandria. Erdbeben. Kriege. Feuersbrünste. Räuber. Plünderer. Und am allerschlimmsten: die Zeit! Hui!« Er machte mit beiden Händen eine ausladende Bewegung, als würde er einen Vogel fliegen lassen. »Das waren die Sehenswürdigkeiten der alten Welt. Jetzt haben wir eine neue Welt, mein Junge. Die Pyramiden stehen angeblich noch in einem fernen Land namens Ägypten. Was man so hört. Der Rest ist Geschichte. Such nicht danach. Such die neuen Wunder der Welt. Es gibt unendlich viele! Geh in Länder, von denen Antipatros und Philon nie etwas gehört haben.«

»Das möchte ich gerne«, antwortete Hans. »Bis ans Ende der Welt.«

»Du gefällst mir, Bursche!« Der Alte klopfte Hans enthusiastisch auf die Schulter. »Wenn ich ein oder zwei Jahre jünger wäre, würde ich dich begleiten.« Er lachte herzhaft, und Hans musste den üblen Mundgeruchschwaden ausweichen. »Wobei«, der Alte wurde wieder ernst, beugte sich zu Hans und flüsterte ihm ins Ohr: »Wobei ich wohl doch nicht mitkommen würde.« Er deutete auf Max. »Dein Freund hier ist schon sehr unheimlich. Wie eine Marionette. Ich hasse Marionetten, die bewegen sich so … so dumm. Diese unerträglichen Gaukler mit ihren dummen Marionetten. Wer möchte denn so etwas sehen? Furchtbar. Lebt er, oder ist er eine Marionette? Er trinkt Wein, aber das könnte auch ein Trick sein.« Bevor Hans einschreiten konnte, kniff der Alte Max fest in die Seite. Reflexartig schlug Max zu. Der Greis rappelte sich mühsam und um einen Zahn ärmer vom Boden auf, während Hans eine halbherzige Entschuldigung stammelte, denn schließlich war der Alte selbst schuld.

»Schon gut, mein Fehler. Er lebt«, brabbelte der Greis und winkte dem Wirt, der eingreifen wollte, beschwichtigend ab. »Alles in Ordnung.«

Die Hügellandschaft rings um Melitene glänzte golden. Die Obstbauern hatten die Aprikosenernte eingebracht und die Früchte zum Sonnendörren auf großen Planen ausgelegt. Bayezids Männer ergötzten sich wochenlang an den süßen Trockenfrüchten, denn die Belagerung von Melitene zog sich hin. Die Bewohner wollten sich nicht ergeben, hofften auf militärischen Beistand aus Ägypten. Schließlich hatte sich der Gouverneur kurz vor dem Eintreffen der osmanischen Armee schnellstens auf den Weg nach Kairo gemacht. Nach vier Wochen war aber auch den hoffnungsvollsten Melitenern klar, dass der Gouverneur sich einfach abgesetzt und sie im Stich gelassen hatte.

Sultan Bayezid verlor langsam die Geduld. Die Stadt war nicht nur durch dicke Mauern geschützt, sie verfügte zudem über einen großen Wassergraben, der vom nahen Euphrat gespeist wurde. Er wies seine Männer an, den Zufluss durch einen Damm zu unterbrechen. Dann ließ er den Graben mit Erde auffüllen und zog einen engen Belagerungsring um die Stadt. Wenige Tage später traf aus Bursa ein Tross mit schweren Ochsenkarren ein, die große Feuerwaffen brachten. Hans staunte nicht schlecht, als er sah, dass es sich nicht um die bekannten Madfaas handelte, sondern schwere Bronzegeschütze mit längeren Rohren – ganz so, wie er sie in seinem Heft gezeichnet hatte! Verrückt, dachte er sich, als ob sie meine Zeichnung gesehen hätten. Hans hatte all seinen Besitz bei der Gefangennahme nach der Flucht verloren. Nach der Sperberburg aber hing nicht nur sein Beutel wieder um seinen Hals, es lag auch sein Heft wieder in seinem Beutel.

Sultan Bayezid ließ die Steilfeuergeschütze rings um die Stadt positionieren und abfeuern. Die Steinkugeln flogen in hohem Bogen über die Mauern und richteten, was man von draußen so hörte, erhebliche Schäden an den Gebäuden an. Weil der Ladevorgang so kompliziert war, konnte aus einer Top, so nannten die Türken die Kanone, nur einmal pro Tag geschossen werden. Aber nach drei Tagen Topfeuer sahen die Melitener ein, dass es besser war, sich zu ergeben. Sie schickten eine Abordnung zum Sultan und öffneten die Stadt. Bayezid der Blitz hatte sich ein Stück Ägypten einverleibt.

Weil das so hervorragend geklappt hatte, beschloss Bayezid, sein Glück mit der Stadt Adalia zu versuchen. Dort regierte Emir Sihabeddin Ahmed, ein Vasall des ägyptischen Mamelukensultans. Also zogen die Truppen Richtung Südwesten ans Mittelmeer. Anders als die fruchtbare Gegend um Melitene zeigte sich das Umland von Adalia karg und öde, obwohl der Fluss Seyhan hindurchfloss. Die gnadenlose Sommersonne brütete vom Himmel und hatte in den vergangenen Wochen alles ausgetrocknet. Man kam durch abgeerntete Baumwoll- und Weizenplantagen, doch die Menschen hier lebten hauptsächlich von Viehzucht. Und was sie für ein Vieh züchteten! Hans erschrak bis ins

Mark, als er das erste Mal das Vieh zu Gesicht bekam. Er hatte schon davon gehört und auch Abbildungen gesehen, aber in Wirklichkeit war dieses Tier noch grotesker. Aus flachen, pfannenartigen Hufen wuchsen lange, staksige Beine, darauf ruhte ein überdimensionierter plumper Körper, aus dem auch noch ein riesiger Buckel wuchs. Den Gesichtsausdruck des Tieres konnte Hans beim besten Willen nicht anders als dumm bezeichnen. Im Maul wuchsen lange, hässliche Zähne, und das Vieh käute wie eine Kuh ständig etwas wieder. Und dann das Gebrüll dieser Tiere. Es klang, als würde eine Kreuzung aus Esel und heiserem Hirsch versuchen zu röhren. Hans hegte den leisen Verdacht, dass Gott beim Erschaffen dieses Tiers nicht ganz bei der Sache gewesen sein musste. Kamel nannten sie es. Es sollte angeblich Wunderfähigkeiten besitzen und wochenlang ohne Wasser auskommen. Deshalb, so hörte Hans, sei solch ein Kamel bei Wüstenbewohnern äußerst beliebt. Was eine richtige Wüste war, konnte sich Hans da noch nicht vorstellen, hatte er bislang doch nur die trockene Hochebene von Konya erlebt. Die erdrückende Hitze in Adalia ließ die Luft flirren, dennoch konnte man von der Stadt aus in einiger Entfernung das Meer sehen und bei guter Sicht sogar bis hinüber nach Zypern blicken.

Emir Sihabeddin Ahmed von Adalia war ein kluger Herrscher, der genau wusste, wann und wie man wen hofieren musste. Zwar fühlte er sich den Mameluken verpflichtet, aber wenn sich eine gewaltige Armee von Nordosten durch das Land wälzte, konnte man nicht wählerisch sein, dann waren Verhandlungen eine vernünftige Option, um sich weiterhin die Macht zu sichern. Er ließ Sultan Bayezid durch Unterhändler mit Mauleseln voller Geschenke empfangen statt durch Bogenschützen. Vor allem die vielen Ballen feinster Baumwollstoffe, die fast so kostbar gehandelt wurden wie Seide und in Europa als absolute Luxusgüter galten, schmeichelten Sultan Bayezid. Weil Sihabeddin Ahmed ihn als das anerkannte, was er nach Gottes Willen war – der größte aller Herrscher –, verzichtete Sultan Bayezid auf kriegerische Handlungen. Sihabeddin Ahmed durfte als osmanischer Vasall Emir von Adalia bleiben. Bayezid bekam als Tribut zehntausend Kamele geschenkt. Es sollte nicht lange dauern, dann würde Sihabeddin Ahmed den nächsten größten aller Herrscher genauso mit Baumwolle und Kamelen um den Finger wickeln – als nämlich Tamerlan nach Adalia vorrückte.

Sihabeddin Ahmed (reg. 1383–1416), Fürst aus der turkmenischen Ramasaniden-Dynastie, regierte Adalia (= Adana) als Vasall Ägyptens und später Tamerlans stolze 33 Jahre lang.

»Ich habe etwas zu verkünden«, rief Karabulut seine Männer zusammen. Sie lagen zum Auskühlen im Ruheraum. Es war das erste Mal, dass Hans ein türkisches Bad, einen Hamam, von innen sah. Er hatte schon davon gehört, aber als Janitschar war ihnen der Besuch öffentlicher Bäder verboten gewesen, außerdem hätten sie es sich gar nicht leisten können. Später als Reiter hatten die Generäle es untersagt, sich in besetzten Städten in die Bäder zu begeben, nicht nur, weil die kleinen Einrichtungen den Ansturm von mehreren Tausend Soldaten nicht verkraftet hätten. Die Soldaten hatte Badezelte, nicht ganz so komfortabel eingerichtet wie das Badezelt der Eunuchen, das Hans besucht hatte, aber dennoch ausreichend. Karabulut hatte seinen Männern nun einen Ausflug in den Hamam spendiert. Damit sie als Soldaten nicht abgewiesen würden, ließ er sie sich alle zivil kleiden und nicht als Pulk, sondern in kleinen Gruppen das Bad betreten. Der Bademeister war weder dumm noch blind und hatte die jungen Männer anhand ihrer Schnurrbärte als Sklaven identifiziert, doch eine großzügige Zuwendung von Karabulut ließ ihn darüber hinwegsehen.

Nun im großen, vom Äußeren her einer Moschee nicht unähnlichen Hamam von Aladia staunte Hans nicht schlecht, wie weitläufig und elegant so ein Badehaus sein konnte. Geheizte Fußböden, überall Marmor mit kunstvollen Einlegearbeiten aus Jaspis, Achat und Porphyr, verschiedene Räume mit Wasserbecken und unterschiedlichen Temperaturen – kein Vergleich zu den Münchner Bädern, in denen sein Vater damals verkehrte. Ein weiterer entscheidender Unterschied: Hier gab es keine Frauen. Dafür junge kräftige Männer, Tellak genannt, die wie die Badegäste nur ein blaues Leinentuch um die Hüften trugen. Die Tellaks kneteten die Hamambesucher nach allen Regeln der Kunst von oben bis unten durch. Als der Tellak bei Hans die Dehnungsgriffe ansetze, dachte Hans kurz, er würde nun zu einem Ringkampf aufgefordert. Doch als er sah, dass Karabulut sich dem Ziehen und Dehnen an Armen und Beinen völlig entspannt hingab, ließ er sich ziehen und dehnen. Danach schlüpfte Hans in die bereitgestellten hölzernen Pantinen, um sich am heißen Marmor nicht die Füße zu verbrennen und es ging in einen wärmeren Raum, in dessen Mitte ein kleiner Springbrunnen plätscherte. Nun zog sich der Tellak einen kleinen Sack aus hartem Ziegenhaar über die Hand und rubbelte Hans gründlich ab, auch an einigen Stellen, an denen Hans eigentlich keinen anderen Mann rubbeln lassen wollte. Danach brachte ein Badeknecht eine große Schale mit angenehm duftender Seifenlauge, in die der Tellak einen großen Quast aus Palmrindenfasern tauchte. Mit dem Quast seifte er Hans vom Scheitel bis zur Fußsohle ein. Noch nie in seinem Leben hatte sich Hans so sauber bis in die letzte Pore gefühlt.

Das finale Abwaschen mit kaltem Wasser musste Hans zu seinem Bedauern selbst erledigen. Er hätte sich gerne noch mehr kneten, rubbeln und waschen lassen. Im Ruheraum lagen Karabuluts Männer wohlig entspannt in große Tücher gewickelt, als ihr Hauptmann sie zu sich rief.

»Passt auf, Männer«, sagte Karabulut. »Es gibt überragende Neuigkeiten von unserem Vater Bayezid. Der ägyptische Sultan ist fortan nicht mehr unser Feind, sondern unser Verbündeter. Es gab reichlich Korrespondenz über Boten in den letzten Wochen. Die Details haben uns nicht zu interessieren. Fest steht jedenfalls, dass der Sultan von Ägypten unseren Vater Bayezid um Unterstützung gebeten hat. Es gibt wohl Aufstände und Rebellion am Nil. Das bedeutet für uns, dass wir morgen aufbrechen werden.«

»Nach Ägypten?«, fragte der Nordmann Lasse dazwischen, weil der Hauptmann eine Kunstpause machte.

»Richtig, Lasse. Nach Ägypten.«

»In den letzten Tagen sind aber keine Boten aus Ägypten eingetroffen«, gab Lasse zu bedenken. Ägyptische Boten konnten ihre Ankunft in der Regel nicht verbergen und wollten das auch gar nicht. Ihre Pferde waren mit Glöckchen ausgestattet, die während des Ritts mit einem Tuch abgedeckt waren. Die Ägypter hatten ihr ganzes Reich mit einem dichten Netz von Pferdestationen ausgestattet, die jeweils eine Tagesreise weit auseinanderlagen. Näherte sich ein Bote der nächsten Station, entfernte er das Tuch von den Glöckchen, damit sein Kommen weithin hörbar war und die Stationsdiener das Ersatzpferd bereit machen konnten.

»Richtig.« Karabulut schmunzelte. »Keine menschlichen Boten. Es gibt aber noch andere Wege ...«

15 Mumienfeuer

Luftpost – auch so eine nützliche Einrichtung, die Europa mit dem Zusammenbruch der antiken Hochkulturen vergessen hatte. Schon vor Tausenden von Jahren nutzten die Sumerer Tauben zur Übermittlung von Nachrichten. Athleten, die an den Olympischen Spielen im antiken Griechenland teilnahmen, brachten ihre eigenen Brieftauben mit, um ihre Heimatorte schnell über die jeweiligen Siege informieren zu können. Julius Caesar dirigierte seine Truppen mit Botentauben in Gallien. Doch mit dem Zerfall des Römischen Reiches verschwand die Brieftaube aus Europa. Erst die Kreuzfahrer brachten die Luftpost zurück, denn im Orient bediente man sich weiterhin der Tauben. Die Mamelukensultane unterhielten staatliche Taubentransportdienste zu den wichtigsten Städten ihres Reichs. Vor allem, wenn man sich nicht sicher sein konnte, ob ein reitender Bote sein Ziel wirklich lebend erreichen würde, schickte man zusätzlich oder alleinig Tauben. Der Sultan ließ sich dazu in jeder wichtigen Stadt Taubenpärchen aufziehen, die mit Süßigkeiten verwöhnt, besonders gut gefüttert und gepflegt wurden. Mit Beginn der Paarungszeit brachte man den Täuberich, gekennzeichnet mit dem Herkunftsort, zum Sultan nach Kairo. Die Taube blieb zurück. Den Täuberich sperrte man in einen Käfig und ließ ihn darben, was Futter und Weibchen anging. Das, so verstand es Hans, diente dazu, dass sich der Täuberich nach seiner Heimatstadt sehnte. Wenn er dann mit einem Briefchen, das man an sein Bein band, irgendwann freigelassen wurde, flog der Täuberich sofort zu dem Ort, an dem er aufgezogen wurde. Und das über endlose Strecken. Zu spät, ärgerte sich Hans innerlich, dass er davon nicht schon viel früher gehört hatte. Dann hätten Aynur und er in Bursa ein Taubenpärchen ziehen und damit in Kontakt stehen können. Wenn er jedoch ehrlich zu sich war, verblasste die Erinnerung an Aynur immer mehr. Und Brieftauben hätten ihn nur länger leiden lassen. So aber brachte ihn die Botschaft einer Taube quer durch den Vorderen Orient und durchs Heilige Land bis nach Nordafrika.

Zehntausend Mann hatte Sultan Bayezid als Hilfstruppen zu Sultan Faradsch geschickt. Die Länder, durch die sie kamen, waren Vasallen Ägyptens. Man hielt sich jedoch immer in Küstennähe, denn aus Syrien kamen beunruhigende

Botschaften. Auch Tamerlan und seine Tataren bewegten sich nach der Eroberung von Sebast südwärts und verwüsteten ganze Landstriche.

Sie passierten die alten Kreuzfahrerstaaten, die sich kurzzeitig entlang der Levante gehalten hatten. Damals, als die Kreuzzüge noch nicht in kompletten Desastern geendet hatten. Das Fürstentum Antiochia, die Grafschaft Tripolis, das Königreich Jerusalem – längst untergegangen. Nur die Insel Zypern, die sie verschiedentlich am Horizont sahen, war noch in der Hand der Johanniter.

Bursa und Konya hatten Hans beeindruckt, Sebast und Samsun fasziniert, doch Kairo verschlug ihm völlig die Sprache. Noch nie hatte er so eine gigantische Stadt voller Paläste, Moscheen und Karawansereien gesehen. Häuser bis zum Horizont, dazwischen breite Prachtstraßen und unzählige verwinkelte Gassen. Die Stadt war nach Westen durch den mächtigen Nil geschützt, nach Osten gab es massive Befestigungsanlagen, doch auch vor den Mauern waren inzwischen Stadtviertel gewachsen. Ein Gewusel an Menschen aus aller Herren Länder. Hans sah allein auf dem Weg zu ihrer Unterkunft – man ließ sie in einer zentralen Karawanserei übernachten – Osmanen, Araber, Maghrebiner, Juden, Spanier, Franzosen, Italiener, Eunuchen und tiefschwarze Nubier und sogar Menschen, die statt Augen nur schmale Schlitze zu haben schienen. Das, so erklärte ihm Karabulut später, seien Menschen aus den fernsten Ländern Asiens, Anhänger des Buddha, von dem er selbst nicht mehr wisse, ob das ein Gott oder nur ein Philosoph sei.

Dass das Land in Aufruhr war oder eine Rebellion gegen den Sultan drohte, bemerkte man als Fremder in Kairo nicht. Auch von der großen Hungersnot, ausgelöst durch drei extrem heiße Sommer mit verheerenden Missernten, schien Kairo unbeleckt. Die Marktstände waren bunt gefüllt, die Stadtwache achtete streng darauf, dass sich nicht zu viele ausgemergelte Bettler in den Straßen aufhielten. Freilich waren Hans die zahllosen zerlumpten, halb verhungerten Gestalten, einige kaum mehr als Skelette, vor den Toren der Stadt aufgefallen.

»Geh mit Max die Stadt erkunden«, hatte Hauptmann Karabulut in der Früh gesagt. »Aber passt auf, manch einer ist schon von Kairo verschluckt worden. Hauptsache, ihr seid morgen früh wieder einsatzbereit.«

Dem kam Hans nur zu gerne nach. Er wollte die Zeit nutzen, bis irgendwann ein Einsatzbefehl kam, bis sie in diesem fremden Land fremde Menschen im Namen eines fremden Herrschers töten mussten. Im Gewühl der Gassen und Basare musste sich Hans nie Sorgen um Max machen. Früher hatte er sich stets sorgenvoll umgedreht, damit er seinen Freund nicht aus den Augen verlor. Doch inzwischen wusste er, dass Max immer und überall an ihm klebte wie eine Klette. Er hatte zweimal in anderen Städten versucht, ihn abzuhängen – vergeblich. Max war einfach stoisch an seiner Seite. Max trug neben den Waffen wie immer seine Laute mit sich. Seit der Sperberburg spielte er, so oft er nur konnte. Er erfand immer neue Melodien, mal melancholisch und herzbrechend, mal lustig und indiebeinefahrend. Wie er gelaunt war, konnte man seinem Gesicht nie anmerken, höchstens seiner Musik. Wobei Hans auch daran zweifelte, denn Max wechselte manchmal urplötzlich von einer traurigen Melodie in eine fröhliche. In manchen Orten auf ihrem Weg hatten die Menschen ihm Geld für sein Spiel zugeworfen. In Jaffa hatte sich eine so große Menschenmenge um Max gebildet, dass die Obrigkeit einschritt und das Konzert beendete. Hans sammelte stets die Münzen auf und steckte ungefähr die Hälfte davon in seinen Beutel, das schien ihm mehr als fair, schließlich hatte er Max einst die Oud geschenkt, und nun betreute er den Musiker.

Sie ließen sich durch die Stadt treiben. Hans hatte sich das Zeichen für ihre Karawanserei eingeprägt, um den Weg zurückfinden zu können. An großen Straßenkreuzungen gab es Tafeln, die den Weg zu den verschiedenen Karawansereien anzeigten, was Hans sehr praktisch fand. Im wichtigsten Kultur- und Handelszentrum der muslimischen Welt war man bestens auf Besucher aus aller Herren Länder vorbereitet, durch die Schilder ersparte man den Reisenden, sich mühsam durchzufragen und am Ende Betrügern und Räubern in die Hände zu fallen. Hans stellte zudem fest, dass sich das Persischlernen gelohnt hatte. Zwar sprachen die Einheimischen Arabisch, doch zumindest ein paar Brocken Persisch, der Lingua franca des Orients, konnte fast jeder.

Hans und Max schlenderten südwärts. An einem Straßenstand gönnten sie sich erfrischenden Minztee. Max spielte zwei Lieder, so hatten sie schnell das ausgegebene Geld wieder drin. Überrascht stellte Hans fest, dass es in der Stadt nicht nur viele prächtige Moscheen gab, sondern auch christliche Kirchen. Eine besonders schöne thronte hoch oben auf dem Torhaus der uralten Festung Babylon. Neunundzwanzig Stufen führten hinauf zur Kirche der Heiligen Jungfrau Maria, die, von allen nur »Hängende Kirche« genannt, schon im 3. Jahrhundert gebaut worden war. Ein hölzernes Tonnengewölbe überdachte das Innere, in dem kostbare Ikonen der Jungfrau Maria und der Zwölf Apostel hingen. Die Kirche war viel prächtiger ausgestattet, als Hans es von der Peterskirche in München kannte. Hans sah sich bemüßigt, ein kurzes Gebet zur Muttergottes zu schicken, doch er fühlte sich wie immer, wenn er früher zu ihr gebetet hatte: leer.

Zurück auf der Straße holten sich die beiden Männer einen Imbiss aus gegrilltem, klein geschnittenem Kamelfleisch mit einer würzigen Soße aus geronnener Milch in einem Fladenbrot. Der Verkäufer klärte sie darüber auf, dass sie sich im Stadtteil Fustat befanden, dem koptischen Viertel Kairos.

»Was sind Kopten?«, fragte Hans mampfend. So hässlich diese Kamele auch waren, sie schmeckten ganz passabel.

»Ägypter«, antwortete der Verkäufer.

»Ihr seid doch alle Ägypter, oder?«

»Die Griechen haben früher alle Ägypter Kopten genannt, das stimmt. Aber heute nennen nur noch wir ägyptischen Christen uns Kopten. Ihr seid nicht von hier, oder? Habt ihr schon den großen Basar gesehen? Da solltet ihr hin. Mein Bruder kann euch führen. Für ein paar Denare ...«

»Danke, kein Interesse«, winkte Hans ab. »Wir finden unseren Weg schon allein.«

Sie zogen weiter und folgten gewundenen Gassen wieder Richtung Norden. An den Marktständen gab es nichts, was es nicht gab. Wie in München waren auch in Kairo die Händler nach ihren Waren gruppiert. Hier Gemüse und Früchte, frisch und getrocknet, vieles davon hatte Hans noch nie gesehen, geschweige denn gekostet. Dort Kleidung und Stoffe in allen Farben und Qualitäten. Dann Fische und seltsames Meeresgetier, eine Gasse weiter bunte Vögel in engen Käfigen. Kleinvieh, Ziegen, Schafe, schließlich Großvieh, Pferde und Kamele, dann Holzarbeiten, Körbe, Geschirr und Kochutensilien. Hans hatte den Eindruck, die ganze Stadt sei ein einziger Basar. Während er einem Metzger zusah, der mit einem Palmwedel die Fliegen von seinen ausgestellten, gehäuteten Hammelköpfen verscheuchte, bemerkte er aus den Augenwinkeln eine Frau, die ihn ansah. Er blickte zu ihr. Sie senkte sofort den Blick, ordnete dabei ihren Kopfschleier neu, sodass er kurz ihr Gesicht sehen konnte. Aynur.

Unmöglich. Doch er war sich sicher. Schweiß rann seine Wirbelsäule entlang. Die Frau stand da, als wartete sie auf etwas oder jemanden. Als wartete sie auf ihn. Dann ging ein kurzer Ruck durch ihren Körper, sie drehte sich weg und ging zügig davon. Hans folgte ihr. Dank ihres orangeroten Schleiers konnte er sie gut im Auge behalten. Aynur. Es konnte nicht sein. Nie im Leben. Dennoch raste sein Herz. Er hatte sie nur kurz gesehen, zu kurz. Eine gewisse Ähnlichkeit vielleicht ... Hans versuchte, zu der Frau aufzuschließen, was ihm nicht gelang. Die Frau lief immer weiter in die zunehmend enger werdenden Gassen. Die Stände wurden ärmlicher, die Passanten waren einfacher gekleidet.

Da rempelte an einer kleinen Kreuzung ein dunkelhäutiger Mann Hans an, und Hans war für einen Augenblick abgelenkt.

»Verzeih mir«, sagte der Schwarze auf Persisch und lächelte breit. Er mochte ein paar Jahre älter als Hans sein, vielleicht fünfundzwanzig. Da er nur einen Schnurrbart trug, musste auch er ein Sklave sein. »Wo hab ich nur meine Augen. Das war keine Absicht.«

Obwohl Hans an der Kleidung und den Waffen als Soldat zu erkennen war, und er daher sicher war, dass kein Taschendieb ihn als Opfer aussuchen würde, griff er sofort zu seinem Säckel mit den Münzen, den er im breiten Gürtel verbarg. Alles noch da. Doch die Frau war nicht mehr da.

Hans stellte sich auf die Zehenspitzen und drehte sich um die eigene Achse. Nichts. Sie konnte überallhin entschwunden sein.

»Verdammt!«, fluchte er. »Wo ist sie hin?«

»Wer?«, fragte der Schwarze.

»Die Frau! Die Frau mit dem orangeroten Schleier. Eben war sie noch hier.«

»Oh, du suchst eine Frau.« Der Schwarze schmunzelte.

»Nein, du Idiot. Ich suche nicht eine Frau, ich suche die Frau, die eben noch hier war.«

»Kein Grund, mich zu beleidigen.«

»Ach«, machte Hans wütend und lief ein paar Schritte in die eine Gasse, dann in die andere und in die nächste. »Verdammt, verdammt, verdammt!«

»So, wie du fluchst, musst du ein Christ sein«, sagte der Schwarze. »Tut mir wirklich leid, wenn ich dich um ein Stelldichein gebracht habe. Kann ich das irgendwie wieder gutmachen?«

»Nein«, knurrte Hans.

»Komm, ich lade dich ein«, sagte der Schwarze. »Ich heiße übrigens David.«

»Ist mir egal.«

David zuckte mit den Schultern und sah Max an, der starr und teilnahmslos dastand. »Mehr als entschuldigen kann ich mich nicht. Dann eben nicht.« Er drehte sich um.

»Tut mir leid«, sagte Hans, dessen Wut langsam verrauchte. »Ich habe mir nur etwas eingebildet.«

»Das kenne ich«, sagte David vergnügt. »Mit den Frauen bildet man sich schnell was ein. Komm, ich lade dich und deinen stummen Freund zu etwas ein. Einen Minztee?« Er winkte einem mobilen Teeverkäufer, der in der Nähe stand.

»Na gut.« Hans gab nach. Plötzlich schämte er sich dafür, dass er sich eingebildet hatte, Aynur in Kairo gesehen zu haben. Er war einem Trugbild gefolgt wie ein verliebter Depp. Es war schon so lange her. Aynur hatte sich in seinem Kopf verselbstständigt zu einer Idealfrau. Er wusste, dass damit Schluss sein musste. »Ich bin Hans, das hier ist Max. Aber gib dir keine Mühe, er spricht nicht.«

»Habe ich mir schon fast gedacht.«

Sie suchten sich ein schattiges Plätzchen und setzten sich auf die Stufen eines Hauseingangs. Der Minztee war heiß und süß. David hatte dazu noch etwas Dattel-Mandelgebäck gekauft.

»Wo kommt ihr her?«, fragte David, und Hans realisierte erst jetzt, dass der Schwarze mit männlich-tiefer Stimme sprach, also kein Eunuch sein konnte. Im Gegensatz zu den Eunuchen, den einzigen Schwarzen, die Hans bisher näher gesehen hatte, war Davids Haut eher hell- als dunkelbraun, und seine Gesichtszüge wirkten fast europäisch.

»Du bist kein Eunuch«, sagte Hans.

»Schlaues Köpfchen«, antwortete David. »Ich bin Diener am Palast des ägyptischen Sultans und komme aus Abessinien.«

»Wo ist das denn?«

»Das, mein Lieber, ist ein großes Kaiserreich südlich von Ägypten. Unser Herrscher stammt direkt von König Salomo ab.«

»Und trotzdem bist du ägyptischer Sklave.«

»Und ihr? Ihr scheint aus Europa zu kommen. Da gibt es sicher auch Kaiser und Könige, und trotzdem seid ihr osmanische Sklaven.«

»Stimmt.« Hans lachte, und David stimmte mit ein. »Wir kommen aus Bayern. Das ist ein Land in Europa. Weit weg.«

»Und was bringt osmanische Soldaten aus Bayern nach Kairo?«, fragte David.

»Angeblich soll es Unruhen geben, und dein Sultan hat uns zu Hilfe gerufen.«

»Mein Sultan. Soso. Ja, Faradsch hat es nicht einfach im Moment.« Er musterte Hans mit zusammengekniffenen Augen. »Aber was sollen wir hier über Politik reden. Ich weiß, du suchst nur die eine Frau, aber vielleicht kann ich euch trotzdem ein paar andere Frauen zeigen.«

Hans grinste. »Ach, warum nicht.« Aynur. Pah! Er hatte sich in den letzten Monaten ab und an eine Hure gegönnt. Nicht oft, denn der Sold reichte nicht für ein ausschweifendes Leben. Er genehmigte sich lieber ab und an Wein und immer öfter auch mal eine Pfeife Hanfblüten. Ansonsten gab er sein Geld für neue Hefte und Tinte aus, denn er zeichnete und schrieb weiterhin regelmäßig. Gelegentlich musste man auch die Saiten von Max' Oud neu mit Katzendärmen bespannen lassen.

»Aber nur zeigen«, sagte Hans. »Wir haben kein Geld.«

»Oh, dass du kein Geld hast, habe ich gesehen ...« David kicherte. »Kleiner Tipp: Wenn du angerempelt wirst und Angst vor Dieben hast, greif nicht gleich nach deiner Börse. Damit verrätst du, wo dein Geld versteckt ist. Manchmal rempeln sie dich nur an, um das auszukundschaften.« Er knuffte Hans in die Seite. »Keine Sorge, wir schauen uns nur Tänzerinnen an. Das kostet nicht mehr als einen Minztee oder einen Becher Wein. Versprochen.«

Sie standen auf und gingen die Gasse hinunter. Hans bemerkte, dass die Stände hier höchst seltsame Waren anboten. Figuren unterschiedlicher Größe, viele davon Männer mit Schakal- oder Falkenköpfen sowie Frauen mit Kuhköpfen oder riesigen Scheiben auf dem Kopf oder Katzenwesen, mit Reliefs verzierte Urnen und Gefäße sowie Holzkisten, auf die man menschliche Gesichter gemalt hatte.

»Was ist das hier?«, fragte Hans und blieb an einem Stand stehen. Unter all den Schakalköpfigen und Katzen war sein Blick auf eine Skulptur gefallen, die ihm seltsam bekannt vorkam: eine sitzende Madonna mit dem Jesuskind auf dem Schoß.

»Das sind alles Sachen aus der Wüste«, erklärte David. »Das findet man überall entlang des Nils und in den alten Städten. Das hier ist nur der Plunder aus Gips und Alabaster. So etwas gibt es aber auch richtig wertvoll mit Gold und Edelsteinen, aber das verkaufen nur die teuren Händler drüben an der neuen Karawanserei. Das sind die Götzenstatuen der alten Ägypter, die man in ihren Gräbern und Tempeln findet. Heidnischer Ramsch, der so alt ist wie die Zeit. Aber ganz dekorativ, nicht wahr?«

»Und was macht man dann damit?«

»Man stellt sie sich hin und guckt sie an.«

»Warum sollte man sich tote Götzen aus Gips hinstellen?« Hans schüttelte den Kopf. »Und die Holzkisten?«

»Darin haben sie ihre Toten bestattet. Darin sind meist Mumien. Aber die hier sind leer. Wenn du Mumien kaufen willst, müssen wir die nächste Gasse rechts.«

»Nein, ich will keine Mumie kaufen!«

»Warum nicht? Du brauchst ja keine ganze kaufen. Kannst auch Teile haben, vor allem Hände sind beliebt. Kosten nicht viel, und zerstoßen oder zerrieben sollen Mumien bei vielen Krankheiten helfen.«

»Mumien?«, fragte Hans ungläubig. »Das ist doch alles vertrocknet.« Mumien tauchten manchmal beim Torfstechen in der Moorlandschaft nördlich von

München auf. Aber mit denen stellte man nichts weiter an, man verbrannte sie. Er wusste aus München nur, dass der Henker mit Leichenteilen handelte. Besonders beliebt bei den Apothekern war das Menschenfett, das bei allerlei Zipperlein zum Einsatz kam. Damit verdiente der Henker mehr als mit der Hinrichtung als solcher.

»Ja, Mumien«, sagte David schulterzuckend. »Da braucht man auch keine Gewissensbisse haben, denn das waren alles Heiden, die Katzen und Schakalköpfige angebetet haben.«

»Das hier ist aber eine Madonna mit Kind.« Hans zeigte auf die kleine Statue, die ihm aufgefallen war. Der Standbetreiber, ein graubärtiger kleiner Mann, rieb sich schon in freudiger Erwartung eines Verkaufs die Hände. Sein professionell falsches Lächeln und die betont devote Körperhaltung stießen Hans ab. Der Mann brabbelte etwas in einer fremden Sprache, vermutlich Arabisch, dann sagte er auf Persisch und sogar auf Türkisch: »Billig, billig. Gute Ware. Edler Herr. Kaufen. Billig.«

»Das ist keine Madonna«, lachte David. »Ich habe schon einige italienische Händler erlebt, die in Verzückung geraten sind, wenn sie solche Figuren gesehen haben. Die haben sie dann für teures Geld gekauft und nach Europa mitgenommen, um sie in den Kirchen aufzustellen. Die armen Irren.« Er gackerte und wischte sich eine Lachträne weg. »Das ist Isis mit dem Horusknaben. Ebenfalls eine Göttin der alten Heiden.«

»Verrückt«, sagte Hans. »Ich hätte schwören können, das ist unsere Maria.«

»Tja, manchmal hilft Wissen weiter …«

»Du weißt ganz schön viel für einen Sklaven«, sagte Hans.

»Und du willst ganz schön viel wissen für einen Sklaven«, entgegnete David amüsiert. »Ich bin einer der persönlichen Diener des Sultans. Ich kann lesen und auch Korrespondenz führen in Arabisch, Persisch, Türkisch und Griechisch. Kommt weiter.« Der schmierige Händler sah den drei jungen Männern enttäuscht hinterher.

Bei einem kleinen Stand mit allerlei Kräutern und Salben blieb Hans stehen. Er hatte beschlossen, etwas Balsam zu kaufen. Kairo war berühmt für seinen Balsam, rings um die Stadt gab es einige Plantagen, auf denen der immergrüne Baum bestens gedieh. Der Sultan verdiente über Steuern prächtig an dem kostbaren Baumsekret, besonders an der Myrrhe, die schon in der Bibel als Geschenk der drei Weisen aus dem Morgenland dem Jesuskind an die Krippe gebracht wird. Der Händler pries seinen Balsam als den besten diesseits und jenseits des Nils. Nicht einmal im fernen Indien würde eine vergleichbare Qualität gewonnen!

»Jaja, blabla«, winkte David ab. Er nahm eine kleine Phiole und gab einen Tropfen daraus auf die Hand von Hans. »So, nun halte die Hand in die Sonne«, sagte David. Hans tat, wie befohlen. Nichts weiter passierte.

»Das hier«, David hielt das Fläschchen hoch, »ist reinster Mist! Gepanschter Dreck. Echter Balsam ist klar, gelblich und riecht zart. Wäre das hier echt, hätte es dir ein Loch in die Hand gebrannt. So hitzeempfindlich ist Balsam. Du kannst auch einen Tropfen auf die Messerspritze tun und ins Feuer halten. Balsam verbrennt sofort. Oder gib etwas in Ziegenmilch, die gerinnt umgehend. Lass dich also von diesen Scharlatanen hier nicht über den Tisch ziehen.«

»Schade«, meinte Hans.

»Herr, Herr, verzeiht mir.« Der Verkäufer verneigte sich unterwürfigst. »Ich habe euch nur testen wollen. Ich habe hier echten Balsam. Kostbar wie die Feder eines Phoenix …«

»Jaja«, sagte David im Gehen. »Frechheit. Man sollte ihn dem Sultan melden.«

»So, da sind wir.« David hatte Hans und Max noch tiefer in die immer enger werdenden Gassen geführt. Hier fiel kaum noch Sonnenlicht herein. Die Luft stand stickig in einem Gemisch von Essensgerüchen, Fäulnis und Holzfeuer. David wies auf eine niedrige Tür mit rotem Vorhang. Trommel- und Flötenmusik drang auf die Straße. Nachdem sie eingetreten waren und sich der dicke Vorhang hinter ihnen geschlossen hatte, standen sie in einem schummerig beleuchteten großen Raum mit hohem Deckengewölbe. In der Mitte hatte man eine kleine runde Bühne aufgebaut, die von vier Öllampen beleuchtet wurde. Ringsherum lagen im Saal verstreut dicke Kissen, auf denen es sich Männer aller Altersklassen bequem gemacht hatten. Man trank Tee und Wein, naschte etwas Gebäck, zwei Trommler und ein Flötist spielten in der hintersten Ecke vor sich hin. Die drei jungen Männer suchten sich einen Platz, fläzten sich bequem auf die Kissen und bestellten Wein. Kaum dass der Kellner das Gewünschte gebracht hatte, änderte sich der Takt der Musik, der Rhythmus wurde treibender. Aus einer verhängten Tür am Ende des Saals stolzierte eine üppige Frau heraus, betrat selbstbewusst die Bühne und begann sofort mit schlängelnden Bewegungen zur Musik zu tanzen. Hans hielt die Luft an. Die Frau war wunderschön und bewegte sich elegant wie eine Göttin. Vor allem aber zeigte sie skandalös viel nackte Haut. Sie trug eine weite Pluderhose und ein Oberteil, das ihren wundervoll prallen Bauch komplett frei ließ. Um den Kopf und die Schultern hatte sie verschiedene Schleier gewunden, die sehr durchsichtig waren und im Rhythmus der Musik ein Eigenleben zu entwickeln schienen. Wenn man genau hinsah, konnte man gelegentlich die nackten Ellenbogen, die Fußknöchel oder auch eine Schulter herausblitzen sehen. Bei schnellen Drehungen wogten ihre Brüste hin und her. Seit Jahren daran gewöhnt, dass er in den Ländern der Moslems höchstens mal das Gesicht einer Frau unverhüllt in der Öffentlichkeit zu sehen bekommen hatte, lief Hans ganz rot an vor Aufregung. Die Tänzerin war Erotik pur. Ketten mit klimpernden Blechscheiben um Hüfte und Hals schickten kleine Lichtblitze in den Raum, wenn das Lampenlicht darauf traf.

»Wahnsinn«, keuchte Hans leise.

»Nicht wahr?«, flüsterte David stolz. »Ich habs euch doch gesagt. Das erlebt man nur in einer Weltstadt! Ach, und bitte haltet euch daran: Die Tänzerinnen darf man keinesfalls berühren. Das sind keine Huren.«

Hans nickte und bestellte sofort noch eine Runde Wein. Nach der ersten Tänzerin kamen noch drei weitere, darunter eine gewaltige Nubierin, deren wogende Sinnlichkeit Hans etwas Angst einjagte, und zuletzt eine Schlanke, die bei den Männern nicht ganz so gut ankam. Trotzdem endete die Vorstellung mit nicht enden wollendem Applaus und begeisterten Rufen.

Trunken vom Wein und dem Erlebten führte David seine Begleiter ein paar Häuser weiter in eine Kaschemme, die so dunkel war, dass man sich kaum orientieren konnte. Dichter Rauch hing in der Luft. Hans kannte den Geruch. Im Raum standen flache Betten, auf denen Männer lagen und lange Pfeifen rauchten. Kaum hatten sich Hans, Max und David hingelegt, kamen schon Diener und brachten ihnen Pfeifen. Hans' Hirn schwamm bald angenehm, und er vergaß alles um sich herum. Er fühlte sich wie bei einem dauerhaften Orgasmus.

Wie lange sie geruht hatten, konnte er nicht sagen. Plötzlich überkam ihn eine Euphorie und wilder Tatendrang. Auch bei David und Max schien der Rausch ähnlich zu verlaufen.

»Lasst uns was machen«, sagte Hans und setzte sich auf. »Los, hier ersticken wir noch in dem Drecksloch.«

»Was willst du denn machen?«, fragte David.

»Ans Ende der Welt gehen«, antwortete Hans. »Und die Wunder der Welt sehen. Wenns nicht zu viel verlangt ist! Hier gibt es doch ein Wunder, oder? Lasst uns zu den Pyramiden gehen!«

»Das nenne ich mal eine gute Idee«, stimmte David zu. »Wenn du das nicht gesagt hättest, hätte ich das vorgeschlagen. Auf zu den Pyramiden!«

Sie liefen durch die langsam dunkler werdenden Gassen, kamen in bessere Gegenden und schließlich an den Fluss. An einem Straßenstand kaufte Hans

Fladenbrot und getrocknetes Fleisch. Nie verkehrt, etwas Proviant dabeizuhaben. David erwarb Früchte und süßes Gebäck.

»Wir müssen rüber auf die andere Seite«, erklärte David. »Kommt, ich habe einen Freund, der eine Dhau hat.« Er deutete auf die kleinen Segelboote, die in der Nähe an einem Holzpier vertäut waren. Dort herrschte buntes Treiben, Packesel wurden be- oder entladen. Ein Sklavenhändler bot direkt hier seine meist dunkelhäutige Ware an. Sänftenträger warteten auf Kundschaft und fliegende Händler huschten umher.

»Ist das euer Hafen?«, fragte Hans.

»Nein.« David lachte. »Der Hafen ist weiter flussabwärts. Das hier sind nur Boote, die dich ans andere Ufer bringen oder zur großen Nilinsel Gezira. Da werden …« Er brach ab und hielt Hans am rechten Arm fest. »Moment …« Er zog Hans und Max hinter den abgestorbenen Stumpf einer Dattelpalme. »Siehst du dort den dicken Edelmann, der gerade seine Sänftenträger anschreit?«

Hans lugte um den Stamm herum. Der Edelmann war nicht dick, er war ein fettes Ungeheuer. Der Fettsack stauchte einen Diener zusammen, raffte dann seinen Mantel und bestieg wütend eine protzige, mit Elfenbein- und Ebenholzintarsien sowie Gold verzierte Sänfte.

»Das ist Emir Umar ibn Abbas, einer der mächtigsten und reichsten Männer unseres Landes. Du hast mir doch gesagt, dass es Unruhen und Rebellion in Ägypten geben soll. Dieser Mann ist der Urheber! Er versucht, den Sultan seit dessen Thronbesteigung zu stürzen.«

»Warum lässt man ihn dann nicht verhaften?«, fragte Hans unbedarft.

»Wie willst du an einen so mächtigen Mann herankommen? Ohne Beweise? Umar hat ausgezeichnete Verbindungen. Das Netz aus Intrigen, das im Hintergrund gesponnen wird, möchtest du sicher nicht sehen! Das Beste für unseren Sultan ist, wenn er abwartet und Umar auf frischer Tat erwischt. Unsere Spione haben berichtet, dass Umar bereits fünfhundert Offiziere und andere Würdenträger im Kreis seiner Rebellen versammelt hat. Vermutlich werden sie bald losschlagen wollen.«

»Dann sollten wir vielleicht doch besser zurück zu unserer Truppe und du in den Palast, oder?«

»Ach, wo denkst du hin, Hans.« David winkte unbekümmert ab. »Der Emir Umar kommt gerade von einer Inspektionsreise aus dem Süden. Seine Mitverschwörer sind noch nicht alle in Kairo angekommen. Das wird noch ein paar Tage dauern. So, kommt, die Luft ist jetzt rein. Holen wir uns eine Dhau.«

Die Sänfte des Emirs war im Gewimmel der Straßen verschwunden. David suchte den Pier nach seinem Freund ab. »Da!« Er winkte. Von einer kleinen Dhau wurde zurückgewunken.

»Das ist mein Freund Yusuf«, stellte David vor. Hans gab dem höchstens fünfzehnjährigen Burschen die Hand, die erstaunlich weich und gepflegt für einen Menschen war, der täglich mit Tauen, Holz und Wasser zu tun hatte. Yusuf lächelte schüchtern, wobei man sein von Pubertätspickeln gezeichnetes Gesicht unter dem Turban und dem bis zur zart beflaumten Oberlippe hochgezogenen Gesichtsschleier kaum erkennen konnte. Er trug einfache, aber saubere Kleidung.

»Und das ist sein Bruder Mehmed.« Der Bruder war deutlich größer und kräftiger, hatte die Statur und die Pranken eines Ringers. Mehmed nickte nur und grunzte etwas in seinen schwarz glänzenden Bart.

David stellte sich wie ein stolzer Eroberer breitbeinig an den Bug des Schiffes und deutete mit ausgestrecktem Arm nach Westen. »Auf zu den Pyramiden!«, rief er, als die Dhau ablegte.

Am anderen Ufer vertäute Mehmed die Dhau, schnappte sich die Beutel und Taschen, die im Rumpf gelegen waren und warf sie sich über die Schulter.

»Yusuf und sein Bruder werden uns begleiten«, erklärte David. »Das ist besser. Sie kennen sich aus und können dir alles zeigen. Außerdem ist Mehmed die perfekte Abschreckung für Räuber. Glaubs mir, das haben wir schon ausprobiert!« Er lachte fröhlich.

Hans war es recht. Er mochte David, und sein Bauchgefühl sagte ihm, dass er David vertrauen könne. Yusuf schien ein netter, ruhiger Knabe zu sein, nur Mehmed strahlte eine gewisse Aggressivität aus, aber das könnte auch sein Normalzustand sein. Dass irgendwer zwei einfache Soldaten aus Osmanien an die Pyramiden locken und dann ausrauben würde, kam Hans sowieso absurd vor.

Sie mieteten sich vier Kamele, die sich hinlegten, damit man aufsteigen konnte. Mehmed half Yusuf in den Sattel und setzte sich dann so dahinter, dass er seinen kleinen Bruder fest umklammerte. Hans und Max, die noch nie auf einem Dromedar geritten waren, sorgten für Heiterkeit mit ihren Verrenkungen, um sich auf dem Sattel zu halten, als die Tiere aufstanden. Hans versuchte, sich die richtige Sitzhaltung bei David abzuschauen, dennoch wurde ihm beinahe schlecht, als die kleine Karawane, angeführt von einem alten Kameltreiber, loszog. Der Weg führte zunächst durch das fruchtbare Schwemmland des Nils mit Dattelpalmhainen und Getreidefeldern. Dann war von einem Schritt auf den nächsten plötzlich nur noch Wüste und Sand um sie herum. Schon von

Weitem konnte man die mächtigen Pyramiden ausmachen. Dahinter senkte sich die Sonne langsam zum Horizont herab.

»Die Bestie mit dem Menschenkopf«, sagte Hans, als sie sich der Sphinx näherten. Zwar ragten nur das Haupt mit dem Nemes-Kopftuch und ein Teil des Körpers aus den Sandverwehungen heraus, doch genau das hatte er gesehen. Als ihm nun klar wurde, dass dieses Wesen mit dem Löwenkörper nur eine gewaltige Skulptur war, herausgehauen aus einem Kalkhügel, lachte er in Erinnerung, dass er sich auf der Sperberburg davor gefürchtet hatte. Sie ritten langsam durch die steinige Wüstenlandschaft um die große Pyramide herum, dann um die kleineren. Schließlich saßen sie auf dem Plateau ab.

Hans war von dem Dromedarritt so wackelig auf den Beinen, dass er sich kurz hinsetzen musste.

»Unglaublich, oder?«, fragte David.

»Allerdings«, bestätigte Hans schnaufend. »Man möchte nicht meinen, dass das Menschen erbaut haben! Wie haben die das denn geschafft?«

»Vielleicht waren es ja auch die alten Götter.«

»Was ist da drin?«, fragte Hans.

»Das weiß niemand«, sagte Yusuf. »Es gibt keinen Weg hinein. Angeblich sind es Gräber von alten Königen, die nannte man Pharaonen. Vielleicht ist gar nichts drin. Vielleicht sind es einfach nur große Steinpyramiden, deren Zweck nur noch die Wüste kennt. Kommt mit, ich zeige euch die alten Friedhöfe.«

Viel konnte man nicht sehen. Von Sanddünen zugeweht, ragten einige große Steinquader aus dem Boden, dazwischen gab es tiefe Gruben, in die man bei Unachtsamkeit leicht hineinstützen konnte. Zumal jetzt in der Abenddämmerung.

»Das waren alles Gräber«, erklärte Yusuf. »Grabräuber plündern sie seit Jahrhunderten. Was wertvoll ist, verkaufen sie, den Rest schmeißen sie weg.« Er deutete in eine Grube, in der mehrere in Leinenbinden eingewickelte Körper lagen. »Mumien. Die gibt es hier im Überfluss«, seufzte Yusuf.

»Die kann man doch auch verkaufen«, bemerkte Hans.

»Ja, da gibt es aber ein Überangebot.« Yusuf deutete hinüber zur nächstkleineren Pyramide. Dort hatte sich im Schatten eine Nomadensippe rings um ein flackerndes Lagerfeuer niedergelassen. Hans verstand nicht, was das mit den Mumien zu tun haben sollte. Er begriff aber wohl, dass sie völlig die Zeit vergessen hatten.

»Wir sollten zurück«, sagte er.

»Jetzt noch?«, fragte David. »Das wird nicht gehen. Bald ist es Nacht, und dann fahren keine Boote mehr über den Nil.«

»Aber wir müssen zurück zu unserer Einheit! Dann schwimmen wir eben. He, Kameltreiber …« Er ging zu dem Alten, der es sich mit den Tieren im Schatten des Sphinxkopfes bequem gemacht hatte. Doch der Alte weigerte sich strikt, jetzt noch den Rückweg anzutreten. Es werde schnell dunkel und da würden nur noch Lebensmüde und auf sie wartende Mörder unterwegs sein. Morgen dann gerne wieder!

»Stell dich nicht so an, Hans«, beschwichtigte David. »Euer Hauptmann wird euch sicher nicht vermissen. Auch für ihn sind Kairoer Nächte lang! Und selbst wenn … Ich werde mich morgen beim Sultan für euch einsetzen, falls ihr Ärger bekommen solltet. Glaub mir, es ist besser, wenn wir die Nacht hier verbringen und morgen beim ersten Hahnenschrei aufbrechen. Dann seid ihr schnell in eurer Karawanserei, und vielleicht hat euer Fehlen noch niemand bemerkt.«

Weil Max wie immer kein guter Ratgeber war, beschloss Hans zähneknirschend, David nachzugeben. Und Hauptmann Karabulut hatte wirklich gesagt, dass sie erst am kommenden Morgen wieder zurück sein mussten. Es schien das Beste zu sein. Und eine Nacht in der Wüste bei dem letzten Wunder der Welt verbracht zu haben – wer konnte das in München schon von sich behaupten! »Wir brechen morgen aber noch vor Sonnenaufgang auf, verstanden?«, sagte er noch, um seine Autorität zu unterstreichen, in Wahrheit freute er sich nun doch auf die Nacht bei den Pyramiden.

»Ja, großer weißer Mann.«

Sie suchten sich ein geschütztes Plätzchen direkt an der Wand der großen Pyramide, wo es kaum Felsen gab, dafür weichen Sand. Der Kamelführer blieb beim Kopf der Sphinx und beachtete seine Gäste nicht weiter. Mehmed packte die Taschen und Säcke aus und entfaltete ein paar Decken. Auch Yusuf und sein Bruder hatten Proviant dabei. Sie richteten sich ein Abendessen aus ein paar Broten, kaltem Fleisch, Datteln, Süßigkeiten und Wein her. Satt würden sie alle werden. Dann sprang Mehmed auf und verschwand für einige Minuten. Als er wiederkehrte, zog er mehrere Mumien hinter sich her. Hans blieb der Mund offen stehen, als er sah, wie Mehmed in aller Seelenruhe den Mumien Arme und Beine abbrach und daraus ein Lagerfeuer entzündete.

»Die Bandagen sind mit Harz getränkt und die Körper mit Balsam«, erklärte Yusuf. »Das brennt gut. Warum schaust du so entsetzt? Ich habe dir doch vorhin die Nomadenfamilie gezeigt, die auch ein Feuer aus Mumien gemacht hat.«

»Ach so«, stotterte Hans. »Das wolltest du mir zeigen …«

»Ich habe dir gesagt, dass man Mumien vielseitig verwenden kann«, sagte David. »Das waren alles Heiden, wenn es dich beruhigt. Die stehen beim Jüngsten Gericht sowieso nicht im Fleisch von den Toten auf.«

Da hatte David völlig recht, auch wenn Hans gar nicht daran gedacht hatte. Er war einfach überrascht gewesen. Aber wenn das hier normal war, dann war es normal. Mumienfeuer brennen gut. Wieder etwas gelernt. Und so ein Feuer war dringend nötig, denn kaum war die Sonne endgültig hinter dem Horizont verschwunden, wurde es in der Wüste ziemlich kühl.

Nach dem Essen nahm Max seine Oud und spielte.

»Er spielt so schön«, sagte Yusuf nach einer Weile mit Tränen in den Augen.

»Stimmt«, bestätigte Hans. »Aus ihm kommt nur Musik raus.«

»Jetzt wäre was zu rauchen recht«, sagte David.

»Schon wieder?«, fragte Hans. »Das heute Mittag war doch genug. Das waren sowieso keine Hanfblüten.«

»Nein.« David lachte. »Das war Opium. Hanf ist doch mehr etwas für die Anhänger des Alten vom Berg.«

»Wer?«

»Der Alte vom Berg. Das ist, das war der Anführer der Assassinen.«

»Assassinen?« Hans überlegte kurz. »Mein Herr ist Assassine. Aber die nennen sich jetzt anders.« Sobald er es ausgesprochen hatte, wollte er sich am liebsten auf die Zunge beißen. Er hatte seinem Herrn versprochen, das nicht auszuplaudern. Gut, dass David und die anderen nicht wussten, wer sein Herr war.

»Ja, das ist auch besser für sie. Weißt du nicht, was man über Assassinen sagt? Das sind die Haschischesser. Die berauschen sich bis zum Exzess. Eine Sekte aus Syrien, die ihren Sitz in Alamut und Masyaf hatte. Ihre Mitglieder haben einst als Meuchelmörder Angst und Schrecken verbreitet.«

»Das wusste ich nicht.«

»Das wird dir dein Hauptmann auch sicher nicht verraten haben. Die haben immer ganz gezielt politische Widersacher ausgeschaltet. Zack. Messer rein.« David führte mit der rechten Hand einen Stich gegen einen imaginären Feind. »Sehr effektiv und höllisch gefürchtet, die Assassinen. Sie sollen in ihren Burgen junge Männer unter Drogen gesetzt haben und ihnen dann das Paradies vorgegaukelt haben. Damit die Männer später furchtlos zuschlagen, denn sie fürchteten den Tod nicht, weil sie ja schon einmal ins Paradies gesehen hatten. Jeder bekam dafür einen goldenen Dolch …«

Hans rann kalter Schweiß die Wirbelsäule hinunter. Er versuchte, sich so beherrscht wie möglich zu geben. Ihm wurde einiges klar.

David fuhr fort: »Seit sie von den Tataren geschlagen und ihre Burgen zerstört wurden, hört man kaum noch etwas von ihnen.«

»Aber es gibt sie«, mischte sich Yusuf ein. Hans fiel auf, dass der große Bruder Mehmed praktisch nie etwas sagte. Mehmed hielt das Feuer am Brennen, indem er ab und an einen Mumienteil hineinwarf. »Assassinen haben einst dieses Reich regiert. Also … nicht die Assassinen selbst, aber andere Ismailiten, die nannten sich aber Fatimiden. Das waren große Könige in Ägypten. Ich finde übrigens, dass die Assassinen durchaus richtig gehandelt haben.«

»Wieso das?«, fragte Hans vorsichtig.

»Ist es nicht manchmal besser, gezielt nur eine mächtige Person zu töten, als in einem Krieg Tausende von Menschen zu opfern?«

»Wenn man mit einem gezielten Attentat einen Krieg vermeiden kann, dann hast du vielleicht recht«, gab Hans zu.

»Stell dir mal unseren Sultan vor«, sagte David. »Wenn der nun einen Assassin beauftragen würde, den Anführer der Rebellen, Emir Umar, zu töten. Dann wäre die Rebellion womöglich gleich im Keim erstickt, oder?«

»Womöglich.«

»Ich finde, Assassinen wurden zu Unrecht verteufelt«, sagte Yusuf. »Ich finde, sie sind Helden.«

»Vielleicht sollten wir deinen Herrn mal unserem Sultan vorstellen«, sagte David scherzhaft. »Das wäre doch was …« Er lachte herzlich. Obwohl Hans nicht zum Lachen zumute war, lachte er mit. Auch Yusuf und Mehmed stiegen ein.

»Wofür würdest du töten, Hans?«, fragte David.

»Das habe ich schon oft«, antwortete Hans. »Im Krieg.«

»Das meine ich nicht. Stell dir mal vor, du wärst Assassine. Welchen Preis würdest du für ein Attentat verlangen?«

»Freiheit«, antwortete Hans.

»Das wäre was«, pflichtete Yusuf bei.

»Na ja«, sagte David. »Ich weiß nicht. Was bringt die Freiheit? Nur andere Zwänge. Wobei …Wie wir wissen, können aus Militärsklaven auch große Herrscher werden.«

»Wie das denn?« Hans lachte.

»Unsere Sultane, die Mameluken«, erklärte David. »Das waren einst Militärsklaven. Mamluk bedeutet ›der in Besitz befindliche‹, also der Sklave. Das waren früher männliche Sklaven, die ausschließlich für den Militärdienst nach Ägypten importiert wurden. Tja, und dann haben eines schönen Tages die Mameluken rebelliert und einen ihrer Offiziere zum Herrscher Ägyptens gemacht. Du siehst, auch du hättest alle Möglichkeiten, eines Tages einer der mächtigsten Herrscher der Welt zu werden.«

»Schmarrn«, sagte Hans auf Bairisch. Weil alle ihn erstaunt ansahen, schob er auf Persisch »Unsinn« hinterher. »Ich will kein Herrscher werden. Ich will die Wunder der Welt sehen.«

»Das wissen wir mittlerweile. Ist es nicht wunderschön hier«, wechselte David schlagartig das Thema und deutete auf das Panorama der Pyramiden vor dem Nachthimmel.

»Wunderschön«, bestätigte Hans. »Der ganze Tag war wunderschön.«

Mameluken waren eigentlich Militärsklaven (wörtlich »der in Besitz befindliche«), die im gesamten arabischen Raum zum Einsatz kamen. 1249 putschte sich der Mamelukengeneral **Aybak** nach dem Tod des Sultans von Ägypten an die Macht. Er ließ den Erben ermorden und ernannte die Haremssklavin und Sultanswitwe **Schadschar ad-Durr** zur legitimen Nachfolgerin des Sultans. Schadschar war die erste und bis heute einzige selbstständige Herrscherin (Sultana) des islamischen Ägyptens, Aybak heiratete sie später. Als Aybak der Sultana schließlich politisch gefährlich wurde, ließ sie ihn ermorden, woraufhin Aybaks Sohn sie ermorden ließ.

16 Das Fest der Frauen

Da seid ihr endlich!«, begrüßte Karabulut sie ungeduldig, als sie am nächsten Morgen kurz nach Sonnenaufgang in der Karawanserei auftauchten.

»Herr, Ihr habt doch gesagt, dass wir …«

»Ja, ich weiß. Ich mache euch keinen Vorwurf«, unterbrach Karabulut Hans' Entschuldigung. »Es ist nur gut, dass ihr wohlbehalten wieder da seid.«

»Wir waren mit neuen Freunden bei den Pyramiden über Nacht.«

»Sehr schön.« Karabuluts Aufregung legte sich. »Sehr schön. Sind das deine neuen Freunde?« Er deutete auf David, Yusuf und Mehmed, die Hans und Max bis zur Karawanserei begleitet hatten und nun im Gewimmel der Gassen verschwanden.

»Ja.«

»Gut. Keine besonderen Vorkommnisse?«

»Nein, Herr«, antwortete Hans verwundert. »Alles gut. Außer dass ich nun etwas mehr über die Assassinen erfahren habe …«

»Das musstest du früher oder später, Hans.«

»Und das beunruhigt Euch nicht, Herr?«

»Wieso sollte es das? Die Zeiten der wilden Haschischesser, die losziehen und Auftragsmorde begehen, ist längst vorbei.«

»Sicher, Herr«, sagte Hans lakonisch.

»Du zweifelst?«

»Nein, Herr.«

Karabulut lachte. »Oh, Hans, du bist wirklich nicht dumm.«

»Nein, Herr.«

Karabulut zog Hans in eine Ecke bei den Kamelställen, wo sie alleine waren. »Es muss uns nicht jeder zuhören. Ich habe eben Nachrichten aus dem Palast erhalten. Heute Nacht hat man offenbar versucht, den Sultan zu ermorden. Doch Faradsch konnte dem Anschlag durch die Gnade Gottes entgehen. Nun sind alle in Alarmbereitschaft. Wir sollen sofort nach Alexandria abrücken, weil sich dort Rebellen sammeln.«

Hans schwirrten so viele Fragen im Kopf herum, dass er schwieg.

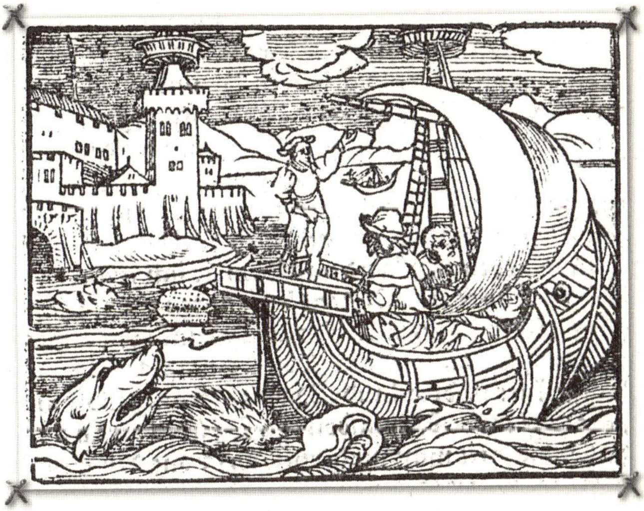

»Da hast du noch eines deiner Weltwunder«, sagte Lasse und deutete auf die hohe Ruine, die wie ein zerbrochener Zahn in den Himmel ragte. Der Leuchtturm von Alexandria, einst mit mehr als einhundertfünfzig Metern jahrhundertelang das höchste Gebäude der Welt, hatte mehreren großen Erdbeben Tribut zollen müssen, und nach dem letzten Beben 1375 hatte man endgültig alle Versuche aufgegeben, das Bauwerk zu renovieren. Große Steinquader lagen auf der dem Hafen vorgelagerten und durch einen künstlichen Damm mit dem Festland verbundenen Insel Pharos und im Wasser.

»Schade«, sagte Hans und zuckte mit den Schultern. »Es sind ja auch die neuen Wunder, die zählen.«

»Gehst du jetzt unter die Philosophen?«, fragte Lasse.

»Genauso sicher, wie deine Urahnin mit ihrer Familie ein neues Land entdeckt hat.«

»Das hat sie!« Lasse gab Hans einen Knuff auf den rechten Oberarm. »Weinland gibt es, du dummer Hinterwäldler. Habe ich dir schon erzählt, dass es dort seltsame Vögel gibt? Riesige Hühner. Groß wie Hunde sind sie mit ganz schwarzem Gefieder. Sie können nicht fliegen und leben im Wald. Und hässlich sind sie! Die haben einen kahlen roten Kopf, und da hängen neben dem Schnabel eklige Hautlappen herunter …«

»Ja, das hast du schon hundert Mal erzählt. Und die machen ganz laut ›truuut-truuut‹, und die eingeborenen Menschen, denen Adlerfedern aus dem Kopf wachsen, jagen die Vögel und braten sie. Die Vögel sind so groß, dass eine ganze Sippe davon satt wird. Ich weiß.«

Lasse knurrte und schwieg.

Mit dem Schiff hatte die Fahrt von Kairo den Nil hinunter nach Alexandria nur wenige Stunden gedauert. Sechshundert Soldaten hatte der Sultan in die antike Stadt verlegt, die einst der legendäre Alexander der Große hatte erbauen lassen. Die Rebellen, so hatten es die Spione einhellig berichtet, wollten nach dem gescheiterten Attentat nun schneller ihre Kräfte bündeln und sehr bald erneut zuschlagen. Da ihr erster Plan, den Sultan zu ermorden und in einem Staatsstreich die Macht zu übernehmen, gescheitert war, wollten die aufständischen Emire nun erst einmal Truppen bei Alexandria sammeln.

Im Hafen von Alexandria, dem wichtigsten im östlichen Mittelmeer, herrschte noch reger Geschäftsbetrieb. Frachtschiffe aus aller Welt lagen vor Anker und ließen die Waren löschen. Viele Waren wurden von hier aus auf dem Landweg zum Roten Meer gebracht, um von dort nach Indien oder noch weiter verschifft zu werden. Die Arbeiter wurden zur Eile angetrieben, denn mit Sonnenuntergang trat eine Ausgangssperre in Kraft. Befehle und Flüche hallten über die Piers, die meisten in Italienisch oder Spanisch. Wie an vielen anderen Häfen beherrschten die beiden Intimfeinde Genua und Venedig den Handel. Die Kontore der großen italienischen Kaufmannsfamilien befanden sich alle in unmittelbarer Hafennähe.

Lasse entdeckte zu seiner Freude ein schwedisches Schiff und schlich sich davon, um mit seinen Landsleuten ein paar Worte in seiner Muttersprache zu wechseln.

»Ja, los, ihr faules Christenpack«, geiferte ein alter Mann, der sich in der Karkasse eines kleinen, von der Witterung zerbröselten Boots häuslich niedergelassen hatte. Abwechselnd fuchtelte er mit einem Stock in der Luft herum und fütterte eine räudige Katze mit kleinen Brocken, die er mit den Fingern von einem Fisch abriss. »Dreckiges Christengesindel!«

»Jaja, Onkel Hamsa«, rief ein Werftarbeiter gut gelaunt zurück. »Nicht alle können Ziegenficker sein!«

»Du …« Der Alte warf den halb ausgeweideten Fisch dem Arbeiter hinterher. »Rotzbande, elendige!«

»Beherrsch dich, alter Mann«, sagte Hans streng.

»Warum sollte ich? Du türkisches Bübchen willst mir was sagen? Und wenn ich mich nicht beherrsche? Was dann? Bringst du mich dann mit deinem Schwert um? Uhuhuhuhu, da habe ich aber Angst!«

Hans musste schmunzeln. »Nein, es geziemt sich nur nicht für einen ehrwürdigen Greis, so zu reden und zu fluchen.«

»Ehrwürdiger Greis …« Der Alte wurde von einem Lachanfall geschüttelt, dass die Katze verstört das Weite suchte. »Danke, Bürschlein, dass du mir den Tag versüßt hast.« Er wischte sich mit seinen vor Dreck starrenden Fingern Lachtränen aus den Falten. »Weißt du, früher, da waren wir nicht solche Schwächlinge, wie die hier. Wir konnten arbeiten.« Er drehte den Kopf zum nächstgelegenen Schiff und brüllte: »Wir! Konnten! Arbeiten!«

»Du uns auch, Onkel Hamsa!«, grölten mehrere junge Männer lachend und machten obszöne Gesten.

»Wir hätten damals alles ausgeladen, bevor die Ausgangssperre beginnt! Aber heute? Da brauchen die feinen Herren zwei Tage. Weißt du, Bübchen, die Italiener und die ganzen Christen haben schon seit Langem Ausgangssperre hier in Alexandria. Ja, das haben sie sich selbst eingebrockt.«

»Ich weiß«, sagte Hans. »Ich gehöre zur Wache, die die Ausgangssperre durchsetzen soll.«

»Du hörst mir nicht zu, Bub. Die Italiener dürfen, schon seit mein Großvater ein kleiner Junge war, nachts nicht auf der Straße sein. Dass wir jetzt plötzlich alle nach Sonnenuntergang weggesperrt werden, ist doch nur wegen dieser Verbrecher, die unseren Sultan stürzen wollen. Feiges Pack, elendiges. Verkleiden sich als Frauen und schleichen sich so ein. Ach, weil Schadschar ist ...«

»Was ist denn Schadschar?«, fragte Hans.

»Das ist so ein Unsinn, den sich unsere Sultane vor langer Zeit haben einfallen lassen. Als Erinnerung an die große Sultana Schadschar, die Begründerin der Mameluken-Dynastie, haben verheiratete Frauen in dieser Woche Narrenfreiheit. Dürfen alles machen. Auf die Straße gehen, na, das dürfen sie leider sowieso, öffentlich Tee trinken, sogar in die Wirtshäuser gehen und sich Tänzer anschauen. Schweinerei! Sünde! Weibsvolk, elendiges. Pfui.« Er spuckte aus. »Da ist es kein Wunder, wenn die Erde bebt und den Turm zerstört. Hocken dort in den Tavernen und werfen den Tänzern Münzen zu. Warum tut sich da nicht die Hölle auf? Ich sage dir, Bübchen, wir sollten die ganzen Italiener davonjagen! So wie wir es mit Peter von Zypern gemacht haben.« Der alte Mann erzählte eine recht wirre Geschichte um einen König von Zypern namens Peter, der gegen Alexandria Krieg führen wollte. Weil aber der Spiegel im Turm von Alexandria alle Schiffbewegungen der Zyprioten verriet, konnte König Peter keinen Überraschungsangriff machen. Da kam ein Priester und bot sich an, den Spiegel zu zerstören, wenn er dafür ein Bistum seiner Wahl bekäme. Der Priester ging nach Alexandria, verleugnete sein Christsein, gab sich als Islamgelehrter aus und wurde bald so beliebt und berühmt, dass man ihm einen Tempel seiner Wahl als dauerhaften Sitz versprach. Der Priester wünschte sich den Tempel im Turm mit dem Spiegel. Heimlich schickte der

Peter I. (1328 – 1369), König von Zypern, Titularkönig von Jerusalem und König von Armenien, leitete den Kreuzzug vom 9. Oktober 1365 gegen Alexandria, plünderte die Stadt drei Tage lang und ließ ein ungeheures Massaker unter der Bevölkerung anrichten.

Priester Boten zu König Peter von Zypern, er solle seine Schiffe bereit machen. Als dann die Schiffe kamen, zerschlug der Priester den großen Spiegel im Turm. Das klappte erst beim dritten Mal. Vom Lärm geweckt, verschlossen die Bürger den Turm. Der Priester versuchte, durch einen Sprung aus dem Fenster zu entkommen, stürzte aber zu Tode. Noch am selben Tag kamen die Schiffe von König Peter und besetzten Alexandria. Sie raubten und verwüsteten alles, sie massakrierten fast die gesamte Bevölkerung, und wer überlebte, wurde in die Sklaverei verschleppt. Nach drei Tagen voller Blutrausch zogen sie wieder ab, weil sich von Kairo aus ein gewaltiges Heer des Sultans näherte. »Seitdem«, so schloss der alte Onkel Hamsa seine Geschichte, »seitdem wird das verbrecherische Christenpack jeden Abend eingeschlossen, damit es sich nicht wieder die Herrschaft über die Stadt unter den Nagel reißen kann! Und das ist gut so.«

»Im Turm war kein Spiegel«, bemerkte Hans. »Da war ein Feuer. Ein Leuchtfeuer, damit sich die Schiffe orientieren können.«

»War wohl ein Spiegel!«

»Nein.«

»Doch.«

»Nein!«

»Doch! Wer von uns ist aus Alexandria, Bürschlein? Ich habe es doch selbst erlebt! Archimedes hat den Hohlspiegel gebaut.«

Hans fragte sich, warum er immer alte Männer mit Redebedarf anzog oder ob es umgekehrt war, dass er sich zu alten Männern mit Redebedarf hingezogen fühlte. Gerade da kam Lasse von seinen Landsleuten zurück, voller Redebedarf.

»Unglaublich, Hans«, plapperte Lasse fröhlich los. »Was sich bei mir in der Heimat tut. Jetzt hat unsere Königin Margarethe Dänemark, Schweden und Norwegen zu einem einzigen großen Reich vereint! Stell dir das mal vor …«

Margarethe I. (1353 – 1412), dänische Prinzessin und Witwe des norwegisch-schwedischen Königs Hakon VI. Magnusson. Selbst nie zur Königin gekrönt, regierte sie Dänemark, Schweden und Norwegen und vereinte die Länder zum skandinavischen Reichsverbund (Kalmarer Union). Obwohl sie eine der mächtigsten Personen des Mittelalters war und eine der bedeutendsten Frauen der Weltgeschichte ist, kennt man sie hierzulande kaum.

»Schön, Lasse. Aber deine Königin Margarethe …«

»Tolles Weib, Frauen traut man so was sonst gar nicht zu. Aber ich sage dir, bei uns im Norden gibts klasse Weiber! Die können auch kämpfen …«

Weiber. Frauen. Hans fiel etwas ein.

»Entschuldige, Lasse, ich muss erst noch etwas klären.« Er ließ den Nordmann stehen und wandte sich noch einmal dem Alten im Bootswrack zu.

»Ihr müsst auf die Details achten«, flüsterte Karabulut. »Die Details!« Er deutete auf eine kleine Gruppe von drei Frauen, die den Kai entlangbummelten. Hans hatte nach dem Gespräch mit dem alten Onkel Hamsa sofort nach dem Hauptmann geschickt, denn es brauchte nun einen echten Fachmann für Frauen.

»Und wenn der Alte vom Hafen nur Geschichten erzählt hat?«, zweifelte Lasse.

»Hat er nicht«, antwortete Karabulut. »Im Gegenteil.« Er wies mit einer Kopfbewegung zu fünf Frauen, die aus einem Boot stiegen. Karabulut hatte sofort, nachdem Hans ihm seinen Verdacht erzählt hatte, geschlossen, dass der große Frachthafen nicht der richtige Ort war, sondern der Bootshafen hinter dem Damm. »Frauen werden kaum mit Frachtschiffen ankommen, oder?«, hatte er gesagt. »Und wenn, dann wäre das mehr als verdächtig. Ganz so dumm sind auch Rebellen nicht.« Also hatten sie am Bootshafen Position bezogen, lässig und wie zufällig an eine Mauer gelehnt. Ein Hauptmann und drei seiner Männer, die einfach dem bunten Leben zuschauten und darauf warteten, dass die Sonne unterging.

»Also, Männer«, sagte Karabulut. »Dort die drei und hier die fünf Frauen. Was fällt euch auf?«

Hans und Lasse starrten konzentriert hin, Max starrte vor sich hin.

»Nicht so auffällig, mein Gott«, zischte Karabulut. »Unauffällig. Ich habe euch gesagt, ihr müsst auf Details achten.«

»Na, die drei tragen keinen Gesichtsschleier«, bemerkte Hans. Viele Ägypterinnen zeigten ihr Gesicht, das war Hans schon längst aufgefallen.

»Zum Beispiel. Gut beobachtet. Warum tragen die fünf dort Schleier? Es ist hier ganz einfach. Die drei Frauen dort sind wirklich Frauen. Die fünf dagegen … Sie haben haarige Hände und Männerringe an den Fingern. Seht ihr denn nicht, wie weit bei einigen der Schleier vom Gesicht wegsteht? Die haben ihre Bärte nicht gestutzt. Und schaut doch mal, wie sie gehen! Wie Fischerboote bei schwerer See. Frauen laufen weder so energisch noch so breitbeinig. Kinder, ihr müsst lernen, auf die Details zu achten. Da, Frauen haben meist Henna-Verzierungen auf den Händen!«

Hans kam sich zwar blöd und blind vor, aber er war mit sich zufrieden, dass seine Entscheidung richtig war, einen Frauenexperten zurate zu ziehen.

»Oh, ich habe auch noch zwei«, meldete sich Lasse und wies auf zwei üppige Matronen, die vorbeiwatschelten.

»Fast, Lasse«, sagte Karabulut. »Aber auch nur fast. Das sind einfach zwei dicke alte Schachteln.«

Sie beobachteten weiter, und nach einer Stunde ritt Karabulut zurück zur Karawanserei, um die ägyptischen Befehlshaber, weitere Offiziere und ihre Einheiten zu informieren. Es dauerte nicht lange, dann war er wieder zurück.

Zwielichtige Tavernen, in denen Frauen tanzten, gab es in Hafennähe genügend. Lokale, in denen auch Männer tanzten, dagegen nur wenige, wobei einige Wirte wegen Schadschar ihrem Publikum entgegenkamen. Der Hauptmann und seine drei Begleiter bummelten an den Kaschemmen vorbei, als wären sie auf der Suche nach Unterhaltung. Wegen der Ausgangssperre bemühten sich Anreißer vor den Lokalen, schnell noch ein paar zahlende Gäste anzuwerben, bevor es dunkel wurde. Sie überboten sich mit Superlativen, welche atemberaubenden und exotischen Tanzeinlagen zu sehen sein würden. Die »nubische Schlangenfrau, die die Gesetze der Natur außer Kraft setzt«, hätte Hans schon gerne gesehen, ebenso die »königlichen Prinzessinnen, die Zwillingsschwestern Pat und Na aus dem fernen Siam, deren Anmut und Schönheit jeden Mann schmelzen lassen«. Stattdessen mussten sie sich auf die Lokale konzentrieren, in denen »nubische Götter aus den wilden Urwäldern Afrikas« oder »elegante Eleven klassischer Tanzkunst« auftraten. Sie hatten verschiedene Gruppen von falschen Frauen in solchen Wirtshäusern verschwinden sehen.

Karabulut betrat mit jedem Schritt Autorität verströmend eines der Lokale und schnappte sich sofort den Wirt. »Benehmen sich die Damen der Sitte entsprechend?«, fragte er eher desinteressiert, eine normale Kontrolle vortäuschend.

»Sicher, Herr«, antwortete der Wirt unterwürfig und deutete mit einer ausladenden Geste in den Saal. »Ihr seht doch. Es ist Schadschar, da dürfen nur die Damen hier sein und …«

»Jaja«, winkte Karabulut ab. »Denkt daran, bald ist Ausgangssperre, dann müssen alle zu Hause sein.« Er lehnte sich an den Tresen und sah sich mit halb gesenkten Lidern um. Auf einer kleinen Bühne drehte sich ein ägyptischer Tanuratänzer zum Rhythmus der Trommeln wie einer der Derwische aus Konya um die eigene Achse. Gute Tanuratänzer genossen wegen ihrer Kunst auch bei Männern höchsten Respekt. Er war mit mehreren übereinanderliegenden, kunterbunten Tanuras bekleidet, Röcken, die wie Teller um ihn flogen. Er ließ die Tanuras an seinem Oberkörper hochwandern, wirbelte sie um seine Arme und den Kopf und wieder hinunter. Ständig entstanden neue Silhouetten und neue Farbmuster. Die anwesenden Damen zeigten ihre Entzückung durch gelegentliches Kreischen und Trillern. Einige warfen Münzen auf die Bühne. Auch Hans war von dem Tanuratänzer begeistert. Er vergaß fast, sich umzusehen. Die Frauen waren züchtig bekleidet, viele trugen einen Schleier vor dem Gesicht. Er beobachtete Karabulut, der scheinbar gelangweilt seinen Blick in die Runde schweifen ließ. Ein, zwei Mal zwinkerte er heimlich einer Frau zu. Nach einer Weile stieß sich der Hauptmann lässig vom Tresen ab, nickte dem Wirt zu und ging gemächlich zum Ausgang. Hans und die anderen beiden folgten ihm.

»Wir sind richtig«, sagte Karabulut draußen. »Also, das Wirtshaus hier hat einen Hinterausgang …« Auch das war Hans entgangen. »Mindestens die Hälfte der hier anwesenden Damen sind keine.«

»Und jetzt?«, fragte Lasse aufgeregt. »Sollen wir sie verhaften?«

»Nein. Wir schauen uns noch die nächsten beiden Lokale an. Die Spione haben von rund fünfhundert Verschwörern berichtet«, sagte Karabulut. »Das können nicht alles Rädelsführer sein. Wir müssen uns auf die Anführer konzentrieren, die aus den Provinzen angereist sind. Vermutlich nicht mehr als zwanzig oder dreißig. Sie sammeln sich hier im Hafen, mischen sich dann bei Sonnenuntergang unter die heimgehenden Frauen und treffen irgendwo auf ihre Fußtruppen. Solange sie in Verkleidung sind, haben wir die besten Karten. Vielleicht haben sie irgendwo zwischen den Schleiern Dolche versteckt, aber keine größeren Waffen. Ich wette, sie begeben sich pünktlich zur Ausgangssperre zu ihrem geheimen Treffpunkt, wo auch die Waffen lagern. Wenn viele Frauen auf den Straßen sind, fallen sie nicht auf. Also …« Er ließ den Satz offen.

»Also folgen wir ihnen bei Einbruch der Dunkelheit«, ergänzte Hans.

Die Straßen waren nach allen Seiten gesichert. Als klar war, dass die meisten falschen Damen die Lokale durch die Hinterausgänge verließen und durch die engen Gassen zogen, begann die unauffällige Verfolgung. Es galt, den Treffpunkt ausfindig zu machen. Weil es kurz vor Ausgangssperre war, eilten Menschenmassen hin und her. Das machte das Dranbleiben zwar etwas schwieriger, brachte aber den Vorteil, dass sich die Verfolgten nicht verfolgt fühlten. Die erste Gruppe von zwölf Verkleideten hatte offenbar bereits den Treffpunkt erreicht. Sie hatten an einer unauffälligen Tür Einlass gefunden, die zu dem Palastgarten eines wichtigen Emirs führte. Boten, die über die Dächer huschten, informierten die Einheiten. Eine zweite Gruppe hatte den Garten betreten, bald eine dritte. Die Gruppe, die Hans verfolgte, näherte sich nun der betreffenden kleinen Gasse.

»Passt auf und lernt«, flüsterte Karabulut. Er nutzte einen Eselskarren als Deckung und überholte die Gruppe Frauen. Hans, Max und Lasse folgten. Karabulut trat in die Gasse und versperrte den Damen den Weg. Hinter ihm bauten sich Lasse, Max und Hans auf.

»So spät noch unterwegs, die Damen?«, begann Karabulut kokett und lächelte gewinnend. Die Damen senkten die Köpfe, einige drehten sich weg.

»Verzeiht, wenn ich euch so direkt anspreche, aber es ist Schadschar, darum sei es mir erlaubt. Ist es nicht schade, dass Ausgangssperre ist und sich eure Vergnügen nun doch wieder auf das Heim konzentrieren? Dabei wäre es doch so eine schöne Nacht für ein kleines Abenteuer ...«

Die vorderste Dame schüttelte nervös den Kopf.

»Ich habe eure Blicke vorhin im Lokal gesehen. Euer Begehren. Unser Sold ist klein. Für eine kleine Zuwendung stehe ich euch die ganze Nacht zur Verfügung. Es ist doch Schadschar, meine Damen. Und wenn ich sage, ich stehe die ganze Nacht zur Verfügung, dann könnt ihr das wörtlich nehmen.« Er lachte frech und pries seine Jungs wie auf dem Sklavenmarkt an. »Oder möchtet ihr etwas Exotischeres? Hier ...«, er deutete hinter sich, »ein junger Mann aus dem fernen Land Bayern. Ausdauernd, stramm, voller Saft und Kraft. Ein Christ. Unbeschnitten. Ihr wisst ja, was man über Unbeschnittene sagt! Oder der hier ist stumm, da braucht ihr keine Angst vor Gerede haben. Dazu ein Musiker, sanft wie eine Blüte im wispernden Wind und mit so göttlichem Rhythmusgefühl gesegnet, dass ihr gerne zu seiner Flöte singen werdet. Oder der dort ist ein echter Nordmann! Eine Haut weiß wie Milch, dazu rothaarig und ich schwöre euch, das ist kein Henna. Und vor allem mit einer so erfüllenden Größe gesegnet, dass ihr selbst eure nubischen Lustsklaven vergessen werdet.«

Lasse grinste höchst zufrieden.

»Meine Damen, denkt daran, dass Schadschar nicht ewig dauert! Heute Nacht verzeihen euch eure Männer.«

»Ich ...«, stammelte die vorderste Dame mit quiekend-hoher Stimme und hielt sich dabei die Hand vors Gesicht. »Was erlaubst du dir, frecher Kerl!«

»Das erlaube ich mir«, antwortete Karabulut und riss mit einer schnellen Bewegung der ersten Dame den Schleier vom Gesicht. Im selben Augenblick versetzte er dem Verkleideten einen so harten Bauchschwinger, dass er zusammenklappte. Hans, Lasse und Max stürzten sich auf die anderen. Eine kurze Schlägerei entstand. Die Rebellen waren tatsächlich teilweise nur mit Dolchen bewaffnet. Als die Verstärkung aus den Verstecken auftauchte, ergaben sich die zwanzig als Frauen verkleideten Männer.

Den Verschwörern wieder die Schleier vors Gesicht ziehen und sie zwingen, an der Tür zu klopfen, dann den Überraschungsmoment nutzen und den Garten stürmen, war kaum mehr als Routine. Im Garten hatten sich bereits mehrere Hundert Männer versammelt und sich zum Teil bereits bewaffnet, weshalb ein paar Körper kopflos zusammensackten, während Häupter durch die Gegend flogen. Noch in der Nacht machte sich der Gefangenentransport auf den Weg zurück nach Kairo. Dort in Kairo legte sich der Emir Umar ibn Abbas schlafen. Als er am nächsten Morgen erwachte, fiel sein Blick sofort auf das, was neben ihm auf dem Kopfkissen lag: ein goldener Dolch. Der Emir erkannte das Zeichen, wusste, dass er aufgeflogen war und sterben musste. Vor dem Schlafgemach warteten bereits Soldaten des Sultans, um ihn zu verhaften.

Der Sitte gemäß, ließ der Sultan den Emir seine kostbarsten Kleider anlegen und in den Hof eines eigens für Hinrichtungen erbauten Palasts führen. Dort waren tief im Boden verankerte Eisenspeere aufgestellt. Der fette Emir musste sich mit angezogenen Beinen in ein Geschirr aus festen Seilen setzen, das so um ihn befestigt wurde, dass er in der sitzenden Position fixiert war. Mithilfe von Seilwinden, die ein Mann über eine Handkurbel bediente, zog man den Emir hoch und brachte ihn so in Position, dass eine Eisenspeerspitze direkt auf die Mitte seines Hintern zeigte. Man ließ ihn langsam so weit herunter, dass die Spitze fast in seinen Anus eindrang. Dann ließ der Mann an der Kurbel auf ein Zeichen hin die

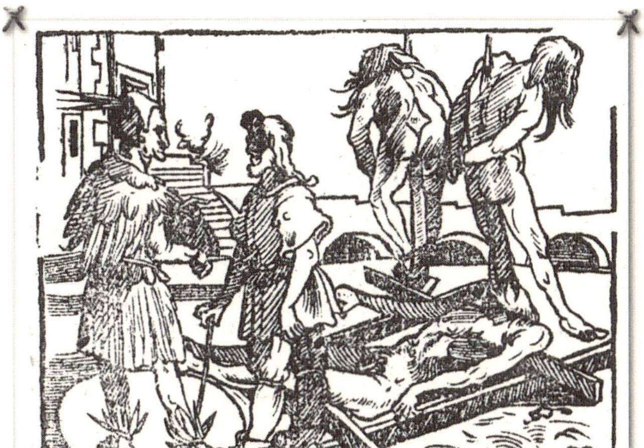

Kurbelsperre frei. Der Emir sackte mit Wucht hinunter, bis ihm der Spieß oben zum Hals wieder herauskam. Die Sitte verlangte, dass er so blieb, bis er verfault war. Neun weitere hochrangige Verschwörer, darunter auch zwei Wesire, teilten das Schicksal des Emirs. Die restlichen Rebellen führte man auf einen großen Platz, wo sie vom Henker unter dem Gegeifer der Massen mit gezielten Schwerthieben mitten entzweigeschlagen wurden.

17 Der große Sultan

Männer, großartige Arbeit, ich bin sehr, sehr stolz auf euch«, schloss Karabulut seine kleine Ansprache an seine Reiter und entließ sie für den Tag, den er ihnen zur freien Verfügung stellte. Der Hauptmann winkte Hans, Lasse und Max zu sich. »Der Sultan wird in zwei Stunden eine Audienz für alle Offiziere halten. Dazu wurde auch ich eingeladen. Ich möchte, dass ihr drei mich dabei begleiten. Macht euch fertig.« Lasse rannte sofort davon.

»Sicher, Herr, das ist eine große Ehre, dass alle drei, die auf der Sperberburg waren, euch begleiten dürfen«, antwortete Hans.

»Siehst du, Hans, du begreifst verdammt schnell.«

»Ich hätte in dem Zusammenhang noch ein paar Fragen, Herr.«

»Nein, Hans. Vielleicht später. Jetzt nicht.«

»Ja, Herr.«

»Mein Gott, Johannes!« Karabulut stöhnte auf. »Was habe ich dir beigebracht? Sei doch nicht immer so fatalistisch! Lass dir nicht alle Fragen austreiben. Los, frag.«

»Gut, Herr. Ihr und der Koch Bahadir seid Assassinen, richtig? Ich war auf einer Burg und habe einen goldenen Dolch. Und das, obwohl ich kein Moslem bin, schon gar kein Ismailit.«

»Dann kannst du auch kein Assassine sein, nicht wahr?«

»Herr, Ihr selbst habt mich ermutigt, zu denken und Fragen zu stellen. Ich muss kein Moslem sein, um Assassine zu sein, nicht wahr? Ihr habt mir einen Traum vorgegaukelt und nun erfüllen sich meine Träume, wenn ich Auftragsmorde begehe, oder? Ich sehe die Wunder der Welt und muss dafür zahlen.«

»Glaubst du, das ist so einfach?«

»Ja.«

»Dann glaub das. Wie soll ich dir eine Begegnung mit deiner Geliebten vorgaukeln können? Wie soll ich dir die Wunder der Welt vorgaukeln, die du dort auf der Burg gesehen hast? Wie soll ich dir einen Sperber vorgaukeln, der dich am Kopf verletzt? Nein, Hans, das alles hast du so erlebt. Ganz wahrhaftig. Aber die wichtigere Frage ist, bereitet dir das Schwierigkeiten?«

»Nein, Herr«, sagte Hans spontan und ehrlich. »Überhaupt nicht. Ich möchte nur wissen, was wirklich los ist.«

»Das wirst du sicher irgendwann erfahren.«

»Habt Ihr einen goldenen Dolch, Herr?«

»Diese Frage geht nun zu weit, Hans.« Karabulut wurde streng. »Ich sagte dir bereits, keine Fragen mehr. Schluss jetzt.«

»Nein«, antwortete Hans trotzig.

»Gut, dann stelle ich dir nun ein paar Fragen. Angenommen, du wärst ein Assassine, was wäre dein Preis für ein Attentat?«

»Das hat mich David vorgestern Abend auch schon gefragt. Meine Antwort war: Freiheit.«

»Das ist ein großer Preis. Ich dachte, dein Wunsch ist es, die Wunder der Welt zu sehen.«

»Richtig, das kann ich auch in Freiheit.«

»Und wie willst du dann deinen Lebensunterhalt finanzieren? Jetzt bekommst du Sold. Wenn ich dich freilassen würde, hättest du nichts. Du wärst hier in einem fremden Land, hättest kein Geld …«

»Ich bin Soldat, Herr. Ich beherrsche das edle Handwerk des Tötens. Ich kann mich als Söldner verdingen. Oder noch besser, ich werde mich als Schutz für Karawanen anbieten. Dann bekomme ich sogar Geld dafür, dass ich durch die Welt reise!«

»Nicht dumm, Hans. Das könntest du tatsächlich.« Karabulut sinnierte eine Weile schweigend. »Gut, genug mit den Gedankenspielen. Keiner von uns hier ist ein Attentäter. Wir haben eine wichtige Verabredung mit dem Sultan. Und noch ein kleiner Rat von mir. Wenn dich jemals wieder jemand fragt, warum du töten sollst, dann kann die Antwort nur lauten: Weil ich meinem Herrn gehorche. Das allein ist die Motivation eines Soldaten. Das allein ist der Grund deiner Existenz. Verstanden.« Da hatte Karabulut, das musste Hans zugeben, absolut recht. Doch das war für Hans so selbstverständlich, dass er diesen Grund gar nicht für besonders erwähnenswert gehalten hatte. »Geh mit Max nach oben und macht euch fertig.« Karabulut deutete auf das Obergeschoss. Bei dieser wie den meisten anderen Karawansereien lagen die Schlafräume im ersten Stock über den Lagerhallen und Tierställen.

»Noch eins, Herr, bevor wir gehen. Wenn ich von mir und der Freiheit spreche, dann meine ich immer auch Max. Ich ist ein wir. Aber auch das, Herr, ist natürlich nur ein Gedankenspiel.«

»Sicher, denn weder du noch ich wissen, was Max möchte.«

»Sie haben uns zu Assassinen gemacht, Max, verstehst du?« Hans redete leise auf Max ein, als sie sich für die Audienz fertig machten. »Wir beide und Lasse und Don Juan. Wir sollen für irgendjemanden wichtige Leute umbringen.«

Max reagierte wie üblich. Gar nicht.

»Nicht dass es mir etwas ausmachen würde«, sagte Hans und setzte sich auf sein Bett. »Ich habe schon so viele Menschen getötet ... Und es sind immer Heiden. Da hat Gott nichts dagegen. Ich habe das Gefühl, dass ich bald einen Auftrag bekomme. Eigentlich ist das alles doch ziemlich spannend, oder? Los, wir müssen zum Sultan.«

Drei Mal den Boden küssen. Hans machte nach, was Karabulut vorgab. Nun öffnete sich der erste Vorhang. Sie rutschten auf den Knien weiter, küssten wieder drei Mal den Boden, dann öffnete sich der nächste Vorhang. So kamen sie langsam immer weiter und näherten sich dem Sultan. Nach dem siebten Vorhang endlich knieten sie vor Faradsch. Der Sultan saß erhöht auf einem Thron mit kostbaren Einlegearbeiten aus Gold und Edelsteinen, rings um ihn war der Boden mit dicken Kissen ausgelegt. Auf einem der goldbestickten Kissen räkelte sich ein Gepard. Er stand auf – noch nie hatte Hans so eine elegante, langbeinige Raubkatze gesehen – und witterte, dann kam er vorsichtig zu Karabulut und schnupperte an dessen Turban. Das goldene, juwelenbesetzte Halsband funkelte. Offenbar bot Karabuluts Turban nichts Interessantes. Der Gepard gähnte und stolzierte langsam auf sein Kissen zurück, ließ sich mit einem kleinen Stöhner darauf fallen und leckte genüsslich seine Vorderpfoten.

Der Sultan verbarg sein Gesicht hinter einem transparenten Schleier. Man hatte Karabulut und die Männer im Vorfeld informiert, dass seine Hoheit sich verbergen würde. Das sei üblich. Einer der Diener rief nun: »Seine Hoheit Al-Malik an-Nasir Faradsch ibn Barquq, Allmächtiger von Karthago, Sultan der edlen Sarazenen, Herr zu Puspile, Herr des obersten Gottes von Jerusalem, Fürst in Kapadokien, Herr des Jordanlands, Herr im Morgenland, wo das warme Meer endet, Herr zu Bethlehem ...«

Hans konnte sich die Titelaufzählung nicht merken und stieg innerlich aus. Er hatte sich die Audienz ganz anders vorgestellt. Er hatte gedacht, dass sie Teil einer großen Menschenmenge aus Würdenträgern und deren Diener sein würden, dass sie in einem riesigen Saal empfangen würden und dann irgendwo ganz hinten knien würden. Stattdessen hatte sie der Sultan in einen kleinen Audienzraum geladen, und sie waren nur eine recht überschaubare Gruppe von mehreren Offizieren, die jeweils einige ausgewählte Soldaten dabeihatten.

Die Offiziere knieten vorne, hinter ihnen die Soldaten. Die Wände des runden Raums waren holzvertäfelt und mit raffiniertem Schnitzwerk verziert. Durch bunt verglaste Oberlichter fiel gedämpftes Licht in den Raum. Der Sultan hatte sich so platziert, dass der Hauptlichtkegel ihn direkt von oben beleuchtete. Hans versuchte, sich ein wenig umzuschauen, ohne dabei allzu unhöflich seinen Kopf zu heben. Soweit er es ausmachen konnte, war der Sultan nur in Begleitung seines Geparden und zweir Diener oder Berater. Hans hatte erwartet, David zu sehen, doch so wichtig war David am Hofe dann doch wohl nicht.

»... Herrscher zu Bagdad, Bewahrer von Alexandria, Errichter der festen Stadt zu Babylon, wo die zweiundsiebzig Sprachen entstanden sind. König aller Könige, Herrscher der Moslems, Christen, Juden und Heiden, ein Günstling der Götter«, beendete der Diener seine Aufzählung.

»Der Herr möchte euch allen seinen Dank aussprechen«, fuhr der Diener fort, »dass ihr ihm in den vergangenen Nächten treu zur Seite gestanden seid und sein Leben gerettet habt.« Auf einen Wink des Sultans verstummte der Diener.

»Wir danken euch«, sagte der Sultan mit leiser, aber fester Stimme, deren Klang in Hans eine verschwommene Erinnerung wachrief. »Einer von euch hat heute Nacht den ehrwürdigen Emir Umar besucht und ihm einen goldenen Dolch als Zeichen auf dem Kopfkissen hinterlassen. Dieser Mensch möge sich erheben.«

Zu Hans' Überraschung erhob sich neben ihm Lasse der Nordmann und blieb in gebeugter Haltung stehen. Ein Diener kam und reichte Lasse einen kleinen Beutel. Lasse kniete sich wieder hin.

»Zwei von euch haben neulich Nacht den Sultan bewacht und für seine persönliche Sicherheit gesorgt. Diese Menschen sollen sich nun erheben.«

Stille trat ein. Hans war gespannt, wer sich nun erheben würde. Als Max neben ihm aufstand, packte er ihn am Ärmel und wollte ihn herunterziehen. Doch Max blieb fest, packte seinerseits Hans' Handgelenk und versuchte, ihn hochzuziehen. Die Stimme! Yusuf. Hans wurde schwindelig. Langsam rappelte er sich auf und blieb wie Max mit weit nach vorne gebeugtem Oberkörper stehen. Der Diener kam und reichte beiden einen kleinen Beutel. Darin klimperten Münzen. Immer noch in einer Art Trance sank Hans auf die Knie zurück.

Dass noch weitere Männer aufgerufen und belohnt wurden, bekam Hans kaum mit. Es war alles geschickt eingefädelt gewesen. Die scheinbar zufällige Begegnung mit David, der Ausflug zu den Pyramiden, der angebliche Bruder Mehmed, bei dem es sich nur um einen persönlichen Leibwächter gehandelt haben konnte … Johannes Schiltberger und Maximilian der Sendlinger hatten den großen ägyptischen Sultan Faradsch, den als Bootsführer verkleideten König der Könige, ein Bürschlein von gerade mal fünfzehn Jahren, sicher durch die Nacht gebracht.

Faradsch (Al-Malik an-Nasir Faradsch ibn Barquq, 1386–1412) war zwischen 1399 und 1412 zweimal Sultan der Mameluken in Ägypten. Bei seiner ersten Thronbesteigung zählte er 13 Jahre. In seiner Regierungszeit herrschten in Ägypten Hungersnöte, Revolten und teilweise Anarchie. Schiltberger nennt ihn stets ›Joseph‹.

David wartete im Vorraum. Er grinste breit, als er Hans sah. Hans wusste im ersten Moment nicht, was er tun sollte. Einerseits war er wütend, dass David ihn so an der Nase herumgeführt hatte, andererseits hatte ihm die gemeinsame Zeit gefallen, und etwas in ihm freute sich echt und herzlich, den Abessinier zu sehen.

»Muss ich mich noch einmal bei dir entschuldigen, oder?«, sagte David zur Begrüßung.

Hans zuckte mit den Schulten. »Ach, war schon in Ordnung. Ich meine, du hattest deinen Auftrag und hast ihn geradezu meisterhaft durchgeführt. Du hättest aber auch ruhig mit offenen Karten spielen können …«

»Nein, sicher nicht«, antwortete David. Sie bummelten langsam Richtung Ausgang. Wie der Rest seiner Mannschaft hatte nun Hans den Tag frei für sich – nicht ganz, Max folgte wie ein treues Hündchen. »Dann wärest du vielleicht befangen gewesen und hättest uns unabsichtlich irgendwie verraten können. Wir brauchten zwei absolut zuverlässige Leibwächter. Man hat uns euch empfohlen, und ihr habt seine Hoheit nicht enttäuscht. Im Gegenteil. Er war von eurer Gesellschaft sehr angetan. Tut mir leid. Ja, es war so abgesprochen mit deinem Hauptmann. Assassinen-Netzwerk.«

Hans nickte. »Bist du auch einer?«

»Nein«, lachte David. »Glaub mir. Ich würde es zugeben.«

»Wie habt ihr Aynur hierhergebracht?«

»Wen?«

»Stell dich nicht so dumm«, sagte Hans ungehalten. »Aynur. Die Frau, der ich gefolgt bin, bis du mich angestoßen hast. Sie sollte mich ganz offensichtlich zu dem Treffpunkt führen.«

»Ich habe keine Ahnung, wovon du sprichst.« David schaute so überzeugend überrascht, dass Hans ihm glaubte. »Ich habe euch verfolgt, seit ihr die Karawanserei verlassen habt. Wer ist denn nun diese Aische oder …«

»Vergiss es.« Sie standen auf der Straße vor dem Palast. »Und jetzt?«

»Feiern wir!«, antwortete David enthusiastisch. »Ich zeig euch die heißesten Mädchen der Stadt. Hast du schon einmal eine Schwarze gehabt? Ich meine keine Abessinierin, sondern eine richtig schwarze Nubierin?«

»Nein«, antwortete Hans. »Weder noch.«

»Dann wirds aber Zeit! Mein Vorschlag: Hamam, Opium, Weiber. In der Reihenfolge. Und diesmal nicht die billige Variante!«

»Bin dabei! Du weißt aber schon, dass ich die Belohnung abgeben musste?« Hans hatte, wie alle Unfreien, das Geld seinem Hauptmann übergeben, der es für sie verwahrte.

»Klar. Ich lade euch ein. Wie läuft das eigentlich mit Max?«, fragte David flüsternd. »Ich meine, begleitet er dich ins Frauenhaus? Und macht er dann was? Kann er überhaupt?«

»Er kann. Bei ihm funktioniert alles. Die Frauen haben aber meist Angst vor ihm, die machen es ihm höchstens mit der Hand oder dem Mund. Ich glaube, er hat noch nie richtig mit einer Frau verkehrt. Ich weiß auch nicht, ob er das fühlt, was wir fühlen, wenn wir unseren Lebenssaft abschießen. Er schießt mächtig, aber ... Er hat noch nie eine Gefühlsregung gezeigt, außer bei Musik. Manchmal habe ich den Eindruck, dass er aber der Empfindsamste von uns allen ist.«

»Da magst du recht haben.«

»Sag mal, David, hast du auch eine Belohnung vom Sultan bekommen?«

»Sicher, aber kein Gold.«

»Sondern?«, fragte Hans neugierig.

»Etwas viel Wertvolleres. Mein Leben.«

»Er hat dir dein Leben geschenkt?«

»Richtig. Ich habe, nun, sagen wir mal, mich einer Konkubine seines verstorbenen Vaters genähert. Erfolgreich genähert, wenn du verstehst. Ich habe gewissermaßen dafür gesorgt, dass der Sultan einen dunkelhäutigen kleinen Bruder hat. Als Sekretär bin ich ziemlich wertvoll, da wollte er mich nicht gleich töten lassen. Also hat er mir die Chance gegeben, sein Leben zu retten. Im Gegenzug verschonte er meines. Und ich kann mich nach einem neuen Herrn umschauen, denn ich muss den Hof verlassen. Ich bin wieder auf dem Markt. Du kannst mich kaufen.«

»Ich? Kann ein Sklave einen Sklaven kaufen?«

»Keine Ahnung.« David zuckte mit den Schultern. »Aber warum nicht. Die Mamelukensultane sind schließlich auch Sklaven, oder?«

»Du bist bestimmt teuer mit deinen Fähigkeiten.«

»Geht so. Wenn man bei Hofe in Ungnade fällt, fällt auch der Preis. Deine Belohnung von heute wird sicher mehr als ausreichend sein. Überlegs dir mal.«

»Ich brauche keinen Schreiber. Ich schreibe selbst.«

»Schön für dich. Ich sag ja nur, überlegs dir. Wenn du mich kaufst ...«

»Nein, denn wenn ich dich kaufe, muss ich dich kleiden, ernähren und für dich sorgen. Und ich muss schon für unseren Untoten, meinen kleinen Bruder hier, sorgen. Aber ich spreche mal mit meinem Herrn. Karabulut kann vielleicht einen Schreiber brauchen.«

Das Hamam war ein Prachtbau. David hatte nicht zu viel versprochen. Sie ließen sich durchkneten und porentief reinigen. Die Opiumhöhle war diesmal auch kein muffiges Kabuff, sondern ein elegant möbliertes Etablissement, in dem ganz offenkundig auch die Männer der besseren Gesellschaft verkehrten. Das Freudenhaus gehörte vielleicht nicht zu den besten, aber sicher zu den interessantesten Adressen. Ein großzügiges, mehrstöckiges Gebäude mit Gesellschaftsräumen, in denen getrunken, gespielt und getanzt wurde. Die Tänzerinnen hier trugen allerdings fast gar nichts. Hans entdeckte ein paar bekannte Gesichter, Männer aus seiner Einheit, und sah seinen Hauptmann Karabulut, wie er sich mit zwei hellhäutigen Europäerinnen in ein Separee zurückzog. In einem kleinen Theaterraum gab es auf der Bühne eine hocherotische, hochakrobatische Darbietung mit einem riesenhaften, rabenschwarzen Nubier und einer feenhaften, wolkenweißen Blondine. Mit offenem Mund bewunderte Hans die Standfestigkeit des Afrikaners und die Aufnahmefähigkeit der Dame. Und nun erst verstand er die Anspielung Karabuluts auf Lasses Größe, die jede Frau einen nubischen Lustsklaven vergessen lassen würde. Wobei Hans in diesem Fall sicher war, dass Lasse nicht mithalten konnte.

In den Separees konnte man alle erdenklichen Gelüste zu zweit oder zu mehreren ausleben. Neben unglaublich vielen Frauen und Mädchen aller Gewichtsklassen und Hautfarben, standen auch ein paar Männer und Knaben bereit. Hans entdeckte zwei winzig kleine schwarze Frauen, kaum größer als Kinder, doch voll entwickelt, von denen David sagte, sie kämen aus den tiefsten Tiefen der afrikanischen Urwälder, wo alle Menschen winzig klein wären. Irritiert sah Hans sogar eine weiße Ziege, die an einem roten Seidenband in eine Kammer geführt wurde. Davids anzügliche Bemerkung, er könne auch Schafe oder Hunde haben, wenn er wolle, beantwortete Hans mit einer Kopfnuss.

David hatte recht, eine nubische Frau war etwas Besonderes. Zumindest die, die sich Hans gewählt hatte. Sie war sehr fraulich, das mochte Hans, und sehr groß, davor hatte Hans etwas Angst. Insgesamt wirkte sie etwas derb. Aber Hans hatte Lust auf etwas Derbes. Überraschend fand er, dass sie am Körper komplett rasiert war. Sei es, weil der Koran es forderte, sei es, weil einige Huren sich so vor Filzläusen schützten – er gewann einige neue Einblicke in die weibliche Anatomie. Zudem zeigte sie ihm, was es bedeutete, »arabisch« zu verkehren, indem sie seinen harten Penis zunächst in lauwarmem Öl badete, damit er noch besser durchblutet wurde und zudem geschmeidiger eindrang. Dann unterbrach sie gelegentlich das Liebesspiel, wenn sein Stöhnen den nahenden Höhepunkt ankündigte, ließ ihn den Penis herausziehen und kühlte die Eichel mit Wasser, damit er länger durchhielt. Letzteres, so ließ die Nubierin ihn wissen, mache sie nur bei unerfahrenen Rammlern wie ihm. In seinem späteren Leben solle er das gefälligst von selbst machen, denn, so ließ sie ihn wissen, Frauen bräuchten meist viel länger, bis sie Vergnügen fänden. Und da wäre es die Pflicht und Schuldigkeit des Mannes, sich zwischendrin immer wieder mal abzukühlen, um so lange durchzuhalten, bis die Frau auch die höchste Lust empfindet. Dann, und wirklich erst dann, so lehrte die Nubierin streng, dürfe der Mann, der ungerechterweise schon die ganze Zeit über Lust empfände, sich final ergießen. Hans lag kurz der Einwand auf den Lippen, dass sie eine Hure sei und daher für seine Lust zuständig und nicht er für ihre, fand aber letztlich das Erlebnis so luststeigernd und befriedigend, dass er ihr völlig erschöpft und schweißgebadet, aber freudestrahlend, dankte. Das fand sie dann so süß, dass sie ihm noch schnell ohne Zuzahlung zeigte, was »spanisch« bedeutete. Eine ähnliche Lektion hatte im Nebenzimmer Max gelernt.

Während ein Teil seiner Armee in Ägypten für Ordnung sorgte, wollte Sultan Bayezid die Chance nutzen, gegen die Tataren vorzugehen. Deren Herrscher Tamerlan rückte gerade gegen die Stadt Damaskus vor, stand also kurz vor einer Schlacht gegen die Truppen des ägyptischen Sultans. Mit der Gewissheit, dass Tamerlan erst einmal weit weg im Süden genug zu tun hatte, wollte Bayezid Rache dafür nehmen, dass die Tataren ihm Sebast wieder abgenommen hatten und beschloss, sich Kleinarmenien einzuverleiben. Das Land lag strategisch interessant zwischen dem Kaiserreich Trapezunt, dem Königreich Georgien und den endlosen Weiten des Weißen Hammels. Kleinarmeniens Herrscher Mutahharten wusste nur zu gut, dass sein Reich alleine keine Überlebenschance hatte und hatte seit Jahrzehnten einen gekonnten Spagat zwischen den

Mutahharten (reg. 1379–1403), auch Trata/Tahirten, Schiltberger nennt ihn ›Taratan‹; vermutlich uigurischer Herkunft, Herrscher von Arzendschan (= Erzerum) in Kleinarmenien, der sein Reich 1380 für unabhängig erklärte.

verschiedenen potenziellen und tatsächlichen Eroberern gemacht. Zuletzt war er freiwillig Vasall der Tataren geworden. Damit war es nun vorbei. Mit dreihunderttausend Mann zog Bayezid gegen die Hauptstadt Arzendschan und besiegte die Truppen Mutahhartens. Mutahharten selbst entkam jedoch und wandte sich Hilfe suchend an seinen großen Beschützer Tamerlan, woraus sich für Bayezid in naher Zukunft ein gewaltiges Problem entwickeln sollte.

18 Das Schienbein des Riesen

Abrücken nach Syrien. Damaskus hieß das Ziel. Mit einem gewaltigen Heer und seinen verbündeten osmanischen Truppen setzte sich Sultan Faradsch im Frühjahr 1401 von Kairo aus in Bewegung, um die Tataren unter Tamerlan aus seinem Reich zu vertreiben. Erschreckende Nachrichten waren bereits aus Aleppo eingetroffen. Der Gouverneur von Aleppo hatte sich tapfer gegen die Armee Tamerlans gewehrt. Doch der Kampf war so verlustreich, dass sich die Syrer nach vier Tagen hinter die dicken Mauern der Zitadelle zurückziehen mussten. Tamerlan nahm erst die Vorstädte ein. Die Gefangenen ließ er tiefe Höhlen in den Fels hauen, auf dem die Zitadelle stand. Diese Höhlen mussten mit Holz und Unrat gefüllt und dann angezündet werden. Der erhoffte Erfolg, das Feuer würde die Mauern zum Einstürzen bringen, stellte sich zwar nicht ein, dennoch gelang es Tamerlan, mit diesem Manöver die Zitadelle auszuräuchern. Der Tatarenfürst ließ die Stadt radikal plündern und verwüsten. Danach ordnete er an, dass zwanzigtausend Einwohnern der Kopf abgeschlagen wurde. Damit ließ er hohe Schädeltürme vor den Mauern errichten. Danach fielen Tamerlan die Orte Urumhala und Anthap sowie das Felsenkastell Behesna, das sich immerhin fünfzehn Tage lang widersetzte, in die Hände.

Kaum hatte Sultan Faradsch Kairo verlassen, schickte er Boten zu Tamerlan mit der Forderung, Damaskus schon allein wegen seiner bedeutenden Gotteshäuser zu schonen.

Sie zogen über den Sinai. Zu seiner Enttäuschung musste Hans feststellen, dass das Rote Meer gar nicht rot war, sondern nur einige Uferabschnitte eine rötliche Farbe aufwiesen. Gelegentlich trafen sie auf christliche Pilger, die alleine oder in kleinen Gruppen unterwegs waren zum Mosesberg im Süden der Halbinsel. Hans hätte sich ihnen gerne für einen Abstecher angeschlossen, denn ihr Ziel war das festungsartige Katharinenkloster, das älteste Kloster der Christenheit. Dort brannte der Überlieferung nach der Dornbusch, in dem sich Gott Mose offenbarte. Die Pilger ließ man unbehelligt, denn auch der junge Sultan pflegte die Tradition seiner Vorväter, dass ein jeder Pilger, egal, ob Christ oder

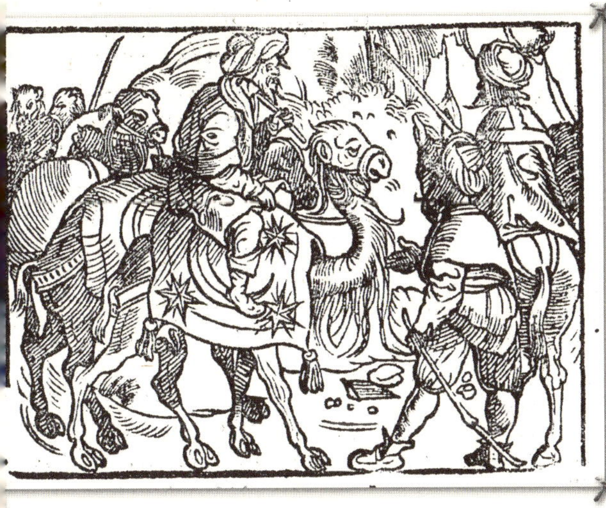

Moslem, frei durch das Reich reisen durfte.

Auf dem Weg nach Kairo waren die Osmanen dem Küstenverlauf gefolgt, nun zog die Armee auf alten Karawanenstraßen am Jordan entlang durch das Hinterland. Der Weg durch die Felstäler des zerklüfteten Gebirges, das sich zwischen dem Heiligen Land und den Wüsten Arabiens erhebt, erwies sich oft als mühselig und zeitraubend. Einige Schluchten waren so eng, dass ein einziger richtig positionierter Bewaffneter darin eine ganze Armee würde aufhalten können. Hans hätte dabei ein wirkliches Weltwunder sehen können, denn sie zogen dicht am Mosestal vorbei, in dem die einstige Nabatäerstadt Petra langsam verfiel. Doch die in Stein gehauene Stadt war längst vergessen, diente nur noch vorbeiziehenden Nomaden vom Stamm der B'doul als Unterschlupf und sollte erst Jahrhunderte später wiederentdeckt werden.

Zwischen dem ehemaligen Kreuzfahrerkastell Montreal, das König Balduin I. von Jerusalem als Regierungssitz für das Ostjordanland hatte erbauen lassen und das die Einheimischen inzwischen asch-Schawbak nannten, und der Festung Karak kamen sie an eine so tiefe Schlucht, dass man den Fluss in der Tiefe nicht mehr sah, sondern nur rauschen hörte. Über diese Schlucht führte eine Steinbrücke – aber auch das hohle Schienbein eines Riesen.

Dieser Riese, so erzählten die Alten am abendlichen Lagerfeuer den fasziniert lauschenden jungen Soldaten, hieß Allankassar. Er lebte einst in Kairo und war so groß und stark, dass er eines Tages eine komplette Bürde Holz für alle Backöfen der Stadt auf seinen Schultern herbeigetragen hatte. Und eine Metropole wie Kairo verfügte bekanntlich über viele, viele Backöfen. Zwölftausend an der Zahl. Alle Bäcker bedankten sich bei dem Riesen mit einem Laib Brot. Also bekam Allankassar auf einen Schlag zwölftausend Brote, die er an einem einzigen Tag verputzte. Als Allankassar schließlich starb, ließ der Sultan ein Schienbein des Riesen an den Jordan transportieren, wofür es vier Ochsenkarren benötigte, und über die tiefe Schlucht als Brücke legen. Das Knochenmark wurde zuvor entfernt und den Löwen und Geparden des Sultans als Leckerbissen verfüttert. Früher konnte man nur durch das hohle Schienbein von einer Seite auf die andere gelangen, bis dann Sultan al-Kamil neben dem Riesenknochen eine breitere Brücke anlegen ließ. Reisende und Kaufleute mussten für die Brücke einen Zoll zahlen, mit dem man das teure Baumöl finanzierte, das zur Pflege in regelmäßigen Abständen auf den Knochen gestrichen wurde.

Hans fand es höchst aufregend, durch das Riesenbein zu reiten und gehörte zu den wenigen, die nicht die neue Brücke nutzten. Ich durchquere einen Menschenknochen, dachte er bei sich. Mitten in der Brücke klopfte er gegen die Wand. Es klang wie altes Holz. Genauer betrachtet, sah das ganze Schienbein eher wie ein großer ausgehöhlter Baumstamm aus, aber was wusste Hans schon von ägyptischen Riesen. Er kannte nur einige biblische Riesen, die Nephilim, oder auch Anak, Og und Goliath – überhaupt, stellte Hans beim Nachdenken fest, gab es erstaunlich viele Riesen in der Bibel.

Zu Hans' Freude hatte der Sultan beschlossen, sich in Jerusalem zu zeigen. Endlich würde Hans die Heilige Stadt sehen!

»Komm, leg dich einfach mal hin«, ermunterte Hans seinen Freund Max. Die beiden standen im flachen Wasser des Toten Meeres. Um sie herum hüpften johlend die Kameraden, ließen sich der Länge nach ins Wasser fallen, um zu demonstrieren, dass selbst die, die nicht schwimmen konnten, nicht untergingen. Platsch – sie schwebten auf dem Wasser. Max setzte sich vorsichtig und trieb dann mit angezogenen Beinen dahin. Hans tat es ihm gleich. Er paddelte mit den Händen, um vom Trubel der anderen wegzukommen, Max folgte brav. Eine Gruppe baumlanger Nubier hatte sich inzwischen breitgemacht. Hans war bei Nubiern immer zwischen Faszination und Ablehnung hin und her gerissen. Gelegentlich hatte er sich bei ihren Zelten herumgetrieben und sich mit einigen unterhalten, doch sie blieben ihm fremd.

Am anderen Seeufer schleppte sich eine Karawane von zerlumpten Gestalten vorbei. Hunderte, vielleicht Tausende. Männer, Frauen und Kinder. Einige führten schwer beladene Esel oder Kamele mit sich, andere trugen selbst ihr Gepäck. Flüchtlinge, die irgendwie die Hölle von Aleppo überlebt hatten und nicht in die Sklaverei geführt worden waren, auf dem Weg zu entfernten Verwandten oder einem mildtätigen Landesfürsten, der ihnen Bleiberecht gewährte. Für die unzähligen Flüchtlingstrecks interessierte sich kaum jemand. Sie gehörten zum Alltag.

In der Nähe von Hans stand am Ufer ein alter Mann, der sich anschickte, ins Wasser zu gehen. Ein Diener hielt einen Sonnenschutz aus Seide über ihn. Der Alte, nur mit einem leichten Unterkleid bekleidet, schritt vorsichtig tiefer hinein und ließ sich dann mit einem wohligen Stöhnen hineinsinken. Der dunkelhäutige Diener folgte beschirmend. Nach einigen Minuten watete ein weiterer Diener ins Wasser. Er trug auf einem Tablett mehrere Schriftrollen und setzte das Tablett vorsichtig neben dem Alten auf das Wasser. Der Mann trocknete sich die Hände am Gewand des Dieners ab und begann, bequem auf dem Wasser sitzend, in den Rollen zu lesen.

Hans spürte die Versuchung, den alten Mann anzusprechen, traute sich jedoch nicht, ihn beim Studium zu unterbrechen. Also planschte er in einem weiten Bogen um ihn herum. Vom Wasser aus konnte er das große Zeltlager sehen, das sie am Wadi Karak aufgebaut hatten. Mitten hinein in die kaum noch erkennbaren Ruinen einer uralten Stadt. Da merkte Hans, dass der Diener, der die Schriftrollen gebracht hatte, im flachen Wasser stand und ihm zuwinkte. Hans kniff die Augen zusammen, das gleißende Sonnenlicht und die Wasserreflexionen blendeten. War es möglich? Doch, natürlich. Er stand auf und lief zu dem Diener hinüber.

»David!« Sie umarmten sich. »Ich wusste gar nicht, dass du auch bei diesem Feldzug dabei bist.«

»Wer ist hier nicht dabei?«, antwortete der Abessinier fröhlich.

»Du hast also einen neuen Herrn?«

»Richtig. Der ehrwürdige Greis dort hat mich gekauft. Das Beste, was mir in meinem Leben passieren konnte. Du wolltest mich ja nicht.« Er lachte frech. »Das ist der große Wali ad-Din Abd ar-Rahman ibn Mohamed Ibn Chaldun al-Hadrami«, erklärte David mit so viel echter Ehrfurcht in der Stimme, dass Hans, obwohl er noch nie von Ibn Chaldun gehört hatte, sofort klar war, dass es sich um eine äußerst wichtige Persönlichkeit handeln musste. »Er ist wohl der bedeutendste Politiker unserer Welt. Ach was Politiker – Philosoph, Professor, Oberster Richter, Historiker, Jurist, Islamgelehrter, Wissenschaftler. Alles. Ein Universalgenie. Und ich darf ihm nun dienen.« Er glühte vor Stolz.

»Meinen Glückwunsch«, sagte Hans.

»Stell dir vor, er ist schon neunundsechzig Jahre alt«, raunte David. »Das ist biblisch! Sein eigentlicher Privatsekretär ist mindestens genauso alt, der hat sich diese Reise gesundheitlich nicht mehr zugetraut und ist in Kairo geblieben. Ich bin sozusagen der Reisesekretär.«

»David, ratsch dort nicht herum mit dem Soldaten«, rief da Ibn Chaldun. »Immer nur Klatsch und Tratsch! Verdammte Burschen! Bring mir lieber einen Dattelwein.«

»Sofort, Herr.« David ließ Hans stehen und rannte zurück zum Ufer zu den Zelten.

»Verzeiht, Herr.« Hans watete zu dem alten Mann. »Bestraft David nicht, weil er mit mir redet, ehrwürdiger Meister.«

»Was für einen Unsinn plapperst du da?«, fragte Ibn Chaldun überrascht. »Ich bestrafe ihn doch nicht. Er soll mir nur etwas zu trinken bringen.«

»Verzeiht, Herr.« Hans verbeugte sich und wandte sich zum Gehen. Dann drehte er sich zögernd noch einmal um. Was sollte er sagen? Er hatte jetzt die einmalige Gelegenheit, mit dem weisesten Mann der Welt zu sprechen, und es fiel ihm nichts ein.

»Was ist noch, Bursche?«, fragte Ibn Chaldun leicht ungehalten.

»Darf ich Euch fragen, was Ihr lest?« Hans hätte sich ohrfeigen können. So eine saudumme Frage.

»Plutarch«, antwortete der Alte lächelnd. »Kennst du ihn?«

»Nein, Herr.«

»Hätte mich auch gewundert.« Ibn Chaldun legte die Schriftrolle weg. »Du wolltest mich aber etwas anderes fragen, oder?«

»Ja, Herr, aber ich weiß nicht, was.«

»Ach, du weißt nicht, was? Bist du ein Philosoph?« Der Alte lachte und entblößte dabei sein lückenhaftes Gebiss. »Ich mag junge Männer, die Fragen stellen. Die wollen nicht dumm bleiben. Überleg dir also deine Fragen, und komm mal wieder.«

»Darf ich wirklich?«, fragte Hans.

»Wenn ich es doch sage, Bursche. Nun geh zurück zu deinen Kameraden und amüsier dich.«

»Ach, Herr, ich finde es hier amüsanter. Und ich habe eigentlich nur einen Kameraden.« Er deutete auf Max, der toter Mann spielte und mit ausgestreckten Extremitäten an der Wasseroberfläche dümpelte. »Warum gehen wir hier nicht unter?«, fragte er dann. Das war sicher eine kluge Frage.

»Weil der Salzgehalt hier zehnmal höher ist als zum Beispiel am Mittelmeer, darum hat das Wasser eine so starke Dichte, dass die Körper nicht untergehen. Das Salz trägt sie.«

»Verrückt«, sagte Hans.

»Ja, nicht wahr?«

»Und wisst Ihr auch, was das für ein Ort war, auf dem wir unser Lager aufgeschlagen haben?« Er deutete zu den Ruinen.

»Sicher. Das dort ist Drah und daneben liegt Numeira. Das sind aber Namen, die die heutigen Nomaden verwenden. Das wird dir nichts sagen, oder?«

Hans nickte.

»Aber Sodom und Gomorra aus deinem Heiligen Buch sagen dir etwas?«

Hans nickte.

»Willkommen also in Sodom und Gomorra.«

»Ihr meint …« Hans holte tief Luft. »Die Städte von Sünde, Wollust und widernatürlichen Lastern, die Gottes Zorn vernichtet hat?«

»Ja. In alten Schriften heißt der See hier Meer von Sodom.« Ibn Chaldun lachte. »Sodom und Gomorra kenne ich nur aus eurer Bibel, der Koran schreibt nichts darüber. Nur über das Volk von Lot. Das Volk von Lot hat sich hier allen Lastern hingegeben. Besonders auch dem Frevel, dass Männer lustvoll beieinanderlagen. Das hat Gott erzürnt. Darum verbietet der Koran, dass ein Mann bei einem Mann liegt.« Er lachte wieder. »Frevel. Nun ja. Du bist Soldat und kennst diesen Frevel sicher. Ich halte es für eine Sünde, seinen Samen für einen anderen Mann zu verschwenden. Denn das dient nur der persönlichen Lust. Aus demselben Grund ist es Sünde, seinen Samen alleine zu verschwenden oder bei einer Hure. Aber ich halte es noch mehr für Sünde, wertvolle Menschenleben gewaltsam zu beenden, nur weil sie nicht bei einer Frau liegen. Der große Alexander selbst bevorzugte Männer. Jeder weiß das. Und? War er nicht trotzdem der größte Feldherr aller Zeiten? Ein Genie? Wie viele Genies haben wir womöglich nur deshalb schon ermordet, gesteinigt und gevierteilt? Ich selbst habe schon zwei großartige Wissenschaftler auf dem Schafott gesehen, nur weil sie sich mit Lustsklaven erwischen ließen. Plötzlich soll ihr ganzes Denken und Handeln nichts mehr wert sein? Was für ein Verlust für die Menschheit! Ich bin der felsenfesten Überzeugung, dass es nicht an uns Menschen ist, über so etwas zu richten. Das steht allein Gott zu. Nur vor ihm müssen wir uns verantworten.« Er winkte ab. »Meine Güte, nun höre ich mich wie die ganzen alten Besserwisser an, die jungen Männern Moralpredigten halten, nur weil sie neidisch auf deren Jugend und deren Lendenkraft sind.«

»Tut Ihr nicht, Herr«, antwortete Hans.

»Doch, ich sehe in deinen Augen, dass du diese Moralpredigten seit deiner Kindheit hörst und längst vom Leben eines anderen

Ibn Chaldun (Wali ad-Din Abd ar-Rahman ibn Mohamed Ibn Chaldun al-Hadrami, 1332 – 1406), islamischer Historiker, Politiker, Wissenschaftler, geboren in Tunis, verbrachte seine letzten Jahre in Kairo. Er schrieb u. a. eine arabische Universalgeschichte. Hochbetagt begleitete Ibn Chaldun Sultan Faradsch auf dessen Feldzug gegen Tamerlan nach Damaskus.

belehrt worden bist. Du hast ja recht. Genieße alles! Alles! Verantworte dich dann aber vor Gott. Ach, und ganz unter uns, mein Freund, was die Geschichte von Sodom und Gomorra angeht … ich habe die alten Schriften studiert und habe noch recht gute Augen. Ich sehe also, ich sehe genau hin und analysiere. Schau dir die brüchigen Gesteinsformationen entlang des Ufers an. Das bröckelt und rutscht beim leisesten Erdbeben. Und es gab hier oft Beben. Ich bin mir also nicht ganz sicher, ob es wirklich der Zorn Gottes war, der Sodom und Gomorra zerstörte, oder nicht doch ein großes Erdbeben.«

»Das dann aber sicher ein Ausdruck von Gottes Zorn war.«

»Sicher, mein Bursche, sicher.« Ibn Chaldun sagte das so, dass Hans nicht wusste, ob er es ernst meinte.

»Darf ich Euch noch eine Frage stellen? Warum tut sich ein ehrwürdiger Greis wie Ihr die Strapazen einer solchen Militärexpedition an?«

»Hohoho!« Ibn Chaldun lachte hustend. »Das, mein junger Soldat, das ist nun wirklich eine sehr gute Frage! Warum? Weil ich ein dummer alter Mann bin. Unser Sultan hat mich so lange bearbeitet, bis ich mich dazu bereit erklärt habe. Ich hätte ablehnen sollen. Aber ein Funken Abenteuerlust wohnt selbst noch in diesem welken Körper. Ich möchte die Geißel Gottes sehen, Tamerlan, den schrecklichen Tatarenfürst. Sag, kannst du lesen, Bursche?«

»Ja, Herr. Lateinische und arabische Schrift.«

»Sprichst du Arabisch?« Sie hatten die Unterhaltung bislang in Persisch geführt.

»Nein, Herr.«

»Dann kannst du auch keines meiner Bücher lesen. Mein Diener David ist dein Freund, wenn ich mich nicht täusche.« Der alte Mann drehte den Kopf zur Seite und rief: »David! Beeil dich gefälligst mit dem Wein! Oder soll ich dich Schnecke gleich weiterverkaufen? Und bring deinem Freund gefälligst Arabisch bei!«

»Ja, Herr«, rief David fröhlich zurück, der mit einem großen Becher Dattelwein herbeiwatete.

»Gut. So, nun geh. Ich muss studieren.«

Und so lernte Johannes Schiltberger aus München nach Türkisch und Persisch auch Arabisch.

19 Kaffeepause

Nicht nur sinnbildlich, sondern wortwörtlich auf den Pfaden Christi – Hans hatte sich irgendwie mehr davon versprochen, als er mit Max und David durch Jerusalem streifte. Es lag vielleicht auch daran, dass so viele verschiedene Kulturen und Glaubensrichtungen sichtbar waren und alles gleichzeitig auf ihn einprasselte. Vielleicht aber auch daran, dass er einfach noch zu müde war. Sie hätten besser nicht gleich beim ersten Lokal, direkt links neben dem Eingangstor des christlichen Viertels, zwei Becher Gewürzwein trinken und bei dem schmierigen Spelunkenwirt daneben eine Pfeife Opium rauchen sollen.

David war im Gegensatz zu Hans entzückt von allem. »Die Via Dolorosa«, keuchte er begeistert, als sie auf den alten Pflastersteinen der schmalen Gasse folgten. Überall hatten sich fliegende Händler mit ihrem Tand breitgemacht. Dazwischen bummelten ein paar wenige Pilger – Jerusalem übte seit der Eroberung durch Saladin längst keine große Anziehung mehr auf europäische Wallfahrer aus –, dazu Mönche und Nonnen, Priester, Rabbis, Popen und Imame. Griechen, Armenier, Hebräer und Araber gingen ihren alltäglichen Geschäften nach. Hans fiel auf, dass zwei alte Juden die Köpfe zusammensteckten, mit entsetzten Gesichtern etwas von »Golem« murmelten und auf Max deuteten. Dann eilten sie schnell mit wild wippenden Schläfenlocken weiter, und sahen sich immer wieder furchtsam um.

»Hier trug unser Herr sein Kreuz, dort wurde er gegeißelt, hier verspottet …«

»Ich wusste gar nicht, dass du so gläubig bist«, sagte Hans und gähnte. Sultan Faradsch hielt sich zwei Tage in Jerusalem auf. So lange blieb das Heerlager am Toten Meer, und so lange nutzen die Soldaten die Zeit, das nahe Jerusalem oder auch Hebron zu erkunden. Wenn sie sich beim Hauptmann ab- und wieder anmeldeten, konnten sie sich frei bewegen.

David beachtete Hans kaum, sondern taumelte verzückt von Kirche zu Kirche, ob römisch, griechisch oder armenisch – selbst kleinste Kapellen ließ er nicht aus. Überall mussten sie für ein kurzes Gebet einkehren, und David stiftete jeweils eine Kerze. Das, so erklärte David, habe er geschworen, sollte er jemals in die Heilige Stadt kommen. Und da ihm gerade erst das Leben geschenkt worden war, wollte er allen Heiligen danken. »Ich weiß ja nicht, welcher Heilige es war, der mir geholfen hat«, sagte David. Und weiter ging es zur Grabeskirche auf dem Golgotahügel. Sie fanden ihren Weg schnell und zielsicher, denn David hatte ein Papier mit einem gezeichneten Plan der Stadt dabei, darauf waren einige Stellen markiert, und es standen ein paar Zeilen auf Arabisch dabei. »Das ist ein Führer zu den Stätten in Jerusalem«, erklärte David stolz. »Das hat mein Herr gezeichnet und beschriftet und mir mitgegeben, damit wir unseren Weg finden.«

»Sehr praktisch«, musste Hans bewundernd zugeben. »So etwas sollte es zu allen großen Städten geben und öffentlich verkauft werden.«

Zuletzt wollte David unbedingt zur Kirche der heiligen Anna, in der ein Arm von Sankt Johannes Chrysostomos und ein großes Schädelfragment des heiligen Stefans als Reliquien aufbewahrt wurden. Weil zumindest ein Johannes im Spiel war, wenn auch nicht sein Namenpatron, willigte Hans ein, auch die Annakirche am Ende der Via Dolorosa zu besuchen. Ziemlich enttäuscht mussten sie dann feststellen, dass die Basilika, die man an der Stelle errichtet hatte, an der der Legende nach Marias Eltern Anna und Joachim gelebt hatten, inzwischen umfunktioniert worden war. Seit Sultan Saladin die Kreuzfahrer aus Jerusalem vertrieben hatte, befand sich eine Koranschule in den Räumen, und über den Verbleib von heiligen Armen oder Schädelteilen konnte ihnen der freundliche Pförtner nichts sagen. Er verwies aber auf die Johanneskirche, die sei zwar schwer zu finden, weil von außen nicht sofort als Kirche erkennbar, aber dort befände sich gleich rechts hinter dem Eingang ein Teil des Schädelknochens von Johannes dem Täufer.

»Wie schön«, freute sich David. »Das ist doch noch besser, das ist dein Namenspatron. Aber ich muss Ibn Chaldun darauf hinweisen, dass sein Reiseführer nicht ganz aktuell ist. Oh, halt, da steht es ja, ganz klein in einer Klammer. Ich hätte genauer lesen sollen.«

Zurück auf der Gasse bekam Hans einen Lachanfall, den er nicht erklären konnte. Er fand die Situation in der ehemaligen Kirche, nun Koranschule, irgendwie unheimlich witzig. Es konnte sich aber auch um die Nachwirkungen des Opiumtrips handeln. Damit David Ruhe gab, stiegen sie zuletzt hinauf zum Felsendom, der mit seiner goldenen Kuppel die ganze Stadt überstrahlte.

»Hier hat Abraham seinen Sohn opfern wollen«, sagte David ehrfürchtig. »Und nun haben die Moslems den Berg für sich. Was für eine furchtbare Schande. Das da unten«, er deutete die Schlucht hinunter, »da, wo die Olivenbäume stehen, das ist der Garten Gethsemane.«

»Bist du sicher? Das sind nur ein paar Olivenbäume«, antwortete Hans. »Komm, jetzt lass uns irgendwo einkehren. Ich habe Hunger. Max auch.«

Sie verließen den Tempelberg und schlenderten durch den Markt. Als Hans dort bei einem Holzschnitzer ein schön gearbeitetes Tricktrackspiel sah, wurde er wehmütig und dachte an Yorick. Max war sein Schatten, der immer da war, der zählte nicht. Der Abessinier David war ein netter Kerl, mit dem Nordmann Lasse verstand er sich auch ganz gut, aber der Flame Yorick war der einzige gewesen, den Hans wirklich seinen Freund genannt hatte. Sie hatten sich seit der Gefangenschaft nur noch selten gesehen, aber selbst wenn Wochen oder Monate dazwischengelegen hatten, jedes Treffen war so, als hätten sie sich erst am Vortag getrennt. Aynur spukte ihm nur noch sehr selten im Kopf herum. Yorick schon öfter. Er vermisste Yorick.

Sie kauften sich in Fett ausgebackene Bällchen aus Kichererbsenteig, die man hier Falafel nannte, und Fladenbrot. Der Falafelverkäufer war sehr unfreundlich. Er brummte auch wieder »Golem« und wollte Max verscheuchen. Trotzdem kauften sie das Essen, was sie auf dem Dach eines Hauses am Markt verzehrten. Von hier aus hatten sie einen hervorragenden Blick über die Stadt und das Umland.

Später auf dem Rückweg geriet David plötzlich völlig aus dem Häuschen. Hans vermutete zunächst eine bislang übersehene Kapelle, doch David steuerte auf einen kleinen Stand zu, der allerlei Gemüse anbot.

»Ich glaube es nicht!«, rief David. »Bohnen aus Kaffa!« Er deutete auf kirschrote Kügelchen. »Die habe ich selbst in Kairo nur ganz selten gesehen.«

Der Händler, ein Jude, lachte: »Ja, Herr. Bohnen aus Kaffa im fernen Äthiopien. Ihr seid ein Kenner! Aber Ihr seid ja auch aus Abessinien, nicht wahr? Dort kennt man das. Hier sind sie das Neueste vom Neuen. Ich bin der Einzige in Jerusalem, der Kaffabohnen anbietet. Sehr beliebt bei Feinschmeckern. Man muss nur wissen, wie man sie zubereitet, nicht wahr? Ich sage Euch, Kaffabohnen werden bald …«

»Jaja«, unterbrach David ungeduldig. »Wie viel?«

Der Händler nannte einen unverschämten Preis, aber David feilschte routiniert, und schließlich füllte der Händler einen großen Scheffel in den Leinenbeutel, den David ihm hinhielt.

»Sagt, Herr«, flüsterte der Händler zum Schluss noch und deutete ehrfürchtig auf Max. »Ist das ein Golem?«

»Was ist ein Golem?«, frage Hans ungehalten.

»Nichts, nichts. Geht nun, und gehabt Euch wohl, edle Herren«, sagte der

Händler schnell und murmelte etwas von »Gott beschütze uns vor dem Golem«. Hans konnte sich aber auch verhört haben.

Zurück im Lager, nach dem Abendessen, trafen sich Hans, Max und David beim Zelt Ibn Chalduns. Drinnen studierte der Meister beim Schein einer Öllampe und sprach kein Wort, störte sich aber auch nicht daran, dass die jungen Männer vor seinem Zelt erst ein paar Arabischlektionen machten und nun das Geheimnis der Zubereitung von Kaffabohnen erlebten. Unter Davids Anleitung mussten sie zunächst die getrocknete Fruchthaut und das Fruchtfleisch abpulen. Heraus kam eine grüne, in der Mitte längs geschlitzte Bohne. Eine Handvoll Bohnen gab David in eine Kupferpfanne und röstete sie so lange, bis sie fast verbrannt rochen. Dann füllte er sie in einen bronzenen Mörser und zerstampfte die Bohnen mit einem Stößel so lange, bis sie fast pulverisiert waren.

»Herr, darf ich etwas von Eurem Zucker nehmen?«, rief David ins Zelt. »Nur einen Löffel?« Der alte Weise brummelte etwas. David sprang auf und holte sich Zucker. Zucker! Hans bekam große Augen. So etwas Kostbares sollte er gleich kosten dürfen? In München konnte man weißen Zucker für horrende Preise als Arzneimittel in der Apotheke kaufen. Zucker war noch teurer als Salz oder Pfeffer. Er war gespannt, was David mit dem Bohnenpulver und dem Zucker nun anstellen würde. David gab beides in eine Kanne, die er mit Wasser auffüllte. Die Kanne stellte er auf das Feuer und ließ den Sud aufkochen, bis ein anregender Duft aufstieg. Zuletzt goss David den dunkelbraunen, fast schwarzen Sud in kleine Teegläser und reichte sie seinen Freunden. »Das ist bei uns in Abessinien das Nationalgetränk. Es macht wach. Richtig wach. Vielleicht bekommt ihr Herzrasen. Seid vorsichtig, es ist sehr heiß. Und trinkt nur die Flüssigkeit, nicht den Bodensatz.«

Hans nippte vorsichtig. Es schmeckte bitter und süß, herb und fruchtig. Etwas Vergleichbares hatte er noch nie gekostet. Er fand es höchst exotisch, aber ob es ihm wirklich schmeckte, konnte er nicht sagen. Max schlürfte das Getränk ohne abzusetzen weg. Es schien ihm also zu schmecken.

»Ah, hat mich meine Nase doch nicht getäuscht.« Ibn Chaldun kam aus seinem Zelt heraus. Hans konnte einen Blick ins Zeltinnere erhaschen, überall lagen Bücher und Schriftrollen herum. »Oh, köstliches schwarzes Gift aus Kaffa. Warum sagst du mir nicht, dass du Kaffabohnen hast, frecher Bursche?«

»Verzeiht, Herr«, antwortete David gelassen. »Hier ist ein Glas für Euch.«

»Ihr vermaledeiten abessinischen Ungläubigen wisst wirklich, was gut ist«, sagte der Alte bestens gelaunt und nippte vorsichtig an seinem Kaffasud.

»Himmlisch. Das habe ich seit vielen Jahren nicht mehr gekostet. Wenn ich Feldherr wäre, eine Tätigkeit, vor der mich Allah in seiner Weisheit bewahrt hat, dann würde ich dieses Getränk meinen Männern vor der Schlacht geben. Das weckt die Lebensgeister! Wo hast du das her? Aus Jerusalem? Dann geh morgen noch einmal hin und besorg mir zwei große Scheffel, David. Ach, gleich vier, dann habe ich ein Geschenk für den Sultan oder wen auch immer. Kostbare Geschenke kann man immer brauchen.«

»Wir wollten morgen nach Hebron, Herr«, sagte David.

»Ihr könnt nicht nach Hebron«, antwortete Ibn Chaldun. »Der heilige dürre Baum dort wird schwer bewacht und ist für euch Christen tabu.«

»Aber die Gräber von Adam, Abraham, Isaak und Jakob und deren Weiber Eva, Sarah, Rebecca und Lea …«

»Die Höhle Machpela ist ebenfalls für Christen und Juden tabu. Nur wahre Gläubige, nur Moslems dürfen zu den Gräbern der Patriarchen. Ihr seid unwürdig, dorthin zu gehen. Würdig hingegen ist es für euch, sich den Wünschen eurer Herrn nicht zu widersetzen.«

»Ja, Herr.«

»Was machst du also morgen?«

»Ich gehe nach Jerusalem und kaufe Kaffabohnen.«

»Na, also.« Ibn Chaldun zog sich wieder in sein Zelt zurück.

»Bist du immer so frech zu ihm?«, flüsterte Hans.

»Ja«, antwortete David.

»Und das nimmt er dir nicht übel?«

»Nein, wir kennen uns schon seit Langem vom Hof in Kairo. Außerdem hat er mich als Sekretär gekauft, nicht als Botenjungen. Er könnte seine Diener nach Jerusalem schicken, wenn er wollte.«

»Hat er denn keine Konkubine, die ihm die Zeit vertreiben kann?«, raunte Hans.

»Nein«, antwortete David so leise, dass seine Stimme beinahe im Geknister des Feuers verloren ging. »Er hat fast seine ganze Familie durch einen tragischen Unfall verloren. Das Schiff, das seine Frau und die Kinder von Tunis nach Ägypten bringen sollte, ist vor Alexandria gesunken. Seitdem lebt er wie ein Mönch.«

Inzwischen hatten sich, angezogen von dem Duft, drei Frauen genähert und drückten sich verschämt zwischen den Zelten herum. Sie verbargen ihre Gesichter hinter Schleiern, ihre Augen blitzten hoffnungsvoll im Schein des Feuers. David seufzte. »Na gut, es ist noch etwas da.« Er stand auf und brachte den Frauen auch das schwarze Getränk. Sie kicherten verlegen und dankbar.

»Keine Hurerei vor meinem Zelt«, polterte da Ibn Chaldun hinter der Zeltwand.

»Es sind keine Huren, Herr«, antwortete David. »Es sind Bayesh, Makeda und Senait, die Köchinnen, Herr. Dürfen sie bei uns sein?«

»Oh, na gut. Aber seid anständig! Man hat mich ja gewarnt, keine abessinischen Sklaven ... na, das nächste Mal kaufe ich mir lieber Nubier. Die arbeiten und reden nicht.«

»Die singen und tanzen aber!«, rief David fröhlich.

»Sei still, frecher Bursche, sonst lass ich dich morgen die ganze griechische Korrespondenz alleine machen. Und die lateinische!«

»Ja, Herr.« David winkte den Frauen, sich mit ans Feuer zu setzen.

»Ihr habt Kaffa! Wie in der alten Heimat, wie wunderbar«, sagte Makeda. Als Christinnen legten die Abessinierinnen schnell die Schleier ab, und in diesem Moment verblasste bei Hans die Erinnerung an Aynur beinahe vollends. Er sah nur noch Makeda, ihre sinnlichen Lippen, ihre schmale Nase, ihre großen schwarzen Augen, ihr kunstvoll geflochtenes schwarzes Haar, ihren kaffabraunen Teint. Sein Herz raste wie wild. Das konnte zwar auch die Wirkung der Zucker-Kaffa-Mischung sein, doch Hans war sich sicher: Er war verliebt.

Noch ein Tag Jerusalem bedeutete noch mehr Opium, Falafel und Kaffa. Es bedeutete aber auch, dass immer wieder Golem-Rufe laut wurden und einmal Max sogar mit Gemüse beworfen wurde.

»Herr, Ihr habt mir doch gesagt, ich darf Euch fragen, wenn ...«

»Ja«, unterbrach Ibn Chaldun Hans bei der abendlichen Kaffarunde vor dem Zelt. »Nun frag schon.«

»Was bedeutet Golem?«

Der alte Mann zog scharf die Luft zwischen den Zähnen ein. »Sagen sie das zu deinem seltsamen Freund, der untot wirkt? Nun, wo fange ich an? Ovids Geschichte von Pygmalion? Dem Homunculus von Cicero? Kabbala?«

»Einfach bitte, Herr.«

»Keine Sorge. Es soll ja in deinen kleinen Schädel passen. Eigentlich bezeichnen die Hebräer einen dummen Menschen als Golem. Aber wenn sie deinen Freund so nennen, dann meinen sie den Golem, der von einem mächtigen Rabbi aus Lehm geschaffen wird. So wie Gott einst Adam aus Lehm schuf, soll es Meister der Wort- und Zahlenmystik geben, die durch eine bestimmte Kombination von Buchstaben und Zahlen aus einem Erdbrocken einen lebenden Menschen schaffen können. Weil die Schöpfer aber nur Menschen sind, ist ihr Werk nicht göttlich perfekt, sondern bleibt immer unvollkommen. Ein Golem kann zum Beispiel nicht sprechen und steht völlig unter dem Willen seines Schöpfers. Wie eine Puppe, eine Marionette. So wie dein Freund hier. Ich habe schon einige Male von Zahlenmystikern und ihren Golems gehört, aber leider noch nie einen wirklich getroffen. Sag, Bursche, bist du der Zahlenmystik fähig? Und hast du deinen Gefährten aus Lehm geschaffen?«

»Nein, Herr.« Das fand Hans so absurd, dass er laut auflachte. Auch die abessinischen Köchinnen, die sich wieder zum Kaffa eingefunden hatten, lachten.

»Na, dann musst du auch keine Angst haben, dass er ein Golem ist.« Ibn Chaldun schrie plötzlich auf und trat wie wild in den Sand. Er bückte sich, hob einen großen Stein auf und ließ ihn auf etwas fallen. »Widerliche Viecher!«, rief er. »Ihr müsst aufpassen, Kinder. Hier gibt es Skorpione. Da, diese gelben sind die gefährlichsten. Merkt euch, je kleiner die Scheren und je dicker der Schwanz, desto giftiger. Der hier ist tödlich.« Er kickte mit dem Fuß einen sandgelben Skorpion weg und zog sich ins Zelt zurück. »Seid nicht so laut, Kinder«, rief er noch.

Sie waren nicht laut, vor allem Hans nicht, denn er beschränkte sich den Großteil des Abends darauf, selig in Makedas Augen zu versinken – und sie in seinen. An diesem Abend war auch Lasse bei ihnen. Er unterhielt die Mädchen mit seinen zumindest für sie neuen Geschichten von Weinland und Grünland und der mächtigen Königin Margarethe, die ein riesiges Nordreich geschaffen hatte.

Bald drang ein bekannter Geruch aus dem Zelt nach außen. David schnupperte sehnsüchtig. »Herr, können wir etwas von Euren Hanfblüten haben?«, fragte er dreist.

»Du träumst wohl, frecher Bursche!«, rief Ibn Chaldun.

»Ich hab noch welche«, sagte Lasse und zog einen Beutel hervor. Bald ging eine kleine Haschpfeife reihum.

»Spielt eigentlich der Golem seine Oud?«, rief irgendwann der Alte aus dem Zelt heraus. »Ich höre nur euer unsinniges Geplapper.«

»Noch nicht, Herr«, antwortete Hans. »Er spielt die Laute schön, nicht wahr?«

»Schön?« Ibn Chalduns Kopf tauchte im Zelteingang auf. »Schön?! Bursche, bist du taub?! Er spielt nicht schön! Er spielt göttlich! Los, spiel, Golem.«

Am nächsten Abend, das Heer lagerte nun einen Tagesmarsch weiter am Ufer des Jordans, brachte Hans eine kleine gelbe Blume, die er gefunden hatte –

überhaupt die einzige Blüte weit und breit in dieser karstigen Gegend –, und schenkte sie Makeda.

Am Abend danach führte ihn Makeda in das Küchenzelt. Sie verbargen sich ganz weit hinten zwischen den Mehl- und Linsensäcken. Makeda wunderte sich zunächst, warum Hans einen Krug kalten Wassers dabei hatte. Später spürte Hans, dass die nubische Hure eine gute Lehrmeisterin gewesen war. Aynur hatte gelegentlich lustvoll gestöhnt. Die Huren stöhnten sowieso immer, aber Makeda bebte unter ihm vor echter Verzückung, schlang ihre Beine um sein Becken, biss in seine Schulter, um nicht zu schreien und krallte ihre Fingernägel schmerzhaft tief in seinen Rücken, als er kam. Nie hatte er sich mehr über Wunden gefreut.

Am Abend danach, sie standen nun schon fast bei Damaskus, sah Hans zu seiner Freude, dass Makeda seinem Wunsch nachgekommen war und sich rasiert hatte.

20 Hochzeitspläne

Während der Großteil der Armee vor der Stadt Damaskus das Lager aufschlug und befestigte, bezog der Sultan mit seinem Gefolge die Paläste innerhalb der gewaltigen Zitadelle. Zu dem Gefolge zählte Ibn Chaldun, und da der alte Herr sich zu seinem persönlichen Schutz eine kleine Einheit gewünscht hatte, stellte man Karabulut und seine Männer für diesen Dienst ab. Nicht dass da David seine Finger im Spiel gehabt hätte! So wohnte auch Johannes Schiltberger in der Burg. Hans hatte noch nie zuvor eine so großartige Burganlage gesehen. So gab es am Nordtor gleich drei aufeinanderfolgende Tore, die erst in die Torhalle und dann in einen Saalbau führten. Die Zerstörungen vergangener Mongoleneinfälle waren längst durch neue Befestigungen, Türme und Wehrgänge ersetzt worden. Wurfmaschinen standen auf allen Dachplattformen bereit.

Es herrschte ein reges Kommen und Gehen von Boten in jenen Märztagen des Jahres 1401. Mehrmals am Tag ritten ägyptische Boten aus oder trafen tatarische ein. Brieftauben flatterten herum. Die Diplomaten und Berater kamen kaum damit nach, die Nachrichten zu sortieren und für den Sultan aufzubereiten. Letztlich stellte sich die Lage für Faradsch in vielerlei Hinsicht als äußerst prekär dar. Tamerlan bewegte sich mit seinem Heer schnell auf Damaskus zu, bereit für eine große Schlacht. Es dauerte nicht lange, da lagen beide Heere in Sichtweite vor Damaskus, belauerten sich und scharmützelten ein bisschen.

Auf eine diplomatische Lösung legte der Tatarenführer keinen Wert. Schlechte Nachrichten kamen auch aus Kairo. Dort hatte der Sohn des hingerichteten Emirs Umar unter der Federführung seiner resoluten Mutter erneut Rebellen um sich sammeln können, es drohte ein Umsturz. Der junge Sultan stand nun vor dem Problem, entweder Damaskus den Tataren zu überlassen oder Kairo zu verlieren. Mit Kairo würde er allerdings gleich alles verlieren. Also blieb ihm nichts anderes übrig, als den Abzug aus Syrien zu beschließen und einen schnellen Rückmarsch anzuordnen. Ein schneller Rückmarsch bedeutete strammes Tempo, größere Tagesetappen und auch alles, was aufhielt, zurückzulassen. Wie zum Beispiel Konkubinen und alte Männer, wie weise Letztere auch sein mochten. Ibn Chaldun ließ den Sultan wissen, dass es ihm nichts ausmachen würde, von den Tataren massakriert zu werden. Faradsch solle lieber schnell für Ordnung zu Hause sorgen.

Faradsch entließ fast alle osmanischen Kräfte, die ihn bisher unterstützt hatten. Sie konnten in ihre Heimat zurück an den Hof Bayezids. Nur die Einheit, die zum Schutz Ibn Chalduns abgestellt war, und noch drei weitere Sipahis mit ihren Männern blieben. Freiwillig, wie Karabulut in der Ansprache vor seinen Männern betonte. Das Murren einiger wischte er mit dem Hinweis beiseite, dass man sehr wohl den Mongolensturm hinter diesen dicken Mauern überleben könne. Danach würde man dafür sorgen, dass der ehrwürdige Mann mit einer syrischen Eskorte nach Kairo gebracht werde, und dann würde man zurück nach Bursa kehren. Oder eben heldenhaft im Kampf sterben.

Faradsch befahl den Abzug mitten in der Nacht. Als am Morgen die Bewohner von Damaskus aufwachten, waren sie plötzlich schutzlos den Tataren ausgeliefert. Womit Sultan Faradsch nicht gerechnet hatte, war, dass Tamerlan zunächst Damaskus links liegen ließ und sich ihm an die Fersen heftete. In Gewaltmärschen versuchten die Tataren die Ägypter einzuholen. Faradsch ordnete daraufhin an, dass an jedem Lager vor dem Weitermarsch die Wasserstellen und Weideplätze zu vergiften seien. Die Tataren mussten unter großen Verlusten an Männern und Vieh schließlich einsehen, dass sie den Sultan nicht einholen konnten. Sie kehrten nach Damaskus zurück und belagerten die Stadt, die sich am 24. März ergab. An der Zitadelle jedoch biss sich Tamerlan drei Monate lang die Zähne aus. Er setzte Belagerungstürme und Feuergeschosse ein und ließ die dicken Kalksteinmauern mit großen Mengen Essig begießen, um sie aufzulösen.

Die Bürger berieten sich und schickten den obersten Richter als Boten zu Tamerlan. Weil man die Tore nicht mal einen kleinen Spalt öffnen wollte, nutzte man dazu einen Aufzug aus einem großen, festen Weidenkorb, in dem die Boten mittels Seilzügen und Drehkurbeln über die Mauern gehoben und auf der anderen Seite vorsichtig heruntergelassen wurden. Ohne den Mechanismus aus Seilen, Rollen und Zahnrädern wirklich zu begreifen, zeichnete Hans auch das in eines seiner Hefte.

Weil Tamerlan aber nicht nur ein großer Zerstörer, sondern ein Mann der Künste und Wissenschaften war, vernahm er mit Entzücken, dass in der Zitadelle der weltberühmte Ibn Chaldun weilte. So lautete die wichtigste Botschaft, die der Verhandlungsführer am Abend in die Zitadelle brachte, Tamerlan wünsche die Gesellschaft von Ibn Chaldun. Ibn Chaldun fühlte sich geschmeichelt und wünschte ebenfalls, den mächtigen Feldherrn kennenzulernen. So setzte man am folgenden Morgen den alten Herren in den Korb und hob ihn über die Mauern. Das ging tagelang so.

»Hochinteressanter Mann«, brummelte Ibn Chaldun nach der ersten Begegnung. »Hochinteressant! Aber er möchte, dass ich ihm eine Beschreibung des gesamten Maghreb auf Persisch verfasse. Wie soll ein alter Mann wie ich das schaffen. Der ganze Maghreb! Fez, Tanger, Tunis ... Vielleicht ist er wahnsinnig? David! Arbeit!«

»Was für ein Ignorant«, zeterte Ibn Chaldun nach einer weiteren Begegnung. »Ich bleibe bei meiner Meinung, dass Nebukadnezar ein ebenso bedeutender Mann war wie Chosrau, Julius Cäsar oder Alexander der Große.« Dann äffte er offenbar Tamerlan nach: »Nebukadnezar hatte nicht die Klasse von Chosrau, Cäsar und Alexander, die waren große Könige, er war nur ein General.« Dann fuhr er mit normaler Stimme fort: »Tja, großer Tamerlan, du bist eben auch kein König, sondern nur ein General. Und genau das ist dein Problem. Da will man ihm ein Kompliment machen, vergleicht ihn mit den Größten der Großen und dann das.«

Für Hans bedeuteten die Wochen in der belagerten Zitadelle die schönste Zeit der letzten Jahre. Er war mit Makeda zusammen. Alles andere zählte nicht. Die Versorgungslage war im Allgemeinen gut, die Vorratslager hatte man rechtzeitig aufgefüllt. Vor allem gab es noch genug Wein, das war das Wichtigste. David hatte in Jerusalem nicht nur Kaffabohnen für seinen Herrn gekauft, sondern auch noch für sich. So gab es jeden Tag die kleine Getränkerunde in einem der hinteren Innenhöfe, bei der Max spielte und die letzten Vorräte an Hanfblüten verraucht wurden.

»Wir werden sterben müssen«, sagte Makeda, als sie beieinanderlagen und sie sich zärtlich an seine Schulter schmiegte.

»Ach was«, antwortete Hans leichthin. »Wir werden kämpfen.«

»Sicher. Und danach sterben. Ich möchte nicht den Tataren in die Hände fallen. Bitte versprich mir, dass du mich nicht den Tataren in die Hände fallen lässt. Ich möchte nicht ...« Sie brach ab.

»Wenn wir kämpfen müssen, kann ich dir nicht versprechen, dass ich an deiner Seite bin. Das weißt du.«

Sie nickte und seufzte.

»Und wenn wir überleben?«, sagte sie nach einer Weile. »Dann muss ich zurück nach Kairo, und du gehst in die Türkei.«

»Du kommst mit mir!«

»Wie soll das bitte gehen? Wir sind nicht frei.«

Hans setze sich auf. Gedankenverloren streichelte er mit seinem Zeigefinger über ihre Hüfte. »Wir fragen unsere Herren, ob wir heiraten dürfen«, sagte er nach einer Weile.

»Wenn wir heiraten, musst du für mich sorgen. Dein Sold reicht dafür nicht. Ich kann als Köchin arbeiten oder als Wäscherin.«

»Ich habe die Belohnung des Sultans. Die fordere ich von meinem Herrn. Das dürfte für eine Weile reichen.« Er zuckte mit den Schultern. »Oder ich kaufe dich einfach. Fertig.«

»Sklaven können keine Sklaven kaufen, du süßer Dummkopf«, antwortete sie lachend.

»Herr, ich möchte Makeda zur Frau nehmen«, sagte Hans am nächsten Morgen direkt zu seinem Hauptmann.

»Hast du das nicht schon?«, antwortete Karabulut.

»Ja, schon. Das stimmt. Aber ich möchte sie zu meiner Frau machen.«

»Oh.« Karabulut schien nicht begeistert. »Nein, das kann ich nicht erlauben.«

»Warum nicht, Herr?«

»Wir leben hier in einer Ausnahmesituation, Hans. Diese Belagerung und alles. Das ist nicht unser Alltag. Wenn wir hier lebend herauskommen, wirst du wieder einer meiner Reiter sein. Einer der Reiter, die in vorderster Front kämpfen, auf die ich mich absolut verlassen kann. Du bist der Türkenfresser, schon vergessen? Auf so einen Kämpfer werde ich keinesfalls verzichten.«

»Ich werde für Euch weiterhin wie ein Tier kämpfen, auch wenn ich verheiratet bin.«

»Denkst du! Nein, Hans. Nein. Ich – nicht ihr – ich muss im Zweifel für eure Frauen und Kinder aufkommen, wenn einer von euch fällt oder verkrüppelt wird. Ich habe noch keinem meiner Männer erlaubt zu heiraten.«

»Dann fangt mit mir an, Herr. Ich weiß von mindestens fünf Eurer Männer, dass sie Frauen und sogar Kinder haben, die im Tross folgen.«

»Ja, Mätressen und Bastarde. Und ansonsten: Nein!«

»Und wenn wir hier sterben?«, wandte Hans ein. »Das ist doch wahrscheinlich unser Schicksal. Erlaubt mir bitte, für die paar Tage bis zu unserem sicheren Tod ein verheirateter Mann zu sein.«

»Nein, Hans. Wir werden hier nicht sterben.«

»Dann lasst Ihr mir keine andere Wahl«, antwortete Hans trotzig. »Wir werden den Freitod wählen.«

»So dramatisch gleich?« Karabulut lachte, was Hans wütend machte. »Bist du so verliebt?«

Hans nickte mit einem dicken Kloß im Hals.

»Nein, ihr werdet nicht den Freitod wählen. Auch das verbiete ich dir als dein Herr. Wenn ihr es dennoch machen solltet, werde ich eure Leichen den Geiern zum Fraß vorwerfen. Außerdem müsstest du nicht nur mich überzeugen, sondern auch den ehrwürdigen Ibn Chaldun. Und der wird schwerlich auf eine seiner Köchinnen verzichten.«

»Das lasst meine Sorge sein, Herr.« Hans konnte kaum noch reden vor Wut und Verzweiflung.

»Hör zu, Hans.« Karabulut trat nah an Hans heran und sagte so streng, wie ihn Hans noch nie hatte reden hören: »Ich schätze dich und deine Talente. Ich werde nicht dulden, dass du deine Zukunft ruinierst und diese Abessinierin heiratest. Ich werde nicht für sie sorgen. Du bist verliebt und glaubst, das ist es nun mit der Liebe. Das warst du bei, wie hieß sie gleich, Aynur doch auch. Aber glaub mir, du wirst dich noch oft verlieben. Ich erwarte, dass du meine Entscheidungen befolgst. Hast du mich verstanden?«

»Ja, Herr.«

»Noch etwas?«, fragte Karabulut ungeduldig, weil Hans sich nicht bewegte.

»Ja, Herr. Was ist, wenn ich Makeda freikaufe?«

»Herr im Himmel! Du gibt nie auf, oder? Du bist ein Sklave. Ich gebe dir dafür dein Gold nicht. Und selbst wenn! Selbst wenn Ibn Chaldun sie freigeben sollte, was dann? Sie ist dann frei und du nicht. Und komm bloß nicht auf die dumme Idee, dich selbst freikaufen zu wollen. Für keine Summe der Welt werde ich dich jetzt freigeben. Vielleicht wenn ich alt und senil bin und du ein Kriegskrüppel ohne Gliedmaßen. Dann ja. Und wenn du nicht frei bist, dann könnt ihr auch nicht heiraten.«

»Das stimmt. Aber zusammen sein.«

»Verliebter Idiot! Mir aus den Augen!«

Ibn Chaldun gewährte Hans höchst ungehalten ein paar Minuten seiner Zeit, und fluchte: »Glaubst du Bursche denn, so eine Geschichte des gesamten, ich betone, des gesamten Maghreb schreibt sich von alleine? Es ist schon schlimm genug, dass ihr Jungvolk mir ständig meinen Sekretär entzieht und zu verrückten Vergnügungen verführt. Jetzt soll ich dir auch noch meine Zeit opfern?«

»Danke, Herr, es wird nicht lange dauern.« Hans kannte den alten Herrn inzwischen gut genug, um zu wissen, dass seine Mürrischkeit nur aufgesetzt war, um sich lästige Menschen vom Leib zu halten.

»Los! Los!« Ibn Chaldun lehnte sich auf seinem Stuhl zurück, schlug die Beine übereinander und wippte ungeduldig mit dem freien Fuß.

»Gebt mir bitte Makeda zur Frau, Herr.«

»Ha!« Der alte Mann warf die Hände in die Luft und lachte laut. »Du hast zu viel Haschisch geraucht, mein Lieber!«

»Nein. Ich bitte Euch, edler Herr.« Hans kniete sich hin und küsste dem Alten die Füße.

»Du meinst es wirklich ernst. Was sagt dein Herr?«

»Er sagt Nein.«

»Ein sehr vernünftiger Mann, dein Herr! Da schließe ich mich gleich an und sage ebenfalls Nein.«

»Was ist der Preis für eine Köchin?«, fragte Hans.

»Wie bitte? Willst du sie freikaufen? Meine Güte, Junge, bist du so verliebt?«

»Ja, Herr.« Hans sackte auf den Knien zusammen und begann zu weinen. Nur teilweise aus Kalkül.

Ibn Chaldun seufzte tief. »Ich habe auch einmal geliebt ... Junge, du bist Christ, du darfst nur einmal eine Frau wählen. Bedenke das gut! Schon nächstes Jahr kann eine andere Schönheit dir den Kopf verdrehen.«

»Nein.« Hans wischte die Tränen mit dem Ärmel weg.

»Wenn ich sie freigebe, dann darfst du sie trotzdem nicht heiraten.«

»Ich weiß. Makeda ist in freudiger Erwartung«, keuchte Hans. Es war wahrscheinlich gelogen, denn er wusste es nicht. Andererseits konnte es gut möglich sein.

»Aha. Nun, sie ist nicht das erste Mal in freudiger Erwartung. Sie hat bereits zwei Kinder zur Welt gebracht.«

»Ich weiß.«

»Und keines der Kinder hat die ersten Wochen überlebt. Scheint mir so, als würde sie nur schwache Kinder hervorbringen können.«

»Das liegt nicht an ihr«, sagte Hans. »Die anderen Männer hatten ihr eben zu schwachen Samen eingepflanzt.«

Ibn Chaldun kicherte. »Ach, Bursche. Was mach ich nur mit dir? Ich muss dir leider das Herz brechen. Nein. Ich erlaube euch nicht zu heiraten. Punkt.«

Makeda war mindestens genauso verliebt in Hans wie er in sie. Doch sie dachte pragmatischer und realistischer. Es gab keine gemeinsame Zukunft für sie. Wenn sie je die Belagerung von Damaskus überleben würden, dann würden sie getrennte Wege gehen müssen. Hans träumte wieder von Flucht. Davon, dem Herrn das Gold zu stehlen – sein Gold! – und sich dann zu einer Hafenstadt durchzuschlagen und dann auf einem italienischen Schiff … Er wusste genau, dass das nicht funktionieren würde. Hans hatte in Alexandria versucht, mit venezianischen Matrosen ins Gespräch zu kommen. Nicht dass er da wirklich hatte fliehen wollen. Er wollte nur herausfinden, ob es möglich war. Aber die Matrosen hatten ihn davongejagt. Für kein Geld der Welt würden sie einen flüchtigen Sklaven an Bord nehmen. Wenn das herauskäme! Und sie ließen ihn wissen, dass er sich bloß nicht einbilden solle, er könne sich als blinder Passagier an Bord schleichen. Blinde Passagiere würde man einfach auf offener See ins Meer werfen. Trotzdem träumte Hans nun wieder von Flucht.

Makeda hingegen wusste, was sie machen musste, um die Trennung nicht hinauszuzögen und keine Erinnerung an Hans zu behalten. Ohne es zu wissen, hatte Hans recht gehabt. Sie war in Erwartung, allerdings in keiner freudigen, wie sie fand. Sie hatte sich geschickt bei den Frauen in der Burg umgehört und den entscheidenden Hinweis bekommen. Nun saß sie bei der alten Fatima, die eigentlich gar nicht so alt war, und spreizte die Beine. Fatima platzierte die Scheideneinlage aus einem Gemisch von Kamelkot, Dornakazie, Kürbis, Datteln und Honig und schickte noch einen Essigschwamm hinterher. Um die Schmerzen zu ertragen und die Wirkung zu erhöhen, gab sie Makeda zudem einen Trank aus Rainfarn, Mutterkorn und Wermut, gemischt mit viel Wein. Alles würde gut werden, murmelte Fatima und tätschelte Makedas Bauch. Makeda wand sich in Krämpfen und schluckte tapfer einen weiteren Becher der Mixtur. Fatima gab ein wenig Opium hinzu. Alles würde gut werden! Makeda zog die Beine an und fühlte, wie die Schmerzen etwas nachließen. Sie schwitzte und schlug ihre Zähne in das Beißholz, das ihr Fatima in den Mund geschoben hatte. Sie dachte an Hans. Wie sehr sie ihn liebte. So sehr hatte sie noch keinen Mann geliebt. Sie wollte auf keinen Fall in Kairo sitzen und sein Kind aufziehen, das sie jeden Tag an ihn erinnern würde, während er im fernen Osmanien kämpfte. Auf keinen Fall, murmelte sie in Gedanken, als sie Hans' Gesicht vor sich sah. Er küsste sie. Es war nicht real. Sie lag im Fieberwahn. Es wurde hell um ihn herum, sehr hell. Viel zu viel Licht. Sie schlug danach. Es blieb hell. »Hans«, rief sie.

Tamerlan wartete die vielen Tage ab, die Ibn Chaldun benötigte, um den Bericht über den Maghreb zu verfassen. Obwohl auch die Tataren das Persische als Lingua franca beherrschten und in ihrem Reich als offizielle Sprache nutzten, gab er den fertigen Bericht seinen Übersetzern, um ihn ins Mongolische übertragen zu lassen. Dann befahl er, die Anstrengungen zum Sturm zu erhöhen. Mehr Belagerungstürme wurden erbaut, mehr Wurfgeschosse mit Ölgranaten sowie Naphthakanonen kamen zum Einsatz. Die Zitadelle würde nicht mehr lange bestehen. Der oberste Richter, unterstützt von anderen Stadtherren und nicht zuletzt Ibn Chaldun, verhandelte in Marathonsitzungen mit Tamerlan. Schließlich kehrten sie eines Abends mit der erlösenden Nachricht zurück, man habe sich geeinigt. Tamerlan habe zugesagt, den in der Zitadelle eingeschlossenen Gelehrten, Wissenschaftlern, Künstlern, fremdländischen Kaufleuten und Soldaten sowie deren Dienern freies Geleit zu geben, wenn sie sofort in dieser Nacht aufbrächen und bei Tagesanbruch bereits den Horizont erreicht hätten. Sie dürften nur ein paar persönliche Dinge mitnehmen, müssten ansonsten alles Hab und Gut zurücklassen, vor allem alles, was zuvor dem ägyptischen Sultan gehört hatte. Ibn Chaldun stand unter Tamerlans persönlichem Schutz, die gesicherte Rückkehr nach Kairo eingeschlossen. Die Stadtoberen selbst jedoch durften nicht gehen.

Die Tataren bildeten ein gespenstisches Spalier aus finsteren Schatten, als der Zug die Zitadelle kurz vor Mitternacht durch das Südtor verließ. Die Nacht war mondlos, kaum eine Fackel brannte. David hatte sich tränenreich von seinen neuen Freunden verabschiedet, er musste bei seinem Herrn bleiben und hoffte, dass Tamerlan sein Wort hielt. Angespannte Ruhe lag über Damaskus. Man hörte nur das Trappeln der Pferde- und Eselhufe auf dem Straßenpflaster. Zu den Abzugsbedingungen gehörte auch eine teilweise Entwaffnung der Truppen. Bogen und Lanzen mussten die Reiter zurücklassen, durften nur ihr Schwert und den Dolch behalten. Gelegentlich sah Hans zurück, ob der Tross noch folgte, oder womöglich doch von den Tataren aufgehalten wurde. Ochsen, Kamele, Karren und Kutschen mussten sie zurücklassen, ebenso Zelte und alle Ausrüstung. Der Tross bestand also nur aus ein paar Köchen, Dienern, Frauen und Kindern zu Fuß.

Sie erreichten die Stadtgrenze, immer noch angestrengt schweigend. Hier endete das Spalier der Tataren. Die Nacht lag vor ihnen. Der Zug teilte sich. Die Ägypter blieben auf dem Weg nach Süden, die Osmanen wendeten sich nach Nordosten. Plötzlich kam Unruhe auf. Erst nur ein, zwei, dann immer mehr vom hinteren Tross begannen zu rennen und die Reiter zu überholen. Sie steckten das andere Fußvolk an. Alle wollten nur noch so schnell als möglich weit weg von Damaskus.

»Was soll das?«, brüllte Karabulut wütend. »Sofort stehen bleiben!«

Der Tumult hielt an. Einige stürzten, überschlugen und verletzten sich.

»Männer, sorgt sofort für Ordnung!«, bellte Karabuluts Befehl durch die Nacht. »Wer nicht ruhig weitergeht, wird ausgestoßen und zurückgelassen!« Die anderen Sipahis schrien ihren Männern ähnlich lautende Befehle zu.

Unter einem in Panik geratenen Haufen in stockfinsterer Nacht für Ordnung zu sorgen, befahl sich leicht. Es umzusetzen, brachte Hans und die anderen Reiter schier an ihre Grenzen. Es gab Verluste, welche genau, würde sich erst am Morgen bei Sonnenaufgang zeigen. Letztendlich blieben Verletzte und Tote liegen. Die Reiter nahmen das Fußvolk nun in die Mitte und gaben das Tempo vor.

Als die Sonne aufging, war Damaskus nur noch ein Schemen am fernen Horizont. Sie hatten es geschafft. Blass und übernächtigt ließ sich Karabulut erschöpft vom Pferd gleiten. »Ich glaube, das ist nun ein perfekter Zeitpunkt für alle, unseren jeweiligen Göttern zu danken.«

Sie rasteten an einem kleinen Bach und gönnten sich ein paar Stunden Schlaf. Hans starrte unter Tränen zum Horizont. Seit Makedas Tod fand er kaum Schlaf, er glich einem Untoten wie Max. Nur dass Hans seine Gefühle zeigen konnte. Er war wortkarg und verbarg sein in Millionen Stücke zersplittertes Herz hinter rüder Mürrischkeit und harter Maskulinität. Er hätte so gerne diese Quacksalberin namens Fatima mit dem Schwert gevierteilt, aber der Stadtrichter war ihm zuvorgekommen und hatte sie aufknüpfen lassen. Nie wieder, so schwor sich Hans, nie wieder würde er sich je verlieben. Nie wieder! Johannes Schiltberger aus München war nun einundzwanzig Jahr alt, und das war es endgültig mit den Frauen.

Als sie weiterziehen wollten, sahen sie über dem fernen Damaskus eine schwarze Wolke. Tamerlan hatte die restlose Plünderung der Stadt angeordnet. Die Stadtoberen, Richter und Imame mussten sich mit ihren Familien in der Hauptmoschee, der Umayyad-Moschee, versammeln. Andere Bürger, die das sahen, erhofften sich dort irrtümlicherweise ebenfalls Schutz. Einige Tausend Menschen, vom Greis bis zum Säugling, drängten sich schließlich im Gotteshaus. Tamerlan befahl nun die Türen zu versperren, ließ Holz aufschichten und alles anzünden. Das Feuer griff bald auf die gesamte Stadt über. Zuletzt forder-

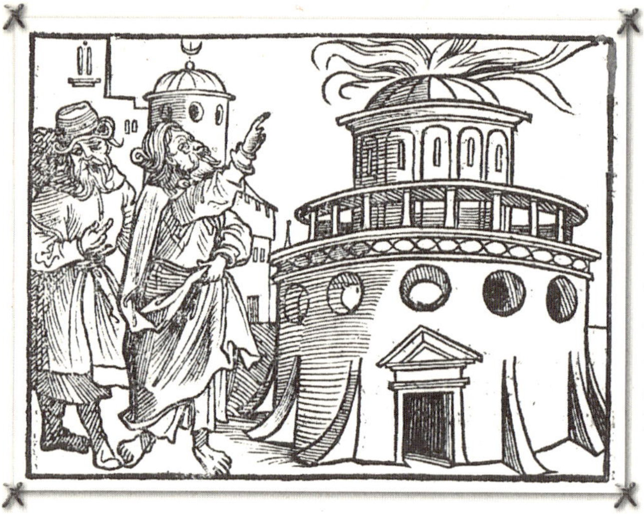

te Tamerlan von seinen Leuten, dass jeder ihm den Kopf eines Mannes bringen solle. Daraus ließ er vor der Stadt drei hohe Schädeltürme errichten. Da saß Ibn Chaldun bereits in einer komfortablen Kutsche Richtung Kairo, begleitet von seiner Dienerschaft, geschützt von einem syrischen Kommando und reich beschenkt mit einigen kostbaren Manuskripten aus der Bibliothek von Damaskus. Tamerlan hatte Wort gehalten.

Unmittelbar danach wandte sich Tamerlan gen Osten, um den ägyptischen Mamelukensultanen ein weiteres Filetstück zu entreißen. Er belagerte Bagdad. Um die schwer befestigte Stadt zu erobern, ließ er kurzerhand die Stadtmauern untergraben. Auch hier ließ Tamerlan alles plündern, forderte diesmal von jedem seiner Männer zwei abgeschlagene Köpfe, egal, ob Männer, Frauen oder Kinder, für seine Schädeltürme und ließ die Stadt niederreißen. Ganz Bagdad wurde dem Erdboden gleichgemacht und wortwörtlich umgepflügt, darauf säten die Tataren Gerste. Zumindest machte das Gerücht die Runde, genährt von Bagdads Sultan Ahmad Dschalair und Fürst Qara Yusuf von den Schwarzen Hammeln, die gemeinsam als Vasallen der Ägypter über große Teile des Irak geherrscht hatten und an den Hof des osmanischen Sultans Bayezid geflohen waren.

21 Angora

Durst! Unglaublicher Durst.

»Vorsichtig, kleiner Bruder, nur ein paar Schluck.« Hans hielt Max seinen Wasserschlauch hin wie einem Säugling die Mutterbrust. Ihm klebte selbst die Zunge am Gaumen. »Das reicht. Genug.« Max hörte brav auf zu nuckeln. Sie wussten nicht, wann sie das nächste Mal ihre Vorräte auffüllen konnten. Wie lange Karabulut und seine Einheit noch durchhalten würden, stand in den Sternen. Dabei hatten sie es noch vergleichsweise gut gehabt. Sie hatten Winter und Frühjahr recht komfortabel auf Karabuluts Gut nahe der Schwarzmeerküste verbracht. Dort hatte sie der Ruf zu den Waffen ereilt. Sie waren von Norden Richtung Angora gezogen und hatten zunächst noch keine Schwierigkeiten gehabt, sich mit Lebensmitteln und vor allem mit Wasser zu versorgen. Doch je näher sie der Stadt in Anatolien kamen, desto schlimmer wurde es. Die Sonne knallte gnadenlos vom Himmel, viele kleine Bäche waren längst ausgedorrt, Brunnen hatte Tamerlan zerstören und kleine Seen vergiften lassen. Kriegstaktik. »Wenn es nicht anders geht«, so befahl Karabulut, nachdem zwei seiner Männer vor Erschöpfung und Durst gestorben waren, »dann trinken wir das Blut der Pferde.«

Der Tatarenfürst war im Frühjahr tief ins Gebiet der Osmanen eingedrungen. Er hatte die Abwesenheit Bayezids für sich genutzt. Bayezid befand sich nämlich erneut auf einem Kriegszug nach Europa. Diesmal sollte Ungarn fallen. Doch als die Nachrichten von Tamerlans Vordringen ihn erreichten, spielte Europa keine Rolle mehr. Bayezid kehrte sofort um und nahm seine serbischen und walachischen Verbündeten unter dem Kommando des Despoten Stefan Lazarewitsch mit.

Auch die seit Jahren andauernde Blockade von Konstantinopel wurde aufgehoben. Bayezid zog alle Streitkräfte ab, rief die Vasallen zur Pflichterfüllung und hetzte mit ihnen durch die hochsommerliche Glut Anatoliens. Sipahis, die wie Karabulut ein paar ruhige Monate in der Heimat genossen hatten, mussten sich sofort anschließen. Tamerlan hatte sich bis Angora zurückgezogen und sich durch gründliche Verwüstung der Landstriche sowie das Wasservergiften einen komfortablen Vorteil verschafft. Bayezid musste bereits beim Vorrücken empfindliche Verluste hinnehmen. Hunderte, ja Tausende Männer verdursteten auf dem Weg elendig. Es traf vor allem die Janitscharen.

An einem Fluss nördlich von Angora trafen Karabuluts Männer auf das Hauptheer. Die Überlebenden stürzten sich ins Wasser, tranken, bis sie sich übergeben mussten. Pferde, Maulesel und Zugtiere soffen sich voll. Einige fielen tot um.

Hans nutzte die kurze Pause, um seinen alten Freund zu suchen. Tatsächlich fand er nach einer schier ewigen Suche im Gewühl den Strubbelkopf mit den Haaren wie Weizen im Wind: Yorick, der ohne Helm oder Turban wie ein kleines Kind glücklich im Wasser saß. Die beiden wälzten sich selig umarmend im Fluss und küssten sich. Schließlich zog Yorick Max, der bislang apathisch danebengestanden hatte, zu sich ins Wasser, umarmte und herzte auch ihn. »Kleiner Bruder«, rief Yorick immer wieder. Die Erzählungen sprudelten nur so aus ihnen heraus. Schlachten- und Fronterlebnisse, Ägypten, das Heilige Land, Europa, Bursa, das Leben als Leibwächter und persönlicher Favorit, Liebesdramen, die Sperberburg, Drogenräusche, die Kirschbaumhaine auf Karabuluts Landgut. Die Liste der Themen war noch nicht einmal halb durch, da hieß es schon Sammeln und Weiterziehen.

Bayezid gönnte den Männern keine Rast oder Erholung. Oberbefehlshaber Lala Nedim Pascha und die Generäle rieten dem Sultan, sich defensiv zu verhalten und Tamerlan den ersten Schritt zu überlassen. Wenn Tamerlan dann vorwärtsdrängen würde, sollten sich die Osmanen in die Berge zurückziehen und damit die Tataren zwingen, die geschlossenen Reihen aufzugeben und den Osmanen auf deren heimischen Terrain nachzujagen. Das, kombiniert mit der mörderischen Julihitze, würde Tamerlan erheblich schwächen. Bayezid zeigte sich jedoch beratungsresistent. Er war schließlich der König aller Könige! Der überlässt einem dahergelaufenen Tataren nicht die Gunst des ersten Schlags! Geißel Gottes hin oder her. Unterstützt von seiner wichtigsten Ratgeberin, seiner Lieblingsfrau Olivera Despina, wollte Bayezid offensiv vorgehen und marschierte ostwärts, um Tamerlan direkt anzugreifen. Halb tot schleppte sich das Heer durch die Gegend. Seine Späher fanden aber keine Tataren weit und breit. Die waren nämlich nach Südwesten gezogen, hatten dann einen Bogen gemacht und folgten nun dem osmanischen Heer von hinten. Um Energie zu sparen, nutzten Tamerlans Männer die verlassenen Lagerplätze der Osmanen.

Auf der Ebene vor dem Berg Dschatal nordöstlich von Angora begann schließlich die Schlacht. Tamerlan führte zweiunddreißig indische Kriegselefanten

Stefan Lazarewitsch (1377 – ca. 1427), Despot von Serbien, Bruder von Bayezids Ehefrau Olivera Despina.

mit sich, die er in der ersten Reihe am Ufer eines kleinen ausgetrockneten Bachs platzierte. Für Hans und andere, die bislang von Elefanten höchstens gehört hatten, war der Anblick der grauen Giganten, die mit dicken gesteppten Decken eine Art Panzerung besaßen, ein regelrechter Schock. In stabilen Aufbauten aus Korb saßen auf jedem Elefantenrücken bis zu zehn Bogenschützen.

Der erste Pfeilregen der Osmanen verpuffte und wurde mit einem Pfeilregen der Tataren beantwortet, die von der erhöhten Position der Elefantenrücken aus deutlich überlegen waren. Hunderte Janitscharen fielen. Schon desertierten einige Sipahis und wechselten die Fronten. Dem serbischen Fürsten Stefan Lazarewitsch gelang es mit seinen Panzerreitern und walachischen Guerillakämpfern im Laufe des Tages drei Mal, die tatarischen Reihen zu durchsprengen. Die Pfeile konnten den schwer gepanzerten Serben kaum etwas anhaben. Mit Streitäxten und Lanzen brachten sie mehrere Elefanten zu Fall. Die mächtigen Tiere zermalmten Freund und Feind gleichermaßen im Sturz. Wenn Hans zum Einsatz kam, tauchte er wieder in das große weiße Rauschen, in dem er mit Tunnelblick alles tötete, was nach Feind aussah. Tief in seinem Innersten wusste er Max wie immer in seiner unmittelbaren Nähe.

Doch die Serben konnten aus ihren Erfolgen nichts machen. Starrsinnig lehnte es Sultan Bayezid ab, sich der wendigen Guerillataktik anzuschließen und beharrte auf einer klassischen Schlachtordnung. Immer mehr Einheiten desertierten. Vor allem, weil Tamerlan inzwischen den kleinen Fluss nahe dem Ort Dschubuk, der die Wasserversorgung beider Heere garantierte, kurzerhand durch einen Damm abgesperrt hatte. Damit saßen die Osmanen in der Gluthitze auf dem Trockenen.

Hans, der völligen Erschöpfung nahe, hörte den Befehl zum Sammeln in sein Rauschen dringen, als er gerade einem Tataren – dem Wievielten, Hans zählte längst nicht mehr mit – den Kopf abschlug. Sein Pferd München zitterte unter ihm bedenklich, er musste sowieso umkehren. Mit Max an seiner Seite gab er München die Sporen und gelangte hinter die Reihen zu Karabuluts Banner. Sein Herr blutete und war schweißgebadet. Trotzdem klang seine Stimme ruhig und fest.

»Es hat keinen Sinn, Männer«, sagte Karabulut. »Jerome, Giorgios und Nihat sind bereits gefallen. Ich werde meine Männer nicht in einem sinnlosen Blutvergießen opfern! Und ich werde schon gar nicht dulden, dass meine Männer hier elendiglich verdursten müssen.«

Die Reiter sahen sich erstaunt an.

»Ich habe mit meinem Herrn, Fürst Mahmud Chelebi, gesprochen, Männer.« Fürst Mahmud Chelebi herrschte über das kleine Reich von Dschanik, in dem Karabulut sein Lehen besaß. »Die Serben haben zwar wie die Löwen gekämpft, doch die Tataren sind mit ihrer mobilen Reiterei einfach deutlich überlegen. Die Weigerung der Sultans, sich von der starren Infanterieschlacht abzuwenden, lässt uns keine andere Wahl: Sultan Bayezid ist fortan nicht mehr unser Vater. Wir werden die Seite wechseln. Mein Fürst und ich möchten nicht, dass ihr abgeschlachtet werdet wie Lämmer.«

Ein erstauntes Raunen ging durch die Gruppe. Karabulut wies auf andere Sipahis, die ebenfalls ihre Männer gesammelt hatten. Eine sehr ansehnliche Zahl von Sipahis! »Wir reiten Richtung Dschubuk und ergeben uns dort. Wenn Tamerlan es möchte, werden wir künftig an seiner Seite kämpfen.«

Hans sackte mit einem Seufzer zusammen. Max starrte wie üblich vor sich hin. Das war es also.

Das war es wirklich. Denn Stefan Lazarewitsch hatte ebenfalls keine Lust mehr, seine Männer aufreiben zu lassen. Er ordnete den sofortigen Rückzug an. Serben, Albaner und Walachen zogen nicht nur vom Schlachtfeld ab, sie marschierten umgehend in geordneter Formation Richtung Nordwesten, Richtung Heimat, Richtung Europa. Drei von Bayezids Söhnen schlossen sich ihnen mit ihrem Tross und der kompletten Kriegskasse an. Auch die Schwarzen Tataren und die Schwarzen Hammel, die bislang für Bayezid gekämpft hatten, hielt nichts mehr an der Seite des Sultans.

Sultan Bayezid, zurückgedrängt an den Fuß des Dschatalberges, versuchte sich noch eine Weile zu halten. Doch seine demoralisierten, dehydrierten und übermüdeten Männer konnten nach zwanzigstündiger Schlacht die komplette Niederlage nicht verhindern. Bayezid gelang mit ein paar Hundert Soldaten die Flucht in die Berge. Tamerlan ließ jeden Hügel umstellen und viele der Flüchtenden massakrieren. Sultan Bayezid I. der Blitz geriet gemeinsam mit seiner Lieblingsfrau, der serbischen Prinzessin Olivera Despina, und seinem neunjährigen Sohn Mustafa in Tamerlans Gefangenschaft.

Olivera Despina (Mileva Olivera Lazarewitsch, 1372–ca. 1444), Tochter des Despoten Lazar von Serbien, wurde 1389 mit Sultan Bayezid I. vermählt, blieb aber Christin und soll einer Legende zufolge sogar Bayezid zum Christentum bekehrt haben. Nach Bayezids Tod kehrte sie nach Europa zurück.

22 Die Geißel Gottes

Unwürdiger Verrat!«, tobte Bayezid. »Schändlicher Verrat!« Sie hatten ihn in einen prächtigen goldenen Käfig auf eine geschmückte Kutsche gesetzt. Bayezid hatte es durchaus bequem in seinem Käfig, der dick mit bestickten Kissen ausgelegt war. In jedem Ort, in jeder Stadt, die Tamerlan nun Richtung Westen durchzog, wurde der Sultan dem Volk als Schauobjekt vorgeführt, wo er zur allgemeinen Belustigung wilde Flüche und Verwünschungen ausstieß. Abends jedoch durfte er den Käfig verlassen und bei seiner Frau sein. Das änderte sich einen stümperhaften, undurchdachten Fluchtversuch später. Danach kam er abends nur aus dem Käfig heraus, um von Tamerlan als Fußschemel benutzt zu werden. Olivera Despina musste fortan halb nackt den Tatarenfürsten als Mundschenk bedienen. Und Tamerlan machte keinen Hehl daraus, dass Olivera es damit noch gut erwischt habe und tiefste Demut zeigen solle, denn er hätte sie ebenso zu seiner Hure oder zur Hure seiner Männer machen können.

Wie stellt man sich die Geißel Gottes vor? Den Mann, der die halbe bekannte Welt in Furcht und Schrecken versetzte?

Hans erwartete vor der ersten Begegnung beinahe eine Höllenbestie mit Hörnern, Reißzähnen, Klauen, glühenden Augen und Teufelshufen. Überrascht stellte Hans dann fest, dass Tamerlan zwar tatsächlich recht groß war – er überragte mit seinen einsdreiundsiebzig die meisten seiner Männer –, ansonsten aber eher ein Wrack. Der Tatarenfürst ging bereits stramm auf die siebzig zu, war fast blind, humpelte erbärmlich, konnte den rechten Arm kaum bewegen, und an der rechten Hand fehlten zwei Finger. Die Verletzungen hatte er sich als junger Mann zugezogen, damals, als er, noch fern der Macht, versucht hatte, einem Hirten ein Schaf zu stehlen. Der Schäfer hatte Tamerlan einen Pfeil in das rechte Bein und einen in den rechten Arm gejagt. Von den Folgen erholte sich Tamerlan nie, was ihm den Beinamen »der Lahme« einbrachte. Er kam wegen seiner Behinderungen nicht einmal alleine auf sein Pferd, sondern musste von mehreren Männern hochgehoben werden. Die Geißel Gottes war ein greiser Krüppel.

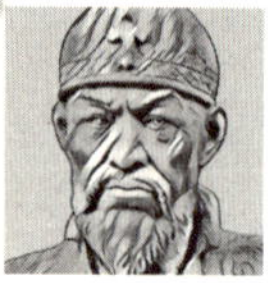

Tamerlan, auch **Timur Lenk** (Timur der Lahme), eigentl. Temür ibn Taraghai Barlas (1336–1405), mongolischer Heeresführer, eroberte ein gewaltiges Reich, das von der Türkei bis nach Indien reichte. Er war nie Khan. Um seinen Herrschaftsanspruch zu legitimieren, heiratete er Prinzessin **Saray Mulk Khanum** (ca. 1343–1406) aus der Dynastie Dschingis Khans und nannte sich fortan ›Schwiegersohn‹ (›Gurkani‹, abgeleitet vom mongolischen *kürügän*). Bei Schiltberger heißt er ›Tümerlin‹.

»Ein Bresthafter«, erklärte Hans seinem Freund Yorick. »Das sagen wir in Bayern.«

»So was wie Prackl?«, fragte Yorick.

»Ja, nein, Prackl ist auch bayrisch, aber das ist das Gegenteil von einem Bresthaften, ein Mordskerl. Ein Bresthafter ist ein Krüppel.«

»Prackl. Bresthafter«, wiederholte Yorick gelehrig. »Und Schmarrn.«

»Richtig. Schmarrn. Und du? Bist du nicht traurig wegen dem Prackl?«, fragte Hans.

»Traurig? Nein, sicher nicht.«

»Ich dachte … na ja, ihr habt euch geliebt.«

»Geliebt? Ich? Den Prackl?« Yorick lachte auf. »Er war verrückt nach mir. Ich habe ihn gefickt. Mehr nicht. Das Leben bei ihm war natürlich herrlich, verglichen mit dem hier. Aber es wird irgendetwas Neues kommen.«

Der Prackl, Oberbefehlshaber Lala Nedim Pascha, war mit dem Sultan in Gefangenschaft geraten und am folgenden Tag gemeinsam mit einigen Generälen, die Tamerlan keine Treue schwören wollten, hingerichtet worden. Die Leibgardisten hatten keine Lust zu sterben und schworen Tamerlan alles, was er wünschte. Darum war Yorick wieder einfacher Soldat. Er hatte noch sein Pferd und seine Waffen, das reichte, um sich als Reiter bei einem Hauptmann anzudienen.

Für Hans hatte sich nicht viel geändert. Karabuluts Herr, der Fürst Mahmud Chelebi, unterwarf sich den Tataren als Vasall. Wie sich zeigte, hatte Tamerlan schon im Vorfeld Kontakt zu einigen Fürsten aufgenommen, die nicht felsenfest hinter Bayezid standen, und entsprechende Angebote gemacht. Tamerlans fürchterlicher Ruf als rücksichtslose Zerstörungsmaschine trug dazu bei, dass bei den Fürsten keiner großen Überzeugungsarbeit bedurfte. Alle Sipahis aus den Überläufer-Reichen behielten ihre Lehen und wurden nahtlos Hauptmänner in Tamerlans bunter Vielvölker-Armee aus Mongolen, Turkmenen, Franzosen, Georgiern, Griechen, Syrern, Arabern, Türken, Afghanen, Indern, Armeniern, Spaniern, Persern, Russen, Nordmännern, Italienern und mindestens zwei Deutschen.

Mahmud Chelebi (1387–1427), Herrscher von Çanik, einem kleinen Reich zwischen Candar und Trapezunt am Schwarzen Meer.

Hans bat seinen Hauptmann Karabulut darum, Yorick als Ausgleich für den Verlust fünf seiner Männer zu übernehmen. Doch Karabulut lehnte ab. Er vermittelte Yorick an den Hauptmann Ali, denn dort, so Karabulut mit einem süffisanten Lächeln, würde er bestens hinpassen.

Yorick nahm einen flachen Stein und ließ ihn über das Wasser flitschen. Er schaffte acht Hüpfer. Das Meer lag ruhig und spiegelglatt vor ihnen. Hans reichte Yorick die Tonpfeife mit Hanfblüten und entließ langsam den Rauch aus seinen Lungen.

»Weißt du, auf dem Rückweg von Damaskus sind wir an Antiochia vorbeigekommen«, sagte Hans nach einer Weile. »Dort haben sie die Stadtmauer rot angemalt. Mit dem Blut von Christen. Ich habe gedacht, schlimmer kann es nicht mehr kommen. Aber Bayezid war harmlos gegen das hier.«

»Allerdings«, bestätigte Yorick. »Der greise Bresthafte ist eben gründlich. Sind das nun die Wunder der Welt, die du unbedingt sehen wolltest?«

Hans schüttelte den Kopf.

»Irgendwo da drüben ist Griechenland.« Yorick deutete über die Bucht nach Norden, wo sich eine Insel aus dem Meer erhob. »Das da ist Lesbos. Wenn wir wollen, können wir hinüberschwimmen.«

»Freilich. Und unterwegs ersaufen. Außerdem gehört Griechenland nach wie vor den Osmanen. Das bringt uns nicht weiter.«

»Lesbos nicht. Das gehört Genua.«

»Weißt du auch, dass man den Bresthaften mit dem Titel Gurkani oder Schwiegersohn anreden muss?«, sagte Hans nach einer geschwiegenen Weile.

»Ja. Hab ich gehört. Gurkani. Schwiegersohn. Was für ein bescheuerter Titel soll das denn sein?«

»Na ja, weil er nicht aus fürstlichem Haus ist«, gab Hans weiter, was er gehört hatte. »Er hat die Prinzessin Saray aus der Familie von Dschingis Khan geheiratet. Also ist er quasi der Schwiegersohn von Dschingis Khan ...«

»Saray? Ist das die einzig Hübsche von seinen Weibern?«

»Nein, du meinst Tukal, seine jüngste Frau. Saray ist die krumme, alte Schabracke, die jeden wie Dreck behandelt.«

»Tun sie doch alle!«

»Die besonders. Jedenfalls hat der Bresthafte die Prinzessin geheiratet, um allen zu zeigen, dass er Anspruch auf die Herrschaft hat. Darum Schwiegersohn.«

Sie saßen im Hafen von Smyrna, besser gesagt, in dem, was noch davon übrig war, nachdem Tamerlan gewütet hatte. Fünfzehn Tage hatte die Belagerung von Smyrna gedauert, der letzten christlichen Garnison der Johanniter auf dem türkischen Festland. Sie hatten eine Kapitulation abgelehnt. Tamerlan ließ die Johanniter wissen, dass er im Auftrag Allahs als Gotteskrieger hier sei. Er sei gekommen, um die einzig wahre Religion des Friedens durchzusetzen und aus räudigen Ungläubigen wahre Gläubige zu machen. Auch das überzeugte die Christen nicht, die ihrerseits betonten, das Christentum sei die wahre Religion des Friedens und die Muselmanen räudige Ungläubige. Tamerlan fuhr schwere Belagerungsmaschinen auf, ließ die Stadtmauern untertunneln und den Hafen blockieren. Die anschließende Zerstörungsorgie war für die osmanischen Soldaten noch ungewohnt, obwohl sie auf dem Weg hierher bereits kleinere Orte hatten dem Erdboden gleichmachen müssen.

»Jetzt haben wir Christen die einzige christliche Stadt weit und breit zerstört«, sagte Hans lakonisch. Hinter ihnen kokelten die letzten Feuer in den Ruinen von Smyrna. Ruß und Verwesung lagen in der Luft. »Großartig, oder?«

»Merke: Was der Herr befiehlt, wird gemacht«, sagte Yorick. »Beim Prackl war ich im Bett der Herr ...« Er lachte dreckig. »Und er hat alles gemacht, was ich befohlen habe.«

»Das will ich nicht so genau wissen«, sagte Hans unbehaglich.

»Aber deine Weibergeschichten muss ich mir bis ins Detail anhören! Keine Bange, ich erspare dir die Einzelheiten, und du musst dir auch keine Sorgen machen. Bei Sodomie geht es in der Regel nicht dem aktiven Part an den Kragen, sondern dem, der sich weibisch verhält und benutzen lässt. Ich habe mich noch nie benutzen lassen. Ansonsten war der Prackl alles andere als weibisch. Er war ein guter Herr, ziemlich gerecht. Na ja, meistens. Und als Oberbefehlshaber ein genialer Stratege, soweit ich das beurteilen kann. Darum haben sie ihm seine speziellen Vorlieben auch durchgehen lassen. Wenn Bayezid bei Angora auf ihn gehört hätte, säßen wir jetzt nicht hier und müssten für die Tataren Christen massakrieren.«

»Und wie ist es nun bei Ali, deinem neuen Herrn?«, wollte Hans wissen.

Yorick zuckte mit den Schultern. »Man gewöhnt sich an alles. Er ist häßlich und stinkt. Noch steigt er mir hinterher wie der Fuchs den Hühnern. Meine Kameraden haben gesagt, dass er das bei allen Neulingen macht, das wird sich bald legen. Du kennst mich. Ich bin nicht zimperlich.«

»Hallo, Burschen!« Lasse kam angeschlendert. »Harte Tage, hmmm?«

Alle nickten.

»Darf ich mitrauchen? Ich hab nichts mehr.« Er setzte sich zu Hans, Max und Yorick. »Anders hält man das hier ja nicht aus.«

»Ich dachte immer, ihr Nordmänner seid so hart im Nehmen«, sagte Yorick.

»Sind wir auch, wir Nordmänner!« Lasse reckte den Kopf stolz hoch. »Meine Urahnin Freydis …«

»Oh, nein!«, unterbrach Hans genervt. »Nicht schon wieder die Geschichten.«

»Ich kenn sie noch nicht«, sagte Yorick neugierig.

»Siehst du, Hans! Und ich wette, auch du kennst noch nicht diese Geschichte meiner Urahnin Freydis«, begann Lasse und machte es sich haschischrauchend im Schneidersitz bequem, »die erzähle ich nämlich nicht jedem. Freydis hat bekanntlich eine Expedition von Grünland nach Weinland angeführt und dafür neue Siedler aus Eisland angeworben. In Weinland kam es dann zu einem großen Streit, und die Eisländer haben ihre eigenen Siedlungen errichtet. Eines Tages besuchte Freydis die Eisländer, und als sie zurückkam, heulte sie ihrem Ehemann Thorvard die Ohren voll, dass man sie in dem Lager vergewaltigt hätte. Ob das stimmte, weiß bis heute niemand! Jedenfalls sollte Thorvard sie sofort rächen. Der Mann zog daraufhin zu dem Lager und tötete alle Männer. Meine Uroma jedoch war sauer, weil Thorvard die Frauen verschont hatte. Also griff sie selbst zur Streitaxt und haute fünf Frauen die Köpfe ab. So sind wir Nordländer! Zack. Kurzer Prozess. Außerdem hat meine Urahnin einmal alle Siedler vor den wilden Skrälingern gerettet. Das sind die Ureinwohner, denen Adlerfedern statt Haare aus dem Kopf wachsen. Sie hat sich ihnen bei einem Angriff in den Weg gestellt, ihre Bluse geöffnet und mit dem blanken Schwert über die Brüste gestrichen. Daraufhin sind die Skrälinger in wilder Panik geflohen! So, genau so sind wir Nordländer!«

»Deine Oma muss ja ganz schlimme Brüste gehabt haben«, feixte Hans und Yorick kicherte: »Brüste des Grauens!«

»Deppen. Die Skrälinger hatten Angst vor dem Schwert, weil sie so eine Waffe nicht kannten! Sie haben kein Eisen.«

»Und woher willst du das eigentlich wissen, wenn das eine völlig neue Welt war, die deine Vorfahren besiedelt haben? Das sind doch nur Legenden und Kindergeschichten«, sagte Yorick.

»Unsinn. Freydis ist nach zwei Jahren von Weinland nach Grünland zurückgekehrt. Na gut, man hat sie für ihre Verbrechen in Weinland büßen lassen, und sie musste als Ausgestoßene leben. Aber ihre Kinder, die zum Teil in der Neuen Welt geboren wurden, und deren Kinder kamen

Freydis Eriksdóttir (ca. 970– nach 1015), Tochter Eriks des Roten und Halbschwester Leif Erikssons. Sie zählte zu den Wikingern, die im Jahr 1004 von Grönland aus Nordamerika (Vinland) besiedelten, wo sie einen blutigen Bürgerkrieg anzettelte. Leif Eriksson weigerte sich, seine Schwester deshalb hinrichten zu lassen.

über Grünland und Eisland zurück nach Skandinavien. Sonst wäre ich ja nicht hier. Denk doch mal mit.«

»Soso«, sagte Yorick ironisch. »Eine ganz neue Welt im Westen.« Er tauschte mit Hans einen verschmitzten Blick. Hans brach in schallendes Gelächter aus.

»Dumme, idiotische Deppen«, sagte Lasse gleichgültig, Spott perlte meist an ihm ab. »Und du, Flame? Was ist mit deiner Hand? Hast du das leuchtende Kreuz von Angora stehlen wollen?«

»Wer ist hier der Depp?«, antwortete Yorick und hielt seine verbundene Hand hoch. »Dann hättest du das hier sicher in den letzten Wochen bemerkt. Das ist gestern passiert bei dem Kampf. Nichts Schlimmes, ein Schnitt. Wenn ich das leuchtende Kreuz von Angora hätte stehlen wollen, wäre mir die Hand zusammengeschmurgelt wie eine Feder im Feuer.« In Angora hatten sie eine aramäische Wallfahrtskirche besucht, in der Tag und Nacht ein Kreuz auf unerklärliche Weise leuchtete. Dieses Kreuz, so erzählte man, hätten eines Tages Moslems stehlen wollen. Doch kaum hatten sie das Kreuz berührt, seien ihnen die Hände verkrüppelt. Danach ließ man die Finger von dem Wunderkreuz.

Lasse zog eine kleine Amphore hervor und entkorkte sie. »Schaut mal, was ich vorhin beim Marktplündern gefunden habe. Wein.«

»Hoch lebe Lasse!«, rief Yorick und nahm sofort einen großen Schluck. Die Amphore machte die Runde.

»Und da ist noch mehr«, sagte Lasse. »Ein ganzer Keller voll.«

»Wo?«, fragte Yorick.

»Verrate ich nicht.«

»Komm schon«, schmeichelte Yorick. »Ich hätte da eine Idee.«

»Nämlich?«

»Wenn es dunkel ist, können wir dort einen kleinen, nennen wir es mal Verkaufsstand eröffnen, oder?«

»Eine illegale Kneipe?«, fragte Hans.

»So was in der Art.« Yorick war ganz Feuer und Flamme.

»Das könnte uns den Kopf kosten.«

»Wer nichts riskiert, lebt nicht«, antwortete Yorick gelassen. »Lasse, bist du dabei?«

»Ja«, strahlte der Nordmann begeistert, »das wird einschlagen!«

»Machen wir halbe-halbe?«

»Du spinnst wohl, Flame. Sechzig-vierzig.« Dann zog er einen Beutel hervor. »Schaut mal, was ich noch gefunden habe.« Er öffnete den Beutel und nahm eine Handvoll harter roter Kirschen heraus.

»Wahnsinn.« Hans strahlte. »Lasse, du bist der Wahnsinn. Kaffabohnen!«

»Richtig.« Lasse nickte zufrieden. »Und feinen weißen Zucker habe ich auch. Ihr solltet einfach öfter mal plündern. Da findet man immer brauchbare Sachen.« Alle lachten, außer Max.

»Wo wir gerade bei Zucker waren«, sagte Yorick. »Erinnerst du dich noch an das süße Mädchen aus Konya? Für die wir nachts durch den Tunnel gepirscht sind?«

»Aynur«, antwortete Hans und stellte fest, dass es ihm doch das Herz zusammenkrampfte – nach all den Jahren und nach Makeda. »Natürlich erinnere ich mich an Aynur.«

»Willst du ein bisschen Klatsch aus Bursa hören? Willst du wissen, was aus ihr geworden ist?«

»Wenn es nichts Schlimmes ist …«

»Ich denke nicht«, sagte Yorick. »Der ehrenwerte Wesir Memduh hat sie zu seiner vierten Ehefrau gemacht. Sie hat ihm den lange ersehnten Sohn geschenkt. Nichts mehr mit Sklavin oder Konkubine – sie ist nun eine ehrbare Frau und Mutter des Erben. Die anderen Ehefrauen hassen sie natürlich, aber sie ist nun unantastbar an erster Stelle Memduhs Hauptfrau, deine kleine Aynur. Sie hat alles richtig gemacht. Wenn sie mit uns damals geflohen wäre …«

»Das ist schön«, sagte Hans tonlos. Er müsste sich wirklich für sie freuen. Er konnte nicht.

Es war Winter, kurz vor der Jahreswende, und die Sonne versank früh am Horizont. Die feuchte Kälte kroch vom Meer zu ihnen herauf.

»Ich habe Hunger«, sagte Hans und zog seinen Mantel enger. »Das Hanfzeug macht hungrig. Lasst uns zurück zum Lager gehen.« Er stand auf. »Max, vergiss deinen Kopf nicht! Und pass auf deine Kleidung auf, es suppt schon durch.«

Max bückte sich und hob den groben Leinensack auf, in dem er den Schädel verwahrte. Wie immer hatte Tamerlan erst alle jungen Frauen ausgesondert und versklavt – das bedeutete, dass er sie zwang, zum Islam zu konvertieren und einen seiner Männer zu heiraten. Wer sich weigerte, landete als Hure im Begleittross oder auf irgendeinem Sklavenmarkt. Und ebenfalls wie immer hatte Tamerlan dann von seinen Männern mindestens einen Kopf gefordert. Lasse berichtete, er habe einen italienischen Händler in seinem Sack dabei, jener, bei dem er die Kaffabohnen gefunden hatte. Ein Italiener war gut, das brachte Lasse sicher einen Bonus ein. Denn Tamerlan tobte, weil die Genueser und Venezianer mit ihren Schiffen vor der Hafenblockade vielen Menschen aus Smyrna zur Flucht über das Meer nach Thrakien verholfen hatten. Christen und auch Osmanen. Außerdem weigerten sich die Italiener, mit Tamerlan zu kooperieren und hielten sich weiterhin lieber an die Osmanen und Ägypter. Mit allen war man aufs Herzlichste verfeindet. Die Kaufleute jedoch, so ließ man Tamerlan wissen, pflegten lieber Kontakte zu berechenbaren Feinden als zu völlig irrational handelnden Wahnsinnigen – was sie natürlich etwas diplomatischer ausdrückten.

Weil Hans, Max und Yorick keine Fliehenden, Aussätzigen, Greise, Frauen oder Kinder abschlachten wollten, hatten sie so lange die Stadt abgesucht, bis sie in einer Ruine einige Leichen fanden, die noch nicht enthauptet worden waren. Jeder konnte also Beute vorweisen.

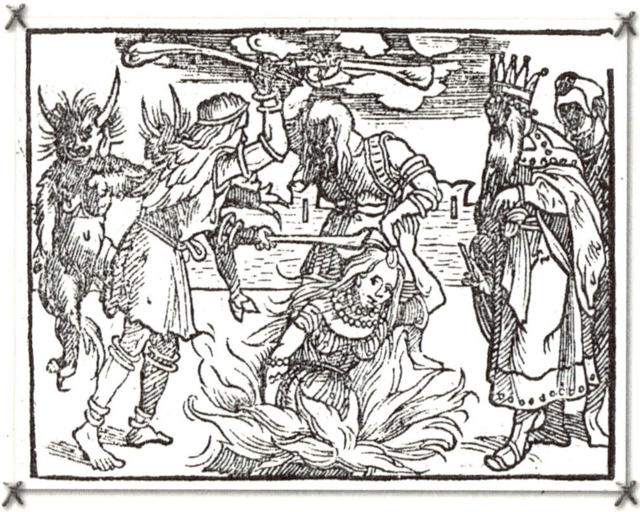

Tamerlan verzichtete diesmal auf seine Schädeltürme. Er ließ mit den Köpfen und Mörtel Teile der zerstörten Stadtmauer neu errichten.

23 Der Skorpion

Hmmm, ich weiß nicht«, sagte der Mann mit dem nach oben gezwirbelten Schnurrbart und musterte Hans abschätzig. »Ist er nicht ein bisschen zu jung?«

»Ich bitte Euch, mein Herr!« Karabulut lächelte charmant. »Johannes Schiltberger kommt aus Bayern. Er ist einer meiner besten Männer. Was sage ich, mein bester Mann. Absolut zuverlässig und verschwiegen.«

Hans nickte, auch wenn er noch keine Ahnung hatte, was der Fremde von ihm wollte. Karabulut hatte Hans mit den Worten »Ich habe etwas für dich, komm mit.« nach dem Abendessen aus dem Lager geführt. Sie waren durch die Ruinen von Smyrna gestreift, in denen trotz der Verwüstung hier und da dunkle Schatten herumhuschten, die ebenso schnell verschwanden, wie sie auftauchten. Überlebende, die sich bislang verstecken konnten. In der Ruine der alten Templerkirche saßen Hans und Karabulut ab und banden ihre Pferde an. Die Sakristei der Kirche bestand noch als beinahe kompletter Raum. Darin hatte der Fremde mit dem Zwirbelbart gewartet. Eine kleine Öllampe beleuchtete sein Gesicht.

»Bayern? Ein rohes Land, was man so hört. Aber wenn Ihr meint, werde ich Euch wohl glauben müssen«, sagte der Fremde skeptisch. Sein Persisch hatte einen starken Akzent. So ähnlich hatte Don Juan geklungen. Sicherlich ein Spanier, dachte Hans. Obwohl der Fremde einen weiten dunklen Umhang trug und die Kapuze tief in sein Gesicht gezogen hatte, verrieten seine Haltung und die Kleidung, die gelegentlich herausblitzte, dass er ein Mann von hohem Stand war. Tamerlan stand in regem Briefwechsel mit dem französischen Königshof und unterhielt beste diplomatische Beziehungen zu Heinrich III. von Kastilien und León. Zwei spanische Gesandte weilten seit etlichen Monaten an Tamerlans Hof, das wusste Hans. Dass der eine Pelayo de Sotomayor hieß, wusste Hans nicht und erfuhr es auch nie, denn der Herr hatte es nicht nötig, sich einem gewöhnlichen Soldaten gegenüber vorzustellen.

»Gut«, sagte Pelayo de Sotomayor. »Weiß er Bescheid?«

»Nein, Herr. Das überlasse ich Euch«, antwortete Karabulut.

»Hör zu, Bursche. Man hat mich mit einer heiklen Mission beauftragt, für die ich einen Assa… anders gesagt, Sultan Bayezid ist ein Mann im besten Alter. Das heißt, er wird mit Gottes Segen sicher noch einige Jahre vor sich haben. Die Verhandlungen über das Lösegeld zu seiner Freilassung laufen bereits. Das ist die eine Seite. Nun gibt es aber Kräfte, die nicht sehr daran interessiert sind, dass Bayezid freigelassen wird. Besser gesagt, dass der Sultan seine Gefangenschaft in der Hand des königlichen Schwiegersohns überlebt. Wir verstehen uns.«

»Ich soll dafür sorgen, dass der Sultan die Gefangenschaft nicht überlebt«, sagte Hans.

»Richtig.«

»Und wie?«

»Das bleibt ganz dir überlassen«, antwortete der spanische Gesandte. »Idealerweise soll es nach einem Unfall oder nach Selbstmord aussehen.«

»Der Sultan ist bestens bewacht«, warf Hans ein. »Der Schwiegersohn hat ein großes Interesse daran, dass er lebt, denn er braucht das Lösegeld für seine Kriegskasse. Ich werde überhaupt nicht an ihn herankommen.«

»Dafür ist gesorgt«, sagte Karabulut. »Du wirst ab morgen als Wache dem Sultan zugeteilt.«

»Ich als Reiter?«

»Die Wachen kommen aus allen Einheiten.«

»Gut.« Hans wusste nicht, was er noch sagen sollte. Er hatte endlich seinen Auftrag bekommen. Der Spanier stand auf und verabschiedete sich hastig.

»Stecken Bayezids Söhne dahinter?«, fragte Hans, als sie alleine waren und im Dunklen saßen.

»Gut möglich«, antwortete Karabulut. »Aber das geht uns nichts an. Bayezid selbst ist auch nur auf den Thron gekommen, weil er seinen Bruder hat ermorden lassen.«

»Herr, Ihr wisst meinen Preis für eine solche Tat«, sagte Hans fest.

»Ja«, sagte Karabulut gelassen, ein Lächeln schwang in der Stimme mit. »Ich weiß, dass du deinem Herrn gehorchen musst, und meine Zufriedenheit wird dein Lohn sein.«

»Das meine ich nicht.«

»Auch das weiß ich. Du bekommst den Lohn, der dir zusteht.«

Er hatte es immerhin versucht. Er wusste, dass das mit der Freiheit nur albernes Geplänkel war. Freiheit – vielleicht auch völlig überschätzt. Wie eitel von ihm, sich als Lohn die Freiheit zu wünschen. Die Zufriedenheit seines Herrn war das, was zählte. Punkt. Hans entschuldigte sich bei seinem Herrn, dass er nun ein wenig allein sein wolle. In Wahrheit suchte er nun Gesellschaft aus Angst vor seinen Gedanken. Sein Auftrag. Er sollte den Sultan töten. Es kribbelte ihn vor Aufregung unter der Kopfhaut. Nicht dass er damit Probleme hatte. Er schuldete dem Sultan nichts, rein gar nichts. Wenn überhaupt, dann Bayezids Sohn Süleyman. Denn Süleyman war es, der Hans zweimal vor dem Tod gerettet hatte. Also fühlte sich Hans allerhöchstens eher den Söhnen verpflichtet. Er fand Gefallen an dem Auftrag. Die einzige Frage, die für Hans blieb, war das Wie.

Es dauerte eine Weile, doch schließlich fand er den nicht mehr ganz geheimen Weinausschank, den Yorick und Lasse ins Leben gerufen hatten. Er folgte einfach mehreren Soldaten, die er unterwegs traf. Der Stand am ehemaligen Marktplatz war dann kaum zu übersehen. Überall brannten Öllampen, es lungerten Soldaten herum, einige schon jenseitig besoffen. Hans entdeckte auch Don Juan, den Spanier, der sich nach dem Verlust von Hodor und Felipe nicht nur wieder zwei neue Lakaien herangezüchtet, sondern inzwischen eine beachtliche Gefolgschaft hatte. Seit er sich eingebildet hatte, in der Sperberburg hätte sich ihm die Muttergottes offenbart, gerierte er sich als messianisches Medium. Salbaderte halbscharigen religiösen Unsinn, angereichert mit mangelhaften Bibelkenntnissen und viel Hybris. So hielt Juan Gonzáles de Clavijo selbstherrlich und saufend Hof. Ein Lackaffe wie eh und je, aber immer noch in der – mittlerweile abgeranzten – Uniform eines einfachen Janitscharen. Denn noch hatten die neu hinzugewonnenen Kämpfer unter Tamerlan keine tatarischen Uniformen oder Rüstungen bekommen. Vielleicht würden sie das auch nie, denn Tamerlan war es im Wesentlichen egal, wie seine Truppen aussahen. Das Ergebnis zählte.

Zwar mahnten Yorick und Lasse immer wieder zur Ruhe, doch die Worte verpufften im Wind, vor allem aber im Gegröle der Trinker.

»Der Wein geht uns eh bald aus«, meinte Yorick nur schulterzuckend, als Hans ihn auf die Gefahr aufzufliegen ansprach. »Dann sind wir zackig weg, als wäre nichts geschehen. Außerdem haben wir ein paar Hauptmänner und sogar zwei Generäle als Gäste hier. Da passiert schon nichts. Wir verdienen uns hier … He, trink nicht so hastig, Hans! Was ist denn los?«

»Nichts, füll einfach nach. Ich muss heute saufen.«

»Und du bist sicher, dass nichts los ist?«

»Absolut. Mir geht nur dieser permanente Verwesungsgeruch überall auf die Nerven.«

»Wem nicht! Wieso bist du allein? Wo ist dein kleiner Bruder?«

»Max? Ach, der soll sich mal ausschlafen. Was schulde ich dir?«

»Nichts. Du bist natürlich eingeladen.«

»Wenn das so ist, noch einen, bitte.«

»Schmarotzer.«

»Stimmt.« Hans lachte und leerte den dritten Becher in einem Zug. »Wie bringt man jemanden unauffällig um?«, brummelte er mehr zu sich selbst.

»Gift«, antwortete Yorick.

Hans sah ihn überrascht an. »Hab ich das laut gesagt?«

»Ja. Und ich sagte Gift. Such dir in diesen Trümmern eine Apotheke. Vielleicht findest du was.«

»Quatsch!« Hans lachte betont fröhlich. »Das hab ich doch nur so dahingesagt. Spinner.«

»Schon klar«, antwortete Yorick. »Wenn du kein Gift findest, dann schubs ihn eine hohe Mauer runter.«

»Und wenn ich keine Mauer habe?«

»Dann ersäuf ihn. Mann, Hans, es gibt viele Wege, Menschen zu töten. Stell dich nicht so an.«

»Du bist ein Depp.«

Nachdem sie mit Smyrna das Mittelmeer erreicht hatten, kehrten die Tataren um Richtung Osten, Richtung Asien. Tamerlan musste seine Kriegskasse auffüllen und wollte sich erst noch einmal quer durch Persien plündern und dann das reiche Kleinindien unterwerfen. Was einmal osmanisch war, gehörte ihm. Zumindest eine Weile, denn die Niederlage von Angora blieb auf Dauer gesehen nur eine kleiner dunkler Fleck der Schmach, ein kurzer Einbruch. Bayezids geflohene Söhne Süleyman, Mehmed und Musa bekriegten sich blutig, bis sich Mehmed als Sieger durchsetzen konnte. Keine zehn Jahre später begann das Osmanische Reich unter Sultan Mehmed I. seinen unaufhaltsamen Aufstieg zur Weltmacht, und Europa sollte richtig erzittern.

Mehmed I. (1381 – 1421), osmanischer Sultan, Sohn und Nachfolger von Sultan Bayezid I., der den Aufstieg des Osmanischen Reichs zur Weltmacht begründete. Schiltberger nennt ihn ›Machamet‹.

Hans versah nun seinen ziemlich langweiligen Dienst als einer der vier Wachen des Sultans. Wie er seinen Auftrag erledigen sollte, wusste er auch nach einigen Tagen nicht. Gift. Yorick hatte im Prinzip völlig recht. Doch wie daran kommen? Er hatte in jener Nacht tatsächlich noch in Smyrna versucht, eine

Apotheke zu finden. Vergebens. Wobei er schon eine Apotheke gefunden hatte, doch alles an Kräutern, Ölen, Tinkturen oder Giften war entweder bereits gestohlen worden oder lag vertrocknet zwischen Glas- und Tonscherben. Selbst wenn er ein Gift hätte … Wie sollte er es unauffällig bewerkstelligen, es dem Sultan zu geben? Es gab drei weitere Wachen, die gelegentlich wechselten.

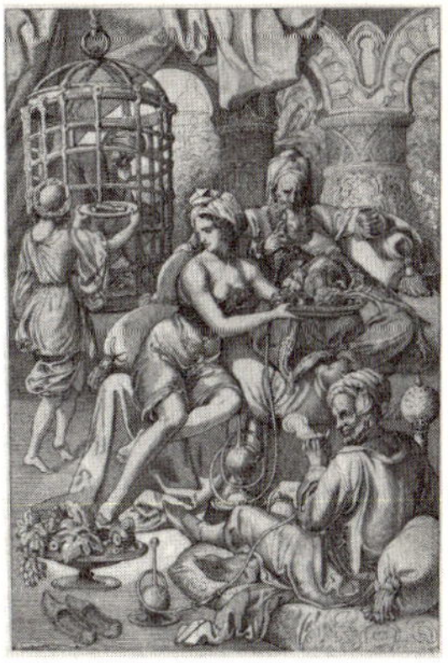

Bayezid als Tamerlans Gefangener und Olivera Despina als Sklavin in einem Kupferstich von Johann Nepomuk Geiger.

In den Dörfern wurde der Sultan öffentlich ausgestellt, und abends kniete er auf allen vieren vor Tamerlan als Schemel für das kaputte Bein. Es gab also nur sehr wenige Augenblicke, in denen Bayezid unbeobachtet war. Unterwegs oder nachts müsste Hans aktiv werden. Da müsste er nur die drei anderen Wachen ablenken oder ausschalten. Glücklicherweise langweilten sich die anderen Wachen mindestens genauso wie Hans und ließen sich vor allem nachts gerne zum gemeinsamen Hanfblütenrauchen überreden, sofern sie nicht selbst eine Runde ausgaben. Einer hatte sogar einmal Opium organisiert. In jener Nacht hätte man ihnen den Sultan unter dem Hintern wegtragen können, es hätte keiner bemerkt. Blieb nur noch das Wie. Hans zerbrach sich den Kopf und fand keine geeignete Lösung. Wenn er den Sultan einfach erstechen oder erdrosseln würde, hätte er zwar seinen Auftrag erledigt, aber dann könnte man eine Spur zu Karabulut finden … Alles zu riskant.

Eine Giftschlange! Doch Hans wusste nicht, welche Schlangen hier giftig waren. Wenn man eine Schlange sah, tötete man sie einfach, das war immer das geringere Risiko.

Giftige Spinnen! Eine Tarantel oder eine Schwarze Witwe – wie die aussahen, wusste Hans, doch er hatte schon lange keine mehr zu Gesicht bekommen. Und er war sich auch nicht sicher, ob die wirklich tödlich waren.

Gitfige Kräuter! Aber die giftigen Kräuter der Gegend kannte er auch nicht. Fliegenpilz, Bilsenkraut, Stechapfel oder Tollkirschen waren ihm aus München bekannt, weil sein Vater gerne etwas davon in sein selbst gebrautes Bier gab, wie es überall üblich war. Aber ob sie auch hier wuchsen? Schierling fiel ihm noch ein. Hans hörte sich unauffällig bei seinen Kameraden nach Erlebnissen mit Gift um. Viele kannten irgendeine Geschichte von vergifteten Weinen oder Pfeilen, doch wirklich hilfreich war keine.

Hans biss bei einer Rast herzhaft in ein Stück Kuchen.

»He, Bursche«, hörte er da eine schwache Stimme. Er drehte sich um. Der Sultan hatte seine Hand zwischen den Gitterstäben herausgestreckt und hielt sie flehend hin. Der einst mächtige König ließ Hans mit weinerlicher Stimme wissen, dass er schrecklich Hunger leide und sich um Allahs Willen etwas von dem Kuchen erbitte. Seit seinem gescheiterten Fluchtversuch bekam Bayezid nur noch das Allernötigste, meist gar Küchenabfälle. Seine einst beeindruckende Leibesfülle hatte darunter bereits gelitten. Hans blickte auf seinen Kuchen und dann zu den anderen Wachen. Sie interessierten sich überhaupt nicht für ihn und den Sultan. Er betrachtete den Kuchen, und dann kam ihm eine Idee.

»Sicher, Herr«, flüsterte Hans freundlich und sah sich demonstrativ vorsichtig um. »Ich darf zwar nicht … aber hier.« Er gab Bayezid die Hälfte ab. »Schnell, Herr, bevor uns jemand sieht!«

»Danke dir, mein Junge«, sagte Bayezid leise und schickte den frommen Wunsch hinterher, Allah möge seiner Seele immer gnädig sein.

So begann Hans, den Sultan unauffällig mit kleinen Sonderrationen und Leckereien außer der Reihe zu versorgen und sein Vertrauen zu gewinnen. Mal etwas Gebäck, einen Brocken Fleisch, ein Stück Brot. Stets darauf bedacht, dass keiner es sah. Demonstrativ aß auch Hans von dem Essen. Der Sultan im goldenen Käfig verschlang hastig alles, was Hans ihm reichte. Meist stopfte er alles komplett in den Mund, aus Angst, beim heimlichen Essen entdeckt zu werden. Gelegentlich unterhielten sie sich etwas. Hans gab sich kurz angebunden. Der Sultan unterhielt sich auch mit den anderen Wachen, das fiel also nicht weiter auf. Bayezid interessierte sich vor allem dafür, ob seine Söhne in Verhandlungen über die Lösegeldsumme seien. »Sicher, mein Herr«, antwortete Hans. »Ihr müsst nur noch etwas Geduld haben.« Manchmal klagte der Sultan, dass er es abends kaum ertragen könne, seine über alles geliebte Gattin Olivera Despina als Sklavin Tamerlans zu sehen. Halb nackt dazu! Was, so fragte Bayezid nicht ganz unberechtigt, habe denn, bitte sehr, ein fast blinder, greiser Krüppel von einer halb nackten Frau! Hans hörte geduldig zu und heuchelte das nötige Maß an Mitgefühl. Ebenso, wenn sich der Sultan nach seinem jüngsten, ebenfalls in Gefangenschaft geratenen Sohn Mustafa erkundigte. Im Gegensatz zu dem Sultan und seiner Frau ließ der königliche Schwiegersohn den Jungen seiner Stellung entsprechend würdig behandeln und sorgte für seine Ausbildung – die sich hauptsächlich darauf beschränkte, dem Knaben absolute Unterwerfung gegenüber den Tataren beizubringen. Da Olivera Despina ihrem Sultan nur Töchter geboren hatte und nicht Mustafas Mutter war, kümmerte sie sich nicht um ihn und er nicht um sie. Hans mochte Olivera nicht. Wenn sie am

Käfig auftauchte, bedachte sie die Wachen immer mit vernichtenden Blicken, als seien die am Schicksal des Gatten schuld. Wenn sie mit ihrem Mann tuschelte, gingen die Wachen auf Abstand, behielten sie aber genau im Auge, falls sie versuchen sollte, ihm etwas zuzustecken.

»Weißt du, kleiner Bruder, ich habe mir das vielleicht zu einfach vorgestellt. Tödliches Gift gibt es nicht an jeder Straßenecke.« Hans hatte bisher mit niemandem mehr über seinen Auftrag gesprochen, seit er sich bei Yorick beinahe verplappert hatte. Nun, als sie mitten in Anatolien im Ort Philomelion lagerten und einmal unter sich waren, hatte Hans seinem Freund alles berichtet. Er führte seinen Monolog, und Max starrte unbeteiligt in die Ferne. Wie immer. Max war das ideale wandelnde Tagebuch für Hans. Es tat Hans gut. »Mittlerweile frisst mir der Sultan aus der Hand. Ich könnte ihn ganz einfach vergiften. Nur womit? Attentäter sein ist nicht einfach.«

Max stand auf und ging weg. Hans sah ihm völlig irritiert hinterher. »Hey, was soll das?«, rief er. »Depp, damischer«, grummelte er, als Max nicht reagierte, und legte den Kopf auf seine angezogenen Knie.

Max kam nach einer Weile zurück und setzte sich. Er hielt in der Hand eine kleine Holzschachtel und öffnete sie vorsichtig. Hans blickte hinein und schrak zurück. In der Schachtel reckte ein angriffsbereiter gelber Skorpion seinen Stachel empor.

»Das ist einer von den todgiftigen Skorpionen, vor denen Ibn Chaldun uns bei Sodom und Gomorra gewarnt hat, oder?« Hans begann, Max Fragen zu stellen, sinnlose Fragen, weil Max nie antwortete. »Wo hast du den her? Wie hast du ihn ernährt? Hat er all die Monate in der Schachtel überlebt?« Hans wusste nicht, dass viele Skorpione monate-, manche sogar jahrelang ohne Nahrung auskommen können, weil sie im Ruhezustand ihren Stoffwechsel komplett herunterfahren. So wie dieses Prachtexemplar eines ausgewachsenen Gelben Mittelmeerskorpions. Er wusste auch nicht, dass Max dem Tier gelegentlich Käfer und Fliegen als Fressen in die Schachtel gab.

Max verschloss die kleine Schachtel und gab sie Hans in die Hand.

»Danke, kleiner Bruder.« Glücklich drückte Hans Max einen Kuss auf die Wange. »Ich liebe dich.«

Ein Skorpion! Warum hatte er daran nicht gedacht? Vielleicht weil die kleinen Spinnentiere zu ihrem Alltag gehörten. Die Biester versteckten sich gerne in Wäschestapeln. Gestochen wurde öfters jemand. Doch das Gift der meisten Skorpione führte höchstens zu schmerzenden Schwellungen wie bei einem

Wespenstich. Den tödlichen Gelben Mittelmeerskorpion fand man so weit nördlich nicht. Höchstens in der Schachtel eines Untoten.

Die Nachtwache begann wie immer, nachdem Tamerlan sich zur Ruhe begeben hatte. Der Schwiegersohn hielt allabendlich seine Gelage, bei denen seine Söhne, Enkel, Gesandten, Fürsten und Vasallen teilnahmen. Dabei diktierte er seinem mitreisenden Biografen stets einige Sätze in die Feder. An diesem Abend hatte er seine Pläne über die Eroberung des Ostens zu Papier bringen lassen: »In meinem Herzen wuchs der Wunsch, einen Feldzug gegen die Ungläubigen zu führen und ein Meister des Glaubens zu werden. Denn ich vernahm, dass der Schlächter von Ungläubigen ein Meister des Glaubens ist und dass er, wenn er getötet wird, ein Märtyrer wird. Darum entschied ich mit dafür, aber ich war mir noch nicht sicher, ob ich meinen Feldzug gegen die Ungläubigen in China oder die Ungläubigen und Polytheisten in Indien führen sollte. Ich bat daher um ein Omen aus dem Koran und der Vers, den ich aufschlug, war dieser: ›O Prophet! Führe Krieg gegen die Ungläubigen und die Heuchler und sei hart gegen sie!‹ «

Seine Berater diskutierten eifrig. China und Indien – beide boten unermessliche Reichtümer, gigantische Schätze an Gold, Juwelen, Seide, Sklaven … Doch Indien lag näher, also einigte man sich schließlich auf Indien, denn dort lebten praktisch nur Götzenanbeter, Ketzer und Heuchler. Noch dazu geduldet vom islamischen Sultan von Delhi, der ja eigentlich vom rechten Glauben war, aber in seiner Toleranz dann doch wieder nicht.

Tamerlan ging in der Regel erst zu Bett, wenn er sturzbetrunken war. An diesem Abend hatte er sich gar bewusstlos gesoffen und wurde von zwei Lakaien ins Schlafzelt getragen. Hans und die anderen Wachen halfen dem Sultan aus der Kauerstellung auf. Er reckte sich stöhnend und ließ die Gelenke knacken, bevor sie ihn in den Käfig sperrten. Olivera Despina huschte noch schnell vorbei, versuchte wie üblich, die Wachen mit Blicken zu vernichten, und drückte ihrem Gatten die Hände, bevor sie verschwand. Dimitri, einer der Wachen – außer Hans waren es alles Griechen –, zückte bald seine Tonpfeife mit Hanf, zündete sie an und ließ sie kreisen. Nach Mitternacht überraschte Stavros, eine andere Wache, alle mit einer kleinen Phiole Opiumtinktur. Sie schütteten die Droge in einen Becher Wein auf. Jedes Mal, wenn Hans den Becher bekam, tat er nur so, als würde er trinken. Dimitri schlief schließlich ein, Stavros lehnte mit einem seligen Grinsen am Zelteingang und die dritte Wache Achilles taumelte nach draußen, Wasser lassen. Das Zeitfenster war denkbar knapp, aber Hans wusste, dass er so eine günstige Gelegenheit nicht verstreichen lassen durfte. Er holte den Skorpion vorsichtig mit zwei Holzstöckchen, die er wie eine Pinzette an einem Ende zusammengebunden hatte, aus der Schachtel. Dann bohrte er mit dem Finger ein tiefes Loch in den weichen Kuchen, den er mitgebracht hatte, und steckte den zappelnden Skorpion hinein. Er drückte den Kuchen etwas zusammen, damit das Loch nicht auffiel, obwohl nur eine Öllampe im Zelt brannte und es ohnehin so dunkel war, dass man ein Loch in einem Kuchen nicht erkennen konnte. Die Augen auf den Zelteingang geheftet, stieß Hans den Sultan vorsichtig an. Bayezid erwachte sofort, vielleicht hatte er noch gar nicht geschlafen. Hans biss vorsichtig ein kleines Stück Kuchen ab, dann legte er sich den Zeigefinger auf die Lippen und gab das Gebäck in die Hand des Sultans. Der zog sie sofort zurück. Hans schnappte sich den Opiumweinbecher und leerte den Rest. Dann ließ er sich neben Dimitri fallen und gab sich dem Rausch hin. Gerade rechtzeitig, denn Achilles kehrte vom Pinkeln zurück und setzte sich dazu.

Kurze Zeit später drang ein Röcheln aus dem Käfig. Der Sultan bäumte sich auf und wand sich in Schmerzen.

»Was will der denn jetzt?«, grummelte Stavros vom Zelteingang her. »Schaut mal einer nach?«

»Schau doch selber nach!«, antwortete Hans. Der Sultan spuckte, keuchte und prustete. Mit seinen Fingern riss er sich das Halstuch weg.

»Der will doch nur, dass wir den Käfig öffnen«, sagte Achilles genervt.

»Und wenn doch was ist?«, sagte Hans. »Wenn er am Ende stirbt, kriegen wir bestimmt Ärger mit dem Schwiegersohn.«

»Und dich Sensibelchen nennen sie den Türkenfresser?«, fragte Achilles spöttisch.

»Eben. Türkenfresser. Nicht Türkenverreckenlasser«, antwortete Hans gelassen. Das Opium dämmte seine Sinne, doch er stand auf und ging mit der Öllampe zum goldenen Käfig. »Scheiße, Leute, ich fürchte, der Alte stirbt wirklich!«

Sie holten einen der diensthabenden Offiziere. Der holte einen der Ärzte. Der konnte, selbst bei genauester Untersuchung, kein Fremdeinwirken feststellen. Den Skorpionstich im Gaumen des Toten entdeckten auch seine Kollegen nicht, die den Leichnam nach Sonnenaufgang noch einmal untersuchten. Den Skorpion hatte Bayezid im Todeskampf zerbissen und teilweise heruntergeschluckt. Die gelbe Färbung trug dazu bei, dass das Tier zwischen Krümeln, Mandeln und Pistazien nicht auffiel. Sultan Bayezid I. der Blitz war in der Nacht vom 8. auf 9. März 1403 ganz offensichtlich an einem hastig verschlungenen Stück Kuchen erstickt. Ein Stück Kuchen, da waren sich die vier Wachen einig, das ihm Olivera Despina noch heimlich zugesteckt haben musste, als sie sich verabschiedete. Zum Erstaunen aller – jeder rechnete mit der sofortigen Hinrichtung Oliveras – ließ Tamerlan die Sultanswitwe frei und gab ihr sicheres Geleit bis an die Grenzen des Osmanischen Reichs. Tamerlan hatte kein Interesse mehr an der Dame, hauptsächlich deshalb, weil ihr Bruder Stefan, der serbische Despot, das geforderte Lösegeld gezahlt hatte. Den kleinen Mustafa behielt er jedoch bei sich, denn die älteren Brüder – froh, endlich den Weg zum Thron frei zu haben – wollten sich nicht noch einen Konkurrenten freikaufen, nur um ihn dann zu bekämpfen.

»Großartig, ich bin stolz auf dich.« Karabulut umarmte Hans und klopfte ihm auf die Schulter. Das wars.

Hans, ebenfalls sehr stolz auf sich, wusste, dass nicht mehr folgen würde. Denn Karabulut konnte es sich nun keinesfalls leisten, denjenigen seiner Sklaven freizulassen, der in der Todesnacht Dienst gehabt hatte.

Als hätte er seine Gedanken erraten, sagte Karabulut: »Weißt du, Hans, wir Ass… wir leben gefährlich. Die Sunniten hassen uns Ismailiten und wollen uns ausrotten, weil wir in ihren Augen keine richtigen Moslems sind. Es gab eine Zeit, da haben wir keinen Ramadan gefeiert, weil es doch keinen Sinn ergibt, dass Fasten nur von Sonnenaufgang bis Sonnenuntergang gilt. Sich bei Dunkelheit vollzufressen ist kein Fasten, oder? Nun ja, das war eine nur zu willkommene Steilvorlage für unsere Feinde. Darum halten wir jetzt wieder den Ramadan ein. Dann gibt es noch die Schiiten, die uns hassen, wenn auch nicht so wie die Sunniten. Die Sunniten hassen natürlich die Schiiten und umgekehrt. Dann gibt es noch die Alewiten … Es ist kompliziert. Ich habe dir schon einmal gesagt, dass es besser ist, wenn nicht viele wissen, dass ich Ismailit bin. Auf der anderen Seite schützt mich gerade diese Tatsache. In vielen Hirnen geistern immer noch die Legenden von unseren Vorvätern, den Assassinen herum. Dass wir kühne, aber auch ruchlose Mörder voller Opferbereitschaft seien, getrieben von religiösem Wahn. Was wir übrigens nie waren. Das ist alles sunnitische Hetze. Wir haben uns nur bisweilen ganz gezielt gegen einzelne Feinde zur Wehr gesetzt. Doch, wie gesagt, das hilft. Man hat bis heute einen Heidenrespekt vor uns. Und manchmal treten Menschen mit speziellen Aufträgen an uns heran. Wir sind gut vernetzt. Wenn man einen Assassinen unbedingt finden möchte, dann findet man ihn auch. Dadurch halten wir die Legenden am Leben. Und vor allem die Angst, die uns schützt.«

»Ihr habt uns zu Assassinen gemacht, um Euch und Eure Leute zu schützen«, sagte Hans.

Karabulut schwieg.

Hass und Angst. Angst und Hass. Hans hatte in den vergangenen Jahren so viel über Religionen und ihre Machtmittel gelernt. Es war bei allen das Gleiche.

Karabulut drückte Hans einen brüderlichen Kuss auf die Stirn und wandte sich zum Gehen. »Ach, noch etwas«, er drehte sich um, »in zwei Jahren, wenn du dreiundzwanzig wirst, gebe ich dir deine Freiheit.« Er hob abwehrend die Hand, als erwartete er einen Widerspruch. »Ja, ich weiß, du bist ein ihr. Ich gebe euch beiden die Freiheit.«

24 Ein Zoobesuch

Von wegen untergepflügt und Gerste ausgesät – Bagdad stand immer noch. Erheblich lädiert zwar, aber dennoch eine große Stadt. Wenn man Hans erzählt hätte, dass das einst die größte Metropole der Welt mit mehr als einer Million Einwohner gewesen war, er hätte es nicht geglaubt. Wie auch, wenn Tamerlan bei seinen letzten beiden Besuchen in der ihm so eigenen Art gewütet hatte. Langsam begriff Hans, warum der königliche Schwiegersohn eine derartige Spur der Verwüstung hinterließ. Er vernichtete damit auch die Kultur und die Geschichte der Völker. Er radierte das kollektive Gedächtnis aus. Er raubte ihnen die Wurzeln ihrer Identität, um sie besser kontrollieren zu können.

Die drastisch dezimierte Bevölkerung hatte in den vergangenen Jahren die Schädeltürme beseitigt und mit dem bescheidenen Wiederaufbau der eigentlichen Stadt begonnen, die Vororte blieben weiterhin Ruinenlandschaft. Die ganze Stadt, die sich in eine Biegung des Tigris schmiegte und somit nach drei Seiten durch den Fluss geschützt wurde, schien eine einzige Baustelle. Eine belagerte Baustelle.

Denn während der königliche Schwiegersohn Tamerlan den Westen Anatoliens einnahm, kehrten still und leise die beiden ehemaligen Regenten, Sultan Ahmad Dschalair und Fürst Qara Yusuf von den Schwarzen Hammeln, nach Bagdad zurück. Sie hatten bei Angora die Vernichtung ihres Verbündeten Bayezid erlebt und sich, da sie keinesfalls das Schicksal des Osmanen teilen wollten, mit ihren Truppen kurzerhand Richtung Osten abgesetzt. Erst vertrieben sie gemeinsam die Tataren aus Bagdad, dann vertrieb Qara Yusuf seinen Verbündeten Ahmad. Der Schwarze Hammel wollte alleine herrschen. Ahmad setzte sich nach Ägypten ab, in der Hoffnung, Sultan Faradsch würde ihm Schutz gewähren, was Faradsch aus Angst vor Tamerlan nicht tat. Stattdessen setzte er Ahmad gefangen.

Was der ägyptische Mamelukensultan in Kairo mit dem Exregenten von Bagdad trieb, interessierte Tamerlan nicht sonderlich. Er hatte aber entschieden etwas dagegen, dass

> **Qara Yusuf** (Abu Nasr Qara Yusuf Nuyan ibn Mohamed, 1357–1420), Anführer der Stammesföderation der **Qara Qoyunlu** (Schwarze Hammel), die ca. 1388 bis 1420 in Konkurrenz mit den Weißen Hammeln den Osten Anatoliens mit der Hauptstadt Täbris beherrschte. Verbündeter der Osmanen unter Bayezid I. und Gegner der Tataren.

Ahmad Dschalair (1382–1410), aus der mongolischen Dynastie der Dschalairiden, herrschte als Sultan und Vasall der Ägypter mit Unterbrechungen über Bagdad und den Irak.

seine Männer aus dem Zweistromland vertrieben worden waren. Da er selbst nach Persien musste, um in Isfahan eine Revolte niederzuschlagen, schickte der bresthafte Schwiegersohn seinen Enkel Abu Bakr an den Tigris. Johannes Schiltberger, glücklich, nun endlich das alte Babylon zu sehen, sollte später noch viel glücklicher darüber sein, dass er nicht in Isfahan dabei sein musste.

Abu Bakr ging der Ruf voraus, der körperlich stärkste Mann im Reich zu sein. Hans fand ihn eher untersetzt, aber womöglich stimmten die Geschichten, die man sich über ihn erzählte. Angeblich habe er mit einem Bogen eine Wagenscheibe so durchschossen, dass die eiserne Pfeilspitze glatt hindurchfuhr, der Schaft aber stecken blieb. Auch habe ihm Tamerlan selbst einmal ein Schwert geschenkt, das zwölf Pfund wog und rund tausend Gulden wert war. Abu Bakr habe sich einen dreijährigen Ochsen bringen lassen und diesen mit dem Schwert auf einen Streich mitten entzweigeschlagen.

»Seht die große Hure Babylon«, dozierte Don Juan und wies mit weit ausholender Geste über den Tigris zur belagerten Baustelle. Er thronte aufrecht auf einem Findling mit Blick auf Bagdad. Seine Anhängerschar kauerte auf der Erde und hing ihm verzückt an den Lippen. Neben Janitscharen hatten sich mittlerweile auch einige Reiter dazugesellt, ungefähr zwanzig bis dreißig Mann. »Vernichtet und im Staub der Geschichte. Hier ritt die Mutter aller Sünden die siebenköpfige Bestie. Ihr Reichtum und ihre Pracht waren so vergänglich wie jedes Leben. Von einen Tag auf den anderen ward sie in bitterste Armut, Nacktheit und Einsamkeit gestürzt. Alle, die unter der großen Hure zu leiden hatten, dürfen sich freuen und laut jubeln. Und seht, wir sind Teil des göttlichen Plans! Ja, ihr habt euch mit Zweifeln geplagt, warum ihr nach der Schlacht von Angora für statt gegen die Geißel Gottes aus der Tatarei kämpfen müsst. Warum ihr Tamerlans Grausamkeit unterstützen müsst. Ich sage euch, weil das Gottes Plan war! Er hat uns hierhergeführt, an die Quelle allen Übels, nach Babylon. Damit wir der großen Hure endgültig den Garaus machen sollen!«

»Das ist nicht Babylon«, grummelte Hans, »das ist Bagdad. Babylon ist zwei Tagesreisen weiter südlich am Euphrat.«

Ein paar Köpfe wirbelten herum, es wurde gepschscht, und Hans trafen böse Blicke. Vielleicht hatte Don Juan den Einwand nicht gehört, vielleicht hatte er ihn auch nicht verstanden, jedenfalls beachtete er ihn nicht und predigte munter weiter. Hans hatte sich nur aus Langeweile am Rand von Don Juans Jüngerschar niedergelassen. Mal hören, was der so von sich gab. Yorick war mit seiner Einheit bei Tamerlans Hauptarmee geblieben und nach Isfahan gezogen. Hans hatte also keinen vernünftigen Tricktrack- und Gesprächspartner. Max war im Lager geblieben und spielte Oud für seine wachsende Bewunderergemeinde, zu der inzwischen viele Tataren gehörten. Karabulut und Lasse brachen wieder irgendwo irgendwelche Frauenherzen. Seit einiger Zeit gingen die beiden gerne gemeinsam auf die Jagd. Lasse hatte sich bei seinem Hauptmann einiges in Sachen Charme und Verführungskunst abgeschaut. Irgendwann, um genau zu sein in einem Bordell in Kairo, hatten die beiden eher aus Zufall festgestellt, dass sie sich gegenseitig zu Höchstleistungen antrieben, wenn sie sich eine Partnerin teilten. Karabulut verfügte über erstaunliche Fantasie, in welchen Positionen sich zwei Männer mit einer Frau so alles vereinen konnten.

»Wahrlich, ich sage euch«, Don Juan erhob Stimme und Zeigefinger, »wir werden alle Mühen und Schicksalsschläge aushalten, denn die Heilige Jungfrau Maria hat zu mir gesprochen und lässt euch folgenden Trost übermitteln: Wir werden am Ende unserer Reise das Land des großen Priesterkönigs Johannes erreichen. Stellt euch das vor! Sein Reich liegt in den Weiten des Fernen Ostens, dort, wo die Sonne aufgeht. Zweiundsiebzig Könige sind ihm tributpflichtig. Ja, dort gibt es Wunder, die ihr euch nicht vorstellen könnt. Dort leben gehörnte Menschen, Satyrn, Pygmäen, Hundsköpfige, Giganten, Zyklopen und«, seine Stimme überschlug sich fast, »der Vogel Phönix.«

Jetzt übertreibt er aber wirklich, dachte sich Hans und kicherte. »Pschscht«, kam es von der Seite.

»Dort gibt es eine Quelle, die ewiges Leben verleiht. Und das Allerwichtigste – Priesterkönig Johannes ist Christ. Er ist ein Nachfahre der Weisen aus dem Morgenland.«

»Wie kann man Nachfahre von drei Männern sein?«, murmelte Hans. Pschscht!

»Wir werden also nach dieser Hölle in den Schoß unserer Mutter Kirche geführt werden. Dann werden wir«, nun senkte Don Juan die Stimme, denn auch die öde Land-

Priesterkönig Johannes Reich: Mitte des 12. Jh. kam in Europa die Legende von einem mächtigen christlichen Reich in Asien auf, dessen König Johannes hieße und der erfolgreich gegen die Muslime kämpfen würde. Der Palast des Königs bestünde aus Edelsteinen, Gold diene als Mörtel. Noch bis ins 16. Jh. wurde das sagenhafte Reich auch auf Landkarten verzeichnet. Mehrere Päpste schickten Expeditionen in den Fernen Osten, um Johannes im Kampf gegen den Islam als Verbündeten zu gewinnen. Auch Marco Polo berichtet von dem Reich. Unter den Portugiesen wurde die Legende später mit dem tatsächlich existierenden christlichen Reich in Äthiopien vermischt, daraufhin suchte man das Land in Afrika.
Wahrscheinlich bezieht sich die Legende auf das im 12./13. Jh. mächtige Reich Kara Kitai in Zentralasien (Hauptstadt war Balasagun im heutigen Kirgisistan), hauptsächlich von Buddhisten und Christen bewohnt, deren Könige sich lange den anstürmenden Mongolen widersetzen konnten.

schaft ringsum könnte Ohren haben, die das Folgende nicht unbedingt hören mussten, »dann werden wir mithilfe von Johannes gegen die Muslime ziehen und die Ungläubigen aus allen Teilen Asiens vertreiben. Wir schließen uns seinem Heerzug aus dreizehn Wagen mit riesigen goldenen Kreuzen an, denen zehntausend Reiter und hunderttausend Fußsoldaten folgen. Amen.«

»Amen«, hauchten seine Jünger verzückt.

»Ich würde hier nicht solche Reden schwingen«, sagte Hans halblaut. »Mitten im Moslemland.«

Diesmal hatte Don Juan ihn erstaunlicherweise genau gehört. »Ich sehe, da ist noch ein Zweifler unter uns«, sagte er mit jenem milden Lächeln, das Priester gerne aufsetzen, bevor sie zuschlagen. »Sprich zu uns, Zweifler. Glaubst du denn nicht an Gottes allumfassenden Plan? Stellst du die Worte der Jungfrau Maria infrage, Ketzer?«

»Gar nichts tue ich.« Hans stand auf und klopfte sich den Hintern ab. »Ich würde an deiner Stelle nur nicht allzu große Unruhe in das Heer der Geißel Gottes bringen, das sich auf die Fahne geschrieben hat, den Islam in die Welt zu tragen.«

»Die Geißel Gottes ist ein Werkzeug Gottes, eine Prüfung des Allmächtigen für uns alle«, begann Don Juan erneut. Doch Hans ließ ihn stehen und ging zurück ins Lager. Einen Becher Wein suchen, Max zuhören und vielleicht ein wenig schreiben oder zeichnen. Karabulut hatte ihm versprochen, nach der Eroberung Bagdads einen Ausflug nach Babylon zu machen. Wunder sehen! Hans war durchaus klar, dass Babylon nur noch eine Ruinenstätte sein konnte, doch wenn da wirklich so ein mächtiger Turm gestanden hatte, dann würde man vielleicht noch sein Fundament erkennen. Und vielleicht sprießten ja irgendwo noch ein paar Blumen der Hängenden Gärten der Semiramis. Hans musste lachen. Das war kompletter Unsinn, aber es würde ihm gefallen. Unsinn war es nicht nur wegen der Jahrhunderte, die seit den Gärten der Semiramis vergangen waren, sondern weil die einst blühende Kornkammer Vorderasiens vertrocknet war. Tamerlan hatte neben vielem anderen auch das Jahrtausende alte, ausgeklügelte Kanalsystem zur Bewässerung Mesopotamiens radikal zerstört. Wo einst blühende Gärten, üppige Felder und dichte Wälder standen, breitete sich ockerfarbene Ödnis aus. Nur noch entlang der Flüsse war Landwirtschaft möglich. Dattelpalmen bildeten momentan die wichtigste Einnahmequelle. Wie Hans gehört hatte, konnte man im Prinzip zweimal im Jahr ernten. Allerdings wurde nur geerntet, wenn die Störche kamen, denn die fraßen die vielen Schlangen, wegen derer sich kaum jemand zu den Palmenhainen traute. Hans konnte die Geschichte nicht wirklich glauben, zumal er gerade vor dem Zelt saß und frische Datteln abknabberte. Und weit und breit keine Störche!

»Wahnsinn. Ich hätte nie gedacht, dass das geht«, sagte Lasse strahlend.

»Ich sag dir doch, alles eine Frage der Technik und des Wollens«, antwortete Karabulut. Beide kamen glückselig lächelnd an, ihre Gesichter glühten mit der Abendsonne um die Wette. Karabulut hatte kumpelhaft seinen Arm um Lasses Schulter gelegt, Lasse seine um Karabuluts Hüfte, was aufgrund des Größenunterschieds ein wenig albern aussah.

»Du glaubst nicht, was wir eben …«, wollte Lasse Hans in seine erotischen Eskapaden einweihen.

»Nein«, unterbrach Hans, »glaub ich nicht und will ich auch nicht wissen. Muss ich mir Sorgen machen?«

»Bestimmt nicht«, lachte Lasse. »Es war einfach unglaublich.«

»Unser Hans«, sagte Karabulut, »träumt immer noch von der großen Liebe und hat erst mal den Frauen abgeschworen.«

»Nicht so ganz.« Lasse grinste anzüglich. »Man sieht ihn gelegentlich bei den Wäscherinnen, heißt es.«

»Besser als Sodomie, oder?«, sagte Hans trotzig, spürte er da einen Stachel der Eifersucht auf das gute Verhältnis zwischen den beiden?

Karabulut und Lasse sahen sich erstaunt an, dann brachen sie in brüllendes Gelächter aus. »Sodomie?« Karabulut wischte sich eine Lachträne weg. »Das hat man also davon, wenn man jemanden dazu ermutigt, selbstständig zu denken. Schon verwirrt sich der Sinn. Wir beschäftigen uns ausschließlich mit den Damen, wenn auch zu zweit. Wobei Lasse mich schon gelegentlich anfleht …«

Der Nordmann schüttelte sich vor Lachen. Offenbar hatten sie auch getrunken. »Wenn es mal so weit sein sollte, Herr, dann … ach, keine Ahnung … schneidet mir den Schniedel ab.«

»Und was war das letzte Woche?«, gackerte Karabulut. Sie hatten nicht nur Alkohol getrunken.

»Das, Herr, war ein Versehen!«

Sie lagen sich wieder vor Lachen in den Armen.

»Vielleicht sollten wir Hans mal mitnehmen?«, schlug Lasse vor. »Einen bringen wir schon noch unter …« Erneuter Lachanfall. Diesmal musste Hans mitlachen.

»Wird sicher lustiger, als unserem neuen Messias zuzuhören«, sagte er.

»So was tust du dir an?«, fragte Lasse.

»Langeweile.« Hans zuckte mit den Schultern.

»Treib dich nicht zu sehr in seiner Nähe herum.« Hauptmann Karabulut wurde plötzlich ernst.

»Ist Oberkoch Bahadir noch sein Herr?«, fragte Hans.

»Nein. Bahadir ist vor Angora gefallen. Juan treibt ein gefährliches Spiel. Lange werden sich das die Tataren nicht mehr mit ansehen. Juan auf die Sperberburg mitzunehmen war ein Fehler.«

»Warum?«, fragte Hans. »Er ist doch skrupellos.«

»Er ist fanatisch. Ein Assassine muss aber immer einen klaren Kopf haben.« Karabulut klatschte betont forsch in die Hände, um das Thema zu beenden. »So, Männer, bald gibt es Abendessen. Danach gehen wir früh schlafen. Morgen soll Bagdad fallen.«

Bagdad fiel schneller als erwartet. Hans hatte nur einen kurzen Kampfeinsatz. Ein paar Katapultgeschosse, vergleichsweise wenige Pfeile und Schwerthiebe später gehörte die Stadt wieder den Tataren. Der Schwarze Hammel Qara Yusuf befand sich auf der Flucht Richtung Kairo, um bei Sultan Faradsch Schutz zu suchen (und sich ebenfalls im Gefängnis wiederzufinden). Die Stadtoberen von Bagdad hatten die ewigen Metzeleien und Zerstörungsorgien satt und mit den Tataren verhandelt. Spätestens, als sie gehört hatten, dass nicht Tamerlan selbst, sondern Abu Bakr vor den Toren stand, war ihnen klar gewesen, dass sie eine Chance hatten, die Stadt zu retten. Abu Bakr – Enkel der fürchterlichsten Vernichtungsmaschine der Welt namens Tamerlan und Sohn der bekanntermaßen komplett wahnsinnigen menschlichen Bestie namens Miran Schah – hatte außer dem wilden Kampfesmut kaum etwas von Großvater und Vater geerbt. Abu Bakr galt als besonnen und intelligent. Mit ihm konnte man reden. Darum verjagte man nach dem ersten Beschuss Qara Yusuf und öffnete die Tore.

Spuren von Bagdads einstiger Größe und Schönheit konnten Hans, Max und Lasse noch an allen Ecken erkennen. Wenn Abu Bakr sich an die Abmachung hielt und die Stadt schonte, würden bald die Gerüste und Hebekräne der zahllosen Baustellen wieder verschwinden und die Moscheen, Karawansereien und Paläste in neuem Glanz erstrahlen. Lasse dabeizuhaben, war immer eine gute Wahl, da nervten auch die Geschichten von Skrälingern und wilden Wikingern nicht. Der Nordmann hatte sich zu einem gewieften Organisator entwickelt. Er konnte immer irgendwo irgendwas organisieren – Hühnchen, Eier, Wein, Gewürze, Kaffabohnen, Opium, Hanfblüten, Frauen … Im Gegensatz

Abu Bakr (gest. nach 1408), Sohn von Miran Schah und Enkel Tamerlans; bei Schiltberger heißt er ›Abubachir‹.

zu vielen anderen Einheiten galt bei Karabuluts Männern immer noch das Gebot, das längst eine Art Ehrenkodex geworden war, dass man Frauen keine Gewalt antat, dazu gehörte auch, dass man Huren regulär bezahlte.

Hans zählte das Geld ab und drückte es der alten Vettel in die Hand. Sie verließen das Bordell und ließen sich durch die Straßen treiben. In vielen Gassen hatten Händler ihre Stände geöffnet, das Angebot war jedoch überschaubar. Wie aus dem Nichts rollte plötzlich eine Panikwelle durch die Menschen. Schreiende Frauen zerrten Kinder in Hauseingänge, Männer verbargen sich hinter Kisten und verkrüppelte Bettler robbten unter Karren. Die Ursache für den Tumult starrte wenig später Hans direkt in die Augen, besser gesagt, von oben herab in Hans' Augen: Ein gigantischer Vogel, wie ihn Hans noch nie gesehen hatte. Das Tier konnte offenbar nicht fliegen, breitete aber seine schwarz-weiß gefiederten Flügel waagrecht vom Körper ab und wirke so noch viel mächtiger. Auf kräftigen langen Beinen hüfte der Vogel wie ein Tänzer durch die Gasse direkt auf Hans zu. Hans stand wie angewurzelt da, unfähig zu reagieren. Das Vieh würde ihn gleich über den Haufen rennen. Der lange kahle Hals endete in einem vergleichsweise lächerlich kleinen Kopf. Mit seinem Schnabel hackte der Vogel nach drei Männern, die versuchten, ihn einzufangen. Sie warfen Schlingen um Hals und Beine und schafften es schließlich, das Tier genau vor Hans' Füßen zu Fall zu bringen.

»Vorsicht, wenn er austritt! Der schlitzt dich auf!«, rief einer, als sich die Männer auf den Vogel stürzten, um ihn gefesselt davonzuführen.

»Was war das denn?«, keuchte Lasse immer noch völlig erschrocken. Schweiß sammelte sich an seinen Augenbrauen. »Hat sich die Hölle aufgetan?«

Hans starrte den Männern hinterher und schüttelte ungläubig den Kopf. Sein Herz raste.

»Sie haben den Kamelvogel!«, rief einer der Händler, die sich nun aus ihren Verstecken trauten, und die drei Männer erfuhren, dass es sich um einen sogenannten Kamelvogel oder auch Großen Spatz handelte. Großer Spatz als Name für einen Monstervogel fand Hans höchst amüsant. Solche Tiere würden in den Weiten Afrikas leben. Sie seien dort weit verbreitet, doch hier in Bagdad wären sie eben sehr exotisch. Man würde ein paar Große Spatzen in einem speziellen Garten halten. Ob sie denn noch nie von dem berühmten Paradies Bagdads gehört hätten?

Hans und Lasse verneinten erstaunt. Das Paradies? Der Garten Eden mitten in Bagdad?

Nicht der Garten Eden, kicherte der Händler, der sei bekanntlich bei Täbris zu finden. Wie sie denn auf diese Idee kämen? Nein, das Paradies. So nenne man seit Urzeiten die eingefriedeten Königsgärten von hier bis nach Persien. In Bagdad gäbe es einen berühmten Königsgarten voller Tiere, zu dem jedermann Zutritt habe.

Hans blieb skeptisch und verkniff sich die eigentliche Frage, wie denn der Heide dazu käme, Paradies und Garten Eden auseinanderzudividieren, denn jeder gute Christenmensch wüsste, dass das eins sei. Stattdessen fragte er, wozu man denn, bitte schön, Tiere nur zum Vergnügen und ohne Nutzen in einem Garten halte und den Leuten vorführe? Einen Bären, gut, das schon, vor allem, wenn er tanzen konnte, vielleicht auch einen Löwen als Statussymbol. Aber ansonsten?

Dann, so riet ihnen der Händler, sollten sie sich das unbedingt einmal ansehen. Es gäbe diesen Paradiestiergarten schon lange. Selbst Tamerlan hätte ihn geschont, weil er Achtung vor Gottes Schöpfung hatte, auch wenn sie die absurdesten Lebewesen hervorbringe. Mehr noch, der Tiergarten stand unter dem persönlichen Schutz des Schwiegersohns. Leider, so der Händler weiter, sei beim letzten Beschuss ein Teil der Paradiesmauer zerstört worden. Einige Tiere seien entkommen und würden nun die Bewohner verunsichern. Zum Glück könne man die meisten Tiere recht einfach wieder einfangen. So ein Großer Spatz sei zwar durchaus gefährlich wegen seiner starken Beine und den rasiermesserscharfen Klauen, mit denen er problemlos einen erwachsenen Mann die Brust aufreißen könne, doch das sei nichts im Vergleich zu dem Tiger, der ebenfalls entkommen sei.

Was denn ein Tiger sei, fragte Hans neugierig.

Das sei die größte Raubkatze der Welt. Noch größer als der mächtigste Löwe! Und noch viel, viel gefährlicher!

Hans, der als Großstadtkind natürlich schon einmal Löwen in München gesehen hatte, konnte sich das beim besten Willen nicht vorstellen und lächelte freundlich-nachsichtig angesichts der händlertypischen Übertreibung. Bären konnten größer und gefährlicher als Löwen sein, aber sicherlich keine anderen Katzen. Auch Lasse lachte und fragte den Mann nach der nächsten Opiumhöhle. Zuvor aber, darauf drängte Hans, sollten sie sich diesen Tiergarten ansehen.

Arbeiter waren bereits damit beschäftigt, die Löcher in der Mauer zu reparieren. In dem Garten führten breite Wege durch vergitterte Anlagen, in denen sich die seltsamsten Tiere tummelten. Exotische Gazellen und Antilopen, Rehe und eben jene Großen Spatzen. In riesigen Volieren flatterten kunterbunte Vögel mit großen krummen Schnäbeln umher. Ein halbwüchsiger Bursche namens Masud hatte sich ihnen als Führer aufgedrängt, in der Hoffnung, ein paar Münzen einsäckeln zu können. Alle Versuche, ihn abzuwimmeln, schlugen fehl. Er blieb wie eine Klette und erklärte ungefragt alles.

Ein hirschartiges Wesen ließ ihnen die Kinnladen herunterklappen. Es hatte ellenlange Beine, vorne länger als hinten, und auf einem schier endlosen Hals thronte in luftiger Höhe ein schlanker Kopf mit zwei kleinen Hörnern. Ein Muster aus großen braunen Flecken überzog den sandfarbenen Körper. Zarafa, so ließ Masud sie wissen, oder auch Kamelopard hieße dieses äußerst seltene Tier, das eine Mischung aus Kamel und Leopard sei und wie der Große Spatz aus dem fernen Afrika jenseits der Sahara käme. Was denn die Sahara sei, wollte Hans wissen. Da musste Masud zugeben, dass er das nicht wisse, es sei wohl aber eine Art Gebirge, vielleicht auch ein großer See oder so, jedenfalls in Afrika. Die Zarafa, so führte er weiter aus, habe schon bei den alten Ägyptern als ebenso heilig wie kostbar gegolten. Eine Zarafa sei ein Orakelwesen, denn es könne Vorhersagen treffen. So habe man in Bagdad dank der Zarafa bereits gewusst, dass die Tataren wiederkämen. Das sei kein Wunder bei dem langen Hals, bemerkte Lasse. Den Namen Zarafa fand Hans sehr passend, denn das bedeutete im Arabischen »die Liebliche«, und tatsächlich hatte der Blick dieses erstaunlichen Wesens etwas sehr Liebliches.

Weit weniger lieblich schien ihnen das Wesen, das sie in einem isoliert stehenden Käfig wachsam anstarrte. Es wirkte unglaublich menschlich, war jedoch komplett schwarz behaart. Hier, so riet Masud, sei besondere Vorsicht geboten, denn dies sei ein Scheinmensch, den die schwarzen Wilden Afrikas Tschimpenze nennen würden. Er könne Menschen nachahmen, könne sogar weinen, was bekanntlich kein Tier könne, würde sich dadurch der Menschen Vertrauen erschleichen, sie anlocken und mit seinen gewaltigen Zähnen zerfleischen. Er sei deshalb extrem gefährlich. Nein, betonte Masud recht ungeduldig auf Lasses Nachfrage, das sei definitiv kein Affe, ob er denn keine Augen im Kopf habe, sondern ein Scheinmensch.

Lasse fand die Maulesel besonders lustig, die schwarz und weiß gestreift waren. Tigerpferde nannte man sie – die später geläufige Bezeichnung »Zebra« würden sich erst die Portugiesen in der noch fernen Zukunft des 17. Jahrhunderts einfallen lassen. »Tigerpferd, soso«, wiederholte Lasse und war dann ziemlich enttäuscht, als ein Wächter ihm verbot, so ein Tier mal zu reiten, denn diese Pferde sähen zwar harmlos aus, seien aber extrem wild und bockig.

Das hätte schon einigen wagemutigen Kerlen das Genick gebrochen, fügte Masud hinzu.

»Verrückt, was die Natur alles anstellt«, meinte Hans staunend und deutete auf die nächste Kreatur. Elefanten kannte er inzwischen, aber diesem Tier, das so grau und massig wie ein Elefant war, jedoch erheblich kleiner, fehlte der Rüssel. Stattdessen trug es zwei Hörner auf der Nase. Vorne ein großes, dahinter ein kleineres. Masud erklärte, es käme von einer fernen Insel hinter dem Sonnenaufgang und es hieße Rhinokeron.

»Ist das vielleicht ein Einhorn?«, fragte Lasse ehrfürchtig.

Hans zuckte mit den Schultern. »Ich dachte immer, Einhörner seien schön. Mehr so wie eine Gazelle. Das da ist echt hässlich. Und außerdem hat es ja zwei Hörner.«

»Na ja, das zweite ist doch nur ein Stumpen, und es heißt schließlich, dass Einhörner viel Kraft haben. Das Ding hier sieht nach viel Kraft aus«, warf Lasse ein.

In einer gesonderten Abteilung hinter höheren Gittern fanden sie ein kleines Rudel Löwen und ihnen unbekannte Raubkatzen mit großen braunen Flecken. Hans freute sich schon, seine Beobachtung in sein Heft zu schreiben und ein paar Zeichnungen anzufertigen. Das war endlich wieder die Art von Weltwunder, die er sehen wollte. Immerhin konnte er nun sagen, er sei im Paradies gewesen.

Völlig berauscht von dem Erlebnis, belohnten sie Masud großzügig, vor allem, weil er ihnen noch eine gute Opiumhöhle empfahl. Zuletzt riet der Bursche, sie sollten sich vor dem Tiger in Acht nehmen. Mit dem sei nicht zu Spaßen.

Die Opiumhöhle lag direkt neben einem Stoffgeschäft, vor dem sich große Ballen Rohseide türmten. Der Händler hatte umgehend auf die neue alte Besatzungsmacht reagiert und pries seine Ware in höchsten Tönen an. Die Tataren fertigten die Panzer ihrer Reiter traditionell aus so dick gesteppter Rohseide an, dass keine Pfeile hindurchdringen konnten. Karabulut hatte seinen Männern bereits versprochen, dass sie bald tatarische Reiterrüstungen bekommen würden.

Als sie entspannt ihre Pfeifen rauchten, die Hirne mit dem Dämmerlicht verschwammen, auf Wanderschaft gingen und Fantasiebilder produzierten, erfanden sie noch viele weitere seltsame Tiere wie das Scheinhuhn, den Kamelofanten, den Echsenschwan, den Adlerbär, den Sauhirsch oder das Stachelpferd.

Hans versuchte, Wolpertinger und Blutschink aus seiner Heimat ins Spiel zu bringen, doch die Droge verhinderte inzwischen eine klare Artikulation, und Lasse hörte längst nicht mehr zu. Hans träumte von verrückten Tieren und kreischenden Menschen, er roch regelrecht die Tiere und spürte ihren heißen Atem über sein Gesicht streifen. Die Rufe wirkten so echt und nah, dass er letztendlich träge die Lider lupfte. Tatsächlich herrschte um ihn herum Aufregung, die Gäste hetzten zum Ausgang, als sei der Leibhaftige hinter ihnen her. Lasse lag noch selig dämmernd auf der Liege neben ihm.

Als sich Hans zu Max umdrehte, gefror ihm das Blut in den Adern. Über Max beugte sich eine Bestie. Sie stieß ein markerschütterndes Brüllen aus und entblößte dabei ellenlange Fangzähne. Unter ihr öffnete Max langsam seine Augen. Mit einem gewaltigen Prankenhieb wirbelte die Bestie Max herum. Hans, schlagartig so nüchtern wie kaum zuvor in den letzten Monaten, sprang auf und zückte sein Schwert. Das musste dieser Tiger sein. Er war tatsächlich größer als ein Löwe, sein goldgelbes Fell war durchbrochen von schwarzen Streifen. Jetzt begriff Hans, warum die gestreiften Pferde im Tiergarten Tigerpferde genannt wurden. Der Tiger legte Max seine Pfote auf den Rücken und packte ihn dann mit den Zähnen am Genick. Dabei ließ er Hans nicht aus seinen bernsteinfarbenen Augen. Hans bemerkte, dass Max das tat, was er am besten konnte – er stellte sich tot und hing bewegungslos im Maul des Tieres. Seine Augen jedoch irrten suchend umher.

Hans entließ einen wilden Schrei aus seiner Lunge und fuchtelte für einen geübten Kämpfer wie ihn etwas zu unkoordiniert mit seinem Schwert herum. Hans hatte keine Ahnung wie, er wusste nur, dass er seinen kleinen Bruder um jeden Preis retten musste. Der Tiger ließ Max fallen – Max blieb regungslos liegen – und bedrohte Hans mit grollendem Fauchen und scharfkralligen Tatzenhieben. Der Tiger bäumte sich auf und setzte zum Sprung an. Hans hechtete Richtung Ausgang, der Tiger war schneller. Mit einem Satz versperrte er die Tür. Hans flitzte rückwärts in den nächsten Nebenraum, dann weiter in den nächsten. Er wusste es nicht, war sich aber trotzdem absolut sicher, dass das Lokal einen Hinterausgang zu einer Seitengasse haben musste. Opiumhöhlen hatten immer einen Hinterausgang. Was immer ihm an Möbeln in die Hand kam, warf Hans um, um den Weg zu versperren. Den Tiger beeindruckte das kaum. Er folgte ihm elegant und leichtfüßig mit langsam rollenden Bewegungen. Sein Schweif peitschte hin und her. Dann setzte er zum Sprung an. Hans' Schwerthieb verfehlte die Pranke um ein Haar, brachte das Tier jedoch aus dem Gleichgewicht. Die Raubkatze landete neben Hans. Der nutzt den Augenblick, erkannte links von ihm die kleine Tür hinaus zur Gasse und stürzte nach draußen. Er warf die Tür hinter sich zu und drückte sich mit der Kraft der Verzweiflung dagegen. Hektische Blicke in die Gasse. Nur Unrat und Schmodder. Keine Möglichkeit weit und breit, die Tür von außen zu verriegeln oder zu blockieren. Schräg gegenüber gab es eine Tür zum Nachbarhaus, vermutlich zum Stoffladen. Lange würde Hans das Gewicht des Tigers nicht mehr halten können, der von innen gegen die Tür donnerte. Er könnte es schaffen, wenn er genau in dem Moment des nächsten Angriffs die Tür loslassen und ins Nachbarhaus hechten würde. Es blieb ihm keine Wahl. Als das Tier gegen die Tür sprang, ließ Hans los und raste fort. Der Tiger brauchte einen Moment, um sich zu sammeln, setzte dann jedoch hinterher.

Hans hatte sich nicht geirrt, er war im hintersten Teil des Stoffladens gelandet. Bis zur Decke türmten sich große Ballen, dazwischen gab es nur schmale Wege, die schnell in eine tödliche Sackgasse führen konnten. Schon grollte der Tiger hinter ihm. Hans bog nach links in einen Gang, das Tier brauchte nur zwei Sätze, um ihn einzuholen. Hans zückte zusätzlich seinen Dolch und stellte sich der Bestie. Angriff, so sagten manche, sei die beste Verteidigung. Also stürmte Hans mit erhobenen Waffen auf das Tier zu, parierte ein, zwei Prankenhiebe mit dem Schwert und sah schließlich seine Chance gekommen, dem Tiger einen tödlichen Stich zu versetzen, als der sich auf den Hinterläufen aufstellte. Mit Kraft stieß er das Schwert nach vorne, wollte das Herz treffen. Doch der Tiger wich aus. Das Schwert versank tief in einem Leinenballen, so tief, dass Hans es auf Anhieb nicht herausziehen konnte. Nun blieb nur noch der Dolch. Hans überlegte, ob er es schaffen könnte, seinen goldenen Assassinendolch aus dem Stiefel zu ziehen. Unwahrscheinlich. Lieber sprang er hoch, trat der Katze auf den Kopf und nutzte den Schwung, um über das Tier zu hechten und im nächsten Gang zu verschwinden. Irgendwo musste es doch aus diesem Stofflabyrinth rausgehen.

Dann sah er Max und dahinter Lasse. Doch warum kamen sie ihm nicht zu Hilfe, sondern rannten hinter dem Tiger vorbei in den angrenzenden Gang? »Hier!«, brüllte Hans, obwohl er sicher war, dass sie ihn gesehen haben mussten.

Der Tiger fauchte und schlich langsam auf ihn zu, setzte vorsichtig Tatze vor Tatze und sammelte schließlich Kraft für den finalen Sprung. Hans hielt seinen Dolch mit beiden Händen. Dich nehme ich mit auf die andere Seite, dachte er.

Gerade als der Tiger zum Sprung ansetzte, bebten die Wände. Hans und auch das Tier sahen erschrocken auf. Da rumpelten die schweren Leinenballen wie eine Lawine herunter und begruben den Tiger unter sich. Wo sich eben noch die Stoffe gestapelt hatten, standen nun Lasse und Max, die mit Wucht weitere Ballen auf den Haufen schleuderten, unter dem die Raubkatze lag. Dann hüpfte Lasse herüber, packte Hans am Arm und zog ihn hinter sich her hinaus auf die Straße.

»Du Depp!«, brüllte Lasse. »Warum hast du mich nicht geweckt? Na, noch mal gut gegangen.« Er umarmte Hans unbeholfen.

Hans drohten die Beine zu versagen. Gestützt auf Lasse und Max beobachtete er noch, wie einige Männer den bewusstlosen Tiger an Vorder- und Hinterläufen gefesselt aus dem Geschäft trugen und in einen Eisenkäfig sperrten, den sie mit einem Karren fortbrachten.

Den lamentierenden und jammernden Stoffhändler im Nacken ging Hans noch einmal hinein und holte sein Schwert.

»Da!«, greinte der Händler. »Ihr habt mit eurem Schwert meine beste Leinenware durchschnitten! Wer soll das denn noch kaufen?«

Max bückte sich neben Hans, hob etwas auf und reichte es Hans. Mit seinem Schwert hatte Hans offensichtlich dem Tiger eine Kralle abgeschlagen. Hans musste lächeln. Er steckte die Kralle in seinen Preziosenbeutel, den er um den Hals trug.

»Und diese ganze Sauerei?«, nölte der Händler. »Wer räumt das jetzt alles auf? Wer zahlt mir den Schaden? Ich habe fünf Kinder! Das wird teuer, Herr, das wird teuer!«

»Gern geschehen«, antwortete Hans sarkastisch, bevor er sich mit seinen Freunden auf die Suche nach der nächsten Weinschenke machte.

25 Auf Buddhas Haupt

Yorick gewann schon wieder. Das vierte Spiel in Folge. Langsam begann Hans, sich ein bisschen zu ärgern. Er ließ Yorick die Steine für die nächste Partie Tricktrack alleine neu aufbauen und blickte über das Tal hinüber zu den schneebedeckten Gipfeln. Wie ruhig und friedlich von hier oben aus alles schien. Selbst das riesige Heerlager unten im Tal am Fluss Bamiyan wirkte nur wie ein kleiner Ameisenhaufen.

Nach dem Abzug aus Bagdad war Abu Bakr mit seinen Männern in flottem Tempo quer durch Persien gezogen, dicht vorbei an Isfahan, der Stadt, die Tamerlan eben belagert und erneut besetzt hatte. Welche bestialischen Teufeleien der königliche Schwiegersohn sich diesmal für die Bevölkerung ausgedacht hatte, ahnten sie damals noch nicht. Die Flüchtlingsströme wichen weiträumig aus, sobald sie die Armee Abu Bakrs am Horizont wahrnahmen. Ebenso die Karawanen. Denn sie waren auf einer der alten Seidenstraßen Richtung Kleinindien unterwegs. Vor der Eroberung des Sultanats Delhis sollten sich alle Truppenteile im Tal von Bamiyan bei der gleichnamigen Stadt sammeln, einem uralten, strategisch wichtigen Knotenpunkt vieler Handelswege in Afghanistan. Allen hatte hauptsächlich der fast zweiwöchige Marsch durch die Kavir-Wüste zugesetzt. Dennoch war Abu Bakrs Truppe nur wenige Tage nach der Hauptarmee seines Großvaters eingetroffen.

Um sich in dem Gewühl von zigtausend Soldaten wiederzufinden, hatten Hans und Yorick als Treffpunkt die Zelte der Hufschmiede bei Sonnenuntergang ausgemacht. Und tatsächlich hatten sie sich dort eines Abends in die Arme schließen können. Yorick schien verändert. Schweigsamer und nachdenklicher als sonst. Was ihn bedrückte, wollte er nicht sagen. Dass die Belagerung von Isfahan fast zwei Wochen gedauert hatte, wusste Hans inzwischen. Die Bewohner der Stadt hatten gegen die Herrschaft Tamerlans rebelliert und die sechstausend Mann starke Besatzungstruppe getötet. Die Belagerung, so berichtete Yorick, sei zunächst überhaupt nicht nach dem Geschmack des Schwiegersohns verlaufen. Isfahans Bogenschützen wehrten sich tapfer. Schließlich ließ sich Tamerlan auf Verhandlungen ein. Er schlug vor, dass die Stadt ihm zwölftausend dieser hervorragenden Bogenschützen für seinen Kleinindien-Feldzug zur Verfügung stellen sollte. Nach Kriegsende, so versprach Tamerlan, würde er die Männer zurückschicken. Die Stadtoberen stimmten geschmeichelt zu und schickten die Schützen. Tamerlan ließ allen die Daumen abhacken und sandte sie zurück in die Stadt. Ihrer besten Kämpfer beraubt, konnte Isfahan am folgenden Tag dem Ansturm Tamerlans nicht mehr standhalten. Die Tataren überrannten die Stadt und köpften alle Männer über vierzehn Jahren.

»Du fängst an«, sagte Yorick.

»Es fängt doch immer der an, der gewonnen hat«, antwortete Hans, schnappte sich aber gleich die Würfel. Diesmal sah die Partie ganz gut aus für ihn. Und tatsächlich gewann er endlich. Freudig riss Hans die Arme hoch und stieß einen Jubelschrei aus, als hätte er einen Topf Gold gefunden. Einige Soldaten, die um sie herum saßen und die herrliche Aussicht genossen, rissen erstaunt die Köpfe herum.

Wie schon die letzten beiden Tage hatten es sich Hans, Max und Yorick auf dem Kopf der dreiundfünfzig Meter hohen Buddhastatue gemütlich gemacht. Die Einheimischen nannten sie ›Solsol‹, Licht des Universums, die etwas kleinere Statue in der Nähe ›Schahmama‹, Königinmutter. Dass sie Buddha Dipamkara, also den Buddha des vergangenen Zeitalters, und Buddha Shakyamuni, den Buddha des gegenwärtigen Zeitalters, darstellten – längst vergessen. Ebenso wie die buddhistischen Mönche, die die beiden großen und unzähligen kleinen Buddhas sowie die Felshöhlenstadt vor Äonen in den roten Sandstein gehauen hatten. In den Höhlen lebten inzwischen Nomaden. Den großen Buddha konnte man durch eine Pforte zwischen seinen Füßen betreten, dann führte eine steile Wendeltreppe nach oben auf seinen Kopf. Seit zwei Tagen erklommen sie nun jeweils gegen Abend den Scheitel Buddhas, ausgerüstet mit Proviant, und spielten Tricktrack. Wenn die Dämmerung einsetzte, begann Max auf seiner Oud zu zupfen.

Yorick starrte geistesabwesend ins Abendorange. Hans schloss daraus, dass sie keine neue Partie spielen würden, räumte das Spiel zusammen und nahm einen tiefen Schluck aus dem Weinschlauch.

»Ich werde in die Hölle kommen«, sagte Yorick unvermittelt.

Hans verschluckte sich und hustete. »Wie bitte?«

Max spielte eine melancholische Weise auf der Laute.

»Ich fürchte, ich werde in die Hölle kommen.«

»Warum das? Weil wir hier auf dem Kopf eines riesigen Götzen aus grauer Vorzeit hocken?«

»Nein, du Depp. Sei doch mal ernst.«

»Weil du Soldat bist und Menschen tötest? Das machen wir doch alle. Das muss dich nicht beunruhigen. Das ist unsere Bestimmung. Gott wird sich etwas dabei gedacht haben, als er den Krieg in die Welt setzte …«

»Das meine ich nicht.« Yorick riss kurz seinen Blick aus der Weite, sah Hans traurig an und schaute dann wieder ins Land. Unten veranstalteten sie ein Kamelrennen nahe dem Flussufer. Zwischen den Zelten flammten die ersten Lagerfeuer auf. »Dass wir Soldaten sind … Klar. Es ist unser Handwerk. Das Töten. Das ist gottgewollt. Aber … Ich habe dir noch nicht alles von Isfahan erzählt. Kaum jemand spricht darüber … Ich fürchte … Ich bin sicher, dass das nicht Teil von Gottes Plan gewesen sein kann!«

»Was denn?« Hans legte seinem Freund den Arm um die Schulter.

»Nach der Eroberung«, begann Yorick stockend, »nachdem die Männer geköpft wurden, hat der Bresthafte alle Frauen und Kinder auf ein freies Feld vor der Stadt führen lassen. Wir dachten zuerst, jetzt geht der übliche Sklavenmarkt los. Soldaten können sich die Jungfrauen rauspicken oder so. Aber das war es nicht. Tamerlan hat alle Kinder unter sieben Jahren auf ein gesondertes Feld bringen lassen. Das waren fast siebentausend. Und dann … Und dann …« Er pumpte die Lungen voll und bemühte sich, nicht zu weinen. »Dann hat er uns befohlen, die Kinder niederzureiten.«

Hans zog scharf die Luft ein und sah nach oben. Über ihm leuchteten bunte Fresken mit vielen Bodhisattvas, deren Gloriolen ihn an christliche Heiligenscheine erinnerten. Er schloss für einen Moment die Augen.

»Alle haben sich geweigert! Auch die ganzen Wesire und Berater haben den boshaften alten Krüppel angefleht, das nicht zu tun. Die Mütter der Kinder sowieso. Die haben geschrien und geflennt und sich als Sklavinnen angeboten. Nur der völlig verrückte Sohn, dieser Miran Schah, hat gelacht. Der Alte wollte nichts hören. Weil keiner seinem Befehl nachkam, hat er selbst den Anfang gemacht. Er hat seinem Pferd die Sporen gegeben und gebrüllt, er wolle nun mal sehen, wer ihm nicht nachreiten wolle. Da mussten wir. Dreimal hin und zurück. Ich …« Yorick brach die Stimme, und er zuckte mit den Schultern. Hans drückte ihn. »Jetzt muss ich in die Hölle. Ich weiß es.«

»Nein«, versuchte Hans zu beruhigen. »Musst du nicht.«

»Es waren kleine Kinder. Unschuldige kleine Kinder.«

»Ja, aber du weißt zum einen, dass sie keine Christen waren. Es waren kleine Heidenkinder.«

»Es waren sicher auch Christen darunter.«

»Gut, vielleicht einige. Aber zum anderen – und das ist das Wesentliche – war es ein Befehl, und du musst als Soldat deinem Herrn gehorchen. Du hast gar keine andere Wahl. Nicht du trägst die Verantwortung für dein Handeln in der Schlacht, sondern dein Herr und dessen Herr und dessen Herr. Letztlich ist einzig Tamerlan dafür verantwortlich und wird sich vor seinem Gott rechtfertigen müssen. Er! Nicht du. Du brauchst keine Hölle fürchten.«

»Glaubst du?«, fragte Yorick unsicher.

»Sicher.« Ob er selbst glaubte, was er da sagte, wusste Hans nicht. Karabulut hatte ihn ermutigt zu denken. Und Hans dachte viel. Je mehr er erlebte und sah, desto mehr dachte er. Denken machte das Leben oft unnötig kompliziert. Manches Mal wünschte er sich, er hätte gar nicht erst mit dem Denken angefangen, denn seine Gedanken drifteten immer mehr in eine Richtung, die ihm nicht behagte. Und darüber wollte er nicht einmal mit seinem besten Freund reden. Nun wollte er nur seinen Freund trösten. »Und selbst wenn du beim Jüngsten Gericht dafür zur Rede gestellt werden solltest, dann weiß Gott, dass du nicht anders handeln konntest, nicht durftest. Denn er sieht doch alles, oder?«

»Das stimmt.«

»Siehst du? Du brauchst dir keine Sorgen machen.« Er fügte flüsternd hinzu: »Höchstens vielleicht über deinen Hang zur männlichen Liebe ...«

»Ich habe dir doch schon gesagt, dass ich nicht der Empfangende bin«, gab Yorick leise zurück. »Ich habe mich noch nie widernatürlich benutzen lassen. Das ist also nicht so schlimm. Zur Not kaufe ich mir irgendwann noch einen Ablass.«

»Aber du verschwendest deinen Samen ...«

»Ach, du nicht?«

Hans musste sich beherrschen, nicht zu lachen und versuchte ernst fortzufahren. »Gott weiß schon längst, wer ewige Verdammnis verdient und wer nicht. Du musst dir nur Gedanken darüber machen, was du in deinem Leben abseits des Schlachtfelds machst. Dafür wirst du dich verantworten müssen.«

»Das sagt der Prophet auch«, mischte sich ein Soldat ein, der nahe genug saß, um mitgehört zu haben.

»Was? Wer?«, fragte Hans irritiert.

»Na, der Prophet. Don Juan de la Virgen, Johannes von der Heiligen Jungfrau. Die Jungfrau Maria spricht durch ihn. Habt ihr nicht von ihm gehört?«

»Oh doch«, sagte Hans. »Den kennen wir nur zu gut.«

»Er sagt auch, dass das alles Gottes Wille ist und wir uns keine Sorgen um unser Seelenheil machen müssen«, sagte der Soldat.

»Das beruhigt doch ungemein«, antwortete Hans, »wenn Don Juan das sagt, muss es ja stimmen.«

»Eben.« Dem Soldaten entging völlig der Sarkasmus. Er drehte sich weg.

»Don Juan?«, flüsterte Yorick, damit es der Nebenmann nicht mitbekam. »Unser Don Juan, der selbstverliebte Kotzbrocken?«

»Ja«, seufzte Hans. »Er macht nun auf heilig und bildet sich ein, das Sprachrohr der Muttergottes zu sein. Nennt sich offenbar nun Juan de la Virgen.«

»Ach du meine Güte!« Yorick musste lachen. »Ausgerechnet.«

»Eben. Dem hat die Sperberburg ordentlich den Geist vernebelt. Dabei war das alles, da bin ich mir inzwischen sicher, alles nur Schall und Rauch. Das waren Illusionen, die die Drogen hervorgerufen haben. Auch wenn es sich so echt angefühlt hat ...«

»Das war auch echt«, mischte sich eine Stimme von hinten ein. Lasse. Er setzte sich neben sie. »Es war absolut echt. Glaubt mir. Von einer Illusion hätte ich mir keine Filzläuse geholt. Und ich hatte sie danach nicht zu knapp.«

»Und ...« Yorick kam nicht weiter.

»Ich musste mich wochenlang untenrum total rasieren und mein Zepter in Essig baden, um die Drecksviecher loszuwerden.«

»Als ob ausgerechnet du den Zeitpunkt, an dem du dir irgendwas zugezogen hast, so genau bestimmen könntest«, sagte Hans.

»Kann ich. Ich kann dir auch genau den Tag nennen, an dem ich mich darüber gewundert habe, dass hier in diesem Land so viele Menschen blaue oder grüne Augen haben. Fast so wie wir. Das war nämlich gestern.«

»Dass du dich überhaupt an die Augenfarbe deiner Damen erinnerst. Und?«, fragte Hans sarkastisch. »Hatte sie nun blaue oder grüne Augen?«

»Blaue. Wie das Meer. Unser Hauptmann hatte die mit den grünen.« Lasse lachte. Für ihn war das Thema abgeschlossen. Er zog einen kleinen Beutel hervor. »Haschisch?«

»Ich habe übrigens auch wieder Kaffabohnen und weißen Zucker«, sagte Lasse, als sie rauchten.

»Guter Mann.« Hans fragte schon lange nicht mehr nach Lasses Quellen. Opium wäre ihm zwar lieber gewesen, das gab es hier an jeder Ecke billig, und er hatte sich auch schon mit einem ordentlichen Vorrat eingedeckt, doch der lag samt Pfeife im Zelt.

Unten gab es einen kurzen Tumult, weil betrunkene Soldaten aus einer der Höhlen kleinere Buddhastatuen hinunterwarfen, die am Boden zerschellten. Wütende Offiziersbefehle bellten durch den Abend, man habe ja durchaus Verständnis dafür, dass man die Spuren des heidnischen Kults beseitigen wollte, doch man habe die Götzen gefälligst stehen zu lassen, denn das Herunterwerfen sei viel zu gefährlich für alle. Die Werfer würde eine empfindliche Strafe erwarten.

»Götzen«, sagte Yorick, nun wieder deutlich entspannter. »Wo wir gerade auf einem sitzen und davon reden, du hast mir noch gar nicht erzählt, ob ihr nun in Babylon gewesen seid oder nicht. Hast du den Turm gesehen?«

»Den gibt es nicht mehr«, antwortete Hans. »Babylon ist nur eine große Ruinenstätte im Wüstensand. Aber der Turm muss sehr groß gewesen sein. Sein Fundament konnte man noch sehen. Gewaltig! Ansonsten ...« Hans zuckte mit den Schultern. Der Ausflug nach Babylon war eine nette Abwechslung gewesen, mehr aber auch nicht. »Das hier habe ich gefunden und als Erinnerung mitgenommen.« Er holte aus seinem Preziosenbeutel eine kleine ovale Tonscheibe. Darauf eingeritzt befanden sich seltsame spitze Zeichen, die an Keile erinnerten.

»Was ist das?« Yorick studierte neugierig die Zeichen und fuhr mit den Fingerspitzen darüber.

»Keine Ahnung. Es lag dort herum. Da lagen viele solche Teile herum. Ich hab mir eins mitgenommen. Das ist bestimmt eine alte Schrift.«

»Keilschrift«, kicherte Yorick. »Wartet, ich kann das lesen! Da steht, dass eine gewisse Freydis, die edle Wikingerin, eine neue Welt mit Skrälingern entdeckt hat!« Hans und Yorick kugelten sich vor Lachen.

Lasse zog genervt einen Flunsch. »Deppen. Dass du auch immer allen Müll mitschleppen musst«, sagte er.

»Erinnerungsstücke, selber Depp.« Hans holte die abgeschlagene Kralle heraus. »Und die ist von dem großen Tiger.« Das, musste auch Lasse respektvoll bis neidisch zugeben, sei nun wirklich ein tolles Erinnerungsstück.

Der Weg nach Delhi war für Karawanen ausgelegt, nicht für eine gewaltige Invasionsarmee. Sie machten einen großen Bogen um Kabul, denn dort war die Pest ausgebrochen. Das Weiterkommen verzögerte sich immer wieder im schroffen Gebirge des Hindukusch. An einer Schlucht blieb ihnen sogar nichts anderes übrig, als Pferde und Kamele auf Bretter zu binden und wie die Wagen und Kriegsmaschinen an Seilen hinabzulassen. Gelegentlich kamen sie in Schluchten, so tief, dass sie alles Sonnenlicht verschluckten. Sie wanderten plötzlich durch die Nacht und kamen am Ende wieder zu Tage. Von Einheimischen, die, da musste man Lasse recht geben, tatsächlich häufig blau- oder grünäugig waren, was angeblich daran läge, dass sie von Alexander dem Großen abstammen würden, hörte man die verschiedensten Geschichten. So seien die Berge reich an kostbarsten Edelsteinen, doch niemand würde sich auf die Suche danach machen, da Schlangen und wilde Tiere die Steine bewachen würden. Nur nach einem starken Regen wäre es ungefährlich, denn dann wären die Edelsteine vom Wasser herausgewaschen, und man müsste sie nur aufsammeln. Doch sosehr Hans auch die Hänge und Wege absuchte, nirgends lagen Edelsteine herum. Außerdem wimmle es in den abgelegenen Tälern geradezu vor Einhörnern, behaupteten die Eingeborenen. Auch davon sah Hans kein einziges. Langsam hegte er den Verdacht, dass es sich bei Einhörnern womöglich doch nur um Fabelwesen handelte.

Die schneebedeckten Gipfel stellten eine besondere Herausforderung dar. Mehr als einmal blieb ihnen nichts anderes übrig, als sich aus Brettern Schlitten für die Tiere zu bauen und dann die weißen Hänge hinabzurutschen. Die Fußsoldaten setzten sich einfach auf ihre Hintern und schlitterten bergab. Für den bresthaften Schwiegersohn baute man an solchen Stellen einen Weidenkorb und ließ ihn vorsichtig an langen Seilen ab. Unterwegs ließ Tamerlan alle Orte von Ketzern, Polytheisten, Ungläubigen oder Häretikern – also Buddhisten, Hindus oder Anhängern Zarathustras – im Namen Allahs dem Erdboden gleichmachen. Zuvor räumte er ihnen gnadenhalber eine kurze Frist ein, in der sie zum Islam übertreten konnten. Auf einem der höchsten Gipfel ließ der Schwiegersohn einen Turm aus den Schädeln der Mönche eines buddhistischen Klosters errichten und beauftragte einen Steinmetz, daneben einen Gedenkstein zu errichten, dass Tamerlan, der Schahinschah, also der König der Könige, hier vorbeigekommen sei, um der Welt den Frieden im Namen Mohammeds zu bringen.

Schließlich lagen die Berge hinter ihnen, und sie erreichten die Ebene, in der Delhi thronte. Sie passierten lichterloh brennende Städte. Die Einwohner von Samana, Aspandi und Kaithal waren in Panik nach Delhi geflohen, nachdem sie die Städte selbst angezündet hatten. Fast alle waren Hindus, die bislang im Sultanat Delhi weitgehend von den islamischen Herrschern in Ruhe gelassen worden waren. Für Tamerlans Truppen blieben zur Plünderung nur kleinere Orte übrig. Schließlich erreichten sie den Fluss Jumna, die Hauptwasserader Hindustans. Zur Überquerung bauten sie aus aneinandergebundenen Booten eine Brücke, dann überfielen sie die mächtige Festung Loni, deren hinduistische Bevölkerung ebenfalls lieber starb, als eine andere Religion anzunehmen.

26 Jesus mit dem Elefantenkopf

Karabulut war verliebt. Und das schmeckte ihm einerseits so gar nicht, denn er sah sich gerne als ungezähmten Hengst auf der Weide, andererseits konnte er es eben nicht ändern. Dass es ihm noch einmal passieren sollte, mit seinen einunddreißig Jahren, hätte er nie für möglich gehalten. Und nun wollte er am liebsten jede Sekunde bei ihr sein. Sie hatte diese smaragdgrünen Augen, deren Leuchten ihn zunächst angezogen hatte. Eine junge afghanische Witwe, der Mann fiel für Tamerlan, zwanzig, kinderlos, keine männlichen Verwandten, die sich um sie hätten kümmern können. Sie schlug sich als Schneiderin im Heerestross durch und ließ Karabuluts Charmeoffensive zunächst gnadenlos ins Leere laufen. Doch der Hauptmann hatte sofort bemerkt, dass ihr Blick seinem die entscheidenden Sekundenbruchteile zu lange standgehalten hatte, dass es nur eine Frage der Zeit sein würde. Karabulut beauftragte die Schneider, für seine Männer tatarische Uniformen zu nähen. So konnte er oft bei ihr sein. Sie wusste genau, dass sie als alleinstehende Frau früher oder später keine Überlebenschance haben würde. Noch ließ man sie in Ruhe, denn ein alter Schneider hatte angeboten, sich als ihr Onkel auszugeben, was gewissen Freiraum brachte, doch die hungrigen Wölfe kreisten immer enger um sie. Der schmucke Hauptmann mit den guten Manieren gefielt ihr, er sah auch mehr nach Schutz aus als nach Bedrohung. So zierte sie sich ein bisschen, lange genug, damit er sie nicht für eine Hure hielt, und kurz genug, damit er sich nicht anderweitig umsah.

Sie gab seinem Werben nach. Und dann hatte es ihn erwischt. Golnar hieß sie – Feuerblume. Schön wie eine Blume und gefährlich wie das Feuer. Um sich als verliebter Narr nicht dem Spott auszusetzen, tat Karabulut schon seit Wochen so, als sei Golnar nichts weiter als eine seiner Eroberungen, eine, die er eben gerne ein bisschen favorisierte und daher öfter und länger besuchte. Tief in ihm drin wäre er am liebsten jede freie Sekunde bei ihr, statt vor Delhi Stellung zu beziehen. Er hasste sich dafür. Seine Männer merkten eine leichte Veränderung, denn ihr Herr hatte früher noch nie einfach so versonnen vor sich hingeschaut, ein Lächeln in den Mundwinkeln. Lasse ahnte schon länger etwas, denn die gemeinsamen Abenteuer zu dritt gehörten zu seinem Leidwesen der Vergangenheit an, seit sie Persien verlassen hatten.

Auch jetzt, als Karabulut zu seinen Männern sprach, umspielte ein Lächeln seinen Mund – vielleicht auch deshalb, weil sie gerade eine Schlacht hinter sich hatten. Eine siegreiche Schlacht. »Großartig, Männer.« Nun strahlte der Hauptmann. »Vor allem, da wir türkischen Verbände nun dem königlichen Schwiegersohn zeigen konnten, was in uns steckt.« Tamerlan hatte dreihundert, ausschließlich türkische Soldaten mit sich über den Fluss nach Jama-Numa genommen, um dort das Gelände zu erkunden und den geeigneten Ort für die große Schlacht gegen den Sultan von Delhi zu finden. Während Tamerlan sich anschließend nach Loni zurückgezogen hatte, hatten die Soldaten ein Lager errichtet. Sultan Mahmud von Delhi hatte das empörend gefunden und gleich eine kleine Armee losgeschickt, die trotz fünf Kampfelefanten den Türken heillos unterlegen gewesen war. Und das, obwohl viele Türken erstmals in der für sie ungewohnten tatarischen Rüstung kämpften. Dicke Hemden aus vielen Lagen gesteppter Rohseide, die sich als äußerst wirksamer Schutz gegen die Pfeile erwiesen, sowie eisenverstärkte, aus Ringen zusammengesetzte Lederpanzer und ein Kegelhelm. Noch dazu saßen in den Houdah genannten Aufbauten auf den Elefanten keine Bogenschützen, sondern Männer, die Granaten, Feuerwerk und Raketen abschossen. Trotz allem war dem Feind nur die ungeordnete Flucht hinter die Mauern von Delhi geblieben.

»Großes Lob an Johannes den Schiltberger, Lasse den Nordmann und Maximilian den Sendlinger«, hob Karabulut seine Stimme. »Ihr habt einen großen Kriegselefanten zu Fall gebracht und getötet.« Applaus brandete auf. Die berüchtigten indischen Kriegselefanten bereiteten allen Sorgen. Tamerlan beriet sich darüber immer wieder mit seinen Leuten. Die wenigen eigenen Elefanten, Tributzahlungen und Geschenke von indischen Fürsten, hatten die Tataren in Persien zurückgelassen. Sie hätten die Durchquerung der Berge Afghanistans ohnehin nicht überlebt.

Letztlich war es ein Zufall gewesen, der den Elefanten gefällt hatte. Eine Rakete schoss direkt an Hans' Kopf vorbei und setzte einen herumliegenden trockenen Ast in Brand. Hans, der mittlerweile das Manöver perfekt beherrschte, vom galoppierenden Pferd zu springen, sich dabei am Sattel festzuhalten und dann wieder hochzuziehen, schnappte sich kochend vor Wut über den Beschuss den brennenden Ast, dessen Zweige so loder-

Mahmud Schah (Nasir-ud-Din Mahmud Schah Tughluq, reg. 1394–1413), Herrscher des Islamischen Sultanats von Delhi während der Zerstörung Delhis durch Tamerlan.

ten, dass sie wie eine große Fackel wirkten, und ritt damit fuchtelnd zwischen die Elefanten. Die Soldaten in den Houdahs warfen keine Granaten so nah bei den Elefanten, um diese nicht in Panik zu versetzen. Den Rüsseln und mit Schwertern bestückten Stoßzähnen konnte Hans mit viel Glück ausweichen, und sein Pferd München gehorchte auf jeden Schenkeldruck. Die Elefanten scheuten vor den Flammen und wollten den Befehlen ihrer Mahuts nicht mehr folgen. Lasse und Max schlossen auf, sie hatten sich an den getöteten Elefanten bei Angora erinnert, und konzentrierten sich nun auf die Beine eines besonders panischen Tiers. Als der Elefant schließlich fiel, hatte er bereits den Houdah abgeworfen und die darin befindlichen Soldaten zerquetscht. Während Hans, Max und Lasse glaubten, sie hätten das Tier mit ihren Lanzen und Schwertern getötet, war es in Wahrheit der Mahut gewesen. Jeder Elefantenführer trug neben dem Hakenstab zum Lenken des Tiers auch ein Stemmeisen und einen Hammer mit sich. Wenn ein Elefant absolut unkontrollierbar in Panik geriet, schlug der Mahut das Stemmeisen mit dem Hammer ins Rückenmark, um den Elefanten schnell zu töten.

»Als Dank dafür wünscht euch der große Schwiegersohn, der Schahinschah, persönlich zu empfangen«, beendete der Hauptmann seine Ansprache.

Das klang großartiger, als es war. Sie mussten die Furt durch den Jumna zurück nach Loni, wo sie Tamerlan kurz vor sich knien und sich schnell die Geschichte erzählen ließ. Dann brabbelte er vor den versammelten Prinzen und Fürsten ein paar huldvolle Worte und entließ sie wieder. Dann fragte er seinen mitreisenden Biografen, wo man vorhin stehen geblieben sei und diktierte ihm in die Feder: »Als die Feinde flüchteten, begab sich ein außergewöhnlicher Vorfall, indem ein großer Kriegselefant fiel und starb. Als ich davon hörte, erkannte ich darin ein gutes Omen. Meine siegreichen Truppen verfolgten den Feind bis an die Stadtgrenze und kehrten dann zurück, um mir an meinem Zelt zu huldigen, wo ich ihnen zu ihrem Sieg gratulierte und ihr Verhalten pries.«

Der Biograf und alle Anwesenden lobten umgehend Tamerlans aussagekräftigen und treffenden Formulierungen. Der Schwiegersohn kippte zufrieden seinen vierten Becher Wein in einem Zug in sich hinein.

»Türkenfresser und Elefantentöter«, sagte Yorick anerkennend, als sie am abendlichen Lagerfeuer beim Kaffa saßen.

»Tigerbändiger nicht zu vergessen.« Hans stopfte sich ein Haschischpfeifchen und sagte zu Max: »Spiel bitte ein bisschen leiser. Mir brummt heute der Schädel. Danke, kleiner Bruder.« Er drückte Max einen Kuss auf die Wange.

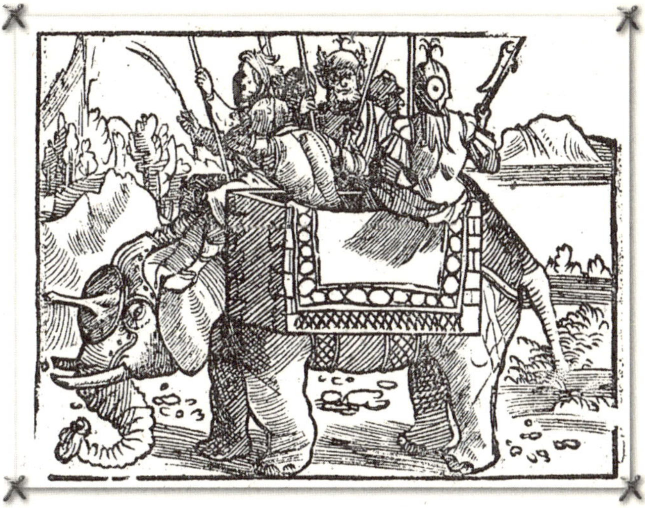

»Und rasier dich mal wieder, sonst denken die Herren noch, du willst dir einen Bart wie ein freier Mann wachsen lassen.«

Neben ihnen saß Shayan, der Neuzugang. Ein Bursche, kaum älter als fünfzehn oder sechzehn, zumindest hatte er noch keinerlei Bartwuchs. Was das Töten von Gefangenen anging, hatte Tamerlan eine klare Devise ausgegeben: Maler, Holzschnitzer, Bildhauer – kurz alle Künstler, ob Moslems oder Ungläubige, müssen geschont werden. Die schickte der Schwiegersohn in regelmäßigen Abständen mit Sonderexpeditionen in seine Hauptstadt Samarkand, damit sie dort für ihn die schönsten Bauten der Welt gestalteten. Shayans Vater war Meister der Steinintarsien, er zauberte märchenhafte Einlegearbeiten aus Halbedelsteinen in Marmor. Karabulut hatte den Jungen vor knapp zwei Wochen seinem Vater abgekauft, um seine Einheit personell aufzustocken. Von Anfang an hatte Shayan die Nähe zu Hans gesucht und sah ihn stets mit großen bewundernden Augen an. Großen schwarzen Augen. Irgendwie erinnerte er Hans an David, auch wenn Shayan eine etwas hellere Hautfarbe hatte als der Abessinier. Hans mochte den Knaben, der nun so eine Art Lehrling für ihn war. Er brachte ihm das Schwertkämpfen und Bogenschießen bei. Und, da Shayan weder Türkisch, noch Persisch oder Arabisch sprach, auch Persisch. Bislang hatten sich die Freunde meist auf Türkisch unterhalten, nun wechselten sie ins Persische, der Universalsprache, denn Hans meinte, und da mussten ihm die anderen recht geben, dass Shayan mit Türkisch bei den Tataren nicht sehr weit kommen würde. Shayan gab sich alle Mühe, schnell zu lernen, da er aber nur ein paar Brocken verstand, schwieg er die meiste Zeit.

»Auch wenn der Bresthafte euch schnell abgespeist hat, kann sich das mal für euch auszahlen«, meinte Yorick.

Lasse holte mit Zeigefinger und Daumen aus einem kleinen Beutelchen ein schwarzes Pulver, das er auf die brennende Hanfpfeife streute.

»Was soll das?«, fragte Hans verärgert.

»Zur Feier des Tages. Du wirst es lieben«, antwortete Lasse. »Zerstoßener Skorpionstachel. Musst du richtig trocknen lassen und dann zermahlen. Das Gift lässt dein Hirn endgültig fliegen!«

»Also, ich weiß nicht.« Hans blieb skeptisch und lehnte die gereichte Pfeife ab.

Yorick probierte und hustete. Dann schüttelte er sich angeekelt und gab sie Lasse zurück. »Nein danke.«

»Pfhhh, ihr Mädchen.« Lasse schmauchte alleine, während Yorick eine neue Hanfblütenpfeife vorbereitete. »Am Anfang bekommst du tierische Schmerzen und Fieber«, erklärte Lasse.

»Wunderbar«, sagte Hans. »Sehr verlockend.«

»Aber das geht vorbei. Dann, dann ist das der völlige Wahnsinn! Alles tanzt, alles ist voller Farben ...« Lasse krümmte sich bereits und stöhnte. Als er im Krampf vornüberkippte, brachte Yorick die heiße Kanne mit Kaffasud in Sicherheit.

»Scheint heftiger zu sein als Opium«, bemerkte Hans. »Hier, probier mal.« Er reichte Shayan die Haschpfeife.

»Kein Wunder, dass die hier in Hindustan so seltsame Götter verehren und kunterbunt anmalen, wenn die sogar Skorpione rauchen«, sagte Yorick.

»Ja, aber trotzdem scheint es auch Christen zu geben«, antwortete Hans. »Es gab einige Tempel mit der Heiligen Familie. Bunt und lächerlich dekoriert, aber trotzdem. Ich habe eine der Skulpturen mitgenommen.«

Yorick sah ihn überrascht an, dann lachte er. »Du auch?« Er wühlte in seinem Beutel und zog eine kleine Gipsstatuette heraus – Shiva, Parvati und Ganesha als Familie. »Josef, die Muttergottes und das Jesuskind in trauter Einigkeit. Sogar Heiligenscheine haben sie.« Shayans Augen leuchteten kurz auf, was keiner bemerkte.

»Bis darauf, dass keiner von denen leidend schaut und das Jesuskind einen Elefantenkopf hat.«

»Ich sag ja, die rauchen seltsame Sachen, die Inder!«

»Vielleicht hat es auch einen Grund«, sinnierte Hans. »Der Elefant steht für Stärke und Weisheit, und darum haben sie dem Sohn Gottes eben einen Elefantenkopf gegeben. Als Symbol oder so.«

»Als Symbol.« Yorick kicherte unkontrolliert, während Lasse sich weiterhin in Schmerzen wand und grunzte.

»Vielleicht sind es auch Hindugötter, und wir versündigen uns hier ...«

»Quatsch«, sagte Yorick. »Solange mir keiner beweist, dass das nicht die Heilige Familie ist, nehm ich sie als solche. Ich habe schon ein paarmal davor gebetet, und es hat mir sehr gutgetan. Du weißt schon … wegen der Kinder in Isfahan. Wenn es indische Götzen wären, dann hätte mir das ja wohl kaum geholfen, oder?« Er streichelte leicht über Ganeshas Elefantenrüssel. »Mein Herr Jesus.«

»Auch wieder wahr.« Hans zuckte mit den Schultern. »Was macht eigentlich dein Hauptmann? Dieser Ali? War er inzwischen erfolgreich bei dir?«

»Und wenn«, antwortete Yorick unbestimmt grinsend und blies Rauch in die Nacht. »Willst du wirklich die Einzelheiten wissen? Ich erfrische ab und zu seinen Schlund und lass ihn ansonsten auf kleiner Flamme köcheln … Bei deinem Hauptmann dagegen scheint es ja lichterloh zu brennen.«

»Nicht wahr? Wir vermuten schon einige Zeit, dass er sich in ein Mädchen verguckt hat.«

»Verguckt? Er ist total in sie verschossen. Golnar heißt sie.«

»Was du wieder alles weißt.«

»Ich habe viele Ohren.« Yorick lehnte sich zurück und sah zu den Sternen über Kleinindien hinauf.

»Müssen wir uns Sorgen um Lasse machen?«, fragte Hans mit Blick auf den Nordmann, der völlig weggetreten war und sich sabbernd krümmte.

»Der wird schon wissen, was er macht«, antwortete Yorick schläfrig.

Die Nacht war unruhig, denn Lasse randalierte in seinem Drogenrausch, schrie, sang, tanzte, pinkelte gegen Zelte – später sollte er es damit erklären, dass er den wunderbarsten Farben und leuchtenden Fabelwesen gefolgt sei. Karabulut sorgte nach Mitternacht endlich für Ruhe, indem er Lasse mit einem gezielten Genickschlag in die Bewusstlosigkeit beförderte.

Die Tatsache, dass sie zur Vorhut gehörten, sollte ihnen am nächsten Morgen wie eine göttliche Gnade vorkommen. Yorick betete vor Dankbarkeit gleich zu seinem elefantenköpfigen Jesus, dass er nicht in Loni dabei gewesen war. Denn Tamerlan hatte sich große Sorgen gemacht, was bei der großen Schlacht mit den zahllosen Gefangenen passieren sollte. Fast einhunderttausend Gefangene hatten sie bisher in Indien gemacht und mitgeschleppt. Der königliche Schwiegersohn befürchtete, dass die sich gegen ihn erheben würden, wenn alle Soldaten in der Schlacht seien. Sie würden die Wachen überwältigen, das Lager plündern und dann auf gegnerischer Seite gegen ihn kämpfen. Hatten sie doch beim vergangenen Scharmützel lauthals ihre Unterstützung für den Sultan von Delhi kundgetan und gehofft, dass Tamerlans Männer vernichtet würden. Also gab Tamerlan die Order aus, aus den hunderttausend Ungläubigen ›Schwertfutter‹ zu machen. Das Wort gefiel ihm so, dass er es gleich seinem Biografen diktierte. Niemand solle geschont werden, und wer sich der Anweisung widersetze, solle ebenfalls getötet werden. Bis zum Mittagsgebet war der Befehl ausgeführt worden und der Jumna spülte ein Meer von Leichen fort. Danach befragte Tamerlan seine Astrologen nach dem geeigneten Zeitpunkt für die Schlacht. Immer noch in Furcht vor den Kriegselefanten baten einige Fürsten darum, doch lieber bei ihren Frauen bleiben zu dürfen. Man wisse schließlich, dass ein gut trainierter Elefant leicht sechshundert Soldaten töten könne. Tamerlan ließ daraufhin die Rinder aus den Ställen bringen. Dann wurden die Fürsten mit ihren Köpfen an den Beinen festgebunden und in die Ställe geworfen.

Am nächsten Tag überquerte das große Heer die Furt Richtung Jama-Numa. Am Tag darauf begann die Schlacht um Delhi. Hans und seine Freunde stärkten sich noch einmal mit Kaffasud. Die letzten Bohnen aus ihrem Vorrat und vorerst kein Nachschub in Sicht. So fern von Äthiopien bot kein Händler die exotischen Früchte an. Außerdem erfreute sich der aufputschende Kaffasud bei immer mehr Soldaten, vor allem den Türken, größter Beliebtheit und die Nachfrage war entsprechend. Das hatte sich mittlerweile in der Region herumgesprochen, und Händler versuchten die Frucht aus Abessinien herbeizuschaffen. Doch bis die Karawanen eintrafen, konnte noch viel Wasser den Jumna hinunterfließen.

Aus jeder Einheit wurde ein Bewaffneter zum Schutz des Lagers zurückgelassen. Auch Shayan, noch viel zu unerfahren, um als Knappe zu unterstützen, blieb zurück.

Vierhunderttausend Mann aus Delhi mit vierhundert Kampfelefanten standen der Armee Tamerlans gegenüber. Die Pferde scheuten vor den grauen, dick gepanzerten Riesen mit ihren turmartigen Aufbauten, auf denen Bogenschützen in Stellung saßen. Dazu hatte Sultan Mahmud Schah zwischen den Elefanten etliche äußerst aggressive Nashörner platziert, die gereizt losstürmten und die tatarische Reiterei durcheinanderbrachten. Gegen Mittag sah sich Tamerlan gezwungen, einen Kriegsrat einzuberufen, um eine neue Taktik gegen die Elefanten zu finden. Schließlich erinnerte sich ein General an die verrückten Elefantentöter, die drei Türken – der große königliche Schwiegersohn wisse doch bestimmt noch, wen er meine, den Bayer und den Nordmann mit diesem seltsamen Untoten –, die mit einem brennenden Ast gesiegt hatten. Daraus entwickelte er die Idee, man solle Holz auf Kamele binden, dieses anzünden und die Kamele dann zwischen die Elefanten treiben. Da Elefanten das Feuer fürchteten, würden sie in Panik geraten, und man könne sie besiegen.

Der königliche Schwiegersohn befahl, Tausende Kamele mit Ästen und Brettern zu beladen, zog erneut ins Feld und ließ kurz vor dem Zusammentreffen das Holz anzünden. Die Soldaten auf den Houdahs schossen in ihrer Verwirrung Granaten und Raketen auf die Kamele, was bewirkte, dass auch der letzte Holzstapel zu brennen begann. Das Geschrei der Kamele und die Flammen brachten das gewünschte Ergebnis. Die Elefanten stoben panisch auseinander und zertrampelten Fußsoldaten. Den tatarischen Reitern gelang es, etliche Tiere zu töten. Als die Dämmerung einsetzte, musste Sultan Mahmud Schah den Rückzug hinter die dicken Mauern seiner Festung antreten. Tamerlan belagerte Delhi und konnte nach wenigen Tagen triumphal seinen Einmarsch feiern, denn Sultan Mahmud Schah war in einer Nacht geflohen.

Der königliche Schwiegersohn ließ seinen Thron auf den großen Festplatz Delhis bringen, setzte sich und nahm die Huldigungen entgegen. Besonders gefiel ihm, dass die Mahuts die vorbeiparadierenden Kriegselefanten vor ihm eine Verneigung machen ließen. Später gab er das offizielle Signal, dass fortan die Stadt geplündert und dem Erdboden gleichgemacht werden dürfe – mit Ausnahme der Häuser von Islamgelehrten und dem moslemischen Viertel. Da zum Erstaunen der Soldaten überall herrenlose Kühe in den Gassen herumliefen, gestaltete sich die Versorgungslage mit Fleisch üppig.

Als Hans das Zelt seines Hauptmanns betrat, saß Golnar neben dem Bett und legte Karabulut ein frisches feuchtes Tuch auf die Stirn. Karabulut schlief schwer atmend und krallte seine Hand in Golnars. Golnars wundervolle grüne Augen glänzten vor Tränen.

»Wie geht es ihm heute?«, fragte Hans leise.

»Ich weiß nicht recht, vielleicht etwas besser«, antwortete Golnar. »Er schläft viel. Immerhin hat er heute etwas Suppe mit Fleisch und Reis zu sich genommen.«

»Das ist gut. Und die Wunde?«

Statt zu antworten, schlug Golnar die Decke zurück. Karabulut war nackt. Das, was von seinen Beinen übrig war, steckte in dicken, blutdurchsuppten Verbänden. In der Schlacht hatte ihn eine Granate getroffen und seinen linken Unterschenkel zerfetzt, als er sie wegkicken wollte. Obwohl Karabuluts Pferd kampferprobt war, scheute das Tier bei der Explosion und warf den Reiter ab. Dann trampelte es unglücklich seinem Herrn auf den rechten Fuß, der regelrecht zersplitterte. Die Ärzte konnten zwar Karabuluts Leben retten, mussten aber beide Beine oberhalb des Knies amputieren. Wie durch ein Wunder blieb das Pferd unverletzt.

»Ich gebe ihm Opiumwein zu trinken«, sagte Golnar. »Das tut ihm gut. Dann hat er weniger Schmerzen. Der Arzt war heute Vormittag da. Die Wunde rechts heilt sehr gut, die links leider nicht so gut. Aber er meinte, dass Karabulut ein starker Mann sei und …« Sie brach ab. »Frag deinen untoten Freund, ob er später vorbeikommen und für ihn spielen kann. Die Musik beruhigt ihn.«

»Natürlich«, antwortete Hans. »Max wird für ihn so lange spielen, wie der Herr es wünscht. Hier, noch etwas Opium. Ich besorge später mehr. Wenn du Hilfe brauchst, sag es mir. Ruf uns einfach.« Karabuluts Männer hatten sich in einer Art Notdienst eingeteilt und standen abwechselnd bereit, wenn Golnar sie brauchte, zum Beispiel, weil sie ihn nicht alleine hochheben konnte.

»Danke, aber nun geh. Ihr müsst doch den Befehlen des großen Schwiegersohns gehorchen.«

»Wir haben jeder zwischen zehn und zwanzig Gefangene abgeliefert. So wie gewünscht«, sagte Hans trocken. Er und die Männer aus Karabuluts Einheit hatten sich wenig an der Zerstörung Delhis beteiligt. Die wundervollen Paläste einreißen, Hindus abschlachten, das sollten die anderen machen. Alle beschäftigte die Sorge um den Hauptmann, mit dem sie sich verbunden fühlten. Er war stets mehr als nur ihr Herr gewesen. Die Ungewissheit, was nun aus ihnen werden sollte, trieb sie um.

»Auf jeden Fall bekommen wir einen neuen Herrn. Am Ende einen von diesen stinkenden Tataren«, sagte Hans, als sie am Nachmittag im Zeltschatten saßen. Der kleine Shayan füllte Weinbecher und reichte sie herum.

»Soll ich mit Ali sprechen?«, bot Yorick an. Dann lachte er kurz. »Wenn ich ihn um einen Gefallen bitte, dann wird er von mir den großen Gefallen einfordern. Ach, was solls. Ist eh nur eine Frage der Zeit. Irgendwann muss ich ihn bedienen.«

»Das musst du nicht machen. Warten wir erst einmal ab. Vielleicht wird alles gut.«

»Der Bresthafte ist auch ein Krüppel«, sagte Yorick und drehte zwei goldene Armreifen zwischen Daumen und Zeigefinger vor seinen Augen. Beute aus Delhi. Alle hatten etwas für sich behalten und nicht abgegeben. Etwas Gold, ein paar Münzen, kleine Juwelen. »Großartige Arbeit.« Mit Spucke wischte er einige Blutspritzer von den Goldreifen, steckte sie zu den anderen zurück und war wieder beim Thema: »Trotzdem sitzt er im Sattel und geht in die Schlacht.«

»Sicher«, meinte Hans, »aber meinem Herrn fehlen zwei Beine. Damit wird er wohl nie mehr reiten können. Das bedeutet, dass er für den Kriegsdienst ausfällt, weshalb er sein Lehen verlieren wird. Dann muss er sich als verkrüppelter Bettler durchschlagen.«

»Ich habe mich schon umgehört«, sagte Lasse, »wo man Krücken besorgen kann.«

»Krücken. Sicher, Lasse. Und dann schwebt er darauf?« Hans tippte sich an die Stirn. »Vielleicht sollten wir ihm so ein Rollbrett bauen, auf dem er ...«

»Wie die ganzen Bettler?«, unterbrach Lasse.

»Ist euch eigentlich schon einmal aufgefallen, dass die ganzen Bettler ohne Arme, Beine oder ganz ohne Gliedmaßen alles ehemalige Soldaten sind? Und jetzt leben sie von Almosen im Dreck«, bemerkte Yorick nachdenklich, konnte die anderen aber nicht zum über das eigene Schicksal Philosophieren bewegen.

»Nicht so ein zusammengeschustertes Rollding«, sagte Hans. »Ich meine etwas richtig Stabiles und Gutes. Einen Stuhl! Ja, wir bauen ihm einen Stuhl, den er selbst bewegen kann.«

»Einen Rollstuhl«, sagte Yorick sarkastisch. »Und wie soll er den bewegen? Da müsste man die Räder schon so groß machen, dass man sie mit den Armen ... Moment, gar keine schlechte Idee. Oder ein Gefährt mit Seilzügen und Zahnrädern ...«

»Weil wir alle so gute Techniker sind.« Hans schüttelte den Kopf. »Auf jeden Fall ...« Max stand unvermittelt auf und verschwand im Zelt. Wie immer, wenn er das tat, war Hans erst irritiert und dann neugierig. Es bedeutete stets, dass Max etwas mitteilen wollte. Max kam bald wieder heraus, in einer Hand eins von Hans' Heften, in der andern Feder und Tinte. Hans wollte erst danach greifen, denn Max konnte nicht schreiben. Doch Max setzte sich und begann hochkonzentriert auf eine leere Seite zu zeichnen. Dabei rutschte ihm die Zungenspitze zwischen die Lippen. Die anderen schauten ihm schweigend zu. Schließlich legte Max Heft und Federkiel auf den Boden und starrte abwesend vor sich hin.

Die anderen studierten die Zeichnung, hatten aber keine Ahnung, wie man das umsetzen konnte. Max hatte eine kleine vierrädrige Kutsche mit Dach gezeichnet. Die hinteren Räder deutlich größer als die vorderen. In der Kutsche saß ein Mensch, der über einen Seilzug und zwei Walzen ein Zahnrad antrieb, das wiederum die Radachsen in Bewegung setzte. Eine der Walzen hing vor dem Mann oben am Dach, die andere befand sich auf Kniehöhe. Shayan hob begeistert beide Daumen als Zustimmung.

»Puh«, sagte Hans. »Das sieht toll aus, aber wie soll das funktionieren?«

»Vor allem, wie sollen wir das bauen?«, fragte Yorick.

»Wir bauen das auch nicht.« Lasse nahm das Heft in die Hand. »Männer, einfach mal nachdenken. Wer kann so etwas bauen?« Er sah auffordernd in ratlose Gesichter. »Mein Gott, seid ihr alle schwer von Begriff! Die Mechaniker, die für die Kriegsmaschinen zuständig sind!«

»Oh«, gab Hans von sich und kam sich unglaublich dumm vor, dass er nicht selbst darauf gekommen war.

»Hmmm«, brummte Anwar, der Mechaniker und stierte, sich am Bart kratzend, auf die Zeichnung. »So was habe ich noch nie gesehen. Aber das könnte schon klappen. Ist auch nicht viel komplizierter als ein rollender Belagerungsturm.« Er brabbelte etwas von Übersetzung und Untersetzung und dass die Zeichnung zwar als Vorlage dienen könnte, aber da seien einige Details falsch. »Die obere und die untere Walze müssen unterschiedliche Durchmesser haben, sonst wird das nichts. Woraus soll denn die Walze bestehen? Wenn das einfach ein rundes Holz ist, klappt es nie. Da machen wir Walzen aus Stäben mit Zwischenräumen. Die untere Walze greift in das Zahnrad, das auf der Laufachse sitzt. Und das Hanfseil hier muss eine geschlossene Schlinge sein, sonst taugt es nichts. Wenn wir die geschlossene Schlinge mehrfach um die beiden Walzen wickeln, gibt es genug Reibung, damit sich die Walze beim Ziehen tatsächlich ohne Durchrutschen dreht. So kann sich jemand, der in dem Ding da sitzt, selbst durch Seilzug vorwärtsbewegen. Eine Einmannkutsche. Bloß, wo soll der Einstieg sein?«

»Hinten«, sagte Yorick. »Dann kann er sich auf dem Sitz einfach umdrehen und herausgehoben oder reingesetzt werden.«

»Vernünftig«, antwortete Anwar. »Und lenken? Über Gewichtverlagerung. Gut, Männer. Wollt ihr das für einen Beinamputierten? Verstehe. Tolle Idee. Ein Freund von euch?«

»Ja.« Hans, der kein Wort von den technischen Ausführungen verstanden hatte, legte einen der goldenen Armreifen, die er in Delhi erbeutet hatte, auf den Tisch. »Das dürfte wohl reichen, oder?«

Anwar strahlte. »Sicher. Das ist mehr als genug. Freunde wie euch sollten alle haben.«

Auf dem Rückweg klopfte Hans Max auf die Schulter. »Toll gemacht, kleiner Bruder. Ich wusste gar nicht, was für Talente noch so in dir stecken.«

Don Juan hastete an ihnen vorbei. »Habe das mit eurem Herrn gehört«, sagte er. »Welche Tragödie. Aber Gottes Wege sind eben unergründlich. Wenn ihr etwas Trost braucht, ich leite gleich eine kleine Zusammenkunft …«

»Danke«, winkte Lasse ab.

»Gleich neben dem Lager in Richtung Fluss. Der zerstörte Götzentempel.« Weg war er.

»Depp«, sagte Yorick.

»Das höre ich mir an«, meinte Hans.

»Spinnst du?«, fragten Yorick und Lasse unisono.

»Unser heiliger Don Juan Gonzáles de Clavijo plappert nur Unsinn. Mal sehen, was ihm die Muttergottes nun alles angeblich eingeflüstert hat. Das ist ein lustiger Zeitvertreib bis zum Abendessen«, entgegnete Hans. »Max, geh zum Herrn und spiel für ihn.«

»Na toll«, knurrte Lasse. »Dann gibt es wieder einen Auflauf an Zuhörern vor dem Zelt. Und wer darf für Ruhe sorgen? Ich.«

»Es gibt genug Kameraden. Nimm dir Shayan mit. Wir sehen uns dann später.«

Als befänden sie sich in einer Kirche, hatten die Jünger des Johannes von der Heiligen Jungfrau die Kopfbedeckungen abgenommen. Sie saßen auf den Trümmern des Hindutempels und lauschten ergriffen den Worten ihres Erleuchteten. Don Juan stand an der einst zentralen Andachtsstelle vor der Marmorskulptur der Heiligen Familie Shiva, Parvati und Ganesha. Don Juan befand sich bereits in voller Fahrt, als Hans sich ganz hinten hinsetzte.

»… und darum ist es so, dass auch das Wort Gottes bis in den hintersten Teil Indiens vorgedrungen ist. Darum finden wir hier die Heilige Familie mit dem elefantenköpfigen Jesuskind!« Er machte eine Kunstpause, und seine Jünger nickten zustimmend murmelnd. Hans ärgerte sich, dass er Juans Erklärung für den elefantenköpfigen Jesus nicht mitbekommen hatte.

»Doch die Götzenanbeter, die Millionen von Göttern verehren, müssen vernichtet werden«, fuhr Juan mit dramatisch bebender Stimme fort. »Ich kenne eure Fragen und Zweifel. Ich habe sie zigtausend Mal von euch gehört. Und wahrlich, ich sage euch erneut, dass die Geißel Gottes ein Werkzeug Gottes ist. Ja, ich weiß …« Er machte eine abwehrende Geste, als hätte jemand eine vorlaute Frage gestellt. »Ich weiß, er ist ein Heide und dient einem falschen Gott. Aber er kämpft gegen den blasphemischen Wahnsinn der Vielgötterei. Das ist es, was uns zu ihm geführt hat. Erinnert ihr euch an diese Verrückten in Afghanistan? Die den Priestern mit den roten Gewändern nachgelaufen sind und diesen Buddha verehrten? Der königliche Schwiegersohn hat mit unserer Hilfe das Land von dieser Plage befreit. Nun tun wir das Gleiche in Indien.

Und wir werden weiterziehen. Siegreich im Namen des Herrn. Alles geschieht nach seinem Plan!«

Beifälliges Gemurmel.

»Ihr wisst, dass ich von königlichem Blut bin …« Hier stöhnte Hans, was keinen interessierte. »Und ich habe lange mit meinem Schicksal gehadert.« Nun fiel Don Juan auf die Knie und spielte seine Verzweiflung, indem er seine Hände im Gebet rang. »Herr, warum hast du mich in die Heidenschaft geführt? Warum quälst du mich in den Weiten Asiens? Warum? Warum? Warum? Ja, das war ich. Ich war ein verzweifelter Zweifelnder.« Er stand wieder auf und warf sich in Pose. »Aber dann wurde mir ein Zeichen gesendet – von der Jungfrau Maria, der Muttergottes selbst –, und alles ergab Sinn! Ich wurde auserwählt, um euch in seine Arme zu führen. Um Asien in seine Arme zu führen. Oh ja, ich weiß, viele von euch fragen sich: Muss das denn aber mit derartigem Blutvergießen einhergehen? Müssen wir all diese Grausamkeiten mitmachen? Versündigen wir uns nicht? Nein! Das tun wir nicht! Ja, wir müssen alle durch diese Hölle aus Blut und Tränen gehen, um sein Königreich zu erlangen. Was glaubt ihr denn? Dass euch alles geschenkt wird? Ha! Geht heim zu eurer Mutter und heult euch in ihrem Schoß aus, wenn ihr das glaubt. Gott braucht Krieger. Furchtlose Krieger. Männer wie euch! Die das Schwert zu seinem Lob führen. Die das Schwert mit dem Blut seiner Feinde färben. Ja, ja, ich kenne die Einwände. Jesus predigte Nächstenliebe. Ja und? Wo ist der Widerspruch? Ich sage euch: Genau das machen wir! Ist es nicht Nächstenliebe, wenn wir diese Heuchler, Ungläubigen, Ketzer und verlogene Brut von ihrem falschen Dasein auf Erden erlösen …«

Hans hielt es nicht mehr aus. Don Juan zuzuhören, war mehr, als er im Moment ertragen konnte. Es erinnerte ihn an seine Kindheit, als der besoffene Pfaffe ihn und die andern quer durch das Zimmer watschte oder mit Rohrstöckchen blutig prügelte und das als praktizierte Nächstenliebe verkaufte. Auch Hans hatte sich immer wieder gefragt, warum er hier war. Doch seine Schlussfolgerungen gingen inzwischen in eine ganz andere Richtung, die mit Gott wenig zu tun hatte. Beim Gehen bemerkte er einen Mann, der sich in ein Tuch gehüllt hatte, das sein Gesicht fast verdeckte. Da fast alle barhäuptig waren, wunderte sich Hans. Genau in dem Moment richtete der Mann sein Tuch neu und sah zufällig zu ihm herüber. Hans war sicher, dass er Khalil Sultan, einen Sohn von Miran Schah und Enkel Tamerlans, erkannt hatte. Er müsste Don Juan beizeiten warnen. Andererseits – das geschähe dem selbst ernannten Heiligen recht.

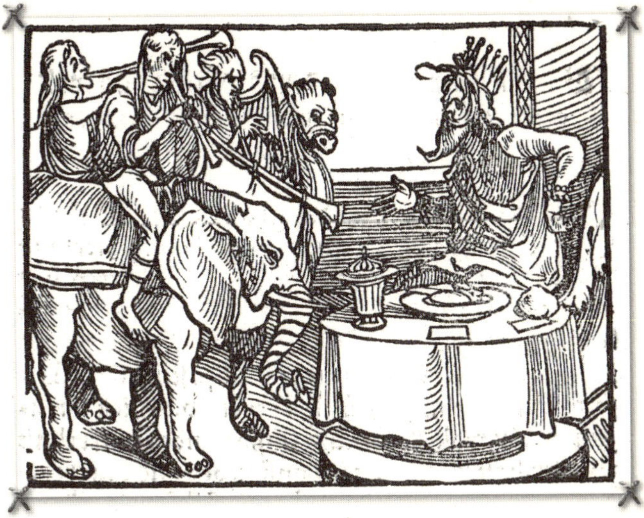

Als sich Tamerlan nach fünfzehn Tagen die Beute vorführen ließ, konnte er selbst kaum fassen, welche Reichtümer die Stadt barg. Bergeweise Samt und Seide, truhenweise Diamanten, Saphire, Perlen und Rubine, karrenweise Gold und Silber, Münzen und Schmuck glänzten mit der nimmersatten Gier in seinen fast blinden Augen um die Wette. Als er seinem Biografen diktierte, war Tamerlans Zunge bereits schwer vom vielen Wein: »Nach fünfzehn Tagen in Delhi voller Lustbarkeiten und Genüsse, in denen ich Hof hielt und großartige Feste veranstaltete, dachte ich darüber nach, dass ich nach Hindustan gekommen war, um gegen die Ungläubigen zu kämpfen. Und mein Feldzug war so sehr von Gott gesegnet, dass ich siegreich war, wo auch immer ich hinkam. Ich habe über meine Gegner triumphiert, ich habe Hunderttausende von Ungläubigen und Polytheisten dem Tod übergeben, ich habe mein Schwert der Bekehrung mit dem Blut der Glaubensfeinde gefärbt, und nun habe ich diesen krönenden Sieg errungen.«

27 Der Drache

Männer, ihr seid wahnsinnig«, sagte Karabulut, als sie ihm das Gefährt überreichten. Der Mechaniker Anwar hatte sich offensichtlich selbst übertroffen. Er hatte sich praktisch gar nicht an die Zeichnung gehalten, wobei er den Freunden versicherte, dass auch das funktioniert hätte. Anwar hatte ein dreirädriges Gefährt gebaut. Das Vorderrad wurde über eine mit beiden Händen zu bedienende Kurbel angetrieben. Die Kurbel wurde von einem am Vorderrad befestigten Gestell gehalten und betrieb ein Zahnrad, das in weitere, verschieden große Zahnräder griff, die letztlich die Antriebswelle in Bewegung setzten.

»Ihr habt kräftige Arme, Herr«, antwortete Hans. »Damit kommt Ihr nun schnell und bequem überall hin.«

»Aber nur geradeaus.« Karabulut schmunzelte.

»Durch Gewichtverlagerung könnt Ihr langsam auch Kurven fahren«, erklärte Lasse. »Daher das Dreirad. Mit vier Rädern wäre das unmöglich.«

»Ich weiß nicht, was ich sagen soll …« Der Hauptmann wischte sich eine Träne der Rührung weg. Dann setzte er eine ernste Miene auf. »Gut, Männer. Ich habe mir meine Geldtruhe bringen lassen. Ihr bekommt alle euren Sold ausgezahlt. Und für Hans und Lasse habe ich noch das Geld vom ägyptischen Sultan.« Er verteilte Münzen an seine Männer und überreichte Hans und Lasse die Goldsäckchen. »Gebt nicht alles auf einmal aus. Ihr wisst auch, dass ich nicht mehr euer Herr bin. Ihr gehört Tamerlan. Leider … leider kann ich daher auch niemanden freilassen.« Er sah Hans an. Hans nickte. Es war ihm längst klar gewesen.

Dann holte Karabulut zwei Goldreifen aus seiner Kiste und drückte sie Golnar in die Hand. Er machte sich keinerlei Illusionen. Er war nun ein Kriegskrüppel, der einer so schönen Frau keine Zukunft bieten konnte. Dass sie bei ihrem ersten Mann keine Kinder bekommen hatte, lag ja nicht unbedingt an ihr. Sicher, Karabulut hatte noch Gold und sein Pferd, das er im Zweifel für einen guten Preis verkaufen konnte. Er hoffte, es bis nach Hause ans Schwarze Meer zu schaffen. War das überhaupt sein Zuhause? Sein bisheriges Lehen würde er abgeben müssen, da er keinen Kriegsdienst mehr leisten konnte. Mit seinem Gold könnte er einen kleinen Hof mit ein oder zwei Sklaven als Arbeiter erwerben und vom Ertrag leben. Vielleicht auch irgendwann eine Sklavin als Frau kaufen …

Zu seiner Verwunderung gab Golnar die Armreifen zurück. »Was denkst du, was du hier machst?«, sagte sie streng. »Ich bin keine Hure.«

»Ich weiß, ich weiß«, antwortete Karabulut betrübt. »Aber ich möchte dir danken und dir helfen, eine Zukunft aufzubauen.«

»Du bist ein Dummkopf, Karabulut«, sagte Golnar und beugte sich vor, um ihm einen Kuss auf die Stirn zu geben. »Ist nicht der Mensch das einzige Lebewesen, dass Entscheidungen treffen kann? Lässt uns der Weise Herr nicht die Wahl zwischen Gut und Böse? Was denkst du, für welchen Weg ich mich entschieden habe?«

Karabulut kniff kurz die Augen zusammen. »Ich wusste nicht, dass du eine Feueran…«

»Schschsch.« Golnar legte ihm schnell den Finger auf den Mund und sah erschrocken auf.

»Dass du ebenso klug wie schön bist, Feuerblume«, beendete Karabulut seinen Satz verlegen, indem er ihre Hand in seine nahm und drückte. Er wollte nicht Feuerblume, sondern Feueranbeterin sagen, das war für die etwas aufgeweckteren Umstehenden wie Hans oder Lasse klar. Feueranbeter nannte man diejenigen, die den jahrtausendealten Lehren Zarathustras folgten und den Avesta als Heiliges Buch sahen. Sie glaubten an die Zwillingsgottheiten Ahura Mazda, den Weisen Herrn, und Angra Mainyu, den Zerstörerischen, die für das Gute und das Böse standen. Letztlich wie Gott und Teufel bei den Christen. Jeder Mensch konnte sich entscheiden, welchem Gott er folgen will. Dann führte ihn sein Lebensweg entweder direkt ins Paradies oder in die Hölle. Auch Zarathustrier gehörten für Tamerlan selbstverständlich zu den Ausrottenswerten.

»Du willst also wirklich bei einem verdammten Krüppel ohne Beine bleiben?«

Golnar nickte seufzend und strich sich unbewusst über den Bauch.

Karabulut schluckte und atmete tief ein. Er streifte Golnar die beiden Goldreifen über das Handgelenk. »Dann nimm dies als Anzahlung auf das Brautgeschenk …« Golnar umarmte ihn strahlend, und auch der Hauptmann bekam sein glückliches Lächeln längere Zeit nicht mehr unter Kontrolle.

Hans nahm zwei Goldstücke von dem Geschenk des ägyptischen Sultans und drückte sie Karabulut in die Hand. »Mein Hochzeitsgeschenk. Ihr wart immer ein guter Herr, und ich werde Euch vermissen.« Jetzt bloß nicht vor Rührung

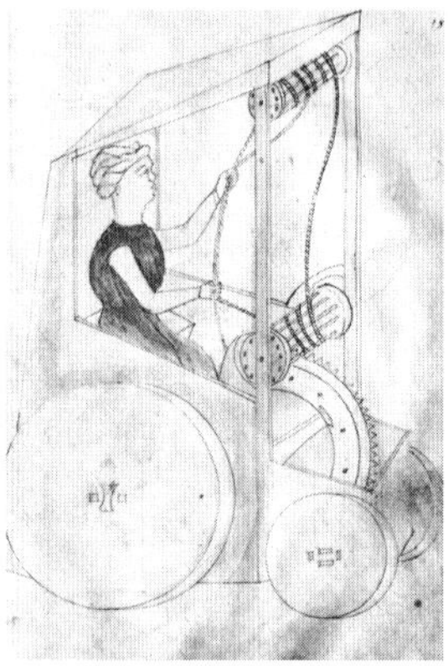

Selbstbetriebenes Gefährt von Giovanni de Fontana, 1420

weinen. Er sammelte sich und machte eine abwehrende Geste. »Nein, ich nehme das Gold nicht zurück, Herr. Behaltet es. Ihr braucht es für Eure Familie.«

Auch Lasse gab zwei Goldmünzen. Und dann noch eine kleines Säckchen. Karabulut schaute neugierig hinein und nahm eine Handvoll roter Kirschen heraus.

»Kaffabohnen?«, fragte er erstaunt.

»Ja, Herr. Sie sind noch ungeröstet und können daher keimen. Pflanzt sie an, Herr. Kaffa gehört die Zukunft! Wenn wir jemals wieder ans Schwarze Meer kommen sollten, hoffe ich, von Euch auf einen Kaffa eingeladen zu werden.«

»Aber, ich dachte, es gibt hier weit und breit keinen Kaffa«, sagte Karabulut.

Lasse zuckte zweideutig mit den Schultern. Dass sie vor zwei Tagen eine Karawane überfallen hatten, die auch die Bohnen mit sich führte, musste der scheidende Hauptmann nicht wissen.

Die anderen Männer hatten zusammen einen Sack voll Pfeffer organisiert und überreichten das Geschenk. Pfeffer war so viel wert wie Gold. Hans hatte gehofft, auch das Land, in dem der Pfeffer wächst, sehen zu können. Doch das lag zu viele Tagesreisen entfernt im Süden Großindiens, in einer Region, die Malabar hieß. Von dort kamen auch die seltsamen grünen Früchte, deren Saft man zum Reinigen der Hände benutzte. Man konnte den Saft auch ins Wasser geben, das dann erfrischend säuerlich schmeckte. Hans hatte die Frucht zunächst für eine Art Apfel gehalten, bis er erfuhr, dass man sie Limone nannte.

»Weil alle gerade da sind«, ergriff Hans das Wort. »Ihr wisst, dass wir einen neuen Herrn bekommen. Tamerlan hat uns seinem Sohn Schah Ruch unterstellt. Das ist euch bekannt. Ihr bekommt aber einen neuen Hauptmann.« Er machte eine Pause. »Mich. Der königliche Schwiegersohn hat mich als Anerkennung für die Verdienste vor Delhi befördert. Da die Tataren keine Lehen vergeben, bleibe ich leider ohne Land.« Er lachte traurig. Er würde fortan direkt aus Tamerlans Kriegskasse bezahlt werden und seinen Männern den Sold geben. Max, das hatte ihm der General beim Gespräch gleich gesagt, sei zwar ebenso verdienstvoll gewesen, aber der Schwiegersohn fände ihn einfach zu unheimlich, um ihn zu befördern. Außerdem sei ein stummer Hauptmann in der Schlacht kaum nützlich. »Das bedeutet leider auch«, fuhr Hans fort, »dass Lasse unsere Einheit verlassen wird.«

»Denn auch ich bin befördert worden«, übernahm der Nordmann strahlend. »Ich bekomme ein eigenes Arban, eine Einheit aus zehn Mann.« Arban nannten die Tataren die kleinste militärische Einheit aus zehn Kämpfern. »Keine Sorge, Männer. Wir werden uns häufig genug sehen, und ich verspreche, für eine ausreichende Versorgung mit allem, was Spaß macht, zu sorgen.«

Die Männer applaudierten. Auch Karabulut. Konkret sah es so aus, dass Karabuluts ehemalige Einheit, die nach allen Verlusten und Neuzugängen noch vierzehn Mann umfasste, aufgeteilt wurde. Zehn blieben bei Hans, vier kamen zu Lasse, der dann weitere sechs Mann zugewiesen bekam.

»Wir haben auch gleich einen Auftrag«, sagte Hans. »Tamerlan schickt uns mit seinem Sohn Miran Schah nach Persien.« Einige verdrehten die Augen, und auch Hans war bei dem Gedanken, Miran Schah zu folgen, eher unwohl. »Es geht wohl darum, ausstehende Tribute einzutreiben. Der große Schwiegersohn selbst wird erstmalig nach zwölf Jahren zurück in seine Hauptstadt Samarkand gehen, um den Kriegszug gegen China vorzubereiten. Weil die Armee den Weg durch die hohen Berge Afghanistans aber mit der ganzen Beute und vor allem den hundertzwanzig Kriegselefanten nicht schaffen wird, ziehen alle über Sind Richtung Hormus nach Persien. Dort werden sich dann die Heere trennen, und der königliche Schwiegersohn zieht mit seiner Armee über Kerman und Herat nach Samarkand.« Er nannte die Ortsnamen so selbstverständlich, als würde er sie kennen, dabei sagten sie ihm absolut nichts. Aber Hans freute sich, wieder einen neuen Teil der Welt zu sehen. Bis ans Ende der Welt, das hatten sie als junge Kerle sich gewünscht. Es fiel ihm hier in Delhi wieder ein.

Gute sechzig Tage dauerte die Reise nach Sultania. Timurs Sohn Miran Schah war ein großer, korpulenter Mann um die vierzig. Für ihn stellte die Reise nach Sultania auch eine Probe dar, denn hier hatte er sich vor Jahren gegen seinen Vater aufgelehnt. Als Gouverneur hatte er einst den Norden Persiens verwaltet und in Sultania residiert. Zuvor hatte er nach alter tatarischer Sitte die Stadt verwüsten lassen wie zuvor schon Täbris. Das hätte ihm Timur sicher durchgehen lassen, doch Miran Schah hatte zudem die prall gefüllte Schatzkammer seines Vaters in der Zitadelle geplündert und alles unter seinen Anhängern verteilt. Das Fass zum Überlaufen hatte sein Befehl gebracht, das hochverehrte Grabmal des Nationalhelden Khoda Bunda dem Erdboden gleichzumachen. »Miran hat bisher nichts selbst geleistet, außer die großartigsten Bauwerke der Welt zu zerstören«, klagten selbst seine Gefolgs-

Miran Schah (1366 – 1408), Sohn Tamerlans, litt unter einer geistigen Behinderung nach einem Reitunfall, war entmündigt und konnte daher nicht Tamerlans Nachfolge antreten.

leute. Schließlich hatte auch Mirans Gattin Prinzessin Gansada das skrupellose Wüten im Allgemeinen und die zügellosen Orgien mit Alkohol und Sklavinnen im Speziellen satt – vor allem, nachdem sie ihren Mann in flagranti mit einer Ziege erwischt hatte –, verließ in Verkleidung bei Nacht und Nebel den Hof und floh zu ihrem Schwiegervater nach Samarkand, wo sie von Mirans Schandtaten berichtete. Tamerlan ließ Gansada belohnen und erlaubte ihr, sich von seinem Sohn zu trennen. Die Kunde von Tamerlans Wutanfall erreichte Sultania in Form einer Strafexpedition unter Tamerlans Neffen Sulaiman Schah, und Miran Schah sah ein, dass er wohl etwas zu weit gegangen war. Mit einem Strick um den Hals führte Sulaiman ihn nach Samarkand. Tamerlan hätte nichts lieber getan, als seinen Sohn an besagtem Strick gleich aufzuknüpfen, doch seine Berater konnten ihn davon abhalten. Also entmachtete Tamerlan seinen ältesten Sohn, gab die Provinzverwaltung an einen Enkel und ließ alle Freunde und Berater Mirans hinrichten.

Miran Schahs Schicksal besiegelte schließlich ein Sturz vom Pferd bei der Eroberung Georgiens. Er trug einen bleibenden Hirnschaden davon, litt seitdem unter Wahnvorstellungen und Sprachstörungen, galt offiziell als verrückt und durfte keine eigenen Entscheidungen mehr fällen. Da seine Söhne es abgelehnt hatten, die Vormundschaft zu übernehmen, denn es gehöre sich einfach nicht, dass der Sohn über den Vater herrsche, übernahmen Tamerlan und sein jüngster Sohn Schah Ruch die Vormundschaft. Doch all das lag viele Jahre zurück. Tamerlan ließ Miran Schah durch absolut loyal ergebene Leibgardisten bewachen. Die genehmigten ihm so lange gewisse Freiheiten, wie er sich selbst oder andere nicht gefährdete. Daher entpuppte sich Miran Schah als nicht so grausam wie gefürchtet. Miran Schah hielt zwar allabendlich weiterhin wilde Gelage, doch wenn er wie fast jeden Abend befahl, dass vorbeiziehende Hirten zur Unterhaltung gevierteilt oder Tänzerinnen gehäutet werden sollten, oder Generäle zum Geschlechtsverkehr mit Kamelen aufforderte, setzte das im Gegensatz zu früher niemand um. Prinz Kayumart von Rostamdar, der im Ruf stand, Tamerlan absolut treu ergeben zu sein, hatte bei dieser Expedition eigentlich das Sagen. Der weise Ibn Chaldun hatte es einst gewagt und Tamerlan gefragt, warum dieser so wütend über die Grausamkeiten seines Sohnes sei, ob er selbst sich denn nicht mindestens ebenso grausam verhalte. Da hatte der königliche Schwiegersohn nach einer Sekunde des Erstaunens ungläubig gelacht und zurückgefragt, ob das denn nicht offensichtlich sei. Sein Sohn sei zur persönlichen Befriedigung grausam. Er hingegen ziehe keinerlei persönliche Befriedigung daraus, sondern müsse so handeln zur Ehre Allahs.

Sultania brummte vor Leben. Händler aus Italien, Trapezunt, Syrien, Persien, Ägypten, China, Indien und der Türkei trafen sich hier für Geschäfte oder um Karawanen zusammenzustellen. Vor allem Seide und Baumwolle, Edelsteine und Perlen wurden gehandelt. Große Gasthäuser und Karawansereien warteten auf Gäste. Die Stadt verfügte über keine Stadtmauer, nur eine befestigte Zitadelle, deren Mauern und Türme mit Stuck verziert waren. Auf jedem Turm stand ein kleines Katapult. Miran Schahs einstiges Zerstörungswerk war längst Geschichte. Zwischen den Häusern flossen einige Kanäle, überall roch es nach exotischen Gewürzen, Nelken, Pfeffer, Kardamom, Muskat, Zimt … Für Hans war klar: Hier würde er endlich wieder Kaffabohnen finden, denn Lasses Vorrat war unterwegs bald aufgebraucht. Und er fand sie.

Endlich wieder abendliche Kaffasitzungen mit seinen Freunden, endlich wieder in Ruhe ein paar Opiumhöhlen ausprobieren und vielleicht das eine oder andere Bordell. Hans versuchte in Sultania, seinem Zögling Shayan die Freuden der körperlichen Liebe näherzubringen, indem er ihm eine Hure zahlen wollte. Doch Shayan, inzwischen mit dem Schwert genauso geübt wie im Persischen, also noch ausbaufähig, lehnte verlegen kichernd ab. Auch in ein Badehaus wollte er nicht mitgehen. »Dort«, so sagte er, »sieht man so viel Männlichkeit.« Er deutete auf seinen Schritt. »Und es gibt Männer, gerade in Badehäusern, die gerne Männlichkeit sehen und … und dann noch … noch männlicher werden und mehr.«

»Sicher, das gibt es«, antwortete Hans, dem nun auffiel, dass er selbst im Badezelt oder unterwegs in Flüssen Shayan noch nie nackt gesehen hatte. Er erinnerte sich an seine Jugend. »Oh, ich verstehe. Du hast Angst, dass die allgemeine Nacktheit deine Sinne erregt. Keine Sorge, das machen alle jungen Burschen mehr oder weniger durch. Daran wird sich keiner stören.«

»Ich störe mich daran.«

»Aber du wirst in Ruhe gelassen, wenn du das nicht möchtest. Na los, komm mit.«

»Nein, Herr, danke.«

»Hast du Angst, dass deine Männlichkeit zu klein ist und du verspottet wirst?«

Shayan nickte langsam.

Hans lachte. »Ach, Junge. Das ist doch egal. Ich habe dich doch schon mit nassem Leinenhemd gesehen. Und die Beule, die sich da abzeichnet, sieht ganz normal aus. Du kannst dich nicht mit Lasse vergleichen. Niemand kann das.«

Eskandar Scheich (gest. um 1404), Fürst von Mazandaran im Nordiran, der gemeinsam mit Kayumart gegen Tamerlan rebellierte.

Tagsüber mussten sie die Verladung der Tributzahlungen überwachen. Fünf Jahre lang hatten die Provinzen Persien und Armenien den Tribut verweigert, nun kam einiges zusammen. Fast tausend Wagen standen schließlich bereit, nach Samarkand eskortiert zu werden. Doch Prinz Kayumart erwies sich letztlich nicht ganz so loyal. Er hatte heimlich Kontakt zu Fürst Eskandar Scheich von Mazandaran aufgenommen. So warteten nahe der Stadt fünfzigtausend schwer bewaffnete Soldaten, um die Karawane zu übernehmen. Angesichts der enormen Überzahl blieb Miran Schahs Truppe nichts anderes übrig, als die Schätze kampflos herauszugeben. Miran Schah selbst zog sich nach Sultania zurück und blieb dort. Eilboten holten Anweisungen bei Tamerlan ein. Der schickte zusätzliche Truppen.

Mazandaran, einst eines der letzten christlichen Bollwerke gegen den Ansturm des Islam, genoss den großen Vorteil, über eine natürliche Wehranlage zu verfügen. Das Fürstentum am Südufer des Kaspischen Meeres war ringsum durch bis zu fünftausend Meter hohe Berge geschützt, im Süden kam noch ein gewaltiger, schier undurchdringlicher Urwald hinzu. Eine Invasionsarmee konnte in den Wäldern nicht vorankommen. Also entsandte Tamerlan noch einmal Soldaten unter dem Kommando seines Enkels Abu Bakr, diesmal mit dem Auftrag, die Wälder abzuholzen. Doch obwohl sie tagelang schufteten, sägten und hackten und endlich einen fünfzehn Kilometer langen Korridor freigeholzt hatten, konnten sie nichts erreichen. Fürst Eskandar Scheich, der sich zunächst in der Festung Amol versteckt hatte, zog um in die noch wehrhaftere, fast zweitausend Meter hoch gelegene Burg Firuzkuh im Elbursgebirge nördlich von Raji. Tamerlan hätte schon mit seiner gesamten Armee kommen müssen, um Erfolg zu haben. Also blieb nichts anderes übrig, als den Rückzug anzutreten. China rief!

Tamerlan hatte inzwischen eine Gesandtschaft des chinesischen Kaisers Yongle empfangen, die mit deutlichen Worten klarmachte, dass der große Kaiser schon seit einigen Jahren die Tributzahlungen des großen Schwiegersohns vermisse. Ob er denn so klamm sei? Man wolle ihn mit Nachdruck daran erinnern, sofort zu zahlen, denn Tamerlan und alle Tataren seien bekanntlich Vasallen der gottgleichen Ming-Kaiser. Tamerlan gab zu, dass das früher so gewesen sei, nun sähe er das etwas anders. Er schickte die Gesandten zurück nach Peking mit

Yongle (1360–1424), dritter und bedeutendster Kaiser der chinesischen Ming-Dynastie (reg. ab 1402). Führte nach Tamerlans Tod in mehreren Feldzügen den Mongolen vernichtende Niederlagen zu.

der Botschaft, dass er weder zinsbar noch untertänig sei. Im Gegenteil, er hege die Hoffnung, dass der Kaiser die Vormachtstellung Tamerlans anerkennen möge und ihm künftig zinsbar und untertänig sein werde. Aber, so gab er den Diplomaten noch mit auf den Weg, er selbst werde sich gerne bald auf den Weg nach Peking machen, um das mit Kaiser Yongle persönlich zu besprechen.

Der Marsch entlang der Wüste Richtung Damghan brachte Männer und Tiere an den Rand der Erschöpfung. Abu Bakr hatte eine Abteilung von dreihundert Mann auf einen Eilmarsch vorausgeschickt, darunter auch Hans und Lasse mit ihren Männern, denn nur wenige Tagesreisen vor ihnen befand sich eine große Karawane auf dem Weg nach Samarkand, die sie einholen und begleiten sollten. Mit dieser Karawane reisten nämlich wichtige Gesandte des Königs von Kastilien und León sowie Botschafter des ägyptischen Sultans, hochrangige Gäste, deren Eintreffen Tamerlan entgegenfieberte. General Ali Sultan Tawachi leitete die Vorhut.

Bei der Rast an einer namenlosen Oase mitten im Nirgendwo hieß es erst schnell das Lager aufbauen. Karstigee Hügel, dahinter kahle Berge im Norden, sandige Dünen im Süden. Das Grün der Dattelpalmen bildete den einzigen Farbklecks. Dass die wenigen Lehmhäuser der Oase völlig verlassen waren, irritierte sie ein wenig. Denn der See war groß und seine Ufer fruchtbar. Es gab einen Abfluss, einen Bach, der sich in die Hügel schlängelte. Die Häuser sahen aus, als seien sie fluchtartig verlassen worden. Wahrscheinlich hatten sich die Bewohner vor den nahenden Soldaten gefürchtet.

Alle Männer waren noch mit dem Zeltbau beschäftigt, außer denen, die die Pferde und Lastkamele zu versorgen hatten. General Ali Sultan Tawachi und seine Berater verzogen sich gleich zur kurzen Lagebesprechung in das Prunkzelt. Hans schleppte einen letzten Eimer Wasser zu seinem Pferd München, bevor er sich so weit seiner leichten Reisekleidung entledigte, wie es noch schicklich war. Die Soldaten trugen bei den langen Märschen nie ihre Rüstungen, um keinen Hitzschlag zu erleiden. Langsam sammelten sich die anderen Soldaten an dem See und begannen sich frei zu machen, um ins Wasser zu stürzen. Viele konnten nicht schwimmen und blieben im flachen Wasser liegen. Einige ließen sich zum Bach treiben und verschwanden hinter den ersten Hügeln. Dann liefen sie durch den heißen Sand zurück und wiederholten das Spiel.

Hans wartete, bis seine Männer vollzählig bei ihm waren. Alle bis auf Shayan im knielangen Lendenschurz. Shayan trug wie immer schamvoll sein langes Unterhemd. Dass der Bursche nicht besonders gut schwimmen konnte, war bekannt. Sich von der leichte Strömung des Bachs mitnehmen zu lassen, erinnerte Hans an seine Kindheit in München mit den vielen Stadtbächen – und an die Nacht bei Konya, als er das erste Mal einen Eunuchen gesehen hatte und ihn für einen Dämon gehalten hatte. In Höhe eines im Wasser treibenden großen Baumstamms mit rissiger Rinde schwamm Hans über sich selbst lachend zum Ufer und machte es wie die anderen. Er lief schnell durch den heißen Sand zurück, wobei er eher hüpfte als lief, denn die Hitze drohte die Fußsohlen zu verbrennen, und ließ sich erneut den Bach bis zum Baum hinuntertreiben. Lasse und Max schlossen sich ihm an. Beim dritten Mal sogar Shayan, der prustend, wie ein Hund paddelnd, seinen Kopf über Wasser hielt. Shayan hielt sich kurz am Baumstamm fest, bevor er mit den anderen aus dem Wasser stieg und, glücklich über seinen eigenen Mut, strahlte.

Beim Zurückhüpfen ertönte hinter ihnen ein markerschütternder Schrei: »EIN DRACHE!«

Alle wirbelten herum. Der Baumstamm war kein Baumstamm, sondern eine auf der Lauer gelegene Bestie wie aus einem Alptraum. Das war kein schlanker Lindwurm mit Flügeln, wie Hans ihn auf Buchillustrationen gesehen hatte, sondern ein fünf oder sechs Meter langes Ungeheuer, dessen Körper zur Hälfte nur aus einem riesigen Maul zu bestehen schien. Mit seinen weißen Zähnen, die sich wie scharfe Messer dicht an dicht im Maul aneinanderreihten, hatte das Vieh einen verzweifelt brüllenden Soldaten gepackt, zerfleischte ihn und schlang ihn fast in einem Stück herunter. Die nachfolgenden Schwimmer stieben in Panik aus dem Wasser und rannten zum Lager zurück. Der Drache, obwohl er für seinen enormen Leib nur über geradezu lächerlich kurze Beine verfügte, setzte den Fliehenden mit erstaunlicher Geschwindigkeit hinterher. Auch Hans, Lasse, Max und Shayan rannten, als wäre der Leibhaftige hinter ihnen her – nein, nicht WÄRE, es WAR der Leibhaftige hinter ihnen her.

Kaum hatten sie die ersten Zelte erreicht, stürzten sie wahllos in eines hinein und schnappten sich die Waffen, die sie greifen konnten. Schwerter, Lanzen, Streitäxte, Bögen. Der Drache hatte wenige Meter vor dem Lager angehalten und drohte mit weit offenem Maul. Die Bewaffneten der ersten Reihe schreckten zurück. Gegen Elefanten kämpfen war das eine, gegen eine Ausgeburt der Hölle etwas ganz anderes. Weil Hans und Lasse die nächststehenden Hauptmänner waren, scharten sich die Männer hinter ihnen. Lasse warf den ersten Speer, verfehlte aber knapp das offene Maul. Hans schleuderte seinen hinterher und traf das Tier vorne an der Schnauzenspitze. Der Speer drang durch den Oberkiefer und stand wie ein überlanger Zahn vorne heraus. Der

Drache brüllte heiser. Lasse nahm einem seiner Männer die Lanze weg und warf erneut. Diesmal traf er das Vieh am Körper neben der Vorderpfote. Der Drache bäumte sich heulend auf und raste auf die Männer zu. Die Märchen vom mutigen Ritter, der sich dem Drachen stellt und diesen schließlich im edlen Wettstreit zur Strecke bringt, kannten sie alle. Doch das hier war kein Märchen.

Hans wich dem Tier aus und hieb ihm mit der Axt in die Seite, Lasse stach mit dem Schwert auf der anderen Seite zu. Er konnte die Waffe nicht so schnell wieder herausziehen, wie er dem wütend peitschenden Schwanz ausweichen musste. Langsam trauten sich auch die anderen Männer näher, hieben und schlugen zu. Der blutende Drache wand sich nach allen Seiten, schnappte nach Armen und Beinen und schlug mit seinem kräftigen Schwanz einige Soldaten in die Flucht. Max gelang es, dem Tier die rechte Vorderpfote abzuhacken. Und dann kniete sich, von den anderen nicht beachtet, Shayan seelenruhig hin, spannte den Bogen und wartete konzentriert. Als der Drache wieder einmal mit aufgerissenem Maul den Kopf in seine Richtung drehte, ließ Shayan die Sehne los, der Pfeil bohrte sich dem Drachen tief in den Schlund, durchbrach die Schädelbasis und drang ins Gehirn. Das Monster röchelte, warf sich herum und blieb leblos liegen. Die anderen Männer blickten verwundert zu Shayan, der langsam aufstand.

Sofort begann die Trophäenjagd. Alle wollten eine Kralle, einen Zahn, etwas schuppig gepanzerte Haut. Einige rieben sich mit dem Drachenblut ein, andere schnitten sich Fleisch ab und aßen es roh oder brieten es. Auch Hans probierte später davon. Es kaute sich knorpelig und schmeckte irgendwie nach fischigem Hühnchen. Shayan malte sich das Gesicht mit Blut an und bekam die ganze linke Vorderpfote, die er, so sagte er glücklich, durch Sonnentrocknung haltbar machen wollte.

General Ali Sultan Tachawi, der sich erst spät bequemte, nach den Ursachen des Tumults zu forschen, war nicht erfreut, als er zum Ort des Geschehens kam. Zu gerne hätte er Tamerlan einen toten Drachen mitgebracht. Doch nun war von der Bestie kaum mehr als eine gerupfte Karkasse übrig. Dass der General schlecht gelaunt war, war nichts Ungewöhnliches. Man kannte ihn praktisch nur miesepetrig. Lachen hatte ihn noch keiner gesehen. Immerhin brummelte er eine Belobigung Richtung Shayan und klopfte Hans auf die Schulter.

»Du bist verwundet«, sagte Hans, nachdem er Shayan mit den anderen hatte hochleben lassen. Er deutete auf den linken Oberschenkel, wo das nasse Leinenhemd an der Haut klebte und sich rings um einen großen Riss langsam blutig verfärbte. »Drachenblut macht doch nicht unverletzbar.«

»Geht schon«, antwortete der Junge.

»Nein, das schauen wir uns an«, antwortete Hans.

»Nein, nein, das geht wirklich. Nur ein Kratzer. Ich mach mir einen Verband.«

»Unsinn.« Hans zog den widerstrebenden Shayan ins leere Zelt. »Stell dich nicht so an. Ich schaue dir nichts weg.«

»Nein. Wirklich! Das geht schon.« Shayan wirkte langsam panisch und versuchte, sich dem festen Griff zu entwinden.

Hans packte den Jungen an beiden Oberarmen, hob ihn hoch und setzte ihn dann auf ein Feldbett. »Halt endlich den Mund«, sagte er barsch. Shayan trat nach ihm. Hans antwortete mit einer solchen Ohrfeige, dass der Junge benommen seitlich umkippte. Hans zog das Leinenhemd hoch. Nach einer Weile des Schweigens murmelte Hans wie benommen »Verstehe« und ging wortlos aus dem Zelt.

28 Zarafa

Sie holten die Karawane mit den Gesandten nach drei Tagen bei der Stadt Nischapur ein. Schon von Weitem konnte man sie ausmachen, was aber nicht an den vielen schwer beladenen Kamelen lag. Hans staunte nicht schlecht, als er in der Ferne eine vertraute Silhouette in den Himmel ragen sah: eine Zarafa. Wie sich herausstellte, gehörte sie zu den kostbaren Geschenken der Ägypter an Tamerlan.

Nischapur lag in einer fruchtbaren Ebene voller Plantagen und Gärten. Zum Reichtum der Stadt trug außerdem der Türkisabbau in nahen Bergwerken bei. Türkis war nicht selten, aber der aus Nischapur galt als der beste der Welt. Der Statthalter von Nischapur veranstaltete ein großes Bankett in seinem Paradies zu Ehren der Gesandten, zu dem auch General Ali Sultan Tawachi sowie alle Offiziere und Hauptmänner eingeladen waren. Die Hauptmänner saßen im Garten weit von den hierarchisch Höherstehenden, den spanischen Edelmännern und ägyptischen Emiren entfernt. Zunächst überreichte der Statthalter die üblichen Geschenke für die Gesandten: Seidengewänder und frische Pferde. Tamerlan hatte angeordnet, dass bei jeder Rast diese Präsente bereitgehalten werden sollten. Dann stellte er Fürst Malek Ali Oghlu vor, der eben im Auftrag Tamerlans angekommen sei, um für die Weiterreise für allen Komfort zu sorgen. Man musste endlose Begrüßungs- und Dankesreden über sich ergehen lassen, Anekdoten darüber, wie der Zufall die Ägypter und Spanier in Sultania hatte aufeinandertreffen lassen und wie sie dann gemeinsam weitergezogen seien, sowie ausschweifende Erklärungen darüber, warum die Spanier die Einladung von Schah Ruch, sie in Herat zu besuchen, ausschlagen mussten, denn Tamerlan fiebere ihnen in Samarkand schon längst entgegen. Das Übliche an ermüdenden Reden, während auf den Tischen bergeweise die verlockendsten Leckereien die Mägen knurren ließen.

Lasse seufzte leise. »Hört das denn nie auf.«

»Wie?« Hans schreckte hoch. Er wäre beinahe eingenickt. Lasse kicherte in sich hinein.

»Auch nicht mehr der Jüngste, dieser Botschafter aus Kastilien.« Hans wies mit dem Kopf auf den Redner, der mit seinem schlechten, dahingenuschelten

Persisch zusätzlich zum Inhalt seiner Ansprache für Langeweile sorgte. Der Botschafter radebrechte gerade davon, dass König Heinrich von Kastilien und León ihn beauftragt hatte, einen Pakt mit Tamerlan zu schließen, um den Osmanen endgültig den Garaus zu machen.

»Da wird sich in Samarkand unser heiliger Juan von Gottes Gnaden sicher ein Loch in den Bauch freuen, wenn er endlich mal wieder einen Landsmann trifft«, flüsterte Lasse.

»Wenn unser heiliger Juan da noch lebt«, sagte Hans zweideutig.

»Wie meinst du das?«

Hans berichtete, dass er einen von Tamerlans Enkeln bei Delhi unter den Zuhörern entdeckt hatte. Lasse sog scharf die Luft ein. In dem Moment beendete der Spanier endlich seine Rede, alle applaudierten, es durfte gegessen und getrunken werden.

»Hast recht«, sagte Lasse. »Der Schwiegersohn wird sich die christliche Missionierung nicht auf Dauer bieten lassen. Und für Juan werde ich, ehrlich gesagt, auch keine Träne zerquetschen.«

»Ich auch nicht.« Hans lachte. »Hier, probier mal die gefüllten Teigtaschen. Schafskäse und geröstete Kürbiskerne. Köstlich.«

»Was ist eigentlich mit deinem Shayan los?«, fragte Lasse mit vollem Mund.

»Was soll denn los sein?«

»Du nimmst ihn seit der Sache mit dem Drachen auffällig hart ran. Obwohl er verletzt ist.«

»Das ist nur eine kleine Beinwunde«, entgegnete Hans achselzuckend. »Er war wahnsinnig leichtsinnig und hat enorm viel Glück gehabt. Freilich, er hat bewiesen, dass er ein ausgezeichneter Bogenschütze ist, aber mit dem Schwert ist er einfach noch zu schlecht. Darum.«

Lasse nickte. »Ist klein und wendig. Der kann mal ein guter Kämpfer werden.«

»Hmmpff«, machte Hans mit vollem Mund.

»Und er himmelt dich an«, stichelte Lasse frech. »Läuft da etwa was?

»Hmmpff«, antwortete Hans.

Als Abendunterhaltung traten abessinische Tänzerinnen auf, die die Ägypter mitgebracht hatten. Hans dachte kurz wehmütig an David. Dann drängte sich das Antlitz von Makeda vor sein inneres Auge, und er musste mit den Tränen kämpfen. Seit Damaskus war so viel passiert, dass er sie fast ganz vergessen hatte. Eben nur fast. Sie hatte sein Kind unter dem Herzen getragen … Er vertuschte seinen Schluchzer mit einem Hustenanfall. Lasse klopfte ihm auf den Rücken.

»Danke, geht schon wieder«, keuchte Hans und wischte sich eine Träne weg.

»Ja, beim Kamelbraten haben sie es mit dem Pfeffer ziemlich übertrieben«, missdeutete Lasse die Tränen. Hans nickte. Versonnen beobachtete er die Tänzerinnen und die abessinischen Diener, die um die Ägypter herumschwirrten.

Zum Abschluss des Abends kündete General Ali Sultan Tawachi einen besonderen Ohrenschmaus zu Ehren der fremdländischen Gäste an. Sein sauertöpfisches Gesicht ließ nichts Gutes erwarten. Doch Max, vom General komplett neu in aufwendig bestickte Seide eingekleidet, konnte mit seiner Oud allen begeisterten Beifall entlocken, auch den Spaniern. Sie ließen ihn nicht gehen, drängten zu Zugaben, und er musste auch noch weiterspielen, als die einfacheren Dienstränge entlassen wurden.

Hans und Lasse gingen durch die schmalen Gassen Nischapurs. Zurück in die Karawanserei, in der man sie untergebracht hatte, wollten sie nicht. Sie verließen die Stadt und bummelten zwischen den Zelten der Karawane herum, nur scheinbar ziellos, denn Hans wollte die Zarafa sehen und lenkte die Schritte in Richtung der Silhouette des Tiers, die sich dunkel vom sternenklaren Nachthimmel abhob.

»Verzeiht, Herren.« Ein Abessinier versperrte ihnen den Weg zum Tiergehege. Zwei bewaffnete Soldaten lungerten hinter ihm am Gatter. Er sagte auf Arabisch: »Ihr dürft nicht näher heran. Das hier ist eine …«

»Zarafa«, unterbrach Hans schnell, ebenfalls auf Arabisch. »Wir kennen so ein Tier. Es ist wunderschön.«

»Ja, nicht wahr?« Der Abessinier strahlte. »Ich habe die Ehre, für ihr Wohlergehen zu sorgen.«

»Eine große Ehre«, meinte Lasse anerkennend.

»Nicht wahr?«

»Wie ist dein Name?«, fragt Hans.

»Tafari.«

»Ich bin Hans, das hier ist Lasse.«

»Ihr seid Europäer, oder?« Tafari behielt sein glückliches Strahlen bei. »Ich habe noch nie Europäer kennenlernen dürfen. Es freut mich sehr.« Ohne zu fragen und ohne Scheu berührte er fasziniert Lasses rotblonden Schnauzbart. Lasse war das gewöhnt.

»Nun, wir haben schon einige Abessinier kennengelernt«, antwortete Hans. »Wir …«

»Darf ich Euch einladen auf ein Getränk?«, unterbrach Tafari. »Es ist unser Nationalgetränk. Es kommt aus einer Region namens Kaffa.«

Hans musste grinsen. Das ging einfacher als erwartet. Die Kaffavorräte aus Sultania gingen langsam zur Neige. Nur nicht zu gierig erscheinen. »Gerne. Das habe ich, glaube ich, schon einmal in Ägypten getrunken. Nicht wahr, Lasse?«

Lasse nickte verschmitzt lächelnd. »Ja. Kann schon sein.«

Tafaris Zelt stand direkt neben dem Gehege der Zarafa. Bald kochte auf dem Lagerfeuer eine Kanne Wasser. »Ich mag den Kaffa gerne mit etwas weißem Zucker, aber den gibt es hier nicht«, sagte Tafari entschuldigend.

»Kein Problem.« Lasse wühlte in seinem Umhängebeutel und holte ein kleines Säckchen Zucker hervor. Im Schein des Lagerfeuers konnte man erkennen, dass Tafari selbst für einen Abessinier, die nicht so dunkel wie die Nubier waren, sehr hellhäutig war. »Du bist sehr hell für einen Abessinier«, sagte er direkt.

»Stimmt.« Tafari zuckte mit den Schultern. »Mein Vater ist ein Ägypter, er handelt mit wilden Tieren. Er ist der Herr meiner Mutter. Sie dient ihm schon lange als Köchin.«

»Ein Bastard.« Lasse legte wenig Fingerspitzengefühl an den Tag.

»Stimmt.« Tafari nahm es nicht übel. »Oh, mein Bruder kommt.« Ein weiterer hellhäutiger Abessinier gesellte sich ans Feuer und stellte sich vor. Er hieß Amaniel und sah schlecht gelaunt drein.

»Verzeiht meinem Bruder«, sagte Tafari fröhlich. »Er ist immer noch sauer, weil ihm sein Tier abhandengekommen ist.«

»Noch eine Zarafa?«, fragte Hans.

»Nein«, antwortete Amaniel. »Ein Nilkrokodil.«

»Was ist das denn?«, fragte Lasse.

»Na, ein Krokodil vom Nil.« Amaniel fing sich für diese Antwort einen Hieb von seinem Bruder ein. »Verzeiht, Herren«, fuhr Amaniel höflicher fort. »Ein Krokodil ist eine große Echse mit gewaltigen Fangzähnen, die im oder am Wasser lebt.«

»Sieht die im Wasser aus wie ein Baumstamm?« Hans und Lasse tauschten aufgeregte Blicke.

»Ja, genau. Das macht sie so gefährlich. Aber woher wisst Ihr das? Habt Ihr sie gesehen?«

»Nein, nein«, antwortete Hans schnell. »Das war geraten.«

»Ein Nilkrokodil kann unglaublich groß werden. Mehrere Meter lang. Das war das größte Männchen, das je ein Mensch gesehen hat. Es sollte Tamerlan zum Geschenk gemacht werden. Er soll angeblich exotische Tiere lieben. Und nun ...« Er machte eine hilflose Geste und schlürfte Kaffasud. »Vor ein paar

Tagen war es nach der Nachtrast einfach weg. Ein solches Monster kann man doch nicht einfach verlieren!«

»Du schon«, frotzelte Tafari. »Weil du immer den Weibern nachsteigst.«

»Halt die Klappe.«

»Nun, Tamerlan weiß ja gar nicht, dass ihm ein Krokodil geschenkt werden sollte, oder? Und eure Herren werden gewiss nicht zugeben wollen, dass ihnen ein wertvolles Geschenk abhanden gekommen ist«, sagte Hans. Seine Oasentrophäe, die er im Halsbeutel mit sich trug, schrumpfte vom mythischen Drachenzahn zum zumindest einigermaßen exotischen Krokodilzahn. Wer glaubte schon ernsthaft an Drachen oder Einhörner! Wenn Hans recht überlegte: alle! Alle, die den Drachen gesehen hatten. Also beschlossen er und Lasse später, dass niemandem damit gedient sei, wenn sie die Geschichte aufklären würden. Drache blieb Drache.

»Also dürfte es auch keine Schwierigkeiten geben, nicht wahr?«, schloss Hans.

Die Brüder sahen sich überrascht an.

»Da habt Ihr recht, Herr.« Tafari strahlte noch mehr. »Hörst du, Amaniel, alles in Ordnung.«

»Der Herr hat mich trotzdem bestraft«, grummelte Amaniel.

»Fünf Peitschenhiebe. Die hast du für deine Schlamperei verdient, und du hast es gut überstanden«, sagte Tafari fröhlich.

Lasse holte seine Haschpfeife hervor, Tafari brachte aus dem Zelt Wein, und bald plauderten und lachten sie über alles Mögliche, vor allem Unsinn.

Am nächsten Tag zog die Karawane weiter. Namenlos und vergessen die vielen Orte, in denen sie übernachteten. Da die Spanier stets großen Wert auf eine Mittagssiesta legten, kamen sie nur langsam voran. Die Pausen nutzte Hans, um mit Shayan den Schwertkampf zu üben. Er nahm den Burschen hart ran und gönnte ihm keine Pause. Dann folgte Training mit dem Dolch.

An große Städte wie Maschhad konnte sich Hans später noch gut erinnern. In Maschhad wimmelte es vor Pilgern, denn dort befand sich das Grab von Imam Reza, einem Nachfahren Mohammeds, den die Schiiten als achten Imam verehren. Schließlich verließen sie Persien und kamen nach Chorasan, was auf Persisch ursprünglich »Land der aufgehenden Sonne« bedeutete und bald in den allgemeinen Sprachgebrauch als Bezeichnung für die Himmelsrichtung Osten einging. Wenn sie Orte erreichten, die sich nicht auf die Ankunft der Karawane vorbereitet hatten, wenn keine Geschenke und Berge an Fleisch und Obst bereitlagen, ließ Fürst Malek Ali Oghlu alle Einwohner, Jung und Alt, Frauen, Männer und Kinder, mit Stöcken und Peitschen blutig schlagen. Was dazu führte, dass sie an nicht wenigen fluchtartig verlassenen Dörfern vorbeikamen. Je weiter sie kamen, desto weniger Orte gab es überhaupt. Hier lebten fast nur noch Nomaden mit ihren Herden, die sich ausschließlich von in Milch gekochter Hirse oder essigsaurem Frischkäse zu ernähren schienen. Holz für Lager- oder Kochfeuer gab es keins, man musste auf getrockneten Kamel- oder Pferdemist zurückgreifen. Wie die Nomaden schliefen auch die Gesandten und der Begleittrupp in Zeltlagern. Da die Nomaden über viel geräumigere Zelte verfügten, ließ Malek Ali Oghlu sie beschlagnahmen, um sie den Gästen zur Verfügung zu stellen. Einige der Kastilier waren längst krank geworden und mussten auf eilig gefertigten Gestellen getragen werden.

Sie quälten sich durch die Steppe bis zu den Ruinen der Oasenstadt Merw am Fluss Murgab. Schon Alexander der Große hatte hier auf seinem Weg nach Indien ein befestigtes Lager erbauen lassen. Einst soll es neben Bagdad die größte Stadt des Vorderen Orients gewesen sein. Dann kamen mehrfach die Tataren. Zuletzt ließ Tamerlan die Stadt plündern und verwüsten. Nur noch wenige Häuser waren bewohnt. Hinter den wuchtigen, mit Halbsäulen verzierten Mauern der Ruine von Kis Kala, der Jungfrauenfestung, schlugen sie ihr Lager auf.

»Schau mal, was ich entdeckt habe.« Lasse zog Hans mit sich hinaus in die Wüste, wo der Sand über die Steinfundamente seit Jahrhunderten verfallener Bauten wehte. Lasse deutete auf einen großen Steinkopf, den er ein Stückchen freigebuddelt hatte. Ein mildes Lächeln lag in dem Steingesicht.

»Das sieht doch aus wie diese Götzen, die wir in Bamiyan gesehen haben?«

»Stimmt«, antwortete Hans. »Ein Buddha. Wie kommt der denn hierher?«

»Tja, die Wunder der Welt«, meinte Lasse schmunzelnd und setzte sich auf den Kopf. Woher sollten die beiden auch wissen, dass Merw vor Urzeiten mit buddhistischen Mönchen besiedelt war. »Was ist los mit dir, Hans? Du bist seit einigen Wochen so schweigsam.«

»Nichts. Ich bin einfach nur ein bisschen erschöpft.« Hans stand kurz davor, Lasse alles zu erzählen. Doch er hielt sich zurück. Er war sich zwar sicher, dem Nordmann vertrauen zu können, doch er hatte noch nicht einmal Max sein Herz ausgeschüttet. Und wenn überhaupt, dann würde er nur Max einweihen. Je weniger Bescheid wussten, desto besser.

»Ich habe den Eindruck, es hat mit Shayan zu tun«, sagte Lasse.

»Was?« Hans lachte etwas zu falsch.

»Du kannst es ruhig zugeben, wenn du dich in ihn verliebt hast.«

»Wie bitte? Du hast doch selbst gesagt, dass ich so hart zu ihm bin.«

»Ja, eben drum! Er ist ein hübscher Junge, und wir haben seit Wochen keine Frau gesehen. Wobei, die Tänzerinnen … An die kommt man ja leider nicht ran …«

»Nein. Ich sage dir, es ist nichts. Fertig.« Hans schwieg trotzig. Ja, es hatte mit Shayan zu tun. Er konnte einfach nicht darüber reden. Er musste sich erst einen Plan ausdenken. Doch es fiel ihm ums Verrecken keiner ein. Er musste abwarten.

»Komm, die Sonne geht unter«, riss ihn Lasse aus den Gedanken. »Gehen wir Kaffa trinken zu Tafari und Amaniel.«

Dann folgte der härteste Teil quer durch die Wüste Karakum bis zum Fluss Oxus. Sie brachen stets kurz nach Mitternacht auf und zogen weiter, bis die Sonne brennend am Horizont stand, dann gab es Siesta, bis die Schatten lang und die Luft kühler wurden. Trotzdem drohten einige in der sengenden Sommerhitze, die Gesandten hatten sich ausgerechnet den August als Reisezeit ausgesucht, zu verdursten. Malek Ali Oghlu schickte Reiter zum Oxus voraus, die mit Bündeln von nassen Tüchern zurückkehrten, um den schlimmsten Durst zu lindern. Zur Versorgung der kostbaren Zarafa wurden fünf mit Heu sowie fünf weitere mit Wassertanks beladene Kamele mitgeführt. Dieses Wasser durfte keiner anrühren. Das Überleben der Zarafa galt als vorrangig.

Endlich kam das glitzernde Wasser des Oxus in Sicht, und es gab kein Halten, alle stürmten ans Ufer. Die gleichen Szenen hatte Hans bereits zigfach erlebt: völlig ausgetrocknet baden und saufen, Mensch wie Tier. Tamerlan hatte auch hier für Komfort gesorgt. Eine Brücke aus Booten diente der bequemen Überquerung, und sie erreichten die Stadt Termes, einst der nordwestlichste Vorposten Kleinindiens, bevor Tamerlan sie sich einverleibt hatte. Die Stadt verfügte seit der Zerstörung durch Dschingis Khan über keine Mauer. Nach den Wochen in Wüste und Steppe kam ihnen Termes mit seinen üppigen Gärten und Wasserkanälen wie ein Elysium vor. Sie konnten es nicht lange genießen und mussten sofort weiter.

Als sie das Hissargebirge durchquerten und durch ›Alexanders Tor‹, eine breite Schlucht, endlich das Dorf Derbent erreichten, drangen Klagelieder aus dem Zelt der Kastilier. Der Theologe Bruder Alfonso Paez de Santa Maria, seit Wochen krank, war verstorben. Man wickelte ihn in Tücher und bestattete seinen Leichnam am Ortsrand nach christlichem Ritus. Und Hans hatte endlich die langersehnte Eingabe, wie er sein Problem lösen konnte.

Bis nach Kesch war es nicht mehr weit, von dort nach Samarkand war es dann quasi nur noch ein Katzensprung.

»Max, komm mit und keine Fragen.« Manchmal wunderte sich Hans über sich selbst, dass er immer noch solche Sachen zum kleinen Bruder sagte. »Entschuldige. War nicht so gemeint. Also komm mit. Ich erkläre es dir später.«

Im Schutz der Dunkelheit gruben sie die Leiche des Geistlichen aus und schütteten das Grab wieder zu. Gemeinsam wickelten sie den Toten in neue Tücher und es gelang ihnen, ihn in einen großen Weidenkorb zu bugsieren, denn die Totenstarre hatte bereits nachgelassen. Hans hatte sich stark riechende Kräuter besorgt, auch etwas Weihrauch, und gab es mit in den Korb, bevor sie den Deckel fest verschnürten. Dann brachten sie den Korb zum Gepäck seiner Einheit.

Weizenfelder, Melonen- und Baumwollplantagen, Weinberge und Obstgärten kündigten an, dass sie sich der fruchtbaren Ebene rings um die Stadt Kesch näherten. Als der Befehl kam, einige Männer sollten zur Jagd nach Wildbret in die nahen Wälder ausschwärmen, meldete sich Hans freiwillig.

»Du kommst mit«, sagte er zu Shayan, der ängstlich nickte.

»Verzeiht mir, Herr.« Hans kniete vor General Ali Sultan Tawachi und berührte demutsvoll mit der Stirn die Erde. »Ich habe versagt. Sein Tod ist meine Schuld, auch wenn es ein Unfall war. Bestraft mich, Herr.«

Der General zupfte missmutig ein Eck des Mantels zur Seite, in den Hans die Leiche gewickelt hatte, und starrte kurz auf das Gesicht des Jungen. »In deinen Speer gestürzt, sagst du?«

»Ja, als wir dieser Hirschkuh nachsetzten … Ich weiß auch nicht, wie es passieren konnte. Ich hatte eine gute Wurfposition und plötzlich ist …«

»Schon gut«, unterbrach der General. »Dumme Sache.«

»Ihr seht, dass der Speer in seine linke Seite eingedrungen ist. Es war mein Fehler.«

»Soso. Nun gut. Sehr dumme Sache. Du hast unserem großen Anführer einen guten Krieger genommen, da muss ich dich leider bestrafen, auch wenn es ein Versehen war. Fünf Peitschenhiebe.«

»Danke, Herr.« Das war eine sehr milde Strafe.

Fünf Peitschenhiebe auf den nackten Rücken. Fünf brennende Höllenfeuer. Fünf blutende Wunden, die zu Narben werden würden. Fünf unterdrückte Schreie, denn Hans wollte sich keine Blöße geben. Nachdem die Wunden versorgt waren, zwang sich Hans auf die wackeligen Beine. Seine Männer standen verlegen um sein Feldbett herum. Einer reichte ihm Wein mit Opium, doch Hans lehnte ab. Er brauchte jetzt trotz der Schmerzen einen klaren Kopf.

»Männer, lasst mich eine Weile mit Shayan alleine«, sagte er. »Ich möchte für seine Seele beten.« Alle außer Max verließen das Zelt. Nun musste es schnell gehen. Max hatte den großen Korb mit der Leiche des Spaniers bereits am frühen Abend hergeschleppt.

»Los, steh auf«, flüsterte Hans zu Shayan. Der Junge schlug die Augen auf und rollte sich mit Max' Hilfe aus den Leichentüchern. Das Kamelblut, das Hans einem Tier abgezapft und in einer kleinen Flasche mitgenommen hatte, um Shayans Verwundung zu inszenieren, war eingetrocknet. Dann wickelten sie die Tücher um den mittlerweile leicht stinkenden toten Theologen und platzierten ihn auf dem Feldbett, auf dem Shayan zuvor aufgebahrt war. Gegen den Verwesungsgeruch zündete Hans Weihrauch an.

»Hör zu, Max, es kommt nun auf dich an. Du bringst Shayan in dem Korb hier raus. Dann reitet ihr zwei eine Stunde vor dem Morgengrauen auf einem Pferd, hörst du, es darf kein Pferd fehlen, nach Samarkand, es ist nur noch eine Tagesreise entfernt. Dort sucht ihr Shayans Vater. Er ist Meister der Steineinlegearbeit. Davon dürfte es nicht so viele geben. Ihr solltet ihn also finden können. Du bringst ihm Shayan und dann soll er …« Hans stockte und sah Shayan in die tiefschwarzen Augen. »… soll sie wieder das sein, was sie war. Seine Tochter.«

Als er nach dem Drachenkampf die Wunde an Shayans Bein untersuchen wollte, hatte er ihr Geheimnis entdeckt. Das Blut stammte nicht von einer Wunde. Sie hatte sich mit einer dünnen Schnur ein falsches Gemächt umgebunden, das unter dem nassen Unterhemd täuschend echt aussah, und die Brüste mit Bandagen flach gebunden. Da sie eine knabenhafte Figur mit vergleichsweise breiten Schultern hatte, fiel das nicht auf. Auf den Schock waren erst Wut, dann Verständnis gefolgt. Sie wollte einfach überleben. Als Mädchen wäre sie längst an ein Bordell verkauft worden. Hans trainierte sie hart im Schwertkampf, damit sie sich später immer verteidigen konnte. Da Shayan als Name sowohl für Mädchen als auch für Jungen taugte, musste sie zumindest, was das anging, nicht lügen.

»Und du«, Hans wandte sich an Shayan, »du erzählst neugierigen Nachbarn einfach, dass du mit einer Karawane angekommen bist.«

»Ja, ich war Wäscherin, keine Sorge, das kriege ich schon hin.« Shayan versank in Hans' Augen. Er konnte nicht anders, er zog sie an sich und küsste sie lange. Die Schmerzen an seinem Rücken verflogen für einen Augenblick.

Dann stieß er sie von sich weg. »Auf. Genug. Verschwindet. Und Max, denk bitte daran: Wenn du zurückkommst, mach einen Bogen um die Karawane, und schließ von hinten auf. Ich werde morgen sagen, dass der Statthalter dich als Lautenspieler für eine Feier dabehalten wollte und du ein oder zwei weitere Tage in Kesch bleibst, bevor du nachkommst.«

Wenn Max wenigstens nicken würde. Hans schnappte sich den Opiumwein und leerte den Becher in einem Zug. Dann setzte er sich auf sein Lager und zündete eine Opiumpfeife an. Als später Lasse zu einem Krankenbesuch vorbeischaute, schien alles beinahe normal. Er half Hans, der nun in einem angenehmen Dämmerzustand schwebte, auf und befahl den Männern, die Leiche sofort fortzuschaffen, denn wie solle bitteschön ihr Herr neben einem Toten genesen? Ob sie denn noch nie etwas von schädlichen Miasmen gehört hätten, die Leichen verströmen würden? Die Männer hoben im Schein der Fackeln eine Grube am Rand des Lagers direkt neben dem Gatter der Zarafa aus und bestatteten Bruder Alfonso Paez de Santa Maria ein zweites Mal. Lasse sagte ein paar salbungsvolle Worte, dabei stützte er Hans, der zur allgemeinen Verwirrung »*Hasta la vista*« lallte, den einzigen spanischen Brocken, den er konnte. Dann wurde Wein verteilt, und alle tranken auf Shayan, auf den nun hoffentlich das Himmelreich wartete. Die Zarafa beugte neugierig ihren langen Hals herunter und beschnüffelte Hans' Turban.

»Hallo, meine Hübsche«, sagte Hans zärtlich. »Hat dir schon mal jemand gesagt, dass du wunderschöne Augen hast? Und diese Wimpern ...« Er gab ihr einen zarten Kuss auf die weichen Nüstern. Die Zarafa zog schnell den Kopf in die Höhe.

Hans sackte auf den Hosenboden, Lasse setzte sich neben ihn. Die Männer machten sich auf den Rückweg zu den Zelten, mit ihnen die Fackeln.

Ein Schatten löste sich aus der Dunkelheit.

»Hmm, das jetzt nicht so gewesen sein, wie erwarten.« Der spanische Botschafter näherte sich.

»Herr? Verzeiht, was meint Ihr?«, fragte Lasse.

»Nun, ich hören, dass ein ... ein ... äh, nun, eben ein Ungläubiger sterben«, sagte er in seinem rudimentärem Persisch, »wollen sehen, wie Zeremonie.«

»Ihr könnt ruhig Ungläubiger sagen, Herr. Wir sind auch Christen.«

»Christen«, echote Hans und ließ sich auf den Rücken fallen, um sich gleich schreiend vor Schmerzen wieder aufzusetzen. »Scheiße.« Dann lachte er blöde.

»Ach so.« Der Botschafter klang enttäuscht. »Was mit deine Freund?«

»Nichts, Herr«, antwortete Lasse. »Er wurde heute ausgepeitscht, weil er

Ruy Gonzáles de Clavijo (? – 1412), spanischer Dichter und Diplomat, der im Auftrag König Heinrichs III. von Kastilien und León gemeinsam mit dem Ritter **Gomez de Salazar** und dem Theologen Bruder **Alonzo Paez de Santa Maria** nach Samarkand aufbrach. Clavijo verbrachte drei Monate am Hof Tamerlans.

ihn«, er deutete aufs Grab, »getötet hat. Nun haben wir ihm Opium gegeben.«

»Opium, verstehe. Wenn Gott der Herr Opium schaffen, Menschen das schönste Geschenke machen. Nun, warum ich fragen wegen Beerdigung ... richtig Wort? Ja? ... Beerdigung – ich Tagebuch schreiben von Reise und wollen Abendland erklären Sitten in fremd Länder.«

»Shayan war aus Indien.«

»Oha, verstehen! Diese Barbaren, die beten zu Millionen von Götz.«

»Richtig. Und da keiner von uns weiß, wie die ihre Toten bestatten, haben wir es eben ganz einfach gehalten. Verzeiht, Herr, ich weiß zwar, wer Ihr seid, ich kenne aber Euren Namen nicht ...«

»Meine Name, Hauptmann? Du müssen nicht kennen. Ich trotzdem sagen.« Er lächelte generös, als sei sein Name eine zu erwartende Belohnung. »Ich bin Don Ruy Gonzáles de Clavijo, Sondergesandter seiner Majestät Heinrich III. von Kastilien und León.« Diesen Satz hatte er fehlerfrei auswendig gelernt.

»Clavijo? Na, da wird sich der heilige Juan de Clavijo aber sicher freuen!«, quäkte Hans im Tran und gähnte herzhaft.

»Wie bitte?« Der Botschafter schaute ebenso indigniert wie angewidert auf Hans hinab, der nun etwas äußerst Ketzerisches über die Muttergottes brabbelte, was zum Glück niemand verstand, da er es auf Deutsch sagte.

»Don Juan Gonzáles de Clavijo«, erklärte Lasse, »ist ein Soldat im Dienst des königlichen Schwiegersohns. Er war wie wir ein Gefangener der Osmanen nach dem letzten Kreuzzug, und dann ist er wie wir bei Angora den Tataren in die Hände gefallen. Ein Verwandter von Euch, der sich sicher freuen wird, Euch in Samarkand zu sehen.«

»Juan, sage du?« Der Botschafter kratzte sich am Bart. »Ich keine Juan in unsere Familie erinnern. Nur meine Onkel Juan, sicher, sicher, doch der tot seit drei Jahre. Und wir haben kleine Familie. Na, vielleicht, ich ihn sehe, dann erkennen, oder auch nicht. Bringen in Samarkand zu mir.« Don Ruy Gonzáles de Clavijo drehte sich um und ging grußlos davon.

»Der führt auch ein Reisetagebuch«, sagte Hans. »Soso. Der hat doch nichts erlebt bisher, der feine Herr.«

Kesch, das konnte man nicht anders sagen, war in jeder Hinsicht monumental: Die Stadtmauer höher und dicker als anderswo, die Moscheen prächtiger und die Paläste gewaltiger. Überall Baustellen, denn Tamerlan plante, seine Hauptstadt von Samarkand in seine Geburtsstadt zu verlegen und investierte enorme Summen in Keschs Schönheit. Die riesige Moschee, die er über dem Grab seines Vaters und seines erstgeborenen, zu früh verstorbenen Sohnes errichten ließ, sowie das für sich selbst gedachte Mausoleum mit quadratischem Grundriss, waren noch nicht ganz fertig, erstrahlten aber schon im Glanz goldener und blauer Kacheln. Zu Ehren seines Vaters ließ Tamerlan jeden Tag zwanzig gebratene Hammel opfern. Am großen Palast mit den unzähligen Räumen arbeitete man schon über zwanzig Jahre.

Doch noch war Samarkand Hauptstadt, und deren Schönheit überwältigte selbst Weitgereiste, die beispielsweise in Bursa, Kairo oder Jerusalem gewesen waren – wie Hans. Tamerlan hatte inmitten des Zentrums den Rigestan bauen lassen, einen großen Kuppelbasar mit internationalem Handwerkerzentrum, wie es sich für einen Knotenpunkt zwischen Okzident und Orient an der Seidenstraße gehörte. Hans hatte in Kairo oder Alexandria schon Menschen aus aller Welt gesehen, doch hier in Samarkand herrschte ein buntes Völker- und Sprachengemisch wie nirgendwo sonst. Die Karawanen auf der Seidenstraße spülten Inder, Ägypter, Chinesen, Afghanen, Griechen, Armenier, Uiguren, Perser, Türken, Juden, Tscherkessen, Russen, Italiener, sogar Nubier sowie Nordmänner und wen sonst nicht noch alles in die Straßen. Drei außergewöhnlich exotisch gekleidete, sehr würdevoll wirkende Asiaten fielen Hans besonders auf. Diese seien, so ließ man ihn wissen, Menschen von einer unglaublich fernen Insel, die hinter China, hinter dem Ozean, ja sogar hinter der aufgehenden Sonne liege und die man Nihon oder auch Jepang nannte.

Die Moschee Bibi Hanim, von Tamerlan angeblich zum Gedenken an die Mutter seiner Frau erbaut – was niemand glauben wollte, denn wer ehrt schon derart eine seiner Schwiegermütter, da würden ja gleich die anderen ebenfalls Monumentalbauten einfordern –, war noch nicht ganz fertig. Doch schon jetzt konnte man an der gut vierzig Meter hohen, mit kobaltblauen Kacheln verzierten Hauptkuppel erkennen, dass es bald die beeindruckendste Moschee des gesamten Orients werden würde. Ebenfalls kurz vor der Fertigstellung stand Gur-e Amir, das golden und blau verzierte Mausoleum für Tamerlan. Warum der große Schwiegersohn sich zwei Mausoleen in verschiedenen Städten bauen ließ, würde wohl immer sein Geheimnis bleiben. Von Weitem grüßte die melonenförmige Kuppel. An diesen Baustellen arbeiteten die aus allen unterworfenen Regionen verschleppten Architekten, Künstler und Handwerker mit

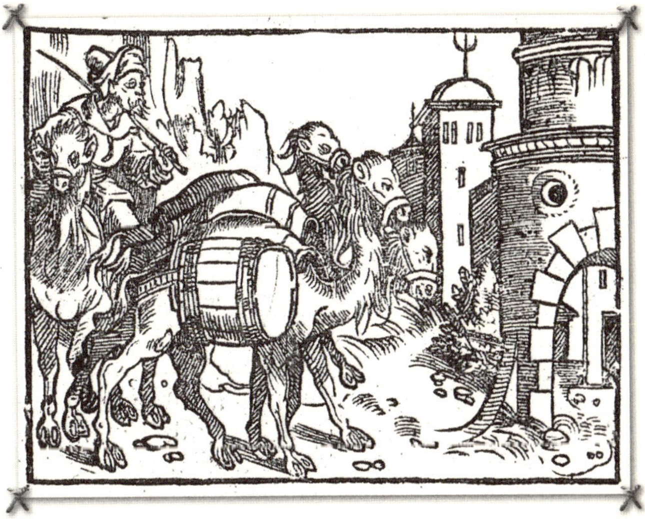

Hochdruck. In Baustil und Ausschmückung so außergewöhnlich und neu, sollten die Bauwerke für die nächsten Jahrhunderte richtungsweisend für die zentralasiatische und persische Architektur werden. Die Geißel Gottes konnte also nicht nur zerstören, sondern auch Neues erschaffen.

Tamerlan ließ die Botschafter acht Tage lang warten. Kurz vor ihnen war eine Abordnung von Toktamisch eingetroffen. Toktamisch, einst Khan der Goldenen Horde und immer noch einer der mächtigsten Feldherren der Tataren, zählte zu den erbittertsten Gegnern Tamerlans. Mit seinen Gesandten zu verhandeln, war für den großen Schwiegersohn überlebenswichtig, nicht dass die Goldene Horde es am Ende ausnutzen und sein Reich im Nordwesten angreifen würde, wenn er nach China aufbrach.

Hans konnte die Tage im Krankenlager nutzen, seinen Rücken zu kurieren. Nur vier der fünf Peitschenhiebe hatten seine Haut aufplatzen lassen. Glück gehabt. Die Wunden heilten gut. Er musste sich schonen und durfte keinesfalls auf dem Rücken schlafen. Zu seiner Freude vernahm er, dass Samarkand das Zentrum der Papierindustrie war. Seine Hefte konnte er hier so billig wie nirgends erstehen.

Dann endlich wurde die wartende Karawane vorgelassen. Während sich die Botschafter und ihr Anhang täglich neuen opulenten Gelagen hingaben, die Tamerlan in jeweils anderen Palästen und Paradiesgärten veranstaltete – und dabei bereitete es ihm diebische Freude, die ebenfalls anwesenden Botschafter des chinesischen Kaisers zu demütigen, indem er Ruy Gonzáles de Clavijo, den Gesandten seines »Sohns vom Ende der Welt«, wie er König Heinrich von Kastilien nannte, erhöht in seiner Nähe sitzen ließ –, versuchte Hans, Shayan ausfindig zu machen. Max führte ihn zu der Unterkunft der Inder, dort sagte man ihnen, der Meister sei schon seit zwei Tagen nicht hier aufgetaucht, man könne ihn aber auf der Baustelle von Gur-e Amir finden. Dort jedoch wusste man nicht, wer der

Gesuchte sei. Zumindest die zwanzig Arbeiter, die sie befragten. Das sagte noch gar nichts. Die Baustelle war gigantisch, und nicht jeder konnte jeden kennen. Weil bald die Dämmerung einsetzte, beschloss Hans, die Suche für heute abzubrechen. Sonnenuntergang bei den Hufschmieden – Zeit und Treffpunkt, um Yorick wiederzufinden. Zwei Abende hatte Hans vergebens gewartet.

»Hey, Deutscher!«

»Hey, Flame!«

Yorick und Hans umarmten sich freudestrahlend, und der große Flame hob den kleineren Bayern mehrfach hoch, was Hans mit gequältem »Hör auf, mein Rücken!« unterband. Dann küsste Yorick Max ab, wie jedes Mal bei einem Wiedersehen, und drückte seinen »kleinen Bruder« fest an sich.

In einer Weinstube an einem Markt, dessen Händler mit Einbruch der Dunkelheit zusammenpackten, wurden die Erlebnisse der letzten Wochen ausgetauscht. Yorick fand das Leben in Samarkand äußerst angenehm und entspannend. Seit er hier war, hatte er die Tage im Wesentlichen vertrödelt und es sich in den Badehäusern gut gehen lassen. Außer dass er inzwischen dem Drängen seines Herrn Ali nachgegeben hatte und diesen nun wie einen winselnden Sklaven seiner Männlichkeit unterworfen hatte, wofür er mit Geschenken und Privilegien überschüttet wurde, gab es nichts wirklich Neues.

»Manchmal tut es gut, der Herr zu sein«, sagte Yorick zufrieden grinsend.

Dann fasste Hans grob zusammen, was er erlebt hatte. Den Drachenzahn bewunderte Yorick ehrfürchtig. Selbst seinen Freund ließ Hans in dem Glauben, es sei ein echter Drache gewesen. Vier Becher Wein später sagte Yorick spöttisch: »Ach, hast du also dann doch noch herausgefunden, dass Shayan ein Mädchen ist.«

»Wieso doch noch?«

»Ich hätte es dir gleich am ersten Tag sagen können.«

»Depp.«

»Ist aber wahr. Du hast kein Auge für so etwas. Und jetzt bist du verliebt und möchtest sie wiederfinden. Verstehe.«

»Ich bin nicht verliebt«, brauste Hans auf.

»Nein, natürlich nicht.« Yorick lachte und schubste Max kumpelhaft an, der apathisch seinen Wein trank. »Wie oft hast du schon gesagt, dass es ein für alle Mal Schluss sei mit den Frauen?«

»Nun gut, das ein oder andere Mal …«

»Du bist verliebt wie ein junger Bursche, Hans, ich kenne dich zu gut. Du hast dich für sie auspeitschen lassen. Und das auch noch, obwohl ihr nicht beieinader gelegen habt. Sie ist bestimmt noch Jungfrau, da solltest du den ersten Stich haben …«

»Hör auf, so zu reden.«

»Aha, also doch verliebt!« Yorick prostete ihm grinsend zu. »Ich werde dir natürlich helfen, sie zu finden. Wenn ihr wisst, wo ihr Vater wohnt, dann könnte man ihm doch dort …«

»Er war seit ein paar Tagen nicht mehr in der Unterkunft«, sagte Hans.

»Kann gut sein. Viele schlafen direkt auf den Baustellen, weil sie bis zum Umfallen arbeiten müssen. Der große Bresthafte möchte, dass alles fertig wird, bevor er nach China aufbricht. Er wird es wohl nicht schaffen, was man so hört, zumal kurz nach unserer Ankunft hier der Baumeister von Bibi Hanim verschwunden ist.« Er rückte näher und senkte die Stimme. »Weißt du, was man da sagt? Die große Moschee hat Tamerlans Lieblingsfrau Bibi Hanim in Auftrag gegeben, um ihren Mann damit zu überraschen. Dummerweise verliebte sich der Baumeister in sie und sagte frech, er werde die Moschee erst fertigstellen, wenn er ihr einen Kuss geben dürfe. Die war natürlich empört und lehnte ab. Stattdessen schlug sie vor, dass er eine ihrer Dienerinnen küssen solle, denn es sei ja wohl egal, aus welchem Becher man trinke, ein Trank sei wie der andere.«

»Hat sie nicht ganz unrecht«, warf Hans ein.

»Ach, Unsinn. Das ist nicht egal. Das hat ihr dann auch der Baumeister erklärt. Wenn in einem Becher Wasser ist und in einem anderen Wein, dann löscht zwar beides den Durst, aber nur der Wein kann einen erheben und glücklich machen.«

»Das ist auch wieder wahr.«

»Siehst du. Die Fürstin war also ganz verzweifelt, weil Tamerlan schon auf dem Weg nach Samarkand war und die Moschee völlig unfertig. Also erlaubte sie dem Baumeister ein kleines Bussi auf die Wange. Kurz bevor seine Lippen ihre Haut berührten, schob sie schnell ein Kissen dazwischen. Hübscher Plan, nicht wahr, aber das brachte nichts. Denn er küsste so leidenschaftlich, dass sich seine Lippen durch das Kissen brannten und auf ihrer Wange ein Mal hinterließen. Du kannst dir denken, dass Tamerlan bei seiner Rückkehr völlig begeistert von der Moschee war, dem Geschenk seiner geliebten Frau. Dann allerdings entdeckte er das Mal auf der Wange und …«

»Der Alte ist so gut wie blind«, warf Hans ein. »Der sieht höchstens noch die Umrisse seiner Frauen, aber keine Male.«

»Du hast einfach keinen Sinn für schöne Geschichten«, grummelte Yorick, erzählte dann aber weiter. »Jedenfalls hat er getobt vor Eifersucht, und schließlich gestand ihm Bibi Hanim alles. Der Bresthafte befahl, den Baumeister zu ihm zu bringen. Der war nicht dumm und wusste, was ihn erwartete: der Tod, langsam und qualvoll. Also baute er sich, da er sehr kunstfertig war, ein Paar Flügel, erklomm das höchste Minarett und flog davon bis nach Persien.«

»Und? Hast du ihn wegfliegen sehen?«, fragte Hans spöttisch.

»Was? Wen?«

»Den Baumeister. Wenn das so war, dann musst du das gesehen haben. Denn du bist gleichzeitig mit dem Bresthaften nach Samarkand gekommen.«

»Schlau«, antwortete Yorick. »Ja, ich habe ihn gesehen! Direkt über mir. Da lag ich zwar ein paar Häuser weiter im Opiumrausch …« Sie kringelten sich vor Lachen. »Soll ich dir die beste Opiumhöhle der Stadt zeigen? Oder möchtest du erst eine Frau? Ich habe gehört, dass es hier Chinesinnen gibt, die völlig hemmungslos seien. Ich denke, du hattest noch nie eine Chinesin.«

Da musste Hans ihm recht geben, doch angesichts seines wunden Rückens schienen hemmungslose Chinesinnen nicht allzu verlockend und er bevorzugte es, sein Hirn fliegen zu lassen.

29 Die schwarze Göttin Kali

Sie fanden Shayans Vater nach drei Tagen. Er saß konzentriert bei der Arbeit an einem Marmortisch, den er mit Einlegearbeiten, Blumen aus Jaspis und Achat, verzierte.

»Verschwindet«, blaffte er wütend, als er von Hans angesprochen wurde. »Raus hier!« Er spuckte aus. »Ihr seid schuld an unserem Unglück. Weg mit euch.«

»Sei still, alter Mann«, herrschte Yorick ihn an. Shayans Vater war vermutlich erst Mitte dreißig, sah aber gut zwanzig Jahre älter aus. »Was glaubst du, wie lange deine Tochter das Versteckspiel hätte durchhalten können? Was wohl passiert wäre, wenn die Soldaten herausgefunden hätten, dass sie ein Mädchen ist? Schon mal daran gedacht? Hans wollte ihr eine Zukunft schenken!«

»Schöne Zukunft! Als Sklavin!«

Es brauchte viel Geduld und gutes Zureden, bis der Mann schließlich erzählte, dass Shayan schon kurz nach ihrer Ankunft einem Sklavenhändler ins Auge gefallen war. Da sie eine indische Kriegsbeute war, ließ er sie einfach mitnehmen.

Hans war erschüttert.

»Wo? Welcher Markt?«, stammelte er.

Shayans Vater erklärte es, und Yorick sagte, dass er wüsste, wo das sei.

»Die indische Jungfrau?«, fragte der Sklavenhändler. »Nein, Männer, da seid ihr zu spät. Die bin ich schnell für einen sehr guten Preis losgeworden. Sie war immerhin noch Jungfrau. Und die wäre auch zu teuer für euch gewesen … Außerdem seid ihr selbst Sklaven, da dürft ihr niemanden kaufen. Wobei … ich habe hier eine sehr hübsche Chinesin, die wäre was für euch.« Er deutete auf eine schielende ältere Asiatin, die apathisch auf der Verkaufsbühne saß und auf ihrer Unterlippe herumkaute. »Die könnt ihr kaufen. Da würde ich mal ein Auge zudrücken …«

Hans trat nah an den Mann heran und packte seinen Kragen. »Wohin habt Ihr die Inderin verkauft?«, zischte er drohend.

»He, langsam, junger Mann. Das geht dich gar nichts an. Und jetzt lass mich los, sonst …« Er deutete mit dem Kopf in Richtung seiner beiden kräftigen Gehilfen, die die Szene mit Argusaugen beobachteten.

»An wen habt Ihr sie verkauft?« Auch Yorick und Max kamen dem Händler nun so nahe, dass der sich unangenehm wand, vor allem, weil er den Dolch spürte, den Hans ihm an die Seite drückte.

»Meine Güte, an den fetten Babu.«

»Wo finden wir den?«

»Er hat das Bordell gleich am Kamelmarkt.«

»Ich weiß, wo das ist«, sagte Yorick.

»Möge Allah euch und eure Nachkommen und die Nachkommen eurer Nachkommen verfluchen, elendes Soldatenpack«, rief ihnen der Sklavenhändler hinterher.

Nein, sagte der fette Babu entschieden, die indische Jungfrau könnten sie nicht haben, nicht einmal sehen. »Da kommt ihr ohnehin zu spät«, fuhr er feist lachend fort. »Und sie wäre für euch jungen Kerle viel zu teuer gewesen, auch wenn sie euch bestimmt lieber gehabt hätte. So frische Ware ist begehrt. Ich habe sie unter Stammkunden versteigert. Na, und was soll ich euch sagen, Imre war der Glückliche!« Imre war ein ungarischer Händler, der vor Jahren in Samarkand gestrandet war und seitdem einen schwunghaften Handel mit exotischen Kunstwerken aus ganz Asien und Osteuropa betrieb. Bei ihm bekam man sogar Statuen und Amulette indischer Götter, tibetischer Bodhisattvas und christlicher Heiliger in allen Preislagen. Soldaten versilberten dort eben gerne ihre Beutestücke. »Gut bekommen ist die kleine Inderin dem Imre nicht!« Der fette Babu lachte dreckig. Das Mädchen sei ganz schön bockig gewesen und daher nun in keinem so guten Zustand. Die werten Herren könnten aber sich gerne eine der anderen aussuchen …

Hans schlug ihm die Faust ins aufgedunsene Gesicht, dass zwei Zähne durch die Luft flogen. Eine unkluge Handlung, denn sofort stürzten schrankartige Gehilfen herbei, die Hans, Yorick und Max unsanft zur Tür hinausbeförderten.

»Scheiße«, keuchte Hans. »Verfluchte Scheiße! Wie sollen wir sie da rausholen? Wir können sie nicht einmal freikaufen.« Er trat nach einem Straßenhund, der sich winselnd verzog. Ihm kam eine Idee. »Yorick, ist dein Herr Ali eigentlich noch ein freier Mann? Ja, oder? Er ist kein Sklave. Also kann er sie kaufen!«

»Ich glaube nicht, dass er das macht«, sagte Yorick zögernd.

»Ich schon. Wenn du ihn ganz lieb bittest und ihm sagst, dass du dich ihm sonst verweigerst. Das Geld bekommt er natürlich von mir.«

Yorick lachte, als er die Arme verschränkte. »Und du denkst, das würde ich machen?«

»Ja.«

Yorick verdrehte die Augen. »Natürlich. Ich machs. Also ich rede erst mal mit ihm. Wie viel willst du für sie zahlen? Gib mir ein bisschen Gold. Nicht so viel, hier, das dürfte für eine Sklavin, die eine Fehlinvestition ist, sicher reichen.«

»Er wird es tun.« Yoricks Nachricht ließ bei Hans Steine vom Herzen fallen. »Er hat allerdings eine Bedingung.«

»Egal, was«, antwortete Hans. »Ich mache es.«

»Gut zu hören, denn er möchte eine Nacht mit dir.«

»Gut, auch das.« Hans zögerte keinen Augenblick.

Yorick brach nach einem Moment des überraschten Staunens in schallendes Gelächter aus. »Das würdest du wirklich machen? Keine Sorge, das war ein Scherz. Er macht es ohne weitere Bedingungen. Ich sorge für seine Belohnung.«

Hauptmann Alis kleine und zierliche Statur täuschte viele auf den ersten Blick, auch den fetten Babu. Ali konnte sehr bestimmend und keinen Widerspruch duldend auftreten, wenn er wollte. Er war immer der Kleinste in seiner Familie gewesen und hatte früh gelernt, wie er sich gegen seine fünf Brüder durchsetzen konnte. Er ließ sich nicht abwimmeln, ließ dem Bordellwirt kurz ein paar glänzende Goldmünzen vor den Augen tanzen und beharrte auf der kleinen Inderin, denn er habe gehört, die sei ein Wildfang, und er liebe es, Wildfänge einzureiten. Der fette Babu grinste ebenso anzüglich wie zufrieden, nannte einen obszön hohen Preis und ließ sich von Ali drastisch herunterhandeln. Er führte den Hauptmann in eine kleine Kammer neben den bestialisch stinkenden Abtritten, in der Shayan angekettet war. Sobald er die Fesseln gelöst hatte, stürzte sich Shayan auf Ali, der etwas kleiner als sie war, und rang ihn nieder.

Der fette Babu sah zu und lachte dröhnend. »Bitte sehr. Da ist dein Wildfang!«, johlte er.

»Hör auf, Hans schickt mich«, konnte Ali ihr schließlich in Ohr keuchen, während sie ihn fast erwürgte. Sie ließ seinen Hals los und sah ihn ungläubig an. »Wirklich«, tuschelte er röchelnd, »ich bringe dich zu ihm.«

Shayans Widerstand gab nach, sie ließ sich überwältigen und willenlos hinausführen.

»Hier«, sagte Ali, als Shayan drei Straßen weiter Hans in die Arme sank, »wir sollten die Form wahren, damit niemand auf falsche Gedanken kommt. Ich schenke dir hiermit diese Sklavin vor Zeugen. Du wirst sicher nichts dagegen haben, dass ich das Geld, das ich noch übrig habe, als kleine Prämie behalte.«

Sie hatte ein blaues Auge und am ganzen Körper Blutergüsse sowie Schürfwunden. Zu viert seien sie gewesen. Imre, genauso fett wie der Bordellwirt, ließ sie von den anderen festhalten, danach kamen die dran.

Shayan weinte nicht, jammerte nicht, sondern sprach voller Hass und Verachtung. Nein, betonte sie, da müssten schon andere kommen, um sie zu brechen, spuckte sie aus. Sie sei schließlich eine Drachentöterin. Und wenn sie eines von diesen Tieren geschwängert haben sollte, dann würde sie sich den Bastard lieber aus dem Leib schneiden und dabei sterben, als mit dieser Schande zu leben. »Ich bete jede Sekunde zu Kali, der großen Mutter, dass sie mit ihren Schakalen diese Brut in den Abgrund der Hölle hetzt«, schloss sie ihren Bericht.

Hans ließ sie neu einkleiden – grün stand ihr ganz ausgezeichnet – und von einem der Truppenärzte untersuchen. Nichts Schlimmes, befand der, die Schürfwunden würden bald heilen. Dann ermahnte er Hans kumpelhaft anzüglich, unterstützt von einem Ellenbogenknuff, künftig etwas sanfter mit seiner Liebsten umzugehen, woraufhin Hans sich sehr beherrschen musste, dem Arzt nicht auch ein paar Zähne auszuschlagen.

Als Hans am Abend Shayan ins Lager brachte, ließ er seine Männer barsch wissen: »Das ist … Kali. Ja, ihr erkennt die Ähnlichkeit. Es ist die Schwester von unserem Shayan, dem Drachentöter, Gott hab ihn selig. Sie wird ab sofort bei mir sein und mir im Tross folgen. Ihr habt richtig gehört, ich sagte bei mir. Wir haben uns verstanden.«

Die Männer nickten. Hatte der Hauptmann also eine feste Geliebte, wie einige von ihnen. Wurde auch Zeit. Sie wünschten ihm Gottes Segen und viele Kinder.

Shayan erklärte Hans später, dass Kali in ihrem Glauben die schwarze Göttin des Todes, der Zerstörung, aber auch der Erneuerung sei. Sie sei als Verkörperung des Zorns aus der Stirn der Göttin Durga entsprungen und habe dann das Weltall mit ihrem schrecklichen Brüllen erfüllt. Sie trage stets eine Kette aus Menschenschädeln. Daher sei es nicht die beste Wahl gewesen, ihr ausgerechnet den Namen Kali zu verpassen, aber nun sei es eben zu spät. Immerhin, so tröstete Shayan den bedröppelt dreinschauenden Hans, sei Kali auch die einzige Göttin des Universums, die den Menschen Wünsche erfülle, denn ihre

Zerstörungswut richte sich vor allem gegen Dämonen und Ungerechtigkeit. Und daher sei Kali durchaus beliebt und hoch verehrt. Schlussendlich fand Shayan Kali als neuen Namen dann doch in Ordnung. Hans versprach ihr, ihr beizeiten eine Kette aus Menschenschädeln zu basteln. Da lachte Kali das erste Mal wieder. Als er ihr die getrockneten Drachenklauen, ihre Trophäe, die sie bei dem inszenierten Tod hatte zurücklassen müssen und die er gleich bei seiner Ankunft in Samarkand in Silber hatte fassen lassen, samt Kette um den Hals legte, lachte sie das zweite Mal – diesmal glücklich – und gab ihm einen Kuss auf die Wange.

Am folgenden Morgen fand man hinter dem Bordell des fetten Babu die Leiche seines Stammkunden Imre. Unbekannte hatten ihm die Kehle aufgeschlitzt. Vielleicht war er, bekanntermaßen Säufer und Hurenbock, mit seinen Gläubigern in Streit geraten, vielleicht hatte er einmal zu oft beim Spiel betrogen, oder vielleicht hatte die Göttin Kali ein Gebet erhört. Später verhaftete man den fetten Babu und ließ ihn hinrichten, obwohl er seine Unschuld beteuerte, doch es hatte sich herausgestellt, dass Imre bei Babu immense Schulden angehäuft hatte.

Niemand kümmerte sich groß darum, ebenso wie um das Verschwinden von Imres drei besten Kumpanen. Nur der Fluss Serafschan wusste, wo ihre Leichen gelandet waren.

Und ein gut gelaunter, wenn auch übernächtigter Hans küsste seinen kleinen Bruder Max auf die Wange, bevor er ihn ein paar Stunden schlafen schickte – die Nacht war lang gewesen. Dann schenkte er Kali ein Amulett mit dem Bild der Göttin Kali, das er noch spät abends bei einem aus Ungarn stammenden Händler für exotische Waren aus aller Welt erstanden hatte.

Don Ruy Gonzáles de Clavijo in ansprechbarem Zustand anzutreffen, erwies sich schwerer als gedacht. Der spanische Botschafter befand sich mit seiner Entourage in einer Art Dauerrausch. Tamerlan feierte ununterbrochen große Gelage und damit seine Gäste bereits in lockerer Stimmung ankamen, schickte er vorher Unmengen an Wein. Mehrmals mussten Hans und Lasse umkehren, weil Don Ruy kaum stehen konnte oder mit dickem Schädel unpässlich war. Nun hatten sie es geschafft, den Diplomaten zu einer von Don Juans Predigten abzuholen. Der selbst ernannte Botschafter Mariens hatte seine Anhänger im Zeltlager vor der Stadt versammelt und hielt eine der Reden, die sich in Form und Inhalt nicht von den anderen unterschied. Er peitschte die Männer auf den bevorstehenden Kriegszug nach China ein. Alles im Namen Gottes.

»Diese Mann mit gebrochenes Nase?«, fragte Don Ruy amüsiert. »Was reden? Verstehen ein bisschen. Aber ist er dumm … nein, wie sagen? … Verrückt?«

Lasse und Hans nickten grinsend.

»Ich nicht kennen«, sagte Don Ruy nach einer Weile. »Nein, falsche Wort. Das heißen, ich kennen. Aber ist nicht aus meiner Familie. Kein Don de Clavijo. Nein, nein.« Er lachte und unterstützte sein Nein durch hin und her wackeln des rechten Zeigefingers. »Ich kenne. Kenne gut. Ist Pepe. Stallbursche bei mein Bruder. Böser Bursche. Faul und nicht gut zu Tieren. Ja, Pepe. Ist weggelaufen ein Tag, weil sollte Strafe bekommen. Warum du sagen, dass diese Bursche meine Familie?«

»Er sagt das«, antwortete Hans. »Nicht wir.«

»Nein, nicht meine Familie«, wiederholte Don Ruy und wandte sich zum Gehen. »Verschwendung von Zeit. Dummer Junge lügen. Oh, dort sein Enkel von große Schwiegersohn. Khalil Sultan.« Der Botschafter hatte den Enkel Tamerlans entdeckt und ging freudig auf ihn zu. Doch Khalil Sultan verbarg schnell das Gesicht hinter seinem Halstuch und tauchte in der Menschenmenge unter.

»Und wir?«, fragte Lasse. »Lassen wir nun den Betrüger auffliegen?«

»Nein«, antwortete Hans aus seinen Gedanken gerissen. Warum war Khalil Sultan bei Don Juans, besser Pepes Predigten dabei. Und warum hatte Pepe mehrfach Augenkontakt zu Khalil Sultan gesucht – denn das war Hans aufgefallen. »Noch nicht. Mal abwarten, wann wir dieses Wissen brauchen können.«

30 Der barmherzige Monarch

Dass es einer der kältesten Winter seit Menschengedenken werden würde, ahnte niemand, als sie an jenen Tagen aufbrachen, an denen die Christen Weihnachten feierten. Normalerweise herrschten in der Wüste Kisilkum um diese Jahreszeit Temperaturen um die null Grad, vielleicht auch mal minus fünf. Nun peitschte arktischer Eiswind über die Ebene und fraß sich tief in die Knochen von Mensch und Tier. Der Niederschlag, der sich sonst auf ein ganzes Jahr verteilte, konzentrierte sich in einem dreitägigen Schneesturm, in dem sie fast komplett die Orientierung verloren. Feuerholz ließ sich weit und breit nicht finden, jeder dürre Busch wurde mit Stumpf und Stiel ausgerissen und verfeuert. Oasenseen und kleine Bäche bestanden aus kompaktem Eis. Die dicken Mäntel aus gesteppter Rohseide und Wolfsfell konnten nicht verhindern, dass zuerst im Begleittross Hunderte Kinder und Frauen erfroren, dann holte sich der Frost auch Soldaten und ihre Pferde. Mit enormen Verlusten erreichte die Armee die tief verschneite Oasenstadt Otrar. Mit zweihunderttausend Mann waren sie gegen China losgezogen, nun hieß es die Toten zählen.

Tamerlan selbst bekam davon so gut wie nichts mit. Er hatte sich im Januar eine schwere Grippe zugezogen, sein Fieber stieg an manchen Tagen so hoch an, dass seine Ärzte ihn in Eis packen ließen. Dennoch bestand der große Schwiegersohn tagtäglich auf sein persönliches Allheilmittel: Alkohol in rauen Mengen.

Frostiger Wind zerrte kräftig an den Zelten, als Tamerlans welker Körper sich am 19. Februar 1405 gegen acht Uhr abends ergab. Seinen um ihn versammelten Frauen und Söhnen verbot er noch mit kaum hörbarer Stimme, um ihn zu trauern oder sich am Ende gar heulend die Kleider vom Leib zu reißen, wie es die Sitte verlangte. Stattdessen sollten sie bei Allah für seine Seele beten. Zumindest verbreiteten seine Söhne anschließend diese letzten Worte. In Wahrheit hatte der Alte in seinem Fieber-Alkohol-Delirium nur Unsinn gebrabbelt.

Sein Sohn Schah Ruch ließ sofort den Alptraum Chinaexpedition für beendet erklären – ganz offensichtlich hatten sich Tamerlans Astrologen mit dem richtigen Zeitpunkt gehörig geirrt –, und die Armee kehrte mit dem Sarg der Geißel Gottes zurück nach Samarkand.

Im inzwischen fertiggestellten Mausoleum Gur-e Amir legte man Tamerlans Leiche in einen Eisensarg, den man mit einer riesigen Platte aus schwarzer Jade, dem größten jemals gefundenen Jadestück, schloss. Die Inschrift darauf verkündete: »Dies ist die letzte Ruhestätte des berühmten und barmherzigen Monarchen, des allergrößten Sultans, des mächtigsten Kriegers, Herr Tamerlan, Eroberer der Welt.«

Zumindest was den Punkt Barmherzigkeit anging, wären die Millionen Menschen, die er lebendig begraben oder einmauern, auf dem Schlachtfeld massakrieren, mit dem Schwert entzweischlagen oder von Ochsen vierteilen, von Pferden zu Tode trampeln, köpfen, aufspießen oder hängen ließ, sicherlich ganz anderer Meinung gewesen. Und Allah musste nun entscheiden, ob der die Gebete von Tamerlans Familie oder die der Überlebenden seiner Gräueltaten erhören wollte.

31 Der Dreihundertfünfzigjährige

Pir Mohamed litt. Vom großen Schwiegersohn selbst zum Nachfolger auserkoren worden zu sein, schien nur auf den ersten Blick eine Ehre. Es war vor allem eine Bürde für Tamerlans Enkel Pir, der bislang als Gouverneur über Kandahar, ein Land zwischen Hindukusch und Indus, geherrscht hatte. Sein Vater, Tamerlans ältester Sohn Jahangir Mirza, war schon lange tot, und keiner seiner Verwandten sah sich auch nur im Entferntesten dazu bemüßigt, den einunddreißigjährigen Pir Mohamed als neuen König aller Könige anzuerkennen.

Gefährliche Ruhe lag wie ein schweres Daunenkissen über Samarkand. Alle warteten ab, wer sich als Erster aus der Deckung wagen würde, um Tamerlans Nachfolger zu stürzen. Schah Ruch, einige Jahre jünger als sein Neffe Pir Mohamed, kündigte an, dass er sich nach Chorasan in seine Hauptstadt Herat zurückziehen werde und im Übrigen nicht im Entferntesten daran denken würde, seine Vormundschaft über den älteren Bruder Miran Schah aufzugeben. Miran Schah wiederum ließ über seinen Sohn Abu Bakr bekannt geben, dass er baldmöglichst nach Armenien in seine Hauptstadt Täbris aufbrechen wolle. Das hatte ihm sein Vormund Schah Ruch genehmigt. Anstalten, demnächst aufzubrechen, machte jedoch keiner von beiden. Pir Mohameds Vetter Khalil Sultan, der sich mit dem Gouverneursposten der bedeutungslosen Provinz Ferghana nicht zufriedengeben wollte, rieb sich in seiner jugendlichen Naivität schon die Hände. Denn wären die Onkel erst aus dem Weg …

Als eine seiner ersten Amtshandlungen entließ Pir Mohamed alle ausländischen Künstler und Handwerker, die die architektonischen Juwelen Samarkands vollendet hatten, aus der Gefangenschaft. Sie durften in ihre Heimat zurückkehren. Für Kali bedeutete das einen tränenreichen Abschied von ihrem Vater. Der hatte sich inzwischen eine rundliche indische Witwe als neue Herzensdame auserkoren und freute sich, seine alte Heimat Delhi wiederzusehen.

Hans machte mit Tamerlans Tod einen Karrieresprung. Bislang Hauptmann einer Arban, also einer Einheit von zehn Mann, ernannte ihn General Ali Sultan Tawachi zum Hauptmann einer Zuun, damit befehligte er nun einhundert Mann und zehn niede-

Pir Mohamed ibn Jahangir (ca. 1374–1407), Enkel und offizieller Nachfolger Tamerlans.

re Hauptmänner, darunter Lasse und Ali. Fast alle Männer seiner Zuun waren Türken oder europäische Sklaven. Die tatarische Armee setzte sich immer noch weitgehend aus Stammeskriegern unterschiedlicher Regionen zusammen, die ihren jeweiligen Häuptlingen, Fürsten oder Königen folgten, die wiederum Tamerlan oder eben seinem Nachfolger als Vasallen dienten. Für die Gefangenen und Sklaven musste man andere Befehlsketten einsetzen, daher erdachte man die Einheiten unterteilt in zehn (Arban), hundert (Zuun), eintausend (Myangan) und so weiter.

Hans freute sich diebisch, dass nun auch Don Juan, inzwischen kein Fußsoldat mehr, sondern ebenfalls in der Reiterei, zu seinen Untergebenen gehörte. Er konnte den Spanier zwar nicht davon abhalten, seine Marienvisionen zu verbreiten, aber er konnte ihn besser überwachen. Was er mit seinem Wissen um dessen wahre Identität anfangen sollte – er hatte noch immer keinerlei Idee. Don Ruy Gonzáles de Clavijo war bereits vor dem gescheiterten Chinafeldzug nach Europa abgereist, außer Lasse gab es keinen Zeugen. Hans besuchte seitdem nach Möglichkeit alle Versammlungen des Predigers. Die Männer – nun etliche seiner Männer – für Tamerlans Kriege anzustacheln, war das eine, etwas anderes war es, sie nun womöglich gegen den Nachfolger aufzuhetzen. Don Juan alias Pepe, so hoffte Hans inständig, würde nicht so dumm sein, denn was sollten ein paar Christen mitten im tiefsten Asien umgeben von Millionen von Moslems schon gegen Pir Mohamed ausrichten können, doch sicher war sicher. Am Ende fabulierte Don Juan wieder über das Königreich des Priesters Johannes, das er in der Nähe vermuten könnte. Dass sie dem wahren historischen Kern der Legende vom Priesterkönig Johannes tatsächlich sehr nahe waren, konnten Hans oder Don Juan nicht ahnen. Sie waren bei der Chinaexpedition bereits auf dem Weg dorthin und hatten in Otrar sogar schon einen Fuß an den Rand des Landes gesetzt: Kara Kitai. Das einst mächtige Kara Kitai, damals bevölkert von orthodoxen Christen und Buddhisten, hatte sich lange höchst erfolgreich gegen den Tatarenansturm gewehrt. Don Juan wäre sicher schwerstens enttäuscht gewesen, wenn sie tatsächlich dort gelandet wären, denn auch Kara Kitai existierte nur noch in alten Geschichten. Die Bevölkerung hatte sich der Überzeugungskraft von Dschingis Khans Schwert, Feuer und Folter gebeugt und war islamisiert.

Don Juan kleidete sich seit der Rückkehr aus der Eiswüste bei seinen Auftritten nun komplett in Weiß, um das Messianische zu unterstreichen. Wenn er ein freier Mann gewesen wäre, hätte er sich sicherlich Haare und Bart wachsen lassen, um optisch noch mehr an Christus zu erinnern. Man traf sich stets in einem verlassenen Gehöft im Norden Samarkands. Hans fiel auf, dass die Reden sich verstärkt um absoluten Gehorsam und treue Gefolgschaft drehten. Nur zu wem oder was, kam noch nicht deutlich hervor.

Wie üblich verabschiedete Don Juan seine Jünger nach dem gemeinsamen Vaterunser mit dem Hinweis, dass nur derjenige sein wahrer Jünger sein könne, der auch fleißig spenden würde – jeder nur so viel er könne, fügte er bescheiden hinzu. Und immer daran denken, so schloss er, dass nur die wahren Gläubigen das Himmelreich sehen würden und die Jungfrau Maria ihm zugesagt habe, seine Anhänger würden dereinst zur Rechten Christi sitzen! Seine Lakaien gingen mit Säckchen herum und ließen sie füllen. Danach sagte Don Juan, er müsse nun dringend allein sein, um sich im Rosenkranzgebet zu sammeln und vielleicht auch ein wenig mit der Muttergottes zu plaudern. Nur seine beiden Lakaien, der Armenier Levon und der Franzose Guillaume, blieben bei ihm – und versteckt hinter einer dicken Säule Hans. Er wartete fünf Minuten, zehn Minuten. Es blieb still. Nur die Öllampen wurden bis auf eine gelöscht.

Dann fragte Don Juan: »Sind alle raus?«

»Ja«, antwortete Levon.

Die folgenden Geräusche konnte Hans nicht zuordnen. Er klang, als würde schwerer Stoff über den Boden gezogen werden.

»*Allahu akbar*«, schallte es plötzlich dreistimmig durch den Raum. »*Subhanaka allahumma wa bihamdika wa tabarakasmuka wa ta'ala dschaduka wa la ilaha ghairuk.*«

»*Bismillahir-rahmanir-rahim*«, sagte Hans laut und trat aus seinem Versteck hervor. Das klassische Gebet kannte er seit dem Janitscharenunterricht aus dem Effeff. Weil diese Zeilen noch während des Qiyam gesprochen werden, also stehend mit den Händen zwischen Brust und Nabel verschränkt, wobei die rechte auf dem linken Unterarm liegt, wirbelten Don Juan und die beiden anderen auf den Fersen herum. Die Gebetsteppiche unter ihren Füßen wellten sich auf. Die einzige noch brennende Öllampe warf groteske Schatten an die Wände.

Hans applaudierte zynisch grinsend. »Großartig, Juan Gonzáles de Clavijo von königlichem Blut …«

»Du wagst es«, zischte der Kastilier hochrot.

»Sprichst du so deinen Rosenkranz? Erhört dich die Jungfrau Maria, wenn du zu Allah betest? Wie lange geht das schon so?«

Levon und Guillaume machten Anstalten, sich auf Hans zu stürzen. Juan stoppte sie mit einer Handbewegung.

»Lass deine Hunde ruhig auf mich los«, antwortete Hans. »Ich werde jeden von euch dann gerne mit zwanzig Peitschenhieben daran erinnern, wer euer Vorgesetzter ist.«

»Was willst du, Hauptmann?«, fragte Juan hochmütig.

»Wie du richtig sagst, bin ich euer Hauptmann. Ich wüsste nicht, dass man seinen Herrn duzt ... Nicht wahr, Don Juan? Oder sollte ich besser doch Pepe sagen?«

Juan ächzte und verlor kurzzeitig die Kontrolle über seinen Unterkiefer. Levon und Guillaume glotzten dumm auf ihren Anführer.

»Ich vermute mal«, ergriff Hans wieder das Wort, »dass deine Lakaien hier nichts davon wissen, dass du ein Betrüger und Lügner bist. Wobei, wenn sie etwas mehr Grips hätten, hätten sie dich längst als Lügner enttarnt. Darf ich euch vorstellen: Euer falscher Messias ist nicht Juan Gonzáles de Clavijo sondern einfach nur Pepe. Ehemaliger Stallbursche der Herren von Clavijo, der sich bei Nacht und Nebel davongemacht hat ...«

»Um für die Ehre Gottes zu streiten«, ging Pepe dazwischen. Er hatte sich gefangen und lief zu bekannter Form auf. »Woher kommt Ihr auf solche Geschichten, Herr? Wieso soll ich Pepe sein ...«

»Weil du es bist«, brüllte Hans heraus. »Glaub mir, ich weiß es aus allererster Hand.«

»Und wenn?« Pepe zuckte mit den Schultern. »Das ist ein längst vergangenes Leben.« Er überlegte kurz, dann spielte er den Zerknirschten. »Levon, Guillaume, ich muss mich bei euch entschuldigen, denn ich habe meine wahre Identität verheimlicht.«

»Das macht doch nichts, Meister«, antwortete Levon. »Sagt der Koran nicht, dass man sich der Täuschung bedienen soll, um die Ungläubigen zu besiegen?«

»Sicher.« Pepe nickte zufrieden lächelnd. »Levon hat völlig recht.«

»Hörst du dich selbst reden?«, sagte Hans. »Worüber sprichst du eigentlich? Zu welchem Gott betest du? Was soll das alles hier? Du gibst für die Massen das Sprachrohr der Muttergottes und bist doch längst Moslem. So wie ich das sehe.«

»Das siehst du ... seht Ihr richtig, Herr. Der Enkel des großen Schwiegersohns hat uns davon überzeugen können, dass es nur den einen Gott gibt ...«

»Khalil Sultan?«, unterbrach Hans und brachte Pepe damit Sekundenbruchteile aus dem Konzept. In Hans' Schädel brauste es, Bilder und Szenen rauschten vorbei, Teilchen stoben aufeinander zu, einige vereinigten sich, andere stießen sich ab. Das also war Don Juans/Pepes Auftrag? Kriegseinpeitscher der Christen im Auftrag des großen Schwiegersohns beziehungsweise seines Nachfolgers?

»Oh, der Herr begreift.« Pepe verzog sein Gesicht zu einem sardonischen Grinsen. »Ja, ich folge längst dem einzig wahren Gott. Was glaubst du denn, warum … verzeiht, Herr, was glaubt Ihr denn, warum wir so erfolgreich ins christliche Europa eingedrungen sind? Nicht weil wir so weise oder heilig oder mächtig sind. Nein! Weil ihr Christen so widerwärtig, ungerecht und hochmütig seid. Darum hat der allmächtige Gott beschlossen, dass wir euch Christen das Land wegnehmen sollen. Ihr haltet die Worte des Evangeliums nicht ein, ihr helft den Armen weder in Gesetzen noch in Gaben. Und solange ihr in derartiger Sünde und Widerwärtigkeit lebt und solange ihr euren verkommenen, prunksüchtigen Königen und Pfaffen folgt, müssen wir nicht fürchten, dass ihr uns je vertreiben könnt!«

»Bist du jetzt fertig?«, antwortete Hans gelassen, um zu seinem Thema zurückzukommen: »Du hast die ganze Zeit im Auftrag der Herren gehandelt, nicht wahr? Die dumme, leichtgläubige Meute mit deinen frei erfundenen Marienvisionen scharfgemacht … Mit dem Reich des Priesterkönigs Johannes gelockt … Was hat Tamerlan dir dafür gezahlt? Oh, halt. Ich verstehe. Die Sperberburg. Das war dein Auftrag, nicht wahr?«

»Der Herr ist schlau.« Pepe behielt sein Grinsen bei.

»War das also Karabulut … nein, wohl eher Bahadir …«

»Weder noch. Ihr habt die Sperberburg nicht verstanden. Ich bekam dort den göttlichen Auftrag.«

»Und jetzt? Khalil Sultan ist dein Beschützer, dein Herr. Will er sich mit eurer Hilfe gegen Pir Mohamed auflehnen?«

»Mischt Euch nicht in Angelegenheiten, von denen Ihr nichts versteht, Herr. Es hat alles seine Ordnung.« Pepe blieb völlig entspannt. »Der Herr wird sicher nicht so dumm sein und das irgendwo herumerzählen, oder?«

»Oder was?« Hans legte demonstrativ seine Hand auf den Schwertknauf. Die drei anderen waren unbewaffnet.

»Ihr wagt es, eine Waffe im Haus Gottes zu tragen?«, rief Pepe empört.

»Haus Gottes? Das hier ist ein alter, verlassener Bauernhof.«

Pepe trat so nah an Hans heran, dass sich fast ihre Nasenspitzen berührten. »Auch ein verlassener Hof kann ein Haus Gottes sein.« Er sah Hans fest in die Augen. Hans merkte zu spät, dass das ein Trick war. Blitzschnell umarmte Pepe sein Gegenüber so fest, dass der weder Schwert noch Dolch greifen konnte.

Pepe hob Hans hoch. Gleichzeitig stürzten Levon und Guillaume heran und droschen mit Stöcken auf Hans ein. Woher sie die plötzlich hatten, konnte sich Hans nicht erklären. Schwere Schläge trafen seinen Rücken und den Hinterkopf. Es blitzte vor seinen Augen. Er konzentrierte sich auf seine Beine, die er noch bewegen konnte. Er zog mit aller Kraft sein Knie hoch zwischen Pepes Beine. Der ließ mit einem Quietschen los, taumelte zurück, verlor das Gleichgewicht und fiel auf den Rücken. Hans auf ihn drauf. Es gelang ihm, sich wegzurollen, doch die Stockschläge prasselten weiter mit Wucht auf ihn ein. Das Letzte, was Hans noch wahrnahm, bevor er das Bewusstsein verlor, war ein wütender Schrei, so schrill und markerschütternd, als hätte die schwarze Göttin Kali ins Universum gebrüllt.

»Da ist er wieder«, sagte Lasse fröhlich und zog an seiner Hanfpfeife, als Hans die Augen aufschlug. Der Nordmann saß auf der Kante von Hans' Feldbett. Kali stürzte herbei und umarmte Hans etwas zu wild für seine Blessuren. Hans stöhnte auf.

»Kali sei Dank«, sagte sie und überdeckte sein Gesicht mit Küssen.

»Wem sei Dank? Kali? Also dir?« Lasse tippte sich an die Stirn. »Oder ist das wieder eine von deinen Billarden Göttern? Hör mal, wir haben ihn alle gemeinsam gepflegt …«

»Sei still, Dummkopf«, herrschte Kali ihn an. »Wenn ich mir nicht Sorgen gemacht hätte und ihn gesucht hätte, dann wäre er womöglich tot. Ich bin gerade noch rechtzeitig gekommen …«

»Und Max auch«, warf Lasse lakonisch ein.

»Ja, und Max auch. Sei still, dummer Nordmann …«

»Du warst mir als Bursche deutlich lieber«, knurrte Lasse, ohne wirklich böse zu sein.

»Als Bursche?« Kali schluckte hörbar. »Du … du meinst sicher meinen Bruder …«

»Ja, klar. Deinen Bruder.« Lasse lachte spöttisch.

»Du und Max habt mich gerettet?«, fragte Hans schwach. »Aber du bist doch schwanger!«

»Alles gut.« Kali tätschelte ihr kleines Bäuchlein. Sie war erst im dritten Monat.

Hans versuchte sich aufzusetzen und stützte sich mit brummendem Schädel auf seine Ellenbogen. »Warum bin ich nicht im Krankenzelt?«

»Weil die Ärzte gesagt haben, dass es dir gut geht und du dich nur ausschlafen musst«, sagte Lasse.

»Ich muss zum General. Pepe, also Don Juan, war das mit seinen Spießgesellen und …«

»Ausruhen musst du dich«, entgegnete Kali bestimmt. »Don Juan war das? Wir haben die drei nicht erkannt. Es war so dunkel, und sie sind schnell fortgelaufen.«

»Er … Khalil Sultan plant, Pir Mohamed zu stürzen …«

»Soll er doch.« Es war Yorick, der nun ins Licht der kleinen Öllampe trat. »Interessiert uns das? Wir sind schon seit vier Tagen weg von Samarkand.«

»Wie bitte?« Schmerzen beendeten den Versuch, sich richtig aufzusetzen.

»Was denkst du denn, wie lange du weg warst?« Yorick nahm die Pfeife von Lasse und schmauchte, bevor er fortfuhr. »Einen Tag, nachdem sie dich bewusstlos gefunden haben, sind wir mit Schah Ruch abgezogen und haben dich mit einer Trage mitgeschleppt. Dieser Don Juan ist mit seinen beiden Lakaien und noch einigen anderen in ein anderes Zuun versetzt worden und in Samarkand geblieben. Wir können also nichts machen.«

»Warum auch«, sagte Lasse. »Sollen sie sich die Köpfe einschlagen. Wir gehen nach Herat an den Hof unseres Herrn Schah Ruch.« Er zuckte mit den Schultern.

Das richtige Maß an Opium half Hans am nächsten Morgen, vor seine Männer zu treten und sich wieder als voll einsatzfähig zu präsentieren. »Ich möchte euch noch davon in Kenntnis setzen«, sagte er, »dass sich ein gewisser Don Juan Gonzáles de Clavijo, den viele von euch kennen, dass sich dieser Mann als Brut der Hölle entpuppt hat. Dass er kein spanischer Edelmann ist, schon gar nicht von königlichem Blut, sondern nur ein geflohener Stallbursche namens Pepe, ist die eine Sache. Die andere ist, dass sich einige von euch von ihm haben blenden lassen und seinen gotteslästerlichen Irrlehren gefolgt sind. Er ist und war nie das Sprachrohr der Jungfrau Maria. Er ist und war ein Lügner, Halunke, Blender und Ketzer, der euch nur benutzt hat. Von nun an werden alle, die bisher seine Anhänger waren, diesem satanischen Irrglauben abschwören. Es wird keine Versammlungen in seinem Namen geben. Seine Lügen dürfen mit keinem Wort mehr erwähnt werden. Wer dagegen verstößt, wird mit mindestens zwanzig Peitschenhieben bestraft werden.« So in Fahrt hätte er fast »Sucht euch die richtigen Götter! Es gibt genug davon.« gesagt. Er konnte sich gerade noch bremsen. »Haben wir uns verstanden, Männer?«

»Ja, Herr«, brüllte die Hundertschaft, auch wenn einigen die Tränen der Enttäuschung und Verzweiflung über die Wangen liefen.

»Falls dich jemand fragt, was denn die Angenehmste aller Städte ist, dann antworte ihm, dass es Herat ist. Stell dir vor, die ganze Welt ist ein Meer, dann ist das Land Chorasan eine Auster und die Stadt Herat die Perle inmitten dieser Auster«, so schwärmte einst der große Dichter Rumi. Das bezog sich allerdings auf ein Herat, das noch keinen Besuch von den Tataren gehabt hatte. Schah Ruch bemühte sich seit Jahren durchaus mit Erfolg, die schlimmsten Spuren der Verwüstung durch seinen Vater Tamerlan zu beseitigen. Wie damals Bagdad, war die Stadt fast eine einzige Baustelle. Deutlich weniger international als Samarkand bot Herat dennoch alles, was man benötigte. Sogar Kaffabohnen fand Hans, denn es hatte sich bei den Karawanen inzwischen herumgesprochen, dass die türkischen Soldaten überall im Reich geradezu süchtig danach waren.

Es wurden ruhige Wochen. Kein Krieg schien in Sicht. Die Soldaten richteten sich in ihrem Lager ein, so gemütlich es eben ging. Die Tage vergingen mit Waffenübungen, Faulenzen, Glücksspiel, Wetten auf Kamelrennen oder Hahnenkämpfe, Ring- und Boxkämpfen, und – je nach Herzensstand – mit Rumhuren oder Familienleben mit Frauen und Kindern, wobei für einige das eine das andere nicht ausschloss. Hans hatte bei einer greisen Witwe eine große Kammer für sich und Kali gemietet, so konnten sie beieinander sein. Max gehörte ganz selbstverständlich dazu. Er hatte sein Lager in einer abgetrennten Ecke aufgeschlagen.

Was Kali an ihrem Alter-Ego Shayan am meisten vermisste, war, dass sie nun als Frau nicht mehr mit den Männern abends durch die Weinstuben und Opiumhöhlen ziehen konnte. Man sagte zwar, dass Opium nicht gut für Schwangere sei, aber wer wusste das schon. Den Wein trank sie vorsichtshalber immer verdünnt, denn auch Alkohol solle angeblich dem ungeborenen Kind schaden. Hans lachte zwar über sie, denn so einen Unsinn hatte er noch nie

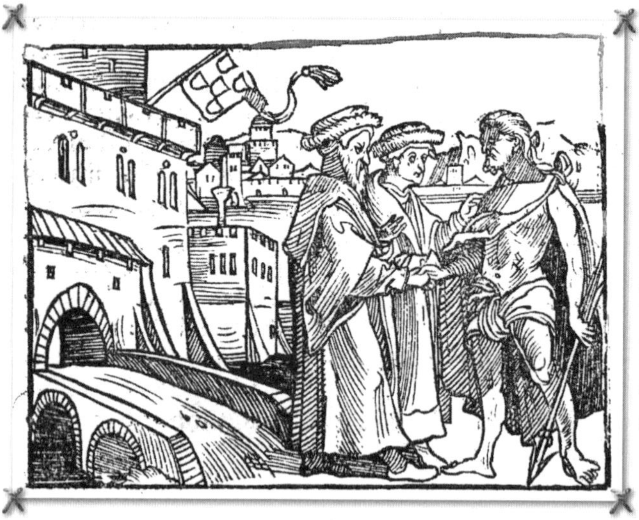

gehört, schließlich hatte auch seine Mutter während der Schwangerschaften nichts anderes als Wein und selbst gebrautes Bier getrunken und drei gesunde Kinder ins Leben geschickt. Aber er ließ Kali gerne ihre kleinen Spinnereien. Immerhin hatte sie beim fetten Babu die tiefsten Abgründe durchlebt und war vor dem bleibenden Schmerz verschont geblieben, eine Höllenbrut austragen zu müssen – Kali oder Gott oder Allah sei Dank. Sie erwartete sein Kind.

Als Hans eines Spätnachmittags vom Reittraining mit seinem Pferd München zurückkam – frisch gebadet und duftend eingeölt, so wie er es sich bei Karabulut abgeschaut hatte, mit Erfolg, denn Frauen mochten Wohlgeruch und weiche Haut –, belagerte eine aufgeregt plappernde Meute das Haus. Für eine Schrecksekunde befürchtete Hans einen Lynchmob, der sich an einer indischen Götzenanbeterin vergehen wollte. Doch der Mob war freudig erregt und bestand fast nur aus alten Mütterchen. Womöglich bekam Kali schon das Kind? Nein, so früh … Womöglich eine Früh- oder Fehlgeburt?

»Was soll das, die Damen!«, rief Hans unwirsch und beschleunigte seine Schritte. »Zurück! Verschwindet!« Die Frauen wichen ihm aus, in einigen Augen blitzte Verzückung.

»Wir wollen den Heiligen sehen«, kreischte eine voller Inbrunst und einige stimmten in die Forderung ein. Im Türstock stand Max, stoisch und unbewegt. Er trug seine kostbar bestickte Seidenrobe, die ihm der General einst in Nischapur geschenkt hatte. Offensichtlich hatte er sich schon für seinen abendlichen Auftritt zurechtgemacht. Mindestens zwei oder drei Mal pro Woche bestellten Schah Ruch und andere Adelige Max mit seiner Oud zur Abendunterhaltung. Er verdiente gut damit. Es kam sogar vor, dass Prinzessinnen, die Max' Auftritte nur akustisch verfolgen konnten, wenn der Wind seine Melodien in ihre abgeschotteten Gemächer wehte, ihm über Eunuchen oder alte Ammen erlesene Süßigkeiten, kostbares Geschmeide und glühende Liebesbriefe übermitteln ließen. Die Briefe gab Max stets wortlos Hans in die Hand, dann hockte er sich daneben, und Hans musste sie ihm vorlesen. Ob sie in Max etwas auslösten? Wer wusste das schon.

Nun versperrte Max den Eingang, starrte apathisch vor sich hin, was die alten Weiber nicht zu beeindrucken schien, und ließ nur Hans hinein.

»Was geht hier vor?«, blaffte Hans und sah es im selben Moment.

In der Mitte des Raumes saß ein alter Mann im Schneidersitz. Barhäuptig trug er seine glänzende Glatze zu Schau. Was ihm an Kopfhaaren fehlte, ersetzten die Haare, die ihm aus den Ohren bis zum Kinn wuchsen, sowie der Bart, der sich in verfilzten Kaskaden bis in seinen Schoß ergoss. Die Fingernägel waren so lang wie seine Unterarme und gewunden wie Haarlocken gewachsen. Der Alte blickte Hans aus trüb-milchigen Augen hinter seinem Schleier aus bis zu den Wangen reichenden Augenbrauen an und öffnete den Mund zu einem zahnlosen Lächeln. Sein Zahnfleisch war schwarz. Um seinen mageren Leib schlotterte ein vor Dreck starrendes langes Leinenhemd. Hans hatte Aussätzige aller Art gesehen, Lepröse, Entstellte, Verstümmelte, Missgeburten, aber dieser Alte ließ ihn vor Ekel würgen.

Die greise Vermieterin wuselte um den Sitzenden herum und reichte ihm eine Schüssel von dem pfeffrigen Eintopf aus gelben Linsen, den Kali mit gerösteten Zwiebeln, Kreuzkümmel und Ingwer bereitet hatte und den Hans so liebte. Daal nannte sie das Essen.

»Warum isst der Mann mein Essen?«, fragte Hans ungehalten.

»Es ist genug da«, antwortete Kali gelassen und streute frischen Koriander darüber. »Keiner muss hier hungern.«

»Der Heilige, der Heilige«, wiederholte die Vermieterin immer wieder und drückte sich verzückt die Hände an die Wangen. »In meinem Haus. Dass ich das noch erleben darf.«

»Das hier ist aber mein …« Haus konnte er schlecht sagen, also beendete Hans den Satz nicht und sah die Vermieterin strafend an.

»Deine Frau hat den Heiligen heute getroffen und hierher eingeladen«, sagte die Witwe.

»Kali?« Hans sah seine Frau entsetzt an.

Sie zuckte mit den Schultern. »Er ist ein heiliger Mann. Er hat Hunger, und er hat mich an die heiligen Männer in meiner alten Heimat erinnert. Wir nennen sie Sadhus, heilige Asketen, die allem Weltlichen entsagen und nur noch für die Vereinigung mit dem Göttlichen leben …«

»Wir sind hier aber nicht in deiner alten Heimat …«

»Er ist ein heiliger Fakir«, unterbrach die Witwe. »Der berühmteste Heilige in ganz Herat und Umgebung. Shiradamscheich. Jeder kennt ihn, jeder verehrt ihn. Nur wenigen gewährt er die Ehre, ihn bei sich bewirten zu dürfen. Und nun bei mir im Haus, dass ich das noch erleben …«

»Jaja, schon gut. Dann ladet ihn doch rüber in Eure Räume ein«, giftete Hans.

»Ach, wo denkt Ihr hin. Wie sähe das denn aus, wenn ich als alleinstehende Frau einen Mann bei mir empfangen würde …« Die Witwe kicherte wie ein pubertierendes Mädchen. »Shiradamscheich ist dreihundertfünfzig Jahre alt. Er kann nicht mehr gehen und muss getragen werden. Schon zweimal sind ihm die Zähne ausgefallen und nachgewachsen. Beim dritten Mal aber so weich, dass er keine festen Sachen kauen kann. Und er hat schon vor dreihundert Jahren aufgehört zu sprechen.«

Shiradamscheich, den angeblich 350-Jährigen von Herat, beschreibt Schiltberger in Kapitel 33 als selbst erlebt. Eine historische Person, vermutlich ein Fakir, lässt sich hier nicht ermitteln.

»Dreihundertfünfzig?« Hans musste zugeben, dass das beeindruckend klang. Er hatte noch nie von so einem alten Menschen gehört – abgesehen von biblischen Figuren wie Adam, der es auf neunhundertdreißig Jahre brachte, und Methusalem, der mit seinen neunhundertneunundsechzig Lenzen wohl der älteste Mensch aller Zeiten war. »Trotzdem. Er muss hier nicht mitten in meinem Zimmer sitzen und die Luft verpesten. Dreihundertfünfzig Jahre bieten genug Zeit, um sich auch mal zu baden.«

Der Fakir grinste Hans dämlich mit vollem Mund an. Gelber Brei klebte an seinem Bart. Hans sah keinen dreihundertfünfzigjährigen Heiligen, sondern einen sabbernden Greis, dessen Geist sich offensichtlich vor etlichen Jahren verabschiedet hatte.

»Woher wollt Ihr denn wissen, dass er ein Heiliger ist, wenn er nicht spricht?«

»Das spürt man.« Die Vermieterin drückte sich verzückt die Hand an die Brust. »Tief hier drinnen. Und außerdem wissen wir das von unseren Vätern und Vorvätern, denn er ist ja schon immer da. Ja, er ist von Gott auserkoren. Sagt mir, hat in den vergangenen tausend Jahren je ein anderer Mensch so lange gelebt? Nein! Er ist ein Wunder Gottes. Wo er ist, spürt man die Nähe zu Gott. Darum verehren wir ihn, denn wer ihn ehrt, ehrt Gott.«

»Wenn du jemandem beim Schweigen zuschauen willst«, wandte sich Hans an Kali, »dann empfehle ich dir unseren Max. Der hat seit neun Jahren kein Wort mehr gesagt und stinkt bedeutend weniger.«

Wie aufs Stichwort verließ Max seinen Wachposten an der Tür, natürlich ohne Vorwarnung, und trottete zu seinem Auftritt. Die wartenden Frauen wollten in den Raum drängen, doch Hans' wütendes »Wagt es ja nicht!« und vor allem der Griff zum Schwert hielt sie davon ab.

»Beruhige dich«, sagte Kali. »Ich werde ihn nach dem Essen baden und dann …«

»Du wirst was?« Hans starrte seine Frau mit offenem Mund an.

»Baden. Das habe ich ihm versprochen. Ich habe früher schon meinen Großvater gebadet, als er nicht mehr gehen konnte. Das macht mir nichts aus. Krishna hat gesagt, was ihr den Geringsten unter den Menschen getan habt, das habt ihr mir getan.«

»Das war Jesus.«

»Oh, die weisen Worte unseres Propheten Mohammed«, sagte die Witwe.

»Nein, Jesus.«

»Nein, das war Krishna. Lass gut sein, Hans, ich bitte dich. Danach wird er gehen. Also nicht gehen, aber weggetragen werden.« Sie nahm dem grinsenden Fakir die leer gegessene Schüssel aus den knotigen Fingern. Dann gab sie zwei Burschen, die draußen bei den Frauen warteten, ein Zeichen, hereinzukommen. Eine große Wanne mit warmem Wasser stand bereit. Auch ein frisches langes Leinenhemd.

Hans schwante Übles. »Das ist eines von meinen guten Hemden«, sagte er. »Du wirst doch wohl nicht …«

»Ich nähe dir ein neues, schon morgen«, antwortete Kali sanft. Die beiden Burschen hoben den Fakir hoch, der nun kicherte. Kali zog dem Alten den schmutzigen Kittel über den Kopf. Die geifernden Frauen quietschten auf und verbargen die Augen hintern den Händen. Einige lugten zwischen den Fingern hindurch und kicherten. Den ausgemergelten, von Dreck und Schwären verkrusteten Körper des Fakirs zu sehen, dazu sein verschrumpeltes, winzig kleines Glied, reichte Hans endgültig. Ohne ein Wort stapfte er hinaus, hinein in die Stadt, Yorick suchen, Tricktrack spielen, Wein trinken, Opium rauchen. Viel Wein und viel Opium.

32 Der Garten Eden

Der Abmarsch nach Armenien kam nicht überraschend, aber zu einem denkbar ungünstigen Zeitpunkt. Denn schon beim Packen setzten bei Kali die ersten Vorwehen ein, die sie jedoch als Bauchschmerzen abtat. Im Tross übernahm Kali die Zügel eines Eselskarrens, um nicht die ganze Zeit nebenherlaufen zu müssen. Auf das Platzen der Fruchtblase hatte sie niemand vorbereitet. Sie schämte sich, dass sie sich eingenässt hatte. Darum hielt sie erschrocken den Karren an und huschte schnell hinter einen Strauch, um in Ruhe, wie sie meinte, Wasser zu lassen. Die Schmerzen würden dadurch sicher auch vergehen. So kam es, dass das erste Kind von Johannes Schiltberger aus München und seiner Frau Kali Shayan aus Delhi mitten im Gestrüpp im Nirgendwo zwischen Herat und Nischapur zur Welt kam. Sie nannten den kleinen Jungen nach dem Vater Ioannis im Vorgriff auf ihr Ziel Armenien, denn dort lebten mehrheitlich Christen, viele davon Griechen, und die konnten Ioannis leichter aussprechen als Johannes.

Die Verlegung von Truppen nach Armenien hatte Schah Ruch veranlasst. Sein entmündigter Bruder Miran Schah sollte dort Gouverneur spielen und in Täbris ein neues Zuhause finden. Schah Ruch schickte ihn mit zwanzigtausend Mann los. Miran Schahs Sohn Abu Bakr bekam Bagdad als Pfründe. Die Route über Raji und Sultania kannte Hans zum größten Teil bereits. So waren sie in die entgegengesetzte Richtung einst nach Samarkand gekommen.

Täbris selbst erwies sich einerseits als angenehme Stadt, vor allem dank der vielen warmen Thermalquellen im Umland, die Hans bald beinahe täglich besuchte. Andererseits erschütterten immer wieder Erdbeben die Region. Fast wöchentlich zitterte der Boden ein wenig. Große Beben hatten in den vergangenen Jahrhunderten enorme Schäden angerichtet. Von der einst monumentalen Zitadelle stand nur noch ein mächtiger Mauerrest mit zwei Tordurchfahrten. Südlich der Stadt reckte das fast viertausend Meter hohe Vulkanmassiv Sahand seinen schneebedeckten Gipfel in den Himmel. Wenn man der Überlieferung glauben durfte, schlief der Vulkan schon seit Menschengedenken friedlich vor sich hin und hatte sich nie an einer der Zerstörungen von Täbris beteiligt.

Wie schon in Herat mietete Hans für seine kleine Familie eine Wohnung. Sie lag in einem Vorort und gehörte einem leutseligen und trinkfesten Teppichknüpfer, der sich auf Seidenteppiche spezialisiert hatte. Der Vermieter war, wie fast alle Armenier, ausgesprochen freundlich zu Hans und den anderen Christen. Er hieß Trdat, ganz so wie ein berühmter König von Armenien. Froh darüber, keinen Heiden beherbergen zu müssen, betonte Trdat, dass Christenmenschen überall zusammenhalten müssten. Trdat lehrte Hans sogar das armenische Vaterunser. Als er hörte, dass Hans Deutscher war, tat er so, als wäre ihm das Land bestens bekannt und betonte, wie gerne er Deutsche bei sich aufnehmen würde. Er nannte die Deutschen ›Njemisch‹, das bedeutete ›der nicht spricht‹. Was Hans sehr seltsam fand, da er sich doch auf Persisch mit ihm unterhalten konnte. Trdat erklärte daraufhin, dass damit gemeint sei, dass ein Njemisch seine Sprache nicht sprechen würde. Überall würde man Deutsche Njemisch, Nemet oder Nimitz nennen, das sei allgemein bekannt. Hans nahm das so hin. Verrückte Armenier.

Weil Hans noch nie von einem großen König Trdat gehört hatte, unterhielt der Teppichknüpfer eine der abendlichen Weinrunden mit dessen Geschichte. Trdat lud gerne zum Wein, und weil man unter Christen war, durften auch die Frauen daran teilnehmen, was sich für Hans zunächst seltsam anfühlte nach all den Jahren, in denen man höchstens im Bordell mit Frauen trinken konnte.

»Wisst ihr, der große Trdat war ursprünglich ein Heide, der dem römischen Kaiser diente«, begann der Teppichknüpfer. »Er war der stärkste Mann, den die Welt je gesehen hat. Was vierzig Ochsen zogen oder hoben, schaffte er ganz alleine. Er hasste alle Christen und verfolgte sie, wo er nur konnte. Er war ein Anhänger Zarathustras. So nahm er auch seinen Vetter gefangen, den heiligen Gregor, den man Gregor den Erleuchter nennt. Weil Gregor sich weigerte, seinem christlichen Glauben abzuschwören und die Göttin Anahita anzubeten, ließ ihn Trdat in eine finstere Grube voller Schlangen und Gewürm werfen, damit die ihn auffressen. Doch was soll ich euch sagen? Die Tiere wurden friedlich und taten Gregor nichts an. Ganze zwölf Jahre saß der Heilige in seinem Verließ. So, und jetzt kommen die Frauen ins Spiel. Wie immer im Leben.« Er lachte schmutzig und rempelte seiner Gattin in die Seite, die gutmütig kicherte. »Da kam nämlich die heilige Susanna aus dem Frankenreich, um in Armenien den christlichen Glauben zu lehren. Susanna war so schön, wie sie keusch war. Trdat schleppte sie sofort in sein Gemach und versuchte sie mit aller Kraft zu besteigen – und ich sagte bereits, dass er der stärkste Mann der Welt war. Ihr könnt euch also vorstellen, wie enorm die Kraft seiner Lenden war!«

»Vierzig Ochsen mögen zwar stark sein«, warf Yorick launig ein, »doch sie haben keinerlei Kraft in den Lenden!«

Trdat grölte vor Lachen. »Gut, dann eben die Kraft von vierzig Stieren! Doch er konnte sie nicht bezwingen, weil Gott bei ihr war. Als der gefangene Gregor in seiner Grube davon hörte, spuckte er aus und sagte nur: ›Das Schwein!‹ In diesem Moment fiel der König um, verwandelte sich in ein Schwein und lief in den Wald.«

Trdat III., auch Tiridates der Große (ca. 250–ca. 330), war armenischer König und machte, bekehrt vom heiligen Gregorius, das Christentum zur Staatsreligion. Er wurde von christenfeindlichen Adeligen vergiftet. Schiltberger nennt ihn ›Derthat‹.

Allgemeines Gelächter und Lasse machte »oinkoink«.

»Da standen sie nun, die dummen Heiden, und wussten nicht, was sie tun sollten. Also holten sie den heiligen Gregor aus der Grube. Der versprach zu helfen, wenn sie alle Christen würden. Dann schickte er sie los in den Wald, das Schwein zu suchen. Sie brachten es zu ihm und, glaubt es oder nicht, das Schwein küsste mit seinem Rüssel die Füße des Heiligen. Darauf betete Gregor zu Gott, er möge aus dem armen Schwein wieder einen königlichen Menschen machen. Gott erhörte das, und König Trdat ließ sich umgehend von Gregor taufen und bekehrte sein ganzes Land zum einzig wahren Glauben. Und dann hat Trdat auch noch einen Lindwurm und ein Einhorn erschlagen.«

»Wie das denn?«, fragte Hans ungläubig.

»Euer Papst sitzt doch in Rom, nicht wahr? Da gab es einmal einen Lindwurm und ein Einhorn, die die Stadt bedroht haben. Der Papst rief den starken Trdat zu Hilfe. Der kam gerade dazu, wie sich Einhorn und Lindwurm ineinander verbissen hatten. Der Lindwurm versteckte sich in seiner Höhle, doch das Einhorn wickelte seine lange Zunge um den Hals des Drachen und zog ihn damit bis zum Hals heraus. Da sprang Trdat herbei und schlug dem Lindwurm den Hals ab. Das Einhorn hatte aber mit solcher Kraft gezogen, dass es mitsamt dem abgetrennten Kopf den Abhang hinunterstürzte. Unser großer König lief hinterher und tötete auch das Einhorn.«

»Unglaublich«, sagte Hans.

»Aber wahr!« Trdat, der Teppichknüpfer, erhob den Zeigefinger. »Euer Papst war darüber so glücklich, dass er Trdat große Ehren erwies und dem heiligen Gregor alle Glaubensartikel gab, die der verlangte. Heute halten wir uns allerdings nicht mehr daran.«

»Ihr folgt nicht mehr dem Papst?«

»Nein. Wir wählen selbst den Patriarchen, wir nennen ihn Katholikos. Bei uns singen Frauen und Männer zusammen mit dem Pfarrer in der Kirche und selbst Kinder bekommen das Sakrament. Unser Sakrament ist übrigens Fladenbrot, das nur vom Priester selbst gebacken werden darf, sonst ist es unrecht. Und bei der Wandlung nehmen wir Wein, nicht Wasser wie ihr. Außerdem feiern wir Weihnachten an Epiphanias, also am 6. Januar.«

»Wir laufen auch nicht in der Kirche herum und schwätzen, während der Pfarrer redet, so wie ihr«, mischte sich seine Frau ein.

»Wie unerfreulich«, sagte Lasse. »Wenn man die ganze Zeit schweigt und zuhört, schläft man da nicht ein vor Langeweile? Am Ende gibt es bei euch auch keine fliegenden Händler, die Essen und Getränke in der Kirche verkaufen?«

»Natürlich nicht. Kein Wunder, dass ihr euch teure Ablässe für eure Sünden erkaufen müsst.«

»Habt ihr keine Ablässe?«, fragte Yorick irritiert. »Wie bekommt ihr dann eure Sünden vergeben?«

»Unsere Priester sagen, das sei alleine die Sache des lebendigen Gottes. Wer mit Reue und Andacht in die Kirche geht, dem gewährt Gott Barmherzigkeit und spricht ihn von seinen Sünden los.«

»So einfach?«, hakte Yorick nach.

»So einfach.«

»Ganz ohne Geld?«

»Sicher doch. Ich nehme dich am Samstag mit in unsere Kirche, wenn du willst.« Yorick nickte. Die Gewaltorgie von Isfahan, bei der er gezwungen war, Kinder niederzureiten, lag ihm offenbar immer noch auf der Seele.

»Jetzt sei still, Weib«, sagte Trdat fröhlich augenzwinkernd. »Das Beste an unserer Kirche ist nämlich, dass wir in der Ehe nicht so streng sind wie ihr. Wenn dir dein Weib mit seiner Geschwätzigkeit so auf die Nerven geht, dass du es nicht mehr erträgst, dann kannst du dich trennen!«

»Oder wenn dein Mann dich durch seine bloße Anwesenheit in den Wahnsinn treibt«, entgegnete seine Frau trocken.

»Ja, dann geht man auseinander, und jeder kann sich einen anderen Gemahl nehmen.« Trdat gab seiner Frau einen dicken Kuss auf den Mund.

Kali war glücklich, weil sie hier im nächsten Frühjahr einen Garten zum Gemüseziehen hatte. Ioannis war ohnehin glücklich, sobald er an der Mutterbrust nuckeln konnte. Hans vermutete, dass Max auf seine ganz spezielle Weise glücklich war, denn er spielte verstärkt fröhlichere Lieder oder gar Tänze auf der Laute. Yorick und Lasse waren glücklich, weil sie hier mit dem schönen Blick auf das Vulkanmassiv zu Besuch zu Kaffa, Wein und Haschisch sein konnten.

Und weil alle glücklich waren, war auch Hans glücklich. Als er das in sein Heft schrieb, fiel ihm auf, dass er noch nie geschrieben hatte, glücklich zu sein.

Der Kaffa begann langsam rar zu werden. »Ich habe keine Ahnung, wie und woher ich Nachschub besorgen soll«, sagte Lasse traurig, zog sich als Letzter aus und glitt vorsichtig zu den anderen in das warme Wasser der Thermalquelle. »Es hat sich bis hierher noch nicht rumgesprochen, dass wir danach süchtig sind. Vielleicht gibt es in Sultania … He, Hans, mein Kommandant, erlaubst du mir, nach Sultania zu gehen und dort …«

»Vergiss es«, unterbrach ihn Hans. »Niemand darf sich so weit weg von der Einheit bewegen. Wenn das jemand mitbekommt, wirst du für vogelfrei erklärt und gejagt. Das wollen wir doch vermeiden, oder? Außerdem gibt es bald Krieg.«

Dass es irgendwann wieder Krieg geben würde, war nur eine Frage der Zeit. Dass sich die ersten Vorboten von Ägypten her nähern würden, kam für alle überraschend. Denn kaum hatte sich die Nachricht vom Tod Tamerlans herumgesprochen, ließ der Mamelukensultan Faradsch zwei hochrangige Gefangene frei: Qara Yusuf und Sultan Ahmad Dschalair.

»Könnt ihr euch noch an Qara Yusuf und Ahmad Dschalair erinnern?«, fragte Hans und räkelte sich wohlig im warmen Quellwasser. Gleich nach dem Frühstück waren sie zu seiner Lieblingstherme aufgebrochen. Leichter Schneefall hatte eingesetzt und vermischte sich mit dem Wasserdampf.

»Waren das nicht damals Verbündete von Bayezid?«, fragte Lasse. »Die sind doch bei Angora abgehauen, oder?«

»Stimmt«, nickte Hans. »Der Anführer der Schwarzen Hammel und der Sultan von Bagdad.«

»Oh ja«, seufzte Yorick versonnen und sah hinauf in die Schneeflocken. »Die Schwarzen Hammel, das waren stramme Kerle, mit denen man viel Spaß …« Er zuckte zusammen und sah sich betreten um. »Entschuldigung. Das wollt ihr ja nicht wissen.«

Nach einem Moment des irritierten Schweigens sagte Lasse: »Also, worum gehts? Was ist heute bei eurem Kriegsrat herausgekommen?«

Seit Hans eine Zuun kommandierte, gehörte er zu den Offizieren, die an den Strategiebesprechungen unter General Ali Sultan Tawachi und Prinz Umar Mirza, einem Sohn Miran Schahs, teilnahmen.

»Man hört so einiges«, sagte Hans. »Qara Yusuf und Ahmad hatten sich damals zerstritten und sind beide unabhängig voneinander nach Kairo geflohen.

Unser Freund Sultan Faradsch hat sie gefangen genommen, weil er unglaubliche Angst vor Tamerlan hatte und den nicht provozieren wollte, indem er ihnen Zuflucht gewährt. Ihr ahnt es, die beiden haben sich im Gefängnis wieder versöhnt und machen sich nun auf, gemeinsam ihr Land zurückzuerobern. Heute bekamen wir die Nachricht, dass Qara Yusuf und Ahmad Dschalair Bagdad überfallen und Abu Bakr vertrieben haben.«

»Ach, Mann«, stöhnte Lasse. »Wir haben doch erst Bagdad für Tamerlan zurückerobert. Und nun schon wieder? Dieses Hin und Her bringt mich noch ganz durcheinander.«

»Dich bringt was ganz anderes durcheinander. Du rauchst zu viel verrückte Sachen. Ich sage nur Skorpionstachel«, sagte Yorick. »Das bedeutet also, dass wir bald nach Bagdad aufbrechen werden.«

»Fast«, fuhr Hans fort. »Ihr wisst ja, dass sich Abu Bakr und sein Bruder Umar Mirza bis aufs Blut hassen. Umar Mirza dachte erst gar nicht daran, seinem Bruder zu Hilfe zu kommen. Und Miran Schah selbst darf bekanntlich nichts entscheiden. Abu Bakr ist inzwischen auf dem Weg zu seinem Onkel Schah Ruch nach Herat, um dort neue Truppen zu sammeln.«

»Sag ich doch«, meinte Yorick. »Wir brechen auf. Wann?«

»Sie wollen die Wintersonnenwende abwarten.«

»Die ist nächste Woche.«

»Richtig.«

»Ach, Weihnachten!« Nun blickte Lasse versonnen hinauf in den Flockenreigen und fuchtelte mit den Armen herum. »Der Herr Winter ist schon da und lässt seine kleinen Kinderlein tanzen.«

»Weihnachten«, echote Yorick. »Dann ist jetzt ja Advent, oder? Und keiner von uns fastet. Wir sind zu ewigem Fegefeuer verdammt.« Er lachte. »Das wäre doch schön, denn wir einfach mal wieder richtig traditionell Weihnachten feiern würden. Fasten über den Advent und dann ein großes Fest am 25.«

»Wir haben an Heiligabend immer Geschenke bekommen«, sagte Hans nachdenklich.

»An Heiligabend? Warum das denn?« Lasse tippte sich an die Stirn. »Geschenke für die Kinder gibt es immer am Tag des heiligen Nils.«

»Heiliger Nils?«, fragte Yorick.

»Nils. Ich glaube, ihr nennt ihn Niklas …«

»Nikolaus«, sagte Hans. »Ja, eigentlich ist das auch bei uns Tradition. Aber weil mein einer Bruder am 24. Dezember geboren wurde und genau drei Jahre später an seinem Geburtstag beim Spielen vor dem Haus von einer Kutsche

Ibrahim I. (reg. 1382 – 1417, gest. 1418), Sultan von Schirwan, konnte politisch geschickt die Macht über sein Reich auch unter Tamerlan erhalten. Nach Tamerlans Tod beschloss er, sich Aserbaidschan einzuverleiben. Bei Schiltberger heißt er ›Joseph‹.
Georg VII. (reg. 1393 – 1407), während seiner Herrschaft zerstörte Tamerlan Georgien.

überfahren worden ist, haben meine Eltern in Andenken an ihn unser Nikolausgeschenk auf den 24. Dezember verschoben. Einen Tag vor Weihnachten. Das durften die Nachbarn natürlich nicht wissen. Die haben uns immer bemitleidet, weil wir am Nikolaustag keine Lebzelten oder Nüsse bekommen haben. Und am 25. sind wir immer zum Krippenspiel gegangen.«

»Wir auch«, sagten Lasse und Yorick gleichzeitig wie aus einem Mund. Alle lachten. Lasse spritzte Yorick mit Wasser voll, was der Flame damit quittierte, dass er den Nordmann untertauchte.

»Wir sind noch nicht ganz fertig«, sagte Hans, als sich alle wieder beruhigt hatten. »Die Übernahme von Bagdad hat sich herumgesprochen. Überall rumort es. Schah Ibrahim von Schirwan zettelt gerade Aufstände in den größeren Städten an. Man hört, er schmiedet eine Allianz mit allen wichtigen Fürsten der Region. Sogar König Georg von Georgien hat sich ihm angeschlossen.«

Yorick pfiff durch die Zähne. »Alle bislang treue Vasallen Tamerlans.«

»Na ja, weniger treu als furchtsam. Vor Tamerlan hatten sie alle Höllenangst, seine Nachfolger dagegen … ich meine, unser Herr Umar Mirza ist völlig überfordert und hat nur noch seinen geistig umnachteten Vater an seiner Seite. Und in Herat sitzt Schah Ruch wie eine Spinne im Netz und wartet seelenruhig ab, was weiter geschehen wird. Jetzt kommt nämlich, wie üblich, das Beste am Schluss: Khalil Sultan hat sich in Samarkand gegen Pir Mohamed erhoben.«

»Hui«, machte Yorick. »Da kommt unser guter Freund und Einpeitscher Don Juan, auch Pepe der Stallknecht genannt, zum ersehnten Einsatz.«

»Dann brennt es an allen Ecken lichterloh im Hause Tamerlans«, sagte Lasse.

»Sehr poetisch ausgedrückt.«

Beim Abtrocknen sagte Lasse: »Ich würde schon gerne mal wieder nach Bagdad. Da hat es mir gefallen. Hervorragendes Opium, tolle Weiber. Und weißt du noch im Paradies? Die Zarafa und der Scheinmensch und dann der große Tiger!«

»Nein, habe ich völlig vergessen.« Hans kicherte und schüttelte demonstrativ seinen Halsbeutel. »Hier ist immerhin die Tigerkralle drin. Da fällt mir ein – weißt du noch, was dieser Händler in Bagdad über das Paradies und den Garten Eden gesagt hat?«

»Keine Ahnung, da habe ich nicht zugehört.« Lasse zuckte mit den Schultern.

»Dass das Paradies überall zu finden sei, weil das der Name für königliche Gärten ist. Und der Garten Eden würde bei Täbris liegen.« Hans hob den Zeigefinger. »Bekanntermaßen bei Täbris.«

»Wenn du meinst«, war Lasses Kommentar.

»Worauf warten wir dann noch?« Yorick war sofort Feuer und Flamme. »Dann gehen wir den Garten Eden suchen. Weißt du noch? Auf bis ans Ende der Welt und alle Wunder sehen.«

»Stimmt. Der Garten Eden wäre wirklich ein Wunder, das es sich lohnt zu sehen.«

»Wo wir es grade mit dem Sehen haben.« Lasse öffnete das Laken und präsentierte sich umtanzt von flauschigen Schneeflocken, wie Gott ihn schuf. »He, Flame, schau her! Schau genau her.«

»Ich habe dich schon nackt gesehen, Nordmann«, entgegnete Yorick.

»Sag mir, wenn du mich so ansiehst, empfindest du dann das, was ich empfinde, wenn ich ein nacktes Weib ansehe?«

»Was willst du, Nordmann? Ja, sicher erfreut mich mancher Anblick«, antwortete Yorick gelassen. »Aber da ich dich kenne, weiß ich, dass du bei jedem, wirklich jedem nackten Weib etwas empfindest. Ich hingegen habe Geschmack und bin wählerisch. Du kannst dich ruhig vor mir nackt präsentieren, ich wollte wirklich noch nie bei dir liegen.«

»Und bei Hans?«, fragte Lasse etwas zu aggressiv.

»Auch nicht. Und bei Max erst recht nicht. Nichts gegen dich, kleiner Bruder, aber du bist mir einfach ein wenig zu tot, da wird das Beieinanderliegen etwas einseitig.« Yorick lachte frech und knuffte den reaktionslosen Max in die Seite.

»Was soll das, Lasse?«, mischte Hans sich ein. »Du weißt seit Jahren, dass Yorick die Gesellschaft von Männern bevorzugt. Und jetzt hast du plötzlich Angst, dass er dir etwas wegschaut? Also lass gut sein.«

»Ich wollts nur wissen.« Lasse zog einen Flunsch und kleidete sich an.

»Jetzt ist er enttäuscht«, stichelte Yorick. »Er möchte von allen begehrt werden.«

»Depp, sodomistischer«, grummelte Lasse, weil Yorick den Nagel auf den Kopf getroffen hatte.

Es zeigte sich, dass Hans etwas zu euphorisch war. Zurück in der Stadt konnte ihnen praktisch jeder Einheimische, den sie fragten – und zur Sicherheit fragten sie mehrere –, den Weg nach Eden zeigen. Einfach nach Westen reiten, hieß es allenthalben. Ein geschäftstüchtiger Bursche bot sich an, sie gegen einen kleinen Obolus zu führen. Er ritt auf seinem krummbeinigen Esel westwärts voran. Sie kamen in ein weites Tal, das winterlich-grau keinerlei Ähnlichkeit mit einem Paradies bot. Vertrocknetes Gras, ein paar Wacholderbüsche und Krüppelkiefern. In der Ferne weideten magere Ziegen.

Der Knabe breitete seine Arme aus und sagte freudestrahlend, dass dies hier Eden sei. Hans, Yorick und Lasse lachten amüsiert. Max starrte zum Horizont.

»Lustiger Bursche«, sagte Lasse anerkennend. »Aber nun zeig uns den Garten Eden.«

Der Junge blickte irritiert von einem zum anderen, deutete nach Westen und wiederholte Eden.

»Hör mal, du Bengel.« Lasse beugte sich vom Pferd, packte den Burschen am Kragen und hob ihn vom Esel zu sich hoch. »Wir haben einmal gelacht. Jetzt sag uns die Wahrheit.«

Aber das sei Eden, wimmerte der Knabe verdattert. Die Herren wollten nach Eden. Das sei Eden. Mehr könne er nicht für sie tun, und nun sollten sie ihm bitte den Lohn geben. Er begann zu heulen.

»Das ist nicht Eden, du kleiner Holzkopf«, sagte Hans ärgerlich. »Das ist eine Steppe, und dahinten kommt offenbar ein großer See. Im Garten Eden entspringen bekanntlich die vier biblischen Hauptflüsse Ganges, der durch Indien fließt, der Nil, der das Mohrenland und Ägypten durchquert, der Tigris, der Asien und Großarmenien durchfließt und der Euphrat, der Persien und Kleinarmenien bewässert. Ich sehe hier weit und breit keine Quellen.«

»Du meinst den Gihon«, warf Yorick besserwisserisch dazwischen. »Der Gihon ist einer der vier Hauptflüsse, nicht der Nil.«

»Wo soll der denn sein?«, fragte Hans.

»Der umfließt das Land Kusch.«

»Aha, wo auch immer das sein mag.«

»Das ist Nubien, das Mohrenland.«

»Siehst du, also doch der Nil.«

»Ach.« Yorick machte eine wegwerfende Handbewegung. Lasse gähnte demonstrativ und verdrehte die Augen.

Hier gebe es keine Quellen, betonte der Junge schniefend, nur den großen Urmiasee dort hinten. Der sei aber sehr salzig. Vielleicht sei der die Quelle zu den vier Hauptflüssen.

»Das ist ein See. Keine Quelle.« Hans ärgerte sich immer noch, dass sie so viel Zeit verplempert hatten. Es wurde langsam dunkel. »Keine Quelle, keine Hauptflüsse, kein Garten Eden.«

»He«, rief Yorick einen vorbeiziehenden Schafhirten zu. »Weißt du, wo Eden ist?«

»Ihr steht direkt davor, meine Herren.« Auch der Hirte machte eine ausholende Geste über die Ebene. Eden, so fügte er hinzu, sei ein uraltes Wort aus der Sprache, die die Vorväter der Vorväter ihrer Vorväter einst gesprochen hätten. Sie hätten das Land hier Guan Eden genannt, was in heutiger Sprache ›Himmlischer Steppenrand‹ bedeuten würde. Noch immer würde man weit und breit die grünen Weiden für Rinder, Ziegen und Schafe als Eden bezeichnen.

»Gib dem Burschen sein Geld«, knurrte Hans zu Lasse und wendete sein Pferd. »Zeitverschwendung, mein München.« Er klopfte dem Tier auf den Hals. »Du stehst also fast jeden Tag im Garten Eden und merkst es nicht einmal.«

»Vielleicht ist der See wirklich die Quelle der vier Hauptflüsse«, sagte Yorick. »Das wäre möglich, oder? Na also, dann haben wir den Garten Eden tatsächlich gesehen. Der muss ja so öde aussehen, weil doch Adam und Eva daraus vertrieben wurden. Also konnte ihn keiner mehr pflegen. Da wurde aus dem Garten eine Steppe. Das liegt auf der Hand.«

»Na gut.« Hans zuckte mit den Schultern. »Dann waren wir auch im Garten Eden.« Er beschloss, das in eines seiner Hefte zu notieren.

»Oh, Mann, ihr habt Probleme«, schnaufte Lasse, dem die Wunder der Welt herzlich egal waren.

33 Hin und her

Die Ereignisse überschlugen sich in den folgenden zwei Jahren und veränderten die Machtstrukturen empfindlich. Zum einen machte die Nachricht die Runde, dass der einst übermächtige große Khan der Goldenen Horde und gefürchtetster Gegner Tamerlans, Toktamisch, in einem fernen Land namens Sibir, von dem noch nie jemand zuvor gehört hatte, von den Häschern des Emirs Edigü ermordet worden sei. Hans konnte es da noch nicht ahnen, doch dieses Ereignis würde seinen weiteren Lebensweg bedeutend beeinflussen. Zum anderen schlug in Samarkand Khalil Sultan seinen Vetter Pir Mohamed in die Flucht und ernannte sich selbst zum neuen König der Könige und Nachfolger Tamerlans. Das wollte Schah Ruch nicht hinnehmen und marschierte umgehend auf Samarkand. Abu Bakr, der sich eigentlich auf dem Rückweg von Herat nach Bagdad befand, um die Schwarzen Hammel aus seiner Stadt zu vertreiben, drehte wieder um, um seinem Bruder Khalil beizustehen. Wie vorgesehen brach auch Miran Schah zur Wintersonnenwende mit einem großen Heer in Täbris auf. Erst Richtung Bagdad, dann folgte aufgrund der neuen Nachrichtenlage eine Routenänderung, um seinen beiden Söhne gegen Schah Ruch beizustehen. Als Schah Ruch vernahm, dass zwei große Armeen zur Unterstützung Khalils unterwegs waren, beendete er seine Expedition am Ufer des Oxus und kehrte nach Herat zurück. Seine Zeit war offensichtlich noch nicht gekommen.

Umar Mirza blieb derweil mit einem kleinen Kontingent in Täbris zurück. Das nutzten Sultan Ibrahim von Schirwan und seine Verbündeten sofort aus, überrannten die strategisch wichtige Region Bergkarabach, vernichteten Umar Mirzas Truppen bei einer kurzen Schlacht am Fluss Kura und besetzten Täbris. Allerdings für kaum mehr als vier Wochen, dann kam die Kunde, dass Sultan Ahmad Dschalair die Grenze zu Armenien überschritten hatte. Ibrahim floh zurück nach Schirwan und überließ Ahmad Dschalair Täbris und das Land.

Diese Nachricht wiederum veranlasste Abu Bakr und seinen Vater Miran Schah, sich umgehend auf den Rückweg nach Täbris zu machen. Sollte Khalil selbst sehen, wie er seine Stellung halten könnte.

Khalil Sultan (1384–1411), Sohn von Miran Schah und Enkel Tamerlans, stürzte Tamerlans offiziellen Nachfolger Pir Mohamed und wurde dann von seinem Onkel Schah Ruch entmachtet.

Für Hans und die Truppe bedeutete dies, dass sie monatelang quer durch Mesopotamien, Persien und Teile Chorasans und wieder zurück nach Armenien zogen, ohne jemals in Gefechte verwickelt worden zu sein. Als Hans von der Eroberung Täbris' hörte, war er heilfroh über seine Entscheidung, Kali und den kleinen Ioannis doch im Tross mitgenommen zu haben und nicht zurückzulassen, wie er es ursprünglich geplant hatte. Später, als sie nach Täbris zurückkehrten, erfuhr er, dass sein ehemaliger Vermieter Trdat samt Familie in die Sklaverei geführt und das Anwesen niedergebrannt worden war. Nicht auszudenken, was Kali passiert wäre.

Kali, beim Aufbruch bereits wieder schwanger, brachte ihre Tochter Mariam in einer Karawanserei bei Raji zur Welt. Weil auch dieses Kind die ersten Wochen überlebte und weil Ioannis so gut gedieh, ließen die Männer Hans hochleben und lobten seinen kräftigen Samen. Da Kali in ihrer Zeit als Shayan ein guter Bogenschütze und passabler Schwertkämpfer gewesen war, nahm Hans mit ihr das Training wieder auf. Vor allem mit dem Schwert und dem Dolch. Sollte sie sich irgendwann wehren oder die Kinder vor Sklavenhändlern schützen müssen, wären schließlich Messer in jeglicher Form die nächstliegende Wahl. In Raji kaufte er ihr einen Dolch, den sie fortan immer bei sich trug.

Kaum vernahm Sultan Ahmad Dschalair, dass sich Abu Bark und Miran Schah Täbris näherten, suchte auch er sein Heil in der Flucht zurück nach Bagdad und überließ die Stadt wieder den vorherigen Herren. Über das Schicksal von Prinz Umar Mirza konnte niemand Auskunft geben. Er verschwand einfach als winzige Randnotiz der Geschichte aus dem Bewusstsein der Menschen. Sein Bruder Abu Bakr trauerte ihm keine Träne nach, und sein Vater Miran Schah tröstete sich mit dem Gedanken, dass Umar irgendwo auf der Flucht aber am Leben sei.

Und schon drohte neue Gefahr in Form der Schwarzen Hammel unter Qara Yusuf, der nun begehrlich nach Armenien schielte. Abu Bakr blieb keine Zeit, sich in Täbris geruhsam niederzulassen. Der Zusammenstoß mit den Schwarzen Hammeln im Oktober bei Nachitschewan war zwar nur kurz, aber heftig und brutal.

Schah Ruch (1377 – 1447), jüngster Sohn und nach heftigen internen Kämpfen der Nachfolger Tamerlans, der die Hauptstadt des Reichs von Samarkand nach Herat verlegte. Schiltberger nennt ihn ›Scharoch‹.

Hans befehligte seine Zuun durchaus erfolgreich, aber eine Hundertschaft alleine konnte die Schlacht nicht entscheiden. Hans selbst befand sich auch diesmal wieder in seinem weißen Rauschen, tötete, was ihm vor Bogen und Schwert kam. Einer alten Gewohnheit folgend, sammelte er sogar Schädel ein – und er bemerkte, dass er damit nicht der Einzige war. Doch am Ende des Tages musste er feststellen, dass Miran Schah in seinem Wahn zwar glücklich über die blutige Beute applaudierte, Abu Bakr jedoch keinerlei Absichten hegte, Schädeltürme zu errichten, zumal als Verlierer. Der Schwarze Hammel hatte gesiegt, Täbris und Armenien waren verloren. Die Flucht führte sie bis nach Raji, der schon zu Zeiten der biblischen Urväter existierenden Handelsmetropole, in der Abu Bakr seinen Hof installierte.

Hans fand in einem kleinen Vorort von Raji namens Teheran eine Bleibe für seine Familie, die bald um noch ein Kind größer werden würde. Es war ein fensterloser ehemaliger Eselstall, aber immer noch besser, als weiterhin beengt im Zeltlager zu wohnen. Der Mietzins, den der Eigentümer forderte, war eine Frechheit, doch viele Hauptmänner suchten für ihre Familien eine Unterkunft. Die Nachfrage regelte den Preis. Der Besitzer machte anfangs keinen Hehl daraus, dass er Hans und seine dunkelhäutige Frau verachtete. Das, so erklärte er aber, läge nicht daran, dass sie Fremde seien, sondern daran, dass Christen in seine Augen das Minderwertigste des Minderwertigen waren. Er unterstützte das mit vielen Flüchen über die Griechen und Armenier, die sich überall breitmachen würden. Auch der Nachbar sei Armenier … Den Hinweis, dass Kali keine Christin sei, wischte er beiseite. Selbst wenn sie Sunnitin wäre, was er im Übrigen sehr bezweifeln würde, er vermute eher, sie sei eine Feueranbeterin, die den Irrlehren Zarathustras folge, oder noch Schlimmeres, würde das nichts ändern. Denn es gebe nur einen wahren Glauben, die Schia, also die Partei Alis! Nur Schiiten seien wahre Gläubige. Denn Mohammeds Schwiegersohn Ali sei der wahre Nachfolger des Propheten, der erste Kalif. Davon hätten die verachtenswerten – Gott möge sie strafen – Sunniten keine Ahnung. Zum Glück, fügte er noch hinzu, könne man hier in Raji seine Meinung diesbezüglich offen kundtun, denn hier seien die Schiiten in der Mehrheit.

Irgendwo im Innersten blinkte eine Erinnerung in Hans auf. Karabulut, Assassinen, Ismailiten – folgten sie nicht auch der Schia? Was hatte Karabulut über seinen Glauben erzählt? Hans hatte inzwischen so viele verschiedene allein gültige Religionen kennengelernt, dass er sie durcheinanderbrachte. Vor allem wollte er keine Diskussionen mehr darüber führen müssen. Doch Hans ließ ein paar entsprechende Schlagworte fallen, über Assassinen, die er vorsichtshalber ganz allgemein Ismailiten nannte, und schaffte es damit, den Stallvermieter etwas zugänglicher zu stimmen. Er brachte sogar ab und an Granatäpfel für die Kinder vorbei. Der Vermieter war Obstbauer, wie so viele in der Gegend.

Der große Vorteil, wieder unmittelbar an der Seidenstraße zu leben, war, dass man sich mit allem eindecken konnte, was man vermisst hatte oder was knapp geworden war. Endlich wieder ausreichend Opium, Hanfblüten und vor allem Kaffabohnen. Die Kaffapreise waren inzwischen obszön hoch. Das lag nur zum Teil an der gestiegenen Nachfrage. Immer mehr Karawanen wurden überfallen. Räuberbanden machten die Grenzgebiete unsicher. Die allgemeine Sicherheitslage verschlechterte sich. Qara Yusuf vertrieb Gesindel aus Armenien und Abu Bakr sah sich überfordert, die Lage in seinem Land zu stabilisieren.

»Wir hatten hohe Verluste bei Nachitschewan. Weißt du ja«, sagte Hans zu Yorick, als sie beim abendlichen Tricktrackspiel vor dem ehemaligen Eselstall beim Scheine einer Öllampe zusammensaßen. »General Ali Sultan Tawachi will nun die Armee neu gliedern. Er hat mir befohlen, Kandidaten vorzuschlagen.«

»Für was?«

»Hauptmann. Wir brauchen neue Hauptmänner. Ich habe dabei an dich gedacht …«

»Ich machs!«, rief Yorick erfreut.

»Aber«, beschwichtigte Hans die Euphorie, »das könnte doch zu sehr nach Günstlingswirtschaft aussehen.«

»Ist das dein Ernst?« Yorick riss die Augen auf. »Schau dich um, Hans. Die ganze Welt ist eine einzige Günstlingswirtschaft.«

»Ja, schon …«

»Na also, das hätten wir geklärt.« Yorick würfelte und machte einen Zug, mit dem er zwei Steine von Hans rausschmiss.

»Gut, ich schlage dich vor.«

»Eine Arban oder eine Zuun?«

»Eine Arban. Was denkst du denn. Zehn Männer reichen erst einmal.«

»Kann ich mir die Männer selbst aussuchen?«

»Oh nein!« Hans lachte. »Mit Sicherheit nicht. Die werden dir zugewiesen. Sklaven wie wir. Abu Bakr lässt von überall her Männer anbringen.«

»Und Lasse?«

»Der ist schon Hauptmann einer Arban, das bleibt er auch.« Hans würfelte und zog. Er brauchte sich nicht mehr anstrengen, Yorick hatte sowieso schon so gut wie gewonnen. »Ich habe gehört, wir bleiben für längere Zeit hier in Raji. Abu Bakr will neue Kräfte sammeln und Männer ausheben. Dann soll es noch einmal nach Täbris gehen. In einem halben Jahr oder Jahr.«

»Schah Ruch lässt ihn also hängen?«

»Sieht so aus. Es kommt keine Unterstützung aus Herat.«

»Die liebe Familie eben.« Yorick machte den entscheidenden Zug und besiegte Hans zum dritten Mal in Folge. »Was machen wir dann die ganze Zeit hier?«

»Du wirst deine Einheit aufbauen. Am besten ist es, du nimmst dir ein Zimmer, damit du nicht monatelang im Lager hausen musst. Gemeinsam mit Lasse oder anderen, damit es nicht zu teuer wird.« Hans beugte sich vor und sagte leise. »Aber such dir einen Armenier als Vermieter. Die sind freundlicher. Wir werden auch bald hier ausziehen. Wenn das dritte Kind kommt, werde ich woanders wohnen. Mehr Platz brauchen wir sowieso. Max muss nicht unbedingt danebenliegen, wenn ich mit Kali meine ehelichen Pflichten erfülle.«

»Pflichten?«, rief Kali mit gespielter Empörung aus dem Wohnstall.

»Wenn wir unsere Liebe krönen, mein Augenstern!«, rief er hinein. Und zu Yorick flüsterte er: »Die Ohren der Weiber! Schlimmer als Luchse.«

»Schon besser«, antwortete Kali fröhlich. »Soll ich euch noch Wein bringen?«

»Danke. Wir haben noch.«

»Max war doch auch immer dabei, wenn du dich im Bordell amüsiert hast«, sagte Yorick.

»Das war etwas anderes. Es muss ja kein gesonderter Raum für ihn sein, aber ein bisschen Abstand und vielleicht eine aufgespannte Decke als Sichtschutz.«

»Oha, ganz so wie die hochwohlgeborenen Herrschaften. Hast du schon etwas in Aussicht?«

»Ja. Abu Bakr möchte, dass wir die verlassenen Höfe im Umland besiedeln.« Durch die fortwährenden Kriege und den enormen Bedarf an waffenfähigen Männern waren viele Höfe verlassen. Die Obstplantagen verwilderten und niemand erntete die Früchte von den Bäumen. »Wir sollen die Zeit bis zum Krieg nutzen. Mit Gartenarbeit.«

»Ach, wir sollen alles in Schuss bringen und dann? Nach dem Krieg?«

»Dann werden sie vermutlich Leute aus Armenien umsiedeln. Na und? Ist nicht verkehrt, die Gartenidee, vor allem für die einfachen Soldaten, da kommen sie nicht auf dumme Gedanken. Wenn der Hof, der uns zugewiesen wird, groß genug ist, kannst du vielleicht auch bei uns wohnen. So, und jetzt fang ich mal mit der Partie an. Gib die Würfel.«

»Na gut, der Verlierer beginnt.«

Sie bauten die Steine neu auf und Hans schüttelte die Würfel so konzentriert in der Hand, als könnte er damit die Zahlen beeinflussen. Er erschrak, als plötzlich eine Gestalt im Schein der Lampe auftauchte.

»Max! Du sollst doch nicht immer so herumschleichen! Das ist nicht gut für mein Herz.«

Max trug sein wertvolles Seidengewand, die Oud in einer extra dafür angefertigten Ledertasche geschultert. Auch die Ledertasche war das Geschenk von Verehrern. Er stellte ein Kästchen auf den Tisch, das man auf den ersten Blick für Elfenbein halten konnte, das aber bei näherem Hinsehen aus Kamelknochen gearbeitet war.

»Wie war dein Auftritt?«, fragte Yorick. »Ach, was frage ich!«

Hans stand auf, holte eine Fackel aus dem Haus und entzündete sie. Damit leuchtete er in die Dunkelheit und ging, die Fackel schwenkend, vor bis zum Gatter.

»Was sollte das?«, wollte Yorick wissen.

Hans steckte die Fackel in den Boden. »Unser Musikus verdreht den Weibern reihenweise die Köpfe mit seinen Melodien. Diesmal sind ihm offenbar keine gefolgt. Du glaubst nicht, was manchmal tagsüber hier los ist, manchmal auch nachts. Da treiben sich die gackernden Mädchen vorne am Gatter herum, als gäbe es hier ein Wunder zu sehen. Eine dreiköpfige Gans oder so. Sie vergöttern ihn.«

»Wirklich? Ich dachte, sein Untotsein schreckt alle ab?«

»Das war früher so. Aber inzwischen finden sie es absolut anziehend, so mysteriös, so liebenswert verrückt. Der geheimnisvolle und traurig schweigende Lautenspieler, der sich nur über Musik ausdrücken kann. Verrücktes Weibsvolk. Weißt du noch, wie furchtbar falsch er gesungen hat? Damals … Jetzt wünsche ich mir mehr als zuvor, dass er doch wieder seinen Mund aufmachen und Töne produzieren würde.«

»Gönn ihm doch seinen Erfolg.«

»Ich gönne es ihm ja. Alle Edlen in der näheren Umgebung buhlen um ein Konzert von ihm. Manchmal denke ich mir, ich sollte den General bitten, Max aus dem Militärdienst ausscheiden zu lassen, damit er als Musiker durch die Lande ziehen kann.«

»Ja, und? Was hält dich davon ab?«

»Er ist ohne mich hilflos. Er braucht doch jemanden, der für ihn da ist.«

»Ich glaube eher, dass du ihn brauchst, dass er für dich da ist. Max kommt prima alleine zurecht.«

Hans schwieg. Max nahm den Deckel von der Schachtel. Darin befanden sich kunstvoll mit kandierten Früchten und Blumen dekorierte Süßigkeiten aus Pistazien und Mandeln – alle in Herzform.

»Greif ruhig zu, Yorick«, sagte Hans. »Das ist seine Art, etwas anzubieten. He, lass noch was für Kali und vor allem für Max übrig, Gierschlund. Siehst du, darum kann ich Max nicht alleine lassen. Er würde immer leer ausgehen.«

Nachdem Max sich ins Haus zurückgezogen hatte, sagte Hans leise zu Yorick: »Ich bin auch sicher, dass er es längst nicht mehr nötig hat, ins Bordell zu gehen. Ich bringe ihn manchmal hin, aber er will nicht rein.«

»Du denkst, er hat eine Geliebte?«, flüsterte Yorick.

»Eine?« Hans lachte.

Im fernen Samarkand unternahm Pir Mohamed im Winter noch einmal einen Versuch, seinen Thron zurückzuerobern – und unterlag erneut. Damit zumindest dieser Konkurrent ein für alle Mal kaltgestellt war, ließ Khalil Sultan ihn im Februar 1407 ermorden. Ungefähr zur gleichen Zeit bezogen Hans und Kali mit Max ihr neues Zuhause am Fuß eines Hügels am Rande von Teheran, den leeren Hof eines Obstbauern. Auch Yorick zog mit ein. Das Haus war noch ganz gut in Schuss, die Bäume kräftig und ohne Schädlingsbefall, sie konnten sich auf die Gartenarbeit konzentrieren, die Hans, obwohl Stadtkind, erstaunlich viel Freude machte.

Kurz nach der Aprikosenernte ließ Hans in einem Aufwasch seine inzwischen drei Kinder, den neugeborenen Buben nannten sie Yorgo, in einer armenischen Kirche taufen. Yorgo war die türkische Form von Georg, eine Reminiszenz an den Taufpaten Yorick. Erst verzückte Max' Oud die Festgesellschaft, später spielten zwei Sackpfeifenbläser und ein Trommler zum Tanz auf. Das Gotteshaus war Yoricks Stammkirche, er war inzwischen zum armenischen Glauben übergetreten und fühlte sich seitdem weit weniger schuldig und dem Fegefeuer erheblich ferner.

34 Gott ist tot

Der Tag, an dem Gott starb, war der 23. Mai 1408. Es war der Tag, an dem Hans zu seinem kleinen Hof in Teheran bei Raji zurückkehrte und feststellen musste, dass es nichts mehr zum Zurückkehren und daher auch keinen Gott gab.

Vergessen war das grauenhafte Gemetzel, das vier Wochen zuvor stattgefunden hatte. Der letzte große Versuch von Abu Bark und Miran Schah, Armenien zurückzuerobern. Vergessen war das Blutbad von Bergkarabach, wo sich die Armeen ineinander verbissen hatten. Vergessen der weiße Rausch, die schwere Wunde am linken Bein, die Krankenstation in einem Feldlazarett, die enormen Verluste, die gefallenen Kameraden. Vergessen der Triumph der Schwarzen Hammel unter Qara Yusuf. Vergessen auch die Gefangennahme von Miran Schah und dessen öffentliche Enthauptung. Tamerlans Riesenreich begann im Westen zu zerbröseln.

Vergessen. Alles vergessen.

Sein Leben war zerstört. Die Obstplantage war verwüstet, viele Bäume gefällt. Das Haus hatte man versucht anzuzünden, es war aber nicht bis auf die Grundmauern abgebrannt. Hans taumelte durch die dachlosen Räume. Ruß. Getrocknetes Blut. Viel Blut. Fliegenschwärme. In dem verkrusteten braunroten Fleck fand er ein seltsames Objekt. Er hob es auf und starrte lange darauf, bis er endlich begriff, was das war. Ein abgeschnittener Penis.

Hans holte einen Eisennagel und einen Hammer und nagelte den Penis in den Stock der Eingangstür. Dabei schrie er wie die schwarze Göttin Kali, als sie das Universum mit ihrem Brüllen erfüllte. Seine Kali hatte sich immerhin gewehrt. Aber sie war weg. Yorgo, Mariam und Ioannis waren weg.

Räuber. Hieß es. Räuber, die die Abwesenheit der Männer ausgenutzt hatten. Auch acht Nachbarhöfe waren verwüstet. Frauen und Kinder fort. Ermordet oder in die Sklaverei verkauft. Niemand wusste etwas. Niemand war mehr da, der etwas gesehen hatte.

Hans raste tobend bis zum frühen Abend. Schlug kurz und klein, was noch stand. Bis Max ihn packte, fest umarmte und so an sich drückte, dass Hans schier die Luft wegblieb.

Was blieb, waren Wochen im Delirium.
Wein und Opium. Opium und Wein.
Alles war leer.
Ob sich Max auch so fühlte?

35 Bauernjahre

Die Welt drehte sich weiter und nahm keine Rücksicht auf Johannes Schiltberger. Die Freunde blieben. Max, Yorick und Lasse. Schon lange war sich Hans nicht mehr derartig bewusst gewesen, dass er ein Gefangener war, ein Sklave. Losziehen, die Spur der Verbrecher suchen, Rache nehmen. Gedanken, von denen er sich schon verabschieden musste, bevor er sie dachte. Abu Bakr schickte zwei Expeditionen los, die Täter zu suchen. Ohne Erfolg. Dann verlor er das Interesse. Er hatte nach der verheerenden Niederlage von Bergkarabach andere Sorgen.

Die Freunde ertrugen den täglichen Rausch. Sie hörten sich um, aber niemand konnte sagen, wohin die Räuber verschwunden waren, geschweige denn, woher die kamen. Sie hatten sich geschickt das etwas abgelegene Tal bei Teheran ausgesucht und alle Zeugen zum Schweigen gebracht oder mitgenommen. Man vermutete, sie kamen aus dem Norden, man vermutete, sie kamen aus dem Süden, man vermutete … Auf den Sklavenmärkten in der weiteren Umgebung waren jedenfalls keine dunkelhäutigen Kinder aufgetaucht. Einmal hieß es, dass ein dunkler Knabe von drei oder vier Jahren auf dem Markt von Resch angeboten würde. Yorick nahm das Risiko auf sich, womöglich als entflohener Sklave für vogelfrei erklärt zu werden, und ritt einfach hin. Doch das Kind war ein Nubier.

Männer aus Hans' Zuun halfen, das Haus notdürftig zu reparieren, das Dach mit Holzschindeln zu decken und die Plantage so weit in Ordnung zu bringen, dass die nicht gefällten Bäumen Früchte trugen und geerntet werden konnte.

Als er sich selbst und sein Delirium nicht mehr aushalten konnte, kehrte Hans ins Leben zurück. Die ersten Abende ohne Opium waren die Hölle, aber er wollte nicht jeden Tag mit einem Schädel voll tanzender Teufel aufwachen und vor allem klarer sehen. Sofern das Hanfblüten und Wein zuließen. Opium nur noch alle zwei Tage in Maßen. Alles in Maßen. Sein Vater fiel ihm wieder ein. Seit Jahren hatte er kaum an seine Familie gedacht. Sein Vater hatte immer die Mengen an Bilsenkraut, Stechapfel oder Tollkirsche genau abgewogen, die er ins selbst gebraute Bier gab. Das, so erklärte er dem kleinen Hans,

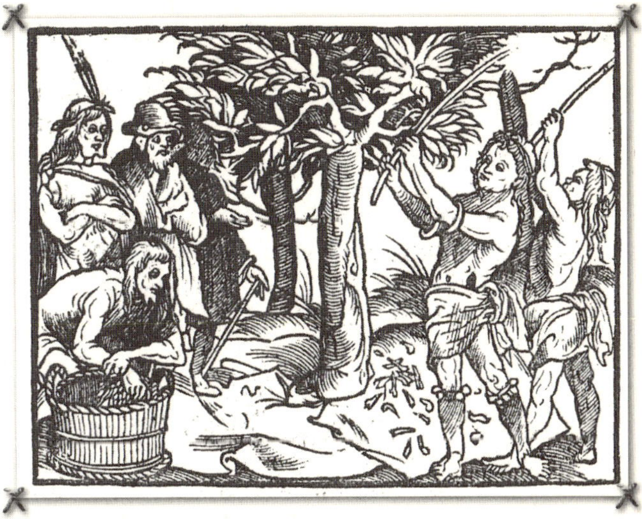

sei ungeheuer wichtig, denn es käme im Leben immer auf das Maß an. Gerade beim Brauen könnte es darüber entscheiden, ob man einen angenehmen Abend verbringen oder plötzlich vor dem lieben Herrgott stehen würde. Der liebe Herrgott! Was für ein Witz.

Hans versah mechanisch seine Aufgaben im Heer und im Haus. Ging einmal die Woche mit Yorick in die Kirche, wo Yorick sich die Knie wund betete, dass zumindest die Kinder in Gottes Himmelreich Aufnahme fanden. Hans machte alle Rituale mit, denn es war besser, sich als Teil einer Gemeinschaft zu geben, als sich komplett auszuschließen. Doch während die anderen beteten, verfluchte er Gott, sofern es ihn doch irgendwo geben sollte, verwünschte die Jungfrau Maria und spie auf den Messias.

Seine Hefte hatte er seit der Rückkehr nicht mehr angerührt. Er wollte nicht lesen, dass er einmal glücklich gewesen war.

Hans hörte bei den Lagebesprechungen des Generalstabs scheinbar aufmerksam zu, interessierte sich aber keinen Deut für die Inhalte. Es war nur Gerede, das nichts mit ihm zu tun hatte. Es stand kein Krieg an. Leider. Er hätte sofort sich ins Gemetzel gestürzt. Mittenrein und ohne Rücksicht auf sich. Doch Abu Bakr leckte seine Wunden und beobachtete die Entwicklungen ringsum. Er war kein Feldherr.

Emir Edigü von der Goldenen Horde verwüstete gerade das Großherzogtum Moskau in einem Stil, der Tamerlan zu Ehre gereicht hätte? Sollte er doch. Hans nickte nur müde.

Schah Ruch holte zum finalen Schlag aus, um sich zum König der Könige aufzuschwingen? Soso, durchaus verständlich. Ja, sicher, Schah Ruch galt gemeinhin als Mann der schönen Künste und der Wissenschaften. Doch das eine schloss das andere bekanntlich nicht aus. Man konnte die persische Dichtkunst lieben und gleichzeitig das Schwert mit dem Blut der Feinde färben. Wie bitte, er bediente sich dazu einer schlauen List, indem er Shad Mulk, die

Schad Mulk (gest. 1411), Lieblingsfrau von Khalil Sultan, die am Hof wegen ihrer revolutionären Ansichten verhasst war.
Gauhar-Schad Begum (ca. 1378–1457), obwohl nur eine Nebenfau Schah Ruchs, beeinflusste sie seine Politik maßgeblich. Bedeutende Förderin der persichen Dichtkunst.

Lieblingsfrau und wichtigste Beraterin von Khalil Sultan, gefangen nahm? Na, die war sowieso eine ganz Durchtriebene! Wie Frauen eben so sind. Die hatte ihrem Mann doch glatt eingeredet, dass alle Menschen gleich geboren werden und dass auch Menschen niederer Geburt hohe Ämter erlangen sollten. Man sollte sie wie Miran Schah schnellstmöglich entmündigen. Hans nickte höflich. Frauen, tststs.

Und dann die Entwicklung in Europa! Diese verrückten Christen. Jetzt hatten sie drei Päpste gleichzeitig. Den zwölften Gregor in Rom, den dreizehnten Benedikt in Avignon und nun auch einen fünften Alexander in Pisa. Wer wollte denn da noch diese Ungläubigen und ihren Stellvertreter Christi auf Erden ernst nehmen? Hans nickte, diesmal sachlich zustimmend. Aber es war ihm völlig egal, ob es drei oder tausend Päpste gab, denn Gott war tot.

Schah Ruch hat Khalil Sultan tatsächlich gestürzt? War ja abzusehen. Gut, dass er auf seine Lieblingsfrau Gauhar-Schad gehört und deren Idee mit der Entführung von Schad Mulk umgesetzt hatte. Prinzessin Gauhar-Schad, nun Königin Gauhar-Schad, war eine sehr kluge Ratgeberin! Was war Schah Ruch nur für ein glücklicher Mann und großer König. Hans nickte.

Und übrigens würde sich mit der Niederlage Khalils auch in Raji etwas ändern. Denn Schah Ruch verlegte die Hauptstadt des Reiches von Samarkand nach Herat. Außerdem ließ er seinen Neffen am Leben – was für ein gnädiger Monarch! – und setzte ihn als neuen Gouverneur in Raji ein. Abu Bakr musste den Palast räumen und zog sich in eine Gartenvilla an den Stadtrand zurück. Erst nachdem Khalil Sultan in Raji eingetroffen war, ließ Schah Ruch dessen Frau Schad Mulk frei. Hans nahm mit den Offizieren an der großen Amtseinführungsfeier teil, pflegte höflich Konversation, wenn man das Wort an ihn richtete, schwieg ansonsten und war heilfroh, als er gegen Mitternacht in sein Bett krabbeln konnte. Max schlief schon seit Monaten bei ihm im Bett, weil es Hans beruhigte. Und weil Max ihn festhalten konnte, wenn er im Traum wild um sich schlug. Eines hatte Hans in alle den Monaten nie geschafft: zu weinen. Nun kuschelte er sich an Max und heulte.

Die Jahreszeiten zogen vorbei. Aprikosenernten, Granatapfelernten, Tricktrack, Waffenübungen, Reittraining, offizielle Anlässe, Schnee, Regen, Gluthitze. Hans funktionierte.

Yorick erkundigte sich, einfach aus Interesse, ob denn ein Don Juan alias Pepe mit dem Heer Khalils in Raji eingetroffen sei. Doch keiner wusste, wen er meinte. Erst als er von einem fanatischen Prediger sprach, erinnerten sich einige dunkel. Doch der sei, so sagte ihm ein Krieger, bei Khalil in Ungnade gefallen und dann mit einigen seiner Anhänger eines Tages verschwunden. Man hörte, er habe sich nach Norden Richtung Urgentsch abgesetzt. Unsinn, mischte sich ein anderer ein, der sich als glühender Verehrer Don Juans bezeichnete. Der heilige Prediger sei mitsamt seinem innersten Kreis an Jüngern direkt in den Himmel aufgestiegen. Er selbst habe das gesehen. Darauf schwor er bei Gott.

In Ghom, so hieß es, würde in einem Bordell ein kleines dunkelhäutiges Mädchen zur Entjungferung versteigert. Lasse ritt noch in der Nacht los. Doch es handelte sich in Wahrheit nur um eine zwergwüchsige Halbabessinierin. Ein leicht zu durchschauender Betrugsversuch des Bordellwirts, der dafür von erbosten Kunden gelyncht wurde.

Der an den Türstock genagelte Penis war durch Sonne und Luft zu einem verschrumpelt-ledrigen Wurm mumifiziert. Hans nahm ihn ab und steckte ihn zu den Erinnerungen in seinen Halsbeutel.

Khalil Sultan war tot? Was? Nur zwei Jahre nach der Übernahme des Gouverneurspostens in Raji? Ob das mit rechten Dingen zugegangen war? Gerüchte machten die Runde. Schah Ruch ordnete an, dass Ärzte den Toten untersuchen sollten. Die Ärzte entdeckten bei der Obduktion im Bauchraum ein fast kinderkopfgroßes Geschwür aus schwarzem Fleisch, inwendige Lepra, sagten sie dazu. Khalils Favoritin Schad Mulk beging kurz danach Selbstmord? So spielte eben das Leben.

In Ägypten stürzten die Rechtsgelehrten Sultan Faradsch und ließen ihn ermorden. Man schrieb das Jahr 1412. Jahr vier, nachdem Gott starb. Das Jahr, in dem ein tatarischer Fürst namens Chekre Khan in Raji auftauchte und Abu Bakr um Gastfreundschaft bat.

Chekre, mongolischer Fürst, über dessen Identität Schiltberger-Experten völlig unschlüssig sind. Schiltberger nennt ihn ›Zeggrai‹. Meist wird vermutet, es sei Jabbar Berdi (auch: Yeremferden), ein Sohn Toktamischs, der 1417–1419 Khan der Goldenen Horde war. Dabei lässt sich Zeggrai/Chekre inzwischen identifizieren: **Chokra Khan ibn Akmyl** war 1414–1417 Khan der Goldenen Horde. Henry Hoyle Howorth listet ihn in seiner *History of the Mongols from the 9th to the 19th Century* als Chekre Khan, Nachkomme von Urus Khan. Ein Chekre/Chokra mit der Regierungszeit 1406–1413 findet sich auch in der Liste der Herrscher von Tömän, einem Khanat in Westsibirien, rund 320 km östlich des heutigen Jekaterinburg. Es dürfte sich um ein und dieselbe Person handeln.

»He, Bauer!« Der Fremde, der einen eleganten blauen Seidenmantel mit Pelzbesatz und eine pelzverbrämte Mütze nach tatarischer Art trug, ritt einfach durch die Obstbäume, als gehörte das Land ihm. »Auf ein Wort, Bauer!«

»Ich bin kein Bauer, Herr«, antwortete Hans und steckte das scharfe Messer, mit dem er die Bäume beschnitt, in den Gürtel.

Der Tatar überhörte das. »Hör mal, Bauer, ich bin auf der Suche nach einem großen Krieger, der hier leben soll. Kennst du ihn? Man nennt ihn den Türkenfresser.«

Hans musste schmunzeln. Den Ehrentitel hatte er schon seit ewigen Zeiten nicht mehr gehört. »Ja, den kenne ich. Ihr steht vor ihm, Herr. Ich bin es.«

Der tatarische Edelmann runzelte die Stirn und kniff seine ohnehin schmalen Augen noch schmaler zusammen. »Du bist dieser Hannes, der Türkenfresser?« Er musterte Hans von Kopf bis Fuß. »Gut, dann bring mich zu deinem Freund, denn ich möchte zu ihm. Du weißt schon, den Musiker.«

»Max? Da muss ich Euch enttäuschen, Herr. Der ist nicht da. Er hat heute Abend ein Konzert am Hof Abu Bakrs für einen tatarischen Fürsten und ist schon auf dem Weg dorthin.«

»Das ist schade. Ich muss mich mit ihm unterhalten.«

»Das dürfte schwierig werden, Herr. Eine Unterhaltung, meine ich.«

»Wieso?«

»Weil er nicht spricht.«

»Hat man ihm die Zunge herausgeschnitten?«

»Nein, er hat einfach zu viel gesehen. Habt Ihr nicht gehört, dass man ihn den Untoten nennt? Ihr seid doch bestimmt auch Gast heute Abend, oder? Dann sprecht dort mit Max.«

Der Reiter lachte. »Nein, das wäre nicht gut. Es muss keine Zeugen geben, dass ich mit ihm rede. Sag, Türkenfresser, versteht er überhaupt, was man zu ihm sagt?«

»Sicher, Herr. Er ist nicht taub.«

Der Reiter wendete sein Pferd und drehte sich im Sattel noch einmal um. »Hör mal, Türkenfresser. Richte deinem Freund aus, dass er morgen früh zu mir in den Palast kommen soll. Ich werde ihn erwarten. Er soll nach Mansuch fragen.«

»Er kann nach niemandem fragen, Herr. Ich komme mit.«

»Wenn es unbedingt sein muss.«

Max kam erst im Morgengrauen zurück. Er brachte eine Schachtel herrlicher Süßigkeiten, Honigwein, Rosenwasser und einen kleinen Korb mit gerösteten

Kaffabohnen. Seine Verehrer waren großzügig gewesen. Max roch nach einem kostbaren Frauenduft. Max trug öfter den Geruch seiner Verehrerinnen mit nach Hause. Doch diesen kannte Hans noch nicht. Hans beschloss, ihn beizeiten darauf hinzuweisen, dass es nicht gut ist, nach einer Frau zu riechen. Vor allem, wenn man auch andere Frauen beglückt. Denn Frauen mögen nicht, wenn Männer nach anderen Frauen riechen.

»Du kannst gleich wieder zurück in die Stadt reiten«, sagte Hans. »Ein Edler aus der Tatarei will dich sehen. Ein Herr Mansuch. Vielleicht möchte er, dass du zu seinen Herren in die Tatarei kommst und für sie spielst. Ich begleite dich.«

Yorick trat gähnend aus dem Haus und streckte sich. Dann entdeckte er die Süßigkeiten und stürzte sich darauf.

»He«, rief Hans. »Zwei! Mehr nicht. Lass uns noch was übrig.«

»Du gönnst einem auch gar nichts, mein Kommandant.« Yorick ließ ein Pistazienpastetchen auf der Zunge zergehen.

»Lern Oud spielen, und schaff dir deinen eigenen Verehrerkreis.«

»Ich habe einen eigenen, durchaus ansehnlichen Verehrerkreis dank meiner Talente«, antwortete Yorick frech. »Und Max, wasch dich, bevor du zurück in den Palast gehst. Ich rieche bis hier das Parfum von Prinzessin Parwaneh Begum.«

»Woher kennst du …«, begann Hans, besann sich dann: »Ach, Max! Bitte, sag mir, dass du keine der Prinzessinnen als Geliebte hast. Ausgerechnet Abu Bakrs dritte Ehefrau? Verdammt. Bist du lebensmüde? Das muss aufhören, hörst du? Lass dich bloß nicht erwischen.«

Der Herr Mansuch beäugte Max zwar misstrauisch, doch er bestand darauf, mit Max unter vier Augen zu sprechen. Da konnte Hans einwenden, was er wollte.

»Er muss ja nicht antworten«, sagte Mansuch. »Es reicht, wenn er mich versteht.«

Hans lief im Vorraum ungeduldig auf und ab. Der Herr Mansuch schien ein wichtiger Mann zu sein. Zwei Leibgarden bewachten die Tür und verfolgten jede von Hans' Bewegungen aufmerksam. Die Unterredung dauerte kaum mehr als zehn Minuten. Dann kam Max heraus, teilnahmslos wie immer. Wieder eine dieser Situationen, in denen Hans Gott und die Welt dafür verfluchte, dass Max nicht redete.

»Gib mir wenigstens ein Zeichen«, drängte Hans auf dem Rückritt. »Irgendwas. Deute auf etwas. Zeichne es mir auf. Sollst du Konzerte geben? Sollst du in die Tatarei? Sollst du jemanden umbringen?« Warum er das Letzte fragte, wusste er selbst nicht. Max schwieg.

Drei Tage später offenbarte General Ali Sultan Tawachi den Grund für die Anwesenheit des tatarischen Fürsten: »Ihr wisst, dass die Goldene Horde einer unserer engsten Verbündeten im Kampf gegen die Ungläubigen ist. Seine Hoheit Chekre Khan ibn Akmyl hat bis vor Kurzem eine nördliche Provinz der Goldenen Horde regiert und wurde von dort durch Verrat und Betrug vertrieben. Schuld daran trägt der derzeitige Khan der Horde, der allen Freunden unseres ehrwürdigen Königs Tamerlan nicht gewogen ist. Dieser Khan ist ein unrechtmäßiger Herrscher, denn er ist ein Sohn des verachtenswürdigen Toktamisch, der sich durch List und Tücke des Throns bemächtigt hat. Nun hat Chekre Khan unseren Herrn gebeten, ihn dabei zu unterstützen, die Brut Toktamischs zu verjagen und seinen Anspruch auf den Thron der Horde durchzusetzen. Unser Herr hat diese Bitte erhört. Wir werden sechs Zuuns, sechshundert Mann, in die Tatarei schicken. Ich rufe nun die Zuun-Kommandanten auf, die sich und ihre Männer umgehend reisefertig machen. Ihr reist mit allem, was ihr an beweglicher Habe habt. Alles andere muss euch nicht kümmern. Möge Allahs Segen euch begleiten.«

Hans' Namen fiel als Erstes.

36 Hundeschlitten

Es tat gut, im Sattel zu sitzen und ins Unbekannte aufzubrechen. Das Ende der Welt rückte wieder näher. Die Obstplantage abzugeben, war ihm leicht gefallen. Hans fühlte sich wohl. Trotz der Monate des Unterwegsseins. Er hätte nie gedacht, dass die Tatarei so weit weg war. Sie zogen über Aserbaidschan und Georgien, Länder, die für ihre Seidenproduktion berühmt waren. Bei Derbent am Schwarzen Meer durchquerten sie das ›Tor der Tore‹, den bequemsten Weg nach Norden. Ansonsten hätten sie über die Berge des Kaukasus marschieren müssen. Hans erinnerte sich, dass er schon einmal einen Ort namens Derbent besucht hatte, damals, als sie von Termes durch die Berge nach Samarkand kamen. Vielleicht nannten die Tataren alle Orte, bei denen man Gebirge durchqueren konnte, Derbent? Schließlich ritten sie eine schiere Ewigkeit durch menschenleere Steppen und erreichten endlich Astrachan, das Zentrum für den Handel mit der Wolle und den Fellen der Karakulschafe. Obwohl das Gebiet nie zu Persien gehörte, nannte man das besonders begehrte schwarze Fell der jungen Lämmer ›Persianer‹, weil die reichen Perser ganz versessen darauf waren.

Von Astrachan ging es ein gutes Stück an der Wolga entlang nach Alt-Sarai. Es gab auch ein Neu-Sarai weiter wolgaaufwärts. Dort residierten die Khane der Goldenen Horde. Doch das Ziel war der Hof von Emir Edigü, dem wahren Herrscher über die Horde. Edigü, Fürst der Nogier-Horde, war einst von Tamerlan zum Emir erhoben und mit der Macht ausgestattet worden, die Khane der Goldenen Horde zu ernennen – und wahlweise auch wieder abzusetzen. Die meisten Khane waren nichts weiter als Edigüs Marionetten. Dummerweise hatte sich kürzlich ein Sohn Toktamischs an die Macht geputscht und Edigü verjagt. Der Emir war zunächst nach Chorasan geflohen, doch Schah Ruch hatte ihn freundlich, aber bestimmt, zurück nach Alt-Sarai eskortieren lassen. Dort beschäftigte sich der Emir nun im Wesentlichen damit, Attentatsversuche des Khans und anderer Thronanwärter zu über-

Edigü (1352–1419), Emir der Goldenen Horde, Verbündeter Tamerlans und Gegner Toktamischs, Khan der Goldenen Horde, den er ermorden ließ. In seiner Position war er dafür zuständig, die Khane der Horde zu benennen, er regierte dann im Namen des jeweiligen Khans. Edigü wechselte die Khane völlig unübersichtlich je nach Lust und Laune.

leben, und wartete darauf, sich wieder zum Herren über die Khane aufzuschwingen. Die Zeichen dafür standen gut. Gerade hatte ein Bruder des Khans selbigen ermorden lassen und sich zum Khan ernannt. Familienzwistigkeiten bei seinen Feinden gefielen Edigü ausnehmend gut.

Alt-Sarai, keine hundert Jahre zuvor eine der größten Städte weit und breit, war zu einem Dorf verkommen. Der Verfall im einst blühenden Handelszentrum an der Seidenstraße ließ sich durch Edigüs halbherzige Versuche, mit ein paar Neubauten den Glanz aufzupolieren, nicht überdecken. Verlassene Häuser und Ruinen boten den sechs Hundertschaften eine freie Auswahl an Unterbringungsmöglichkeiten. Für die Pferde nutzte man eine ehemalige byzantinische Kirche als Stallung.

»Letzter Kaffa, Männer«, sagte Lasse, als er einschenkte. »Allerletzter. Ich bin blank, und es ist keine Karawane in Sicht.«

»Verdammt.« Hans nippte langsam Schluck für Schluck. Genießen, bevor es hoffentlich nicht endgültig, aber sicherlich für lange Zeit mit dem herrlichen Getränk vorbei war. »Max, wenn du noch irgendwo Kaffabohnen von deinen Verehrern hast, dann lass es uns jetzt wissen.«

Max reagierte nicht.

»Max, hol bitte deine Kaffavorräte.«

Max reagierte nicht.

»Dann scheint er wirklich nichts zu haben«, seufzte Hans.

»Und das, was die hier Bordell nennen, ist auch ein Witz«, grummelte Lasse. Er war als Einziger der Freunde am Vorabend mit ein paar Kumpels losgezogen, um Sarais Nachtleben zu erkunden. »Ein einziger öder Schuppen mit alten Schachteln. Nein danke. Da bleibe ich dann doch lieber beim Bewährten und machs wie Hans.« Er hob demonstrativ seine rechte Hand hoch.

Hans fand das nicht lustig, die anderen schon. Hans hatte seit Kalis Tod keine Frau mehr angerührt.

»Wir bleiben ohnehin nicht lange hier«, sagte Hans. »Edigü schickt uns gleich weiter, wie ich heute erfahren habe.«

»Krieg?« Yorick setzte sich aufrecht hin. »Geht es gegen Neu-Sarai und den Khan?«

»Seltsamerweise nicht.« Hans kratzte sich am Hinterkopf. »Ich weiß nicht, was Edigü plant, aber er schickt uns erst einmal an einen Ort namens Tömän. Das soll die Hauptstadt des Khanats Sibir sein, das Chekre Khan regiert hat, bevor er vertrieben wurde. Fragt mich nicht, wo das liegt! Ich habe keine Ahnung und sagen konnte es mir auch niemand wirklich. Irgendwo im Norden. Weit weg von hier.«

»Norden?«, brummte Lasse. »Dann wird das sicherlich ziemlich kalt werden.« Er schlang seine langen Arme um sich, als fröstelte ihn.

»Da freut sich der Nordmann«, kommentierte Yorick.

»Ach, das bin ich doch gar nicht mehr gewöhnt. Ich erinnere mich vor allem daran, dass es bei uns so lange dunkel war. Im Winter hatten wir manchmal nur wenige Stunden Licht. Das fand ich nie schön.«

»Was sollen wir in Tömän?«, fragte Yorick. »Zurückerobern?«

»Nein, Edigü ist mit dem derzeitigen Khan von Sibir wohl zufrieden, und Chekre möchte bekanntlich Khan der gesamten Horde werden. Sie nennen es eine Expedition, vielleicht wollen sie eine Handelsroute festigen. Vielleicht soll Chekre noch einmal beweisen, dass er als großer Khan taugt. Lassen wir uns überraschen.«

Steppe bis zum Horizont und dann wieder bis zum Horizont. Tagelang, wochenlang. Sie begegneten selten Menschen. Ab und an Nomaden, die Ziegen, Schafe oder Kühe züchteten, kleine Pferde ritten und in runden Zelten hausten. Befestigte Ortschaften gab es kaum. Windgeschmirgelte Holzhütten, wie mutwillig durch einen Riesen in die Landschaft geworfen, nannten sich schon Dorf. Die Bauern dort bauten höchstens Hirse an, etwas anderes gedieh nicht. Darum gab es auf der Strecke nur Hirse mit Fleisch oder Fleisch mit Hirse zu essen.

Hans lernte von den Tataren, wie man Fleisch in dünne Streifen schnitt, anschließend so lange trocknete, bis es steinhart war und dann zu Pulver zerstieß. Das, so erklärte man, ließe sich leicht transportieren, und im Bedarfsfall könne man daraus leicht eine herrliche Mahlzeit zaubern. Einfach in kochendes Wasser einrühren, fertig war die Fleischsuppe. Die Einheimischen schnalzten vor Begeisterung mit der Zunge, was Hans nicht nachvollziehen konnte. Herrlich? Das Ergebnis schmeckte erschütternd fade. Hans gab wilden Fenchel hinein, was es erträglicher machte, und wünschte sich sehnlichst Salz oder irgendwelche Kräuter und Gewürze – immerhin war die Suppe nahrhaft.

Eine andere Methode war, dass man die getrockneten Fleischstreifen unter den Sattel legte und so weichritt, dass sie sich kauen ließen.

In Ufa, einer Handelsniederlassung im Reich der Baschkiren, sahen sie das erste Mal wieder ein Haus aus Stein. Dort lebte nicht der Ortsvorsteher, sondern ein russischer Pelzhändler.

Als sie die Tura erreichten, deren Flusslauf sie bis nach Tömän folgten, schickte der Winter bereits frostige Grüße über die Ebene. Die Pelzumhänge, mit denen Edigü sie in Sarai hatte ausstatten lassen, kamen zum Einsatz.

Mar Khan, Regent von Sibir, zeigte sich wenig erfreut, dass sein Vorgänger Chekre Khan mit großem Gefolge auftauchte. Chekre sei hier nicht erwünscht, ließ er ihm ausrichten. Er möge seine zweihundert Mann, die anderen vier Zuuns hatte Edigü in Alt-Sarai behalten, nehmen und mit ihnen sofort umkehren. Am besten, bevor der Winter richtig losschlug und eine Rückkehr unmöglich machen würde. Hauptsächlich sah sich Mar Khan außerstande, nun noch Truppen in Tömän zusammenzuziehen, um sich Chekre zu stellen.

Chekre ließ dem Khan ausrichten, dass er dessen Verwunderung verstehen könne, doch Emir Edigü wünsche, dass sich die beiden Herren vernünftig einigen. Mar müsse nichts befürchten. Er dürfe weiter Sibir beherrschen, solle aber im Gegenzug Chekres Absichten, Khan der Goldenen Horde zu werden, unterstützen. Das fand Mar Khan ein akzeptables Angebot, und er gewährte Gastfreundschaft.

Die Ortschaft war komplett aus Holz gebaut. Selbst die beiden Moscheen und die Festung, die dem Khan als Residenz diente, bestanden aus Holz. So scheinbar einsam und abseits Tömän auch liegen mochte, es wehte ein Hauch der großen Welt durch die schlammigen Gassen. Das Dorf lag auf der Handelsstrecke zwischen Russland und dem Norden Chinas und diente als Hauptumschlagplatz für Fischereiprodukte und vor allem für Pelze. Zobel-, Bären-, Wolfs- und Fuchsfelle hingen in dichten flauschigen Gebinden von den Vordächern der Händlerhütten. Russen, Chinesen, Tataren, Perser und sogar zwei Italiener gedachten hier den Winter zu verbringen und im Frühjahr schwer beladen mit Einkäufen in ihre Heimat zurückzukehren. Jetzt, Ende des Herbsts, gab es nur die leichten Sommerfelle, es hieß, die Rückkehr der Jäger und Fallensteller mit den besonders wärmenden Winterfellen im Frühjahr abzuwarten.

Am Flusshafen hingen Girlanden von Fischen zum Trocknen. An den Stegen und Pieren drängelten sich flache Boote mit jeweils einem Segelmast dicht an dicht. Doschtschanik nannten die Einheimischen diese Fischerboote.

Fisch in verschiedenen Variationen und Berge von Fleisch reichte der Khan bei seinem Empfang. Chekre Khan musste ihn über die neuesten Entwicklungen in der Welt unterrichten. Dann spielte Max auf, er improvi-

Mar Khan (keine Lebensdaten bekannt), der Legende nach Sohn von Taibuga Khan, dem angeblichen Gründer des Khanats Sibir.

sierte der Gegend angemessene, klagende Weisen, und Mar Khan stiegen die Tränen der Rührung in die Augen.

»Was für ein Drecksnest«, schimpfte Yorick und versuchte, mit einem Kienspan das Feuer im Kamin zu entfachen. Das Holz war feucht und sträubte sich eine Zeitlang erfolgreich dagegen zu brennen. Die Hauptmänner hatten jeweils eine der Langhütten zugewiesen bekommen, in die zwanzig Mann passten. Pro Zuun eine. Ihn eingeschlossen, waren sie in Hans' Zuun elf, mit Max zwölf. Denn Max, darauf bestand Hans, sollte bei ihm bleiben. Also genug Platz für alle, konnte man denken, doch die Menschen in Sibir schienen eine etwas andere Auffassung davon zu haben, wie viel Platz ein Mensch braucht. Die Feldbetten standen so eng, dass man fast seinen Nachbarn berührte.

»Ich finde es hier auch zum Kotzen.« Lasse knirschte mit den Zähnen. Musafa, Erdal, Masud und die anderen Hauptmänner murrten zustimmend.

»Schön ist es nicht, Männer, aber das hier ist auch keine Sommerfrische«, sagte Hans. »Wir werden es überleben. Das Wichtigste haben wir doch wohl ausreichend dabei, oder?«

Mehrere Männer hielten Beutel oder Tonflaschen in die Höhe und lachten. »Alkohol und Rauchzeugs ist einsatzbereit, Herr Kommandant!«, rief Kemal begeistert.

»Na also.« Hans schmunzelte. »Aber denkt dran, wir müssen mehrere Monate hier aushalten. Teilt es euch gut ein.«

»Ansonsten schicken wir Lasse los«, juxte Masud. »Der findet sicher auch in der Schneewüste noch Nachschub.«

»Worauf du einen lassen kannst«, antwortete Lasse. Leider kam Masud dieser Aufforderung wortwörtlich nach und sorgte für naserümpfendes Gelächter.

Die Tür flog auf. Unangemeldet betraten Chekre Khan und sein Berater Mansuch mit einer Laterne die Hütte. Fast handtellergroße Schneeflocken wirbelten mit ihnen herein. Die Männer fielen sofort auf die Knie.

»Auf ein Wort, Kommandant Hans«, sagte Mansuch, und Hans erhob sich. »Bring deinen Freund, den Musiker, mit.« Die Edelmänner drehten sich um und verließen die Hütte. Hans und Max warfen sich die Fellumhänge über, zogen die Kapuzen tief ins Gesicht und traten ins nächtliche Schneetreiben.

»Wohin, Herr?«, fragte Hans.

»Hierher«, antwortete Mansuch. Er stellte die Laterne vor der Hütte ab. Sie stapften ein paar Schritte durch den Schnee mitten zwischen die Hütten. »Hier kann uns keiner belauschen.«

Toktamisch (gest. 1406), Khan der Goldenen Horde von 1380 bis 1395, dem es kurzfristig gelang, die Weiße, Blaue, Graue und Goldene Horde zu einem Staatsgebilde zu vereinen. Gegner Tamerlans und Edigüs, Letzterer ließ ihn ermorden.

»Wir haben beschlossen«, begann Chekre, »dich einzuweihen, warum ihr hier seid.«

»Ich bin nach wie vor dagegen …«, warf Mansuch ein.

»Schweig. Man hat uns gesagt, dass ihr beide auf der Sperberburg wart und in deren Geheimnisse eingeweiht wurdet.«

Daher wehte also der Wind. Hans nickte.

»Wir haben deinen Freund hier bereits über alles aufgeklärt, doch es scheint mir ratsam, dass du ebenfalls Bescheid weißt. Denn er ist … nun ja … seltsam, dein Freund. Und ich möchte nicht, dass seine Mission scheitert.«

»Er macht alles, was man ihm sagt. Er scheitert nicht«, sagte Hans. »Er hat schon gegen Tiger und Drachen gekämpft und ist immer noch am Leben.«

»Am Leben nennst du das? Nun gut. Es wird nicht einfach, schon gar nicht für einen einzelnen Mann, der nicht spricht. Du hast sicher von Toktamisch gehört, der einst Khan der Goldenen Horde gewesen ist?«

»Sicher, Herr. Ist er nicht vor einigen Jahren getötet worden?«

»Ja, vor sechs Jahren. Und zwar genau hier in Tömän«, sagte Mansuch.

»So wurde es in die Welt getragen«, ergriff Chekre wieder das Wort. »So wird es in den Annalen des Tatarenreiches stehen. Das Problem ist nur, dass es nicht Toktamisch war, der hier getötet wurde.« Er machte eine Pause.

»Sondern«, fragte Hans wie erwartet.

»Sondern ein Doppelgänger. Toktamisch hatte sich nach seiner Entmachtung aus Angst vor Anschlägen einen Doppelgänger zugelegt. Der wurde getötet.«

»Seid Ihr sicher, Herr?«

»Wagst du es, an meinen Worten zu zweifeln, frecher Kerl?«

»Nein, Herr. Ich frage nur.«

»Hör auf zu fragen, und sperr deine Ohren auf. Toktamisch ist weiterhin am Leben. Das darf niemand wissen, und dieser Zustand muss sich schnellstmöglich ändern. Uns ist zugetragen worden, dass dein Freund einen goldenen Dolch hat, der noch nicht zum Einsatz kam.«

»Das stimmt, Herr.«

»Seine Aufgabe ist damit klar.«

»Ja, Herr. Es ist die Philosophie der Assassinen, dass es besser ist, nur einen bestimmten Menschen zu töten, statt Tausende in sinnlosen Kriegen.«

Chekre Khan lachte irritiert auf und Mansuch prustete. »Hör auf, derartigen Unsinn zu brabbeln. Selten solche Dummheiten gehört. Nun gut. Wenn die schweren Schneestürme vorbei sind, werdet ihr aufbrechen. Mein Astrologe sagt, dass das in zwei oder drei Wochen sein wird. Die Wintertage hier sind zwar kalt, aber nach den großen Stürmen scheint meist wochenlang die Sonne. Also könnt ihr reisen. Such dir noch einen vertrauenswürdigen Mann aus deiner Zuun aus, der euch begleiten wird. Ihr werdet neu eingekleidet und bekommt Waffen, die nicht als Armeewaffen zu erkennen sind. Ihr seid europäische Pelzhändler und Jäger. Daher wäre es gut, wenn ihr ein paar Tiere erlegt und Felle einkauft. Ihr bekommt Geld und den üblichen Tand, den ihr bei den Wilden in der Steppe eintauschen könnt. Ein Dolmetscher begleitet euch, der die Sprachen der Gegend spricht und das Land von hier bis zum großen Gebirge hin kennt. Er genießt mein absolutes Vertrauen. Wir haben uns verstanden?«

»Ja, Herr.«

»Ach, und hiermit genehmige ich euch, Bärte wachsen zu lassen. Ihr sollt wie freie Männer aussehen.«

»Werden sich die anderen Männer nicht Gedanken machen, Herr?«

»Was kümmert dich das?« Chekre lachte auf. »Es sind Soldaten. Die haben nichts zu denken. Eure Mission ist beendet, wenn dein Freund Toktamischs Kopf bei mir abliefert.«

»Wo sollen wir anfangen, Herr?«

»Das teilen wir euch noch mit. Wir haben lange gedacht, er habe sich nach Süden abgesetzt, aber er wurde in Sibir von unseren Spionen gesehen. Leider weiß er inzwischen, dass er entdeckt wurde und ist nun auf der Flucht.«

»Hunde, die Schlitten ziehen?« Yorick lachte ungläubig. »Seht euch diese tollen Viecher an.« Er streichelte die Leithündin, die an seinem Schlitten vorne eingeschirrt war. »Auf was für verrückte Ideen die Menschen in Sibir doch kommen. Hundeschlitten.« Er schüttelte den Kopf.

»Die sinken im Schnee nicht so leicht ein wie Pferde«, sagte Torum, der Führer, ein kleiner Mann vom Volk der Ugrier mit rundem, rotbäckigem Mondgesicht und fehlenden Vorderzähnen. »Ihr werdet sehen, Herr, dass wir damit schnell und bequem reisen können. Und wenn wir mal kein Jagdglück haben, dann können wir zur Not die Hunde essen. Schmecken gut.«

Torum zeigte den Männern, wie sie die Ladefläche der Schlitten richtig bepackten, damit sich das Gewicht gleichmäßig verteilte, wo man sich auf den Schlitten stellt, wie man durch Gewichtsverlagerung auf den Kufen Kurven fahren kann und wie man mit dem Schneeanker im Notfall bremst. Sie lernten die wichtigsten Befehle für die Hunde, denn solche Schlitten lenkte man nicht über Zügel und Peitschen, sondern nur über Kommandos.

»Da haben wir ein Problem«, wandte Hans ein und deutete auf Max.

Doch Torum zeigte sich unbeeindruckt. Er selbst würde im ersten Schlitten vorausfahren, Max solle als Zweiter folgen. Torum würde die Befehle so laut rufen, dass auch die nachfolgenden Tiere gehorchen würden. Das hätte er schon mehr als einmal gemacht. Jeder Schlitten wurde von drei Hunden gezogen, die hintereinander zwischen zwei Leinen eingespannt waren. So, erklärte Torum, ließen sich bestens schmale Waldwege und zugefrorene Bachläufe befahren.

Zugefroren war die Tura, auf der sie die erste Wegstrecke bis nach Qaschlik am Fluss Irtysch zurücklegten. Bevor die Nächte hereinbrachen, baute Torum mit erstaunlicher Geschwindigkeit einen Tschum auf, so nannte er die Spitzjurte, die traditionelle Behausung der ugrischen Stämme. Auf ein Gerüst aus Zirbelkiefer- und Birkenstangen spannte er Felle und Filzstoffe. Man könne auch Birkenrinde nehmen, erklärte er, doch das sei eher für die festen Tschums geeignet, in denen man die Sommer verbringe. In der Mitte wurde ein Abzug für den Feuerrauch gelassen. Den Boden rings um die Feuerstelle legte Torum mit Teppichen und Schaffellen aus. Obwohl sich die Temperaturen inzwischen im zweistelligen Minusbereich bewegten, herrschte im Inneren des Tschums angenehme Wärme.

Hans hatte sich lange überlegt, ob er Lasse oder Yorick mitnehmen sollte. Lasse war ein großartiger Organisator, der sicherlich auch in der Schneewüste noch Wein auftreiben würde. Doch als Hans sich vorstellte, wochenlang nur Lasse als vertrauten Ansprechpartner zu haben, war seine Entscheidung klar, dass Yorick mitmusste. Er übertrug Lasse die Leitung der Zuun, der alles andere als unglücklich darüber war, dass er bleiben durfte. Er hatte schon herausgefunden, dass zur Unterhaltung der eingeschneiten Soldaten und Händler gleich zwei Freudenhäuser eingerichtet worden waren. Wenn nun der Nordmann dabei gewesen wäre, hätte er sicherlich aus den Legenden seiner Urahnin Freydis Eriksdottir herausgekramt, dass die Zelte der Skrälinger in Weinland genauso ausgesehen hätten wie der Tschum.

Qaschlik war wie Tömän eine Pelzhandelsstation, nur noch kleiner. Die letzte befestigte Siedlung vor dem Ende der Welt, hieß es. Hier hatte man Toktamisch zuletzt gesehen. Der Ortsvorsteher erinnerte sich noch gut an den Herrn, der die letzten zwei Jahre mit seinen Brüdern ein florierendes Geschäft mit Zobelpelzen etabliert hatte. Ein offensichtlich gebildeter Herr von gewissem Wohlstand, der mehrere Sprachen beherrschte. Er hatte erzählt, er sei Händler aus Nischni Nowgorod und vor der Verwüstung der Stadt durch Edigü in diese entlegene Gegend geflohen. Leider sei der Herr mit seinen vier Brüdern vor wenigen Wochen ziemlich überstürzt aufgebrochen. Dringende Geschäfte. Was das wohl für Geschäfte mitten im tiefsten Winter sein mochten, fragte sich der Ortsvorsteher bis heute. Vielleicht hatte er einen Hinweis auf eine Bärenhöhle bekommen, und man wisse ja, dass man Bären während ihres Winterschlafs besonders einfach erlegen kann, wenn man sie aufweckt und aus den Höhlen treibt.

»Sicherlich, so wird es sein«, sagte Hans. »Genau deshalb sind wir auch unterwegs. Wir suchen Bären. Wir haben gehört, dass im Norden mehrere Bärenhöhlen gefunden wurden.«

Im Norden? Nein, davon wusste der Ortsvorsteher nichts. Der Herr aus Nischni Nowgorod sei mit seinen Brüdern in Richtung Südosten aufgebrochen. Keine optimale Wegbeschreibung in einer Gegend, die weiter als weit ist und in der am Ende der Weite auch das Ende der Welt liegt.

Doch ihr Führer Torum ließ sich nicht aus der Ruhe bringen. Das war Land seines Volks. Er gehöre zum ugrischen Stamm der Chanten, ließ er seine Schützlinge wissen. Er wisse, wo deren Winterquartiere zu finden seien.

Der Ortsvorsteher schlug vor, dass die Männer noch ein wenig seine Gäste sein sollten, denn er hatte noch nie das Vergnügen, Händler aus dem fernen Deutschland kennenlernen zu dürfen. Noch dazu aus der berühmten Metropole Nürnberg, von der er zwar noch nie gehört hatte, aber so tat, als kenne er sie bestens. München war Hans für seine Pelzhändlergeschichte zu unbedeutend und erklärungsbedürftig vorgekommen. Wenn schon Händler, dann aus einer der wichtigen Großstädte Augsburg oder Nürnberg. Sibirischen Ortsvorstehern mochte das nichts sagen, aber bei Toktamisch und seinen Begleitern konnte man da nicht sicher sein. Auch für russische oder italienische Händler würde Nürnberg erheblich glaubwürdiger klingen. Da Yorick immer noch ein bisschen Deutsch beherrschte, konnten sie untereinander in dieser exotischen Sprache reden, was die Tarnung perfektionierte.

Die Einladung würde ihn sehr freuen, betonte Hans, doch leider könnte man sie nicht annehmen. Das Beutefieber! Der Ortsvorsteher nickte verständnisvoll und schenkte ihnen noch zwei Fässchen selbst gebrannten Wacholderschnaps.

Birkenwälder, vereiste Seen und Flüsse, weiße Hügel. Gelegentlich kamen sie an kahlen Stangen vorbei, die aus dem Schnee ragten. Das, so erklärte Torum,

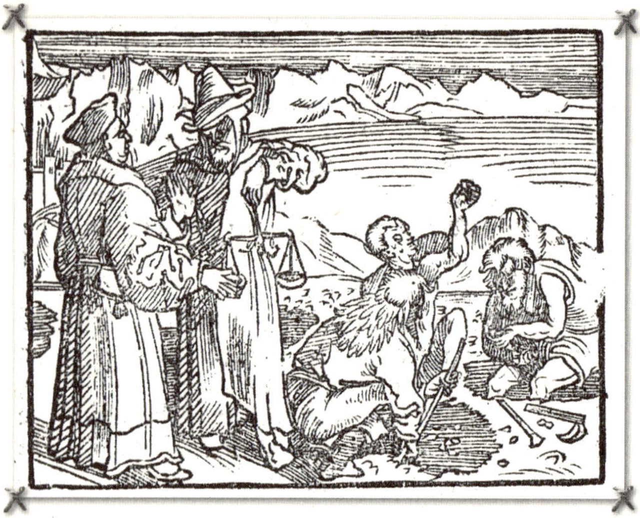

seien die Sommerlager der Nomaden. Man ließ die Stangen stehen, dann musste man nur die Felle und Filze darüberziehen und schon sei die Siedlung fertig. Die Winterlager befanden sich auf Hügeln in unmittelbarer Waldnähe. Das Vieh stand vor Wölfen geschützt in Koppeln aus dichtem Reisiggeflecht. Die Menschen begegneten ihnen freundlich, aber reserviert. Fremde kamen im Winter so gut wie nie vorbei. Und dann gleich zweimal so kurz hintereinander. Immerhin ein Hinweis darauf, dass sie auf der richtigen Fährte waren. Auf manchen Strecken hatten sie das Glück, dass der Schnee so fest gefroren war, dass die Kufenspuren von Toktamischs Gruppe deutlich zu erkennen waren. Dann wieder hatten Verwehungen alle Spuren verschlungen.

In einer Siedlung kamen sie mitten in eine Beerdigungszeremonie, die sich für die Europäer recht verwunderlich gestaltete. Ein junger Mann war gestorben. Man legte ihn in seinen besten Kleidern auf eine Bahre mit Baldachin. Trommler und Flötenspieler führten den Leichenzug an, dahinter kamen die jungen Männer und Frauen, dann erst die Bahre, um die ein Schamane trommelschlagend hüpfte. Zuletzt folgte die Familie des Toten. Die Musiker spielten lustige Lieder, das junge Volk sang, tanzte und lachte. Die Eltern und Geschwister hinter der Bahre hingegen klagten und heulten ihren Schmerz hinaus. Das Grab – Torum erklärte, dass man vor dem Wintereinbruch stets ein bis zwei Gräber für alle Fälle aushob, solange der Boden noch nicht durchgefroren war – wurde zugeschüttet, dann fand darauf eine fröhliches Gelage mit Speis und Trank statt. Nur die Familie saß abseits, jammerte und wurde schließlich zurück in ihren Tschum geführt. Das sei Tradition bei seinem Volk, sagte Torum, für unverheiratete Jünglinge. Man feiert, als ob es seine Hochzeit gewesen wäre. Und nein, sein Volk würde nicht an Allah glauben. Ihr höchster Gott sei Tengri, der blaue Himmelsvater, und ihrer aller Ahnin die heilige Wölfin Asena. Auch sein eigener Name, Torum, sei der eines Gottes.

In einigen Siedlungen tauschten sie Beerenweine, Schnaps sowie Bären- und Wolfsfelle gegen den Tand ein, den sie mitführten. Glasperlen, Stoffe und billige Messer. Zusätzlich erbeuteten sie durch Jagd Fuchs- und Hirschfelle. Mitunter bekamen sie tagelang keine Menschenseele zu Gesicht. Mitunter sahen sie die höchstens eselsgroßen einheimischen Pferde in Herden am Horizont. Wild, zottig, isabellfarben bis rotbraun und scheu. Sie stoben wie Rehe sofort davon, wenn sich die Schlitten näherten, was weder Hans noch Yorick verstanden. Torum erklärte ihnen, dass es sich um Takhi handle, Wildpferde, die noch nie jemand gezähmt habe, was Hans und Yorick für Spinnerei hielten. Wildpferde – so etwas hatte man noch nie gehört. Erst Jahrhunderte später sollte sich zeigen, dass Torum recht hatte, dass die dann Przewalski-Pferde genannten Takhis die letzten reinen Wildpferde waren, die einzigen entfernt verwandten Cousins des Hauspferds.

Wenn sich kein Wild auftreiben ließ, dann zeigte sich der Vorteil des getrockneten Rindfleischpulvers. Sie bekamen zumindest eine warme Mahlzeit. Nur vereiste Schlittenspuren zeigten ab und an, dass sie immer noch auf dem richtigen Weg waren.

»Ich fürchte, er möchte nach China«, sagte Torum eines Abends am Lagerfeuer.

»Warum sollte er?«, fragte Hans.

»Vielleicht sich mit Kaiser Yongle verbünden?«

»Ich dachte, der Weg führt uns ans Ende der Welt?«, mischte sich Yorick ein.

»Ja, es kommt bald ein großes Gebirge, nördlich davon ist eine endlose Wüste aus Eis und südlich eine Wüste aus glühendem Sand. Dahinter endet jeweils die Welt. Doch nach Osten … Da kommt die Heimat der Tataren und dann China.«

»Im Osten endet die Welt also nicht?«, fragte Hans.

»Das sagte ich doch«, erwiderte Torum ungeduldig.

»Seltsam.« Hans unterließ weitere Fragen, denn der Führer schien nicht der kompetenteste Ansprechpartner für dieses Thema zu sein. Wenn die Welt im Osten nicht endete und im Westen auch nicht, sofern man Lasses Geschichten glauben konnte, dann war es doch höchst unwahrscheinlich, dass sie es im Norden und Süden tat. Und abgesehen davon, sollte sie tatsächlich eine Kugel sein, wie viele sagten, dann konnte sie ja gar nicht enden.

»Das bedeutet also, es wäre gut, wenn wir Toktamisch noch vor dem Gebirge abfangen könnten«, nahm Hans Torums Gedanken wieder auf.

»Richtig.« Torum nickte. »Sie wissen nicht, dass wir sie verfolgen. Also haben sie keine Eile. Ich schätze mal, wir sind ihnen bis auf zwei, drei Tage nahegekommen.«

»Wie kommst du darauf?«, fragte Yorick und schlürfte seine Fleischsuppe, in die er ein paar Bohnen geworfen hatte, um etwas zu kauen zu haben. Brot gab es schon seit Wochen keines mehr. Die Ugrier schienen höchstens Bohnen anzubauen.

Torum verwies auf die Reste eines Braunbären, die sie vorgestern gefunden hatten. »Sie haben sich Zeit genommen, einen Bären aus der Höhle zu treiben, zu erlegen und das Fell abzuziehen. Das Fleisch werden sie größtenteils mitgenommen haben, dann kamen die Wölfe zum Festmahl.« Mehr als blutigen Schnee und einige Knochen hatten sie nicht gefunden, aber die Spuren waren recht frisch.

»Wann erreichen wir das Gebirge?«

»Wenn wir weiter so zügig vorankommen, in höchstens einer Woche.« Torum hob den Finger. »Falls wir sie bis dahin nicht eingeholt haben, wird es sehr schwierig, wenn nicht unmöglich. Durch das Gebirge dauert der Marsch im Winter mindestens dreißig Tage. Habe ich gehört. Ich war noch nie im Gebirge. Außerdem sind wir schon so lange unterwegs, dass der halbe Winter vorbei ist. Wir sollten also umkehren, bevor es zu tauen beginnt.«

»Wir kehren um, wenn wir Toktamischs Kopf haben«, antwortete Hans.

»Gehorsam bis zum Ende«, sagte Yorick leise.

37 Das Eismonster

Als sich die Gipfel des Altaigebirges vor ihnen auftürmten, hatten sie Toktamisch immer noch nicht eingeholt. Zugegeben, in den letzten Tagen hatte der Wind so heftig geblasen, dass alle Spuren verweht waren. Vielleicht, überlegte Hans, hatten sie die Gruppe auch schon überholt.

Mehr Sorgen bereitete ihm, dass sie kaum noch Nahrung für die Hunde fanden. So gut wie alle Fleischvorräte hatten sie verfüttert. Die paar Kaninchen, die sie gelegentlich erlegten, reichten nicht aus. Den Trockenfisch mochten die Hunde nicht – die Menschen übrigens auch nicht, aber was blieb ihnen anders übrig … Wenn sie nun anfingen, den Hunden Fleischsuppen zu geben, würde nichts mehr für die Menschen übrig bleiben.

Die violettschwarzen Wolkenballen über den Bergkuppen verfinsterten auch Torums Miene. »Ein Schneesturm«, brummte er und ließ die Schlitten in einem breiten Tal anhalten. Er begann sofort, die Tschumstangen vom Schlitten zu nehmen.

»Lass, Torum«, sagte Hans und deutete auf den Berghang rechts von ihnen. Dort war offenbar vor Kurzem eine Lawine abgegangen, die auch Geröll, Bäume und Felsen mitgerissen hatte. Die Steine waren noch nicht überschneit. Mitten im Geröll klaffte ein Loch, der Eingang zu einer Höhle, den die Lawine freigelegt hatte. »Dort richten wir uns ein.«

»Und wenn ein Bär …«

»Wir sind zu viert. Wir haben schon Drachen und Tiger getötet.«

»Drachen?«, wiederholte Torum bewundernd. »Wie habt ihr …«

»Das erzählen wir dir am Feuer. Beeilt euch.«

Der Schneesturm setzte schneller und vehementer ein als erwartet. Blitze durchzuckten den Himmel, als sie über das Geröll stolperten und jeder seine Leithündin am Halsband hinter sich herzerrte – und damit den Schlitten. Fast hätten sie im dichten Flockentreiben den Eingang zur Höhle nicht mehr gefunden. Die Hunde schnupperten zwar neugierig ein paar Meter ins Dunkle hinein, doch sie schlugen nicht an. Die Wahrscheinlichkeit, dass hier ein Bär den Winter verschlief, war demnach gering. Sie leinten die Hunde direkt am

Eingang an. Die Tiere schliefen immer im Freien. Ein paar trockene Äste lagen herum. Zu wenig für ein richtiges Feuer. Max verschwand im weißen Tosen und kehrte schon nach wenigen Minuten, eine abgestorbene Kiefer schleppend, zurück.

»Manchmal erstaunt er mich doch aufs Neue«, sagte Yorick und sprang Max zur Seite, um den Stamm in die Höhle zu ziehen und zu zerhacken.

Als das Feuer brannte und der Eingang mit Fellen verhängt war, nahm Torum eine Fackel. »Auch wenn die Hunde nichts gewittert haben, will ich Gewissheit haben.«

»Gut, wenn du einen Bären findest, dann ...«

»Dann werdet ihr das merken, glaubt mir«, sagte Torum sarkastisch und ging los.

»Sollen wir ihn nicht begleiten?«, fragte Yorick.

»Nein, wir machen aber die Bögen fertig und gehen in Position. Legt auch die Äxte bereit. Falls ein Bär angerannt kommen sollte«, entgegnete Hans.

Das Licht der Fackel verschwand bald im Dunkel. Sie warteten mit gespannten Bögen und Nerven. Gerade als Hans seinen Bogen senken wollte, um die Hände zu entspannen, röhrte ein irres Brüllen durch die Höhle.

»Scheiße«, zischte Yorick und zielte konzentriert ins Dunkel.

Licht näherte sich. Schreie näherten sich. Erst als Torum mit panisch geweiteten Augen in Sichtweite auftauchte, verstanden sie, was er brüllte: »Ein Monster. Eine Höllengeburt.« Er hechtete hinter Hans' Rücken und warf zitternd die Fackel ins Feuer. »Ein Monster direkt aus der Hölle«, keuchte er und kauerte sich zusammen. Hans, Yorick und Max blieben in Position. Komme, was da wolle, es würde mindestens drei Pfeile abbekommen.

Es blieb still. Nichts kam. Auch nach etlichen Minuten rührte sich nichts außer Torums bebendem Körper. Schließlich stand Hans auf. »Hast du Hirngespinste, Torum?«

»Ich schwöre euch, ich habe das Monster gesehen. Es war so groß, dass es fast die Decke der Höhle berührt hat. Es hat ... es hat ... so zotteliges Fell und Hörner so lang, wie ich noch nie Hörner gesehen habe ...«

Sie warteten weitere Minuten. Nichts. »Gut, ich gehe nachschauen.« Hans schnappte sich eine Fackel. »Ein Bär wird es nicht sein, der wäre schon längst hier.«

Yorick und Max schlossen sich an, kampfbereit, links die Axt, rechts das Schwert. Die Höhle schlängelte sich durch den Berg, dann weitete sie sich zu einem ovalen Raum. Je tiefer sie vordrangen, desto kälter wurde es. Massive

Eiszapfen hingen wie Stalaktiten von der Decke, manche mannsdick, manche verschmolzen schon mit Stalagmiten zu Säulen.

Als sie das Monster sahen, ließ Hans vor Schreck die Fackel fallen, und Yorick warf seine Axt, die dem Vieh in der Seite stecken blieb. Das Monster rührte sich nicht.

Hans hob langsam die Fackel hoch. »Ist es tot?« Die drei blieben unschlüssig stehen. Hans bewegte die Fackel hin und her. Keine Reaktion bei der Kreatur. »Es ist tot.«

»Vielleicht stellt es sich auch nur tot«, gab Yorick zu bedenken.

»Max, deine Axt. In seinen Kopf!«

Max warf zielsicher seine Axt, die dem Vieh die Stirn spaltete.

»Es ist tot«, sagte Hans und näherte sich tänzelnden Schrittes. Mit dem Schwert am ausgestreckten Arm schlug er dem Monster auf eines der langen weißen Hörner, die aus dem Fellberg herausragten, und sprang sicherheitshalber gleich zurück. »Glaubt mir, Freunde, es ist tot.« Er steckte das Schwert weg und berührte das Horn mit der Hand. »Eiskalt.« Er stieß mit der Schwertspitze in das Fell, sie drang nicht weit ein. »Vollkommen tiefgefroren.«

Max und Yorick näherten sich. Im Schein der Fackel begutachteten sie das Eismonster.

»Das sind keine Hörner«, sagte Yorick schließlich. »Weißt du, woran mich das erinnert?«

Hans nickte. »An einen Elefanten.«

»Genau. Da der Rüssel, die dicken Beine, die Stoßzähne und so. Das ist ein riesiger Wollelefant. Sollen das seine Ohren sein? Die sind aber winzig. Da sind wir aus Indien Größeres gewohnt.«

»Die hatten ja auch kein Zottelfell.« Hans säbelte mit seinem Dolch Fell ab und rieb es zwischen seinen Fingern. »Total brüchig und verfilzt. Da lässt sich nichts mehr draus machen.«

»Wolltest du einen Elefantenpelzmantel?«

»Warum nicht? Wäre bestimmt warm.« Hans nahm die Streitaxt vom Gürtel und hieb damit dem Tier die Rüsselspitze ab. Er begutachtete die Schnittstelle mit dem Fackellicht und roch daran. »Das Fleisch ist etwas dunkel, aber es scheint nicht verdorben zu sein.«

»Du meinst …« Yorick ließ den Satz in der Luft stehen.

»Warum denn nicht? Die Hunde brauchen dringend Futter.«

Ein steinhart gefrorenes Mammut zu zerteilen, erwies sich als leichter gesagt, denn getan. Doch sie mussten ja nur genug Vorrat für ein paar Tage abhacken.

Sie schufteten wie die Berserker. Als sie mit vollen Armen zum Lagerfeuer zurückkamen, kauerte Torum immer noch zitternd an der Wand.

»Schmilz einen Topf Schnee und koch Wasser«, befahl Hans. »Dann tauen wir ein paar Brocken auf und füttern die Hunde.«

»Ist … ist das … das Mo… Monster?«, stammelte Torum. »Ihr habt es erlegt?«

»Von wegen Monster«, antwortete Yorick. »Das ist ein erfrorener Wollelefant.«

»Was ist das?«

»Kennst du keine Elefanten?«

»Nein.«

»Aber wenn hier einer tot liegt, müssen die doch irgendwo in der Nähe leben. Er wird wohl nicht hergeflogen sein.«

»Nein, Herr, ich sage es doch. Dieses Ding, diesen Elalant habe ich noch nie gesehen. Selbst die Sagen unserer Ahnen berichten nichts darüber. Ich schwöre es bei allen Göttern.«

»Das ist vermutlich euer Problem hier. Zu viele Götter, das verwirrt euch die Sinne. Es gibt aber nur einen Gott und Jesus Christus ist sein eingeborener Sohn …«

»Yorick«, unterbrach Hans. »Du willst jetzt nicht ernsthaft anfangen, die Heiden zu bekehren?«

»Ich möchte nur einen Anstoß geben, dass ein Heide seine Seele retten kann«, sagte Yorick eingeschnappt.

»Meine Seele ist das Windpferd«, sagte Torum. »Das sagen unsere Ahnen. Und ich bin mir sicher, dass dieses Elalamonster ein böses Zeichen ist!«

»Es ist ein gutes Zeichen, denn dadurch werden unsere Hunde überleben. Und jetzt hol einen Topf Schnee.« Hans hielt Torum genervt einen Topf hin.

Hans hatte sich nicht geirrt. Sie hatten die Verfolgten tatsächlich überholt. Torum hütete Hunde und Höhle, Hans, Yorick und Max befanden sich oberhalb der Höhle im lichten Wald auf der Jagd, als Yorick »Schau« sagte und hinunter ins Tal zeigte. Unten hielten gerade sechs Schlitten. Die Reisenden und ihr einheimischer Führer stiegen ab und sahen sich um. Sie deuteten mal hierhin, mal dorthin. Offenbar suchten sie einen Platz für das Nachtlager.

»Überraschungsangriff?«, fragte Yorick.

»Bis wir da unten sind, haben die sich installiert«, entgegnete Hans.

»Spricht nicht gegen einen Überraschungsangriff. Wir können sie auch in ihren Tschums überrumpeln.« Dass sie nicht nur Toktamisch würden töten müssen, war allen unausgesprochen klar. Ganz abgesehen davon, dass keiner wusste, wie der gestürzte Khan aussah.

»Gut, je schneller wir das hinter uns haben, desto besser.« Sie hatten Jagdglück gehabt und zwei Steinböcke sowie zwei Rehe erlegt. Genug Futter für mindestens eine Woche für alle. Hans ließ den Blick schweifen. »Bringen wir die Beute dorthin. Auf den großen Felsen dort unten. Seht ihr ihn? Das schaffen wir bestimmt, ohne von unten gesehen zu werden. Falls sie uns entdecken, locken wir sie von der Höhle weg.«

»Willst du die Tiere dort liegen lassen?«, fragte Yorick skeptisch. »Damit locken wir Wölfe und Füchse an.«

»Müssen wir riskieren. Oder hast du einen besseren Vorschlag.«

Yorick hatte keinen. Genügend Seile führten sie nicht mit sich, um die Beute zusammenzubinden und in einen Baum außerhalb der Reichweite von Raubtieren zu ziehen. Sie schleppten die Tiere auf den Schultern, Yorick als Kräftigster trug einen Steinbock und das kleinere Reh, unter deren Last er tief in den Schnee einsank und heftig schwitzte. Vom großen Felsen aus rutschten sie an geeigneten Stellen teilweise den Hang hinunter, wobei sie versuchten, von Baum zu Baum in Deckung zu bleiben.

Als sie das Tal erreicht hatten, gab Hans seine Anweisungen, und die drei trennten sich. Yorick pirschte nach rechts, wo er sich zwischen zwei umgestürzten Bäumen verbarg. Hans wies Max per Handzeichen an, sich nach links zu bewegen und hinter einem verschneiten Busch bereit zu halten. Hans atmete tief durch und trat, den Bogen lässig als Zeichen seiner Harmlosigkeit in der Hand, hinter dem Baum hervor. Keine zwei Schritte weiter surrte ein Pfeil dicht an seinem Kopf vorbei und blieb neben ihm in einem Stamm stecken. Der gewünschte Angriff, der es ihm erlaubte, sofort einen Pfeil aus dem Köcher zu ziehen und den Bogen zu spannen.

»Halt, wer seid Ihr! Erklärt Euch!«, rief einer der Begleiter Toktamischs auf Persisch. Vielleicht war es auch Toktamisch selbst. Wie sollte man den Khan herausfinden? Alle waren deutlich über vierzig, vielleicht sogar fünfzig Jahre alt, alle trugen graue Bärte, Zobelmäntel und Filzmützen mit dicker Pelzverbrämung. Man konnte sie nur an den Farben der Mützen unterscheiden. Grau, blau, grün, rot und rostfarben. Der einheimische Führer verbarg sich sicherheitshalber hinter einem Schlitten.

»Ein Jäger! So wie Ihr, meine Herren!«, rief Hans zurück. Drei würden sie auf einen Schlag erledigen können. Yorick konnte von ihnen am schnellsten nachladen und noch einen erwischen …

»So allein? Hier?«, kam es misstrauisch. Die Männer hielten ihre Waffen auf Hans.

»Nein, natürlich nicht! Ich bin ein Pelzhändler aus Deutschland. Aus der Stadt Nürnberg.« Hans ging ein paar Schritte näher, achtete darauf, dass er noch Bäume als mögliche Deckung in der Nähe hatte. Die fünf Männer vor ihm standen völlig frei. Die Tschums halb aufgebaut. Alle zielten auf Hans. Vier mit Pfeil und Bogen, einer mit einer modernen Handfeuerwaffe.

»Nürnberg«, rief nun der mit der Feuerwaffe, der mit der blauen Filzmütze. Sein Persisch klang akzentfreier und gewählter. »Ist dort nicht der deutsche König geboren worden?« Wenn er das wusste, musste das Toktamisch sein.

»Ihr sagt es! Ja, ich habe die Ehre, aus dieser Stadt zu kommen.«

»Ihr habt uns immer noch nicht erklärt, warum Ihr hier …« Der Blaumützige machte eine ausholende Geste. »… hier mitten im Land der Altaier ganz alleine seid, Herr aus Nürnberg.«

»Ich habe meine Männer verloren.« Hans wies mit dem Kopf den Berg hinauf. »Aber das ist kein Problem. Wir haben unser Lager dort hinten im Tal … Ich gehe einfach geradeaus und werde es hoffentlich noch vor Einbruch der Dämmerung erreichen.«

Endlich ließen die Männer nach und nach die Bögen sinken und entspannten die Sehnen. Einer steckte sogar seinen Pfeil zurück in den Köcher. Zwei suchten trotzdem mit lauernden Blicken die Berghänge ab.

»Vielleicht aber sind die Herren auch so gnädig«, fuhr Hans im Plauderton fort, »mir für eine Nacht Gastfreundschaft zu gewähren?«

»Wenn es Euch möglich ist«, antwortete der Blaumützige, »wäre es besser, Ihr kehrt in Euer Lager zurück. Ich möchte nicht unhöflich sein, aber …«

»Nein, nein. Ich war unhöflich, indem ich Euch in die Lage gebracht habe, mein Gesuch abzulehnen.« Hans nahm die Linke vom Bogen und hob sie. Für Toktamisch und seine Männer musste das wie eine entschuldigende Geste aussehen. Für Yorick und Max war es das Zeichen. Die beiden äußeren Begleiter Toktamischs fielen getroffen um. Hans riss den Bogen hoch und erschoss einen Dritten. Dann hechtete er hinter einen Baum, um der Kugel aus Toktamischs Feuerwaffe auszuweichen. Solch hoch komplizierte neue Technik litt noch unter einer gewissen Unausgereiftheit. Die Zielgenauigkeit ließ stark zu wünschen übrig. Das Geschoss zersplitterte nur einen Ast etliche Meter neben Hans. Der Khan würde lange brauchen, um nachzuladen. Der mit der grünen Mütze sank mit einem Pfeil im Kopf in den Schnee. Auf Yorick war Verlass.

Toktamisch warf sich mit einem Hechtsprung hinter einen Schlitten. Die Hunde zerrten an ihren Leinen und kläfften wild. Der mit der grünen Mütze war offenbar nur verwundet. Er richtete sich auf und schoss einen Pfeil in Richtung Hans. Fast gleichzeitig schlugen die Pfeile von Max und Yorick in seiner Brust ein. Hans löste sich vom Baum, und ging so schnell es der Schnee erlaubte, auf Toktamisch zu. Der hatte sein Schwert gezückt. Aus den Augenwinkeln merkte Hans, dass Yorick und Max ihre Positionen verlassen hatten und sich ebenfalls näherten.

Hans warf seinen Bogen weg und zog das Schwert. Toktamisch richtete sich auf und ließ stolz die Brust schwellen.

»Gut«, sagte er trocken. »Dann stelle ich mich meinem Schicksal.«

»Ich muss Euch enttäuschen, Toktamisch Khan«, antwortete Hans. »Ich bin nicht Euer Schicksal.«

Der Khan zog die Stirn kraus. »Was soll das?«

»Er ist Euer Schicksal, Herr.« Hans deutete auf Max, der seine Kapuze in den Nacken schob und sich, wie immer den Blick teilnahmslos in die Ferne gerichtet, näherte.

Toktamischs Miene spiegelte jene nur allzu bekannte Mischung aus Verwunderung und Schrecken, die Max bei vielen auslöste. »Was ist das?«, fragte er leise. »Ist das ein Mensch? Oder eine Art teuflische Maschine?«

»Spielt das eine Rolle?«, antwortete Hans.

»Nein.« Toktamisch kniete sich hin und legte das Schwert vor sich. »Ich verfluche Edigü und alle seine Nachkommen«, waren seine letzten Worte.

Am nächsten Morgen gingen sie noch einmal auf die Jagd, um die Vorräte aufzustocken. Diesmal höher auf den Berg, den sie fast schon zur Hälfte umrundet hatten. Sie blickten in neue Täler. Zwei Füchse und drei Rehe später sagte Yorick leise auf Deutsch: »Wir sind nicht allein.«

»Wo?«, fragte Hans zurück.

»Links unterhalb von uns. Es beobachtet uns.«

»Es? Ein Tier? Ein Bär kann es nicht sein.«

»Es geht aber auf allen vieren und folgt uns.«

»Vielleicht ein herrenloser Hund.«

»Zu groß.«

Hans blieb stehen. »He«, rief er. »Komm raus!«

Außer Gebüschrascheln blieb es still. In dem Moment ertönte ein schriller Pfiff. Aus dem Gebüsch schnellte ein Kopf hervor. Ein schmutziges Gesicht starrte die Männer für Sekundenbruchteile an. Dann raste das Wesen auf allen vieren davon. Die Männer – nach einer Schrecksekunde – hinterher. Es schien ein Mensch, den sie verfolgten. Doch er bewegte sich erstaunlich behände wie ein Tier. Die Hände nutzte er dabei nicht zu Fäusten geballt, sondern lief auf den Handflächen, die Finger weit nach oben abgespreizt. Er legte eine Geschwindigkeit an den Tag, die es fast unmöglich machte, ihn einzuholen. Aber eben nur fast. Bald merkten sie, dass sie sich auf einem festgetrampelten Pfad befanden. Als sie ihn beinahe erreicht hatten, flitzte von links noch ein Mensch auf allen vieren durch den Schnee aus dem Wald auf den Weg. Hans zückte sein Schwert. Die beiden Vierbeiner warfen sich wimmernd auf den Boden. Nun, bei genauerer Betrachtung, schien es sich doch nicht um Menschen zu handeln, denn sie hatten flache Köpfe und waren komplett mit Fell bewachsen.

»Sind das die Altaier?«, fragte Yorick verwundert. »Solche … Menschen leben hier im Gebirge?«

»Was weiß denn ich.« Hans senkte sein Schwert. »Die erinnern mich an den Scheinmenschen in Bagdad.«

Yorick sah ihn verwundert an.

»Ach, da warst du nicht dabei.« Hans berichtete kurz von dem behaarten Scheinmenschen im Tiergarten von Bagdad, den die Eingeborenen Afrikas ›Tschimpenze‹ nannten.

Die beiden haarigen Menschen trugen weder Schuhe noch Handschuhe. Die Hornhaut an ihren Handflächen war so dick und schwielig wie an den Fußsohlen. Sie waren nicht bewaffnet. Sie rollten nun hin und her, fast schien es, als wollten sie die Männer zum Spielen auffordern. Einer begann Schnee aufzulecken. Schließlich krabbelten sie zu Max und legten sich zu seinen Füßen.

»He!« Ein aufrecht gehender Mann kam mit wehendem Umhang angelaufen. Neben ihm krabbelten drei weitere Vierfüßler, die der Mann an Leinen und Halsbändern führte. Der Mann trug weite rote Gewänder und eine ebenfalls rote, spitz zulaufende Filzkappe. Er war unbewaffnet, legte seine Hände wie zum Gebet vor der Brust aneinander und verbeugte sich leicht. Dann wickelte er sich in seinen Umhang und sagte etwas in einer guttural klingenden, fremden Sprache. Die behaarten Wesen beschnupperten sich.

»Wir verstehen dich nicht«, sagte Hans. Erst auf Persisch, dann Arabisch und Türkisch, schließlich sogar auf Deutsch.

Der Mann wiederholte, was er gesagt hatte. Deutete auf die beiden kauernden Vierfüßler und dann den Hang hinauf. Dort oben, gleich an der Baumgrenze, konnte man ein großes Gebäude aus Stein erkennen. Der Mann redete weiter, deutete hierhin und dorthin. Einzig das Wort »Almas« war zu verstehen.

»Ich glaube, er will uns sagen, dass diese seltsamen Wesen dort oben leben. Und er wohl auch«, sagte Yorick.

»Wirklich?« Hans konnte sich den Sarkasmus nicht verkneifen. »Wäre ich nie darauf gekommen.«

»Depp.«

Hans zeigte auf die krabbelnden Menschen und machte eine fragende Geste.

Der Rotgekleidete antwortete mit einem großen Schulterzucken und legte den Kopf mit fragenden Augen schräg. Er wusste also auch nicht, warum seine Schützlinge auf allen vieren liefen. Dann deutete er mit der rechten Hand auf die Krabbler und ließ gleichzeitig den linken Zeigefinger an der Schläfe kreisen. Seine Art, um die geistige Beschränkung auszudrücken.

Hans steckte das Schwert weg. Gestenreiche Minuten später interpretierte Yorick: »Ich glaube, er will uns dorthin einladen.«

Hans verkniff sich eine Antwort. Er legte nun auch seine Hände wie zum Gebet aneinander und verbeugte sich. Lächelte entschuldigend, deutete auf sich und seine Begleiter, dann imitierte er mit zwei Fingern Gehen und deute den Weg zurück, dann den Berg hinab. Der Mann antwortete gestenreich, deutete auf die beiden nicht angeleinten Wesen und dann auf den erlegten Rehbock, den Max auf den Schultern trug.

»Ich glaube, er will uns diese beiden … Menschen verkaufen«, sagte Yorick.

»Zwei Wasauchimmer gegen ein Reh?« Hans zuckte mit den Schultern. »Warum nicht. Das wäre ein exotisches Geschenk für unseren Herrn, oder?«

»Keine schlechte Idee«, bestätigte Yorick. »So etwas hat er bestimmt nicht.«

Und als sich die Männer trennten, schleppte der Rotgekleidete ein Reh und die Europäer führten an Stricken zwei seltsame Wildmenschen mit sich.

»Almas!«, schrie Torum später. »Weg mit ihnen! Weg!«

»Was ist nun los?« Hans schüttelte missbilligend den Kopf. Die Wildmenschen zogen, wimmernde Geräusche fabrizierend, die Köpfe ein und umklammerten zitternd Max' Beine. Max blieb ungerührt wie immer.

»Das sind Almas!« Torum versteckte sich wie ein kleines Kind hinter Yoricks breitem Rücken. »Der Mann in Rot, von dem ihr berichtet habt, war sicher ein buddhistischer Mönch. Es gibt im Altai einige ihrer Klöster. Aber diese haarigen Menschen auf allen vieren? Das sind Ausgeburten der Hölle. Wilde! Almas!«

Der **Alma(s)** (auch Almasty, mongol. für Wildmensch) ist quasi der Yeti oder Bigfoot der Region zwischen Altai- und Kaukasusgebirge. Bei Almas soll es sich um überlebende Neandertaler handeln. Tatsächlich ist Schiltberger der erste und für Jahrhunderte der einzige Mensch, der Almas (und übrigens auch Przewalski-Pferde) beschreibt. Viel später tauchten Almas in tibetischen Medizinbüchern auf. Berühmt wurde der Fall der grauhäutigen, komplett behaarten Almas-Frau Zana, die im Kaukasus gefangen wurde und 1890 starb. DNS-Analysen in den 1990er-Jahren ergaben jedoch, dass Zanas Erbgut zu 100 % dem eines modernen Menschen entsprach, dass ihre Vorfahren allerdings aus Afrika stammten.

»Sie sind ein Geschenk für Chekre Khan«, sagte Hans. »Also stell dich nicht so an. Du siehst doch, wie friedlich sie an Max hängen.«

Die Antwort, die Torum brabbelte, verstand Hans nicht, denn der sagte es in seiner Muttersprache. Es hatte jedoch damit zu tun, dass Torum in Max ebenfalls etwas Ähnliches wie eine Ausgeburt der Hölle sah.

Aus Schutz vor Wölfen hatten sie die Körper von Toktamisch, seinen Begleitern und dem Führer – es war immer besser, keine Zeugen am Leben zu lassen – in die Bäume gehängt. Bevor sie sich auf den Rückweg nach Sibir machten, legten sie die Toten in die Höhle und verschlossen den Eingang mit Felsen und Geröll.

Die Almas erwiesen sich auf der Rückreise als recht pflegeleicht. An Händen und Füßen gefesselt, verbrachten sie die Schlittenfahrten auf das Gepäck gebunden. Abends ließ Hans sie in den Tschum, band sie aber an. Sie machten keine Anstalten zu fliehen, grinsten meist dämlich, fraßen alles, was man ihnen vorsetzte, ob roh oder gekocht, und schliefen ansonsten viel. In der Regel wie riesige Haustiere an Max gekuschelt. Wenn Max seine Laute spielte, gaben sie wie Kätzchen schnurrernde Geräusche von sich. Als sie wieder Siedlungen erreichten, mussten sie die Wildmenschen mehr als einmal davor bewahren, von panischen Einheimischen gelyncht zu werden. Yorick und Torum beschäftigten sich nicht mit den Almas und machten einen großen Bogen um sie. Auch Hans hielt Abstand und war froh, dass sich Max wie selbstverständlich um sie kümmerte. Hans fiel jedoch auf, dass die beiden keineswegs am ganzen Körper behaart waren. Sie trugen grob genähte Kleidung aus Fell, darunter waren sie fast haarlos. Vor allem war eines der Wesen eine Frau. Ab und zu richteten sich die Almas ebenso kurzfristig wie wackelig auf zwei Beinen auf, dann waren sie erstaunlich groß.

Hans notierte alles in sein Heft. Verrücktes Land mit seinen Wildpferden und Wildmenschen. Dass eine seltene Erbkrankheit manche Menschen einige Evolutionsstufen zurückwirft und zu geistig einfach strukturierten Vierfüßlern macht, sollte erst rund sechshundert Jahre später entdeckt werden. Ein Gendefekt auf Chromosom 17, der gleichzeitig das Stammhirn verkümmern lässt und vor allem bei Kindern inzestuöser Beziehungen in abgelegenen Regionen auftritt.

Als sie schließlich Tömän erreichten, setzte bereits die Schneeschmelze ein. Die Almas erregten allenthalben höchstes Interesse. Chekre Khan zeigte sich über das Geschenk noch begeisterter als über die Köpfe seiner Feinde. »Almas«, rief er immer wieder begeistert und klatschte in die Hände. »Echte Almas.« Er ließ sie sofort mit einer Eskorte nach Bolgar bringen. Aus Dankbarkeit durften Hans und seine Männer einen Teil der Felle und einen der Stoßzähne des Wollelefanten behalten. Den Stoßzahn verkauften sie umgehend höchst gewinnbringend. Die Almas sahen sie nie wieder. Weil Max in den Wochen danach fast nur traurige Weisen seiner Oud entlockte, vermutete Hans, dass sein kleiner Bruder die Wildmenschen offenbar vermisste.

Wirklich Freude bereitete den drei Rückkehrern aber, dass sie einen halben Tag im gut geheizten Badehaus in der Wanne sitzen konnten, sich gegenseitig mit Seife schrubbten und sich ständig warmes Wasser nachfüllen ließen. Die Bärte mussten ab, keine Frage. Anschließend ölte sich Hans das erste Mal seit Langem wieder ein. Nicht für eine Frau, sondern nur für sich.

38 Jahrmarkt

Endlich wieder Kaffa aus frisch gebrannten Bohnen! Und genug Opium, um es nicht rationieren zu müssen. Bolgar an der Wolga galt nicht umsonst als das wichtigste Handelszentrum auf der Strecke zwischen Arabien und Skandinavien. Hier fand man die exotischsten Spezialitäten, selbst Bohnen aus Kaffa, die ein halbes Vermögen kosteten. Lasse hatte sie mit seiner Spürnase aufgetrieben und gegen ein Bärenfell eingetauscht. Der Nordmann fühlte sich in Bolgar in seinem Element. Das lag vor allem an den vielen schwedischen und finnischen Kaufleuten, die die Straßen bevölkerten – neben Russen, Armeniern und Donaubulgaren. Auch Yorick fühlte sich wohl, denn er fand endlich wieder genügend Kirchen, in die er gehen konnte. In Bolgar standen Kirchen und Moscheen in einträglicher Nachbarschaft nebeneinander. Die Priester predigten in der Landessprache, was Yorick nicht verstand, aber früher hatte er die lateinische Liturgie ja auch nie verstanden. Hans begleitete ihn ab und an und lernte sogar das Vaterunser in Tatarisch auswendig.

Trotz allem: Die Verwüstungen der Tataren sowie die Plünderungen durch russische Räuberbanden und Flusspiraten ließen sich nicht leugnen. Schon deutete alles darauf hin, dass das benachbarte, bestens florierende Kasan bald Bolgar als Hauptstadt ablösen würde.

Die zwei Hundertschaften, die Chekre Khan nach Tömän begleitet hatten, waren nicht auf direktem Weg nach Alt-Sarai zurückgekehrt. Edigü hatte inzwischen die Initiative ergriffen und sich mit seinen Truppen ins Reich der Wolgabulgaren aufgemacht, um dort Verbündete für den Sturz des Khans in Neu-Sarai zu gewinnen. Sein alter Weggefährte Dayan Khan, Herrscher von Bolgar, sagte seine Unterstützung zu. Der Emir zeigte sich hochzufrieden, als ihm Chekre den geforderten Kopf von Toktamisch vorlegte. Edigü verfügte, dass der Schädel, gemeinsam mit denen seiner Begleiter, verbrannt, anschließend zu Staub zerstampft und zuletzt in die Wolga gestreut werden solle. Chekre hielt es für eine ebenso gute Idee wie für eine besondere Ehre, dass Max das übernehmen und damit seinen Auftrag final beendigen sollte. Hans und Yorick hielten das weder für eine gute Idee noch für eine Ehre, doch sie halfen Max.

»Machs gut, großer Khan«, sagte Yorick lakonisch, als sie die Asche in den Fluss kippten und winkte hinterher. »So, und jetzt lasst uns endlich auf den Jahrmarkt gehen.«

Wenn schon mal Gaukler in der Stadt waren, durfte man sich das nicht entgehen lassen. Vor allem nach Monaten der Einsamkeit. Schmalzgebäck und heißer Gewürzwein, Grillspieße und Apfelmost, Bänkelsänger und Musiker, Marktschreier und Akrobaten. Der Schlangenmensch faszinierte alle, Yorick ganz besonders. »Hat der keine Knochen?«, fragte er, und Hans erriet an seinem Blick, dass Yorick sich gerade andere Übungen mit dem gelenkigen Burschen vorstellte. Er rempelte Yorick in die Seite und grinste. »Depp«, kommentierte Yorick lachend.

Das zweiköpfige Schaf ließen sie aus. Ebenso das Wolfsmädchen, die dickste Frau und den kleinsten Mann der Welt. Und Tanzbären gab es sowieso in allen Städten auch ohne Jahrmarkt. Sie zahlten aber dafür, die chinesischen Doppelmenschen Tsching und Tschang zu sehen, ein Zwillingspaar, das an der Hüfte zusammengewachsen war. Insgeheim rechneten sie damit, irgendwo die beiden Almas ausgestellt zu sehen. Sie wussten nicht, dass Edigü, der die Almas von Chekre geschenkt bekommen hatte, die Wildmenschen bereits dem litauischen Großfürsten übersandt hatte – als kostbares Präsent, um sein gleichzeitig überbrachtes Friedensangebot zu untermauern.

»Wir hätten den Wollelefanten nicht an die Hunde verfüttern, sondern mitbringen sollen«, sagte Hans. »Damit könnten wir hier gutes Geld machen.«

»Hört, hört«, rief ein Bänkelsänger, der auf einem Fass stand, auf Arabisch. Man war auf internationales Publikum eingestellt. »Hört die gar kurzweilige Geschichte von dem Mann aus fernen Landen, den sie den Türkernfresser nannten!«

Er entrollte eine Leinwand und klopfte mit einem Zeigestab darauf. Sechs Bilder gab es auf der Leinwand. Das erste zeigte einen Ritter, dessen Rüstung komplett der Fantasie des Malers entsprungen war und eher an einen Wikinger erinnerte.

»Es war ein Mann aus fremdem Land,
Iwan ward er genannt.
Der kam von der Welten Ende,
Und fiel den Türken in die Hände …«

Genauso holprig ging das Gedicht weiter. Doch Hans blieb stehen, denn was er da hörte, war seine Geschichte.

»Vierzig Türken an der Zahl,
Köpfte er mit einem Mal.«

Das Publikum hielt erschrocken den Atem an. Der Bänkelsänger deutete auf das nächste Bild. Dort sah man den Wikinger, wie er sich die Gliedmaßen seiner Opfer in sein riesiges, mit Reißzähnen bestücktes Maul stopfte.

»Weh, oh weh, schrie der große Sultan,
Denn der Iwan fraß nun Mann für Mann!«

»Der ist ja richtig schlecht«, sagte Yorick zu Hans, und erntete dafür »Psssts« von den Umstehenden.

»Das Blut der Feinde tropfte ihm aus dem Mund,
Gierig schlang er sie samt Knochen in den Schlund.«

»Diese Dichtkunst halte ich nicht mehr aus«, kommentierte Yorick johlend. »Auch wenn das offensichtlich deine Lebensgeschichte ist.«

»Ich habe auch genug«, antwortete Hans amüsiert. Er hatte die anderen Bilder studiert. Da kämpfte der Wikinger gegen ein riesiges gestreiftes Monster, das wohl ein Tiger sein sollte, aber aussah wie ein mutierter Bär. Auf einem weiteren Bild erstach er einen Feuer spuckenden Drachen. Auf dem nächsten amüsierte er sich im Kreis von mindestens zehn Jungfrauen. Auf einem Bild entdeckte Hans auch einen Lautenspieler, der mit riesigen Augen in die Ferne zu starren schien und dessen Gelenke aus Zahnrädern bestanden, um zu verdeutlichen, dass es kein echter Mensch war.

»Du bist also berühmt, du Türkenfresser.« Yorick konnte sich beim Weitergehen kaum beruhigen vor Lachen und wischte sich mehrfach Tränen weg.

»Neidisch?« Hans wimmelte die zigste aufdringliche Handleserin ab.

»Und wie«, gluckste Yorick. Sie kamen an einem Zelt vorbei, aus dem lautes Gejohle drang.

»Kommt, meine Herren!«, schrie ein Anreißer. »Kämpft gegen die allmächtige Skytha, Königin der Amazonen. Messt Euch mit der Meisterin des Schwertkampfes. Für nur einen Kupferpfennig! Wenn Ihr siegt, zahle ich Euch einen Silberpfennig! Kommt, die Herren!«

»Das schauen wir uns an«, war für Yorick klar.

Im Zelt standen die Luft und viele Männer. In der Mitte gab es eine runde Kampfarena, in der sich ein Krieger mit einem Holzschwert gegen eine gewaltige Frau mit mongolischen Gesichtszügen zu wehren versuchte. Die Amazonenkönigin trug einen geflügelten Helm, Beinlinge und einen ledernen Körperpanzer, aus dem oben ihre Brüste herauszufallen drohten. Sie verdrosch den Kerl mit ihrem Holzschwert nach allen Regeln der Kunst. Zuletzt packte sie den Mann, hob ihn hoch und warf ihn in die Menge. Pfiffe und Applaus. Vier Hünen sorgten dafür, dass keiner die Arena stürmte.

»Und wieder ein Sieg für die große Skytha!«, brüllte der Zeremonienmeister. »Na los, Männer. Einen Kampf wird es heute noch geben. Nur noch einen! Wer probiert als Letzter sein Glück gegen die große Skytha? Niemand?«

»Doch!«, versuchte Yorick die Menge zu übertönen. »Er hier!« Er deutete auf Hans und skandierte: »Hans! Hans! Hans!« Einige der Umstehenden stimmten mit ein.

»Spinnst du?«, fragte Hans.

»Du bist der beste Schwertkämpfer, den ich kenne«, antwortete Yorick. Inzwischen klatschte das halbe Zelt rhythmisch und rief: »Hans! Hans!«

»Vielen Dank, mein Herr.« Hans versuchte Yorick mit Blicken zu töten. »Gut, ich machs. Aber du zahlst den Kupferpfennig.« Er legte Mantel und Schwert ab, betrat die Arena und ließ sich ein Holzschwert geben.

Regeln gab es wenige. Der Kampf war zu Ende, wenn einer entwaffnet war, am Boden lag oder das Schwert so am Hals des Gegners platzieren konnte, dass der mit einer echten Waffe geköpft worden wäre. Hans musste eingestehen: Sie war gut, richtig gut. Schnell und treffsicher. Parierte gekonnt und nutzte jede kleinste Schwäche aus. Sie auf Abstand zu halten, fiel Hans nicht leicht. Da sie aber bereits mehrere Kämpfe hinter sich hatte, ließ ihre Kondition nach, auch wenn die vorigen Kämpfe meist nur wenige Minuten gedauert hatten.

»Du bist gut«, keuchte die Amazonenkönigin, als sie sich mit gekreuzten Schwertern kurz Aug in Aug standen.

»Du auch«, antwortete Hans und stieß sie weg.

»Dafür wirst du leiden müssen.«

»Warten wir es ab.« Er parierte ihren Angriff, der auf seinen Hals zielte, gerade noch rechtzeitig. Das Publikum stöhnte kollektiv auf und feuerte ihn dann an. Schließlich gelang es ihr, gegen seinen linken Arm zu schlagen.

»Der wäre jetzt ab«, zischte sie.

»Und ich stehe immer noch«, konterte er. »Wo hast du so fechten gelernt?«

»Bei meiner Mutter.«

Die Holzklingen schlugen im Stakkato gegeneinander. Die beiden trieften vor Schweiß. Da stellte sie ihm ein Bein, und er fiel auf den Rücken. Sie warf sich auf ihn. Seine Rippen knackten.

»Nicht sehr ritterlich«, stöhnte Hans.

»Das Ergebnis zählt.«

»Stimmt.« Bevor sie ihm die Holzklinge an den Hals setzen konnte, bäumte er sich auf und warf sie ab. Schnell rollte er sich auf sie. Seine Waffe gegen ihre Gurgel gedrückt. »Kampf gewonnen, würde ich sagen.«

Er stand auf und half ihr hoch. »Meine Königin.« Er verneigte sich affektiert vor ihr. Die Menge tobte, der Conférencier starrte mit offenem Mund auf die Szenerie.

»Keine Sorge, ich brauche den Silberpfennig nicht«, beruhigte ihn Hans.

»Doch, doch!« Der Ansager fing sich und wühlte in einem Beutel an seinem Gürtel herum. Triumphierend hielt er nach einer ganzen Weile die Silbermünze hoch. »Seht, meine Herren! Hier geht alles mit rechten Dingen zu. Das ist die Prämie für den Sieger.« Er schenkte der Amazonenkönigin Skytha einen bösen Blick. Offensichtlich hatte er noch nie die Siegesprämie ausgeben müssen. »Hier! Für den besten Kämpfer, für ... äh ...« Er sah Hans auffordernd an.

»Iwan den Türkenfresser.«

»Für Iwan den Türkenfresser!«, wiederholte der Zeremonienmeister.

Hans nahm die Münze und reichte sie Skytha. »Hier, meine Königin. Das habt Ihr Euch redlich verdient.«

Sie warf die Münze auf den sandigen Boden und spuckte darauf. »Ich brauche keine Almosen.«

Als sie das Zelt verließen, huschte der Ansager herbei und raffte die Münze an sich.

»Mein Held.« Yorick klopfte Hans auf die Schulter.

»Wenn du noch einmal so etwas machst«, antwortete Hans nur halb im Scherz, »dann bist du tot.« Er steuerte direkt auf den nächsten Gewürzweinverkäufer zu und bestellte drei Becher.

»Rasseweib«, sagte Yorick.

»Stimmt. He, Max, trink nicht so schnell.«

Beim Weiterbummeln kamen sie an einem großen runden Zelt vorbei, dessen Anreißer anpries, man würde hier die Wunder der Welt sehen können. »Lasst euch von der großen Magierin Melusine Dinge zeigen, die euren Verstand sprengen werden. Dinge, die ihr nicht für möglich gehalten habt. Wunder, die eure Vorstellungskraft übersteigen. Ja, die große Melusine persönlich erwartet euch hinter diesen Vorhängen. Halb Mensch, halb Fisch. Ihr werdet euren Augen nicht trauen, doch alles ist Wirklichkeit.«

»Die Wunder der Welt«, sagte Hans abschätzig. »In diesem Zelt.« Es handelte sich weniger um ein Zelt, als um eine der traditionellen tatarischen Jurten.

»Ich spendiere es uns«, sagte Yorick. »Mal sehen, ob die Drachen und Wollelefanten überbieten können.«

»He, verdammte Brut.« Der Ausrufer verscheuchte einige neugierige Kinder. »Das ist nur für Erwachsene. Haut ab. Rotzlöffel! ... Oh, nicht Ihr, edle Herren. Herein, herein.« Er schlug den Vorhang zum Eingang zurück. Sie betraten einen engen Vorraum mit vier Stühlen und einem kleinen Pult. Darauf standen viele Becher und eine Amphore. »Hier im Preis inbegriffen ist ein Becher Wein für jeden. Trinkt, die Herren. Trinkt! Es verhält sich folgendermaßen, meine Herren. Ihr dürft nur jeweils alleine hinein in die Wunderwelt der Melusine. Denn es gibt sie nur ein Mal.«

»Wen?«, fragte Hans. »Melusine oder die Wunderwelt?«

Der Mann verstand die spitzfindige Frage nicht. »Für jeden ein Mal. Alles andere wäre ja Betrug, nicht wahr?«

Am Boden brannte ein Räuchergefäß, das einen Geruch von Weihrauch und etwas anderem, Süßlichem verströmte.

Sie mussten alle Waffen ablegen. Yorick ging als Erster. Als er nach gut fünfzehn Minuten wiederkam, wankte sein Schritt und seine Augen glänzten entrückt. »Unglaublich«, flüsterte er, während er erschöpft auf einen Stuhl sank. »Ich bin geflogen. Unglaublich.«

Hans war an der Reihe. Er merkte den Wein. Er trat durch zwei dicke Wolltücher ins Dunkle und wartete mit klopfendem Herzen. Rauch waberte. Ein schwacher Schimmer wuchs zu einem gleißenden Licht heran. Blitze zuckten. Der Rauch verschwand. Plötzlich war da kein Zeltdach mehr, sondern blauer Himmel mit tuffigen Schäfchenwolken.

»Willkommen, Fremder«, gurrte eine schmeichelnde Frauenstimme. Dann sah Hans sie. Ihr Unterleib war tatsächlich der eines Fisches. Ein zarter Schleier, der kaum etwas verbarg, schmiegte sich an ihren Oberkörper und verhüllte ihr Gesicht. »Lass dich von Melusine zu den Wundern der Welt führen.«

Sie streckte ihre Hand aus, und kaum dass sie Hans berührte, merkte er, dass er zu fliegen begann. Sie flogen kreiselnd über eine prächtige Gartenanlage, die in kunstvollen Stufen zu einem Palast hinaufführte. Üppige Blüten in allen erdenklichen Farben ergossen sich in Kaskaden über die Mauern. Lauter exotische Blumen und Pflanzen, die Hans noch nie gesehen hatte. Der Garten verschwand langsam, plötzlich tauchte ein weißes Marmorgebäude von gewaltigen Ausmaßen vor ihnen auf. Ein Mausoleum. Auf einem dreistufigen Sockel thronte eine Ringhalle, getragen von schlanken Säulen. Hans erkannte heidnische Götterstatuen und Steinreliefs mit Kentaurenkämpfen. Noch während er versuchte, weitere Details zu erkennen, zog ihn Melusine weiter zu einem Tempel aus weiß-blauem Marmor …

Er kannte das alles! Er war schon einmal hier gewesen!

»Nein«, schrie Hans auf Türkisch und riss sich von Melusine los.

»Was soll das?« Sie sprach ebenfalls Türkisch und sah ihn entsetzt an. Er kannte das Gesicht. Er hatte die dazugehörige Person einmal über alles geliebt. Hans griff nach dem Schleier und zog ihn herunter. Aynur.

»Du?« Hans schubste sie weg. Der Flug endete abrupt. Der Fischschwanz zerriss. Heraus kamen nackte Beine, die wegstolperten und gegen den Tempel aus weiß-blauem Marmor stießen. Der Tempel stürzte ein.

Noch zu benebelt, um seine Gedanken klar fassen zu können, schrie Hans und schlug um sich. Kräftige Arme packten ihn und zerrten ihn zu Boden. Hans trat um sich. Da die ägyptischen Pyramiden. Sie fielen in sich zusammen, mitgerissen von dem Menschen, den er mit seinen Beinen weggestoßen hatte. Dann wurde Hans schwarz vor Augen.

Ein Wasserschwall brachte ihn wieder zur Besinnung. Yorick und Max hockten neben ihm. Ebenso drei Schränke von Männern und die Melusine, die sich ein feuchtes Stoffknäuel gegen das linke Auge drückte.

»Der Saukerl ist durchgedreht«, kreischte sie. »Du hast ihm zu viel gegeben.« Sie schlug einem der Männer mit der Faust auf den Rücken. »Scheiße, ich habe euch doch gesagt, dass ihr aufpassen sollt.«

»Du!« Hans setzte sich auf. Yorick stemmte seine Hände auf Hans' Schultern, damit er nicht aufspringen konnte.

»Alles gut, Hans, beruhige dich«, sagte Yorick.

»Ich soll mich beruhigen? Das da ist Aynur. Das hier ist die Sperberburg.«

»Was faselt der Idiot da?«, sagte einer der anderen Männer.

»Halt die Klappe, Samir«, befahl die Melusine. »Was faselst du Idiot?«

»Die Sperberburg, bei Kerasus. Ich erinnere mich genau. Da habe ich das alles hier schon einmal erlebt.«

Die Melusine kam ein paar Schritte näher. Ihr zerrissener Fischschwanz schleifte über den Boden. Sie kniff die Augen zusammen und musterte Hans. »Kerasus. Das sagt mir irgendwas.«

»Ja, du Schlampe«, sagte Samir. »Dort hatten wir vor zig Jahren mal einen Auftritt.«

»Als ob ich mir alle Orte merken könnte!«

»Das war der Auftrag im Wald. Weißt du nicht mehr? Der türkische Sipahi, den du so begehrenswert fandst …«

»Oh ja, ich erinnere mich dunkel. Karairgendwas.«

»Karabulut«, sagte Hans.

»Richtig. Oh.« Sie lachte hell. »Tja, so begegnet man sich wieder.«

»Alles Lug und Trug«, stieß Hans aus. »Ihr habt mich auf Drogen gesetzt und mir dann die Wunder der Welt vorgegaukelt. Holzkulissen, Pappmaschee, Leim, Tand und Farbe. Das waren also die Wunder der Welt. Karabulut hat uns alle hochgenommen.«

»Ja, was glaubst du denn?«, sagte Yorick verwundert. »Hast du gedacht, das alles wäre echt?«

»Ich … ich weiß nicht …«

»Was willst du.« Melusine setzte sich auf die zusammengestürzten Teile des Tempels der Artemis. »Wir sind Gaukler. Illusionen sind unser Geschäft. Das war damals in der Tat ein ungewöhnlicher Auftrag, aber auch … na ja, lustig.«

»Wir sind beieinandergelegen damals …«, sagte Hans bitter.

»Was seid ihr?« Samir explodierte.

»Halt endlich mal deine Klappe, Samir.« Melusine machte eine wegwerfende Handbewegung. »Das gehörte zum Auftrag, also reg dich nicht auf.«

»Du bist eine miese kleine Schlampe«, giftete Samir.

»Und du ein hirnloses Großmaul.« Sie schlug die Beine übereinander. »So was wie hier ist mir ja noch nie passiert.«

»Du … du hast mir damals gesagt, ich solle die universelle Sprache lernen, und meine Reise wird dreiunddreißig Jahre dauern«, sagte Hans.

»Habe ich? Meine Güte, was ich nicht alles so sage.«

»Es hatte also keine Bedeutung?«

Melusine zuckte mit den Schultern. »Vielleicht hatte es das. Was weiß denn ich? Die Bedeutung musst du erkennen.«

»Alles nur Gaukelei. Karabulut hat dich genommen, weil du wie meine Aynur aussiehst. Ich fasse es nicht.« Hans tippte Yorick auf die Hände, er solle seine Schulten freigeben. »Keine Angst. Ich mache nichts Unüberlegtes.« Yorick zog sich zurück, und Hans stand langsam auf. »Und das in Kairo? Auf dem Markt? Das warst auch du, oder? Du hast mich an die Stelle führen sollen, an der ich dem Diener des Sultans ganz zufällig begegne.«

»Wenn du es sagst.« Sie schob die Unterlippe vor.

»Ich muss hier raus.« Hans drehte sich um.

»Moment mal.« Samir hielt ihn am Arm fest. »Und das alles hier? Was glaubst du, wer das bezahlt?«

Bevor Hans seinen Beutel greifen konnte, warf Max drei Goldmünzen vor Samirs Füße. »Danke, kleiner Bruder. Du bekommst es zurück.« Hans taumelte nach draußen. Die Dämmerung hatte eingesetzt. Überall entfachte man Fackeln und Feuerschalen. Yorick legte Hans den Arm um die Schulter.

»Alles gut«, sagte Hans.

»Komm, lass uns hier abhauen.« Yorick versuchte, Hans mit sich zu ziehen. »Irgendwohin, wo es lustig ist, Frauen und Opium.«

»Nein danke.« Hans schüttelte den Arm seines Freundes ab. »Danach ist mir momentan am wenigsten. Aber geht ruhig, ihr beide. Amüsiert euch. Bring Max in ein Bordell, wenn er mag. Und du, schau mal, ob der Schlangenmensch an dir Gefallen findet.« Es brauchte einiges an Überzeugungskraft, bis Yorick und Max endlich gingen und Hans alleine ließen.

Hans fand einen ruhigen Platz am Rande des Festgeländes bei den Eselställen. Er setzte sich auf einen Strohballen und versuchte, seine Gedanken zu sortieren. Vor ihm versank das Tal der Wolga im letzten Abendrot. Am Ufer wiegten sich Fischerboote im sanften Wellengang. Eine Frau, die sich ihm näherte und ungefragt zu ihm setzen wollte, brummte er unwirsch auf Deutsch an, sie solle sich verziehen.

Die Frau setzte sich trotzdem neben ihn. Sie ließ ihr ohnehin nur locker über den Kopf geworfenes Tuch zu den Schultern hinuntergleiten. »So mürrisch, mein großes Krieger.« In normaler Kleidung sah die Amazonenkönigin Skytha nicht nach Amazonenkönigin aus.

»Ach, du bist es, die große Königin.« Hans lächelte müde. »Verzeih mir, aber ich möchte lieber alleine sein.«

»Ich möchte auch alleine sein«, antwortete sie. »Also können wir gemeinsam alleine sein.«

Hans lächelte. Sie lächelte. Sie holte einen Weinschlauch hervor und trank, dann reichte sie ihn Hans.

»Du bist ein verdammter Glückspilz, Iwan Türkenfresser.«

»Ich heiße Hans, nicht Iwan.«

»Was ist das denn für ein seltsamer Name.«

»Genauso seltsam wie Skytha.«

»So heiße ich wirklich. Es ist ein Kriegerinnenname.«

»Sicher. Amazonen. Die gibt es wahrscheinlich genauso wirklich wie Einhörner.«

»Natürlich gibt es Einhörner, Dummkopf. Ich habe sie selbst gesehen.«

»Dann zeig sie mir.«

»Nicht hier. Die gibt es in meiner Heimat.«

»Und wo ist das?«

»Weit weg. Bei den Amazonen.«

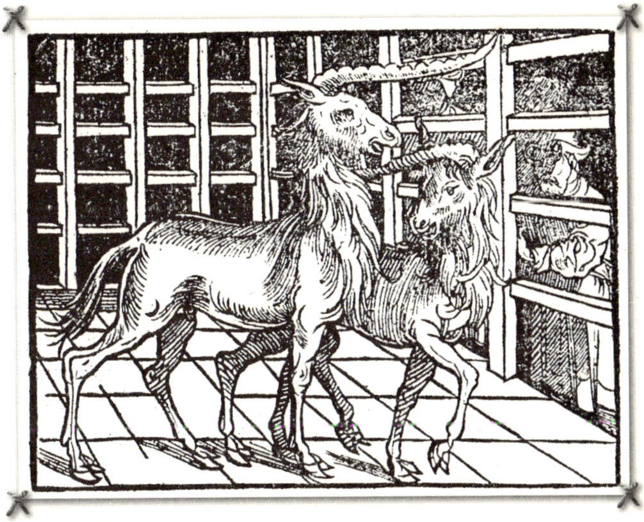

»Aha.«

»Dort, das schwöre ich dir, werde ich dir Einhörner zeigen. Versprochen.« Sie reichte ihm die Hand, er schlug ein.

Sie tranken abwechselnd schweigend.

Irgendwann fragte er: »Warum bin ich ein verdammter Glückspilz?«

»Weil ich mir geschworen habe, dass ich mich nur einem Mann hingebe, der mich besiegen kann.«

Hans lachte laut auf. »Und ich bin der Erste?«

»Na, nicht der Erste überhaupt. Aber … ja, der Erste, seit ich bei diesem Zirkus bin.«

»Lass gut sein, Skytha. Diesen Sieg brauche ich nicht.«

»Vielleicht aber ich.«

»Du gefällst mir nicht.«

»Du mir auch nicht.«

Sie tranken abwechselnd schweigend, bis der Weinschlauch leer war. Dann küssten sie sich, und Skytha schubste ihn hinter den Strohballen. Sie zog ihn aus, zog sich aus und setzte sich auf ihn. Ihre schwarzen Haare glänzten blau im Mondlicht. Ihre schweren Brüste wippten im Rhythmus auf und ab. Über ihren Bauch lief eine lange Narbe. Wenn er seine Hüfte hob und den Takt vorgeben wollte, drückte sie ihn auf den Boden. Sie stützte sich auf seine Brust und ritt ihn bis zur Ekstase.

Während Hans und Skytha sich eilig anzogen, denn der Stallbursche, der sie heimlich beobachtet hatte, war mit heruntergelassener Hose vom Heuboden gekracht, ereignete sich im beliebtesten Freudenhaus in der Stadt ein Mord. Yorick, der sich mit dem Schlangenmenschen ein Zimmer gemietet hatte, und Max, dem Yorick eine Chinesin ausgesucht hatte, bekamen davon zunächst nichts mit. Lasse hingegen wurde Zeuge. Milazim, ein Bruder von Bolgars Herrscher Dayan Khan und dank Spielsucht sowie übertrieben starkem Hang zu Dirnen das schwarze Schaf der Familie, war ausgerastet. Er warf seinem Gegenüber Betrug beim Glücksspiel vor. Der Wortwechsel ging über in eine Schlägerei. Zuletzt zog Milazim seinen Dolch und tötete den anderen. Ungünstigerweise handelte es sich bei dem Opfer um den kasachischen Fürsten Yul, den Emir Edigü als Verbündeten für die Rückeroberung der Goldenen Horde gewinnen wollte. Dass es nicht noch mehr Opfer gegeben hatte, war Lasse zu verdanken gewesen. Er hatte Milazim überwältigt und entwaffnet.

»Ereignisreiche Nacht«, beendete Lasse seinen Bericht beim morgendlichen Kaffa. »Dayan Khan hat seinen Bruder zwar festnehmen lassen, aber eine Krähe hackt der anderen kein Auge aus. Der wird morgen wieder frei sein und in irgendeinen Krieg geschickt werden.«

»Mir egal.« Yorick gähnte herzhaft. »Wir werden so oder so in den Krieg ziehen. Puh, ich kriege kaum die Augen auf.« Er spritzte sich etwas Wasser ins Gesicht. »Und mir tut alles weh.«

Lasse und Hans prusteten los.

»Nur kein Neid«, sagte Yorick.

»Sicher nicht.« Lasse grinste schief und musterte Hans. »Diesen Blick habe ich seit Monaten oder Jahren nicht mehr gesehen. Ich glaube, unser verehrter Kommandant war letzte Nacht auch erfolgreich.«

»Vielleicht.« Hans zuckte lächelnd mit den Schultern. Dass er seit Kali keine Frau mehr angerührt hatte, war hinlänglich bekannt.

»Erzähl! Wie heißt sie?«, bohrte Yorick nach.

»Das geht euch nichts an.«

»Ich wette, es war die Amazonenkönigin.«

»Dieses Mannweib?« Hans tat empört.

Yorick schmunzelte und sagte zu Lasse: »Es war die Amazonenkönigin. Alle Achtung.«

39 Amazonen

Skytha sagte, sie werde Hans begleiten, als der Marschbefehl kam.

»Nein«, antwortete Hans.

»Warum nicht?«

»Weil ich dich nicht liebe.«

»Ich liebe dich auch nicht, Dummkopf.«

»Warum willst du dann mitkommen?«

»Weil ich deine Kraft und deine Ausdauer genieße und noch möglichst lange genießen möchte. Irgendwann wirst du dich in ein hübsches Mädchen verlieben, und dann wird es vorbei sein. Aber bis dahin gehört deine Lanze mir alleine, und dein Samen ergießt sich nur in meinen Schoß.«

Hans lachte. »Mein Samen ist bekanntlich kräftig. Ich möchte keine Kinder mit dir.«

»Dummer Mann.« Skytha gab ihm einen Klaps auf den Hinterkopf. »Es ist nun schon fast ein Jahr, dass wir täglich deinen Samen ernten. Und? Ist dir was aufgefallen? Jeder Samen kann nur auf fruchtbarem Boden gedeihen. Ich bin nicht in freudiger Erwartung und werde es nie in meinem Leben sein.«

»Hat das mit deiner Narbe am Bauch zu tun?«

Sie presste die Lippen aufeinander und schwieg. Auch eine Antwort. Im Prinzip hatte sie recht. Sollte sie also mitkommen. Er würde sich viel Geld sparen, das sonst in Freudenhäusern gelandet wäre. Wobei …

»Kannst du einfach so die Gaukler verlassen?«, fragte er. »Bist du nicht auch eine Sklavin?« Ihm fiel auf, dass sie sich kaum über ihre Vergangenheit unterhalten hatten. In der Regel fielen sie übereinander her wie »brünftige Tiere«, so hatte es Yorick mal treffend auf den Punkt gebracht. Reden gehörte nicht zu ihren Gemeinsamkeiten. Hans wollte nicht über den Verlust seine Familie sprechen, Skytha schien das recht. Sie war ganz maulfaule Kriegerin. Viel mehr, als dass sie aus einer Provinz des Khanats Kasachstan kam und zum Volk der Sauromaten gehörte, erfuhr Hans nicht.

»Sicher«, antwortete Skytha. »Ich bin vor drei Jahren in Gefangenschaft geraten und verkauft worden. Doch zeig mir die Männer, die mich gefangen, verkauft und gekauft haben.« Sie fletschte ihre Zähne. »Es gibt niemanden mehr, der das bezeugen kann. So gesehen bin ich frei wie ein Vogel im Wind. Ich habe eine eigene Jurte und kann gehen, wohin ich will. Die Gauklertruppe hat mir damals ein Zuhause gegeben. Jetzt ist es an der Zeit, etwas Neues zu erleben. Und außerdem liegt Sarai näher an meiner alten Heimat.«

»Du möchtest in die alte Heimat zurück?«

»Ich weiß noch nicht. Max und deine Freunde werden bald hier sein, oder? Dann lass uns die Zeit nutzen.«

Als Max, Yorick und Lasse kamen, waren Skytha und Hans noch nicht gekommen. Die Freunde warteten draußen, bis das Gestöhne in dem inzwischen wohlbekannten ›Chrrrchrrr‹ bei Hans und dem grellen ›Aaahhh‹ bei Skytha gegipfelt hatte und dann einem wohligen Grunzen gewichen war. Fast schon Routine für sie.

Emir Edigü hatte gut daran getan, erst einmal die Bruderkriege zwischen Toktamischs Söhnen abzuwarten, bevor er losschlug. Erst war Jajal al-Din nach nur einem Jahr Herrschaft über die Goldene Horde von seinem Bruder Karim Berdi ermordet worden. Doch Karim Berdi konnte sich nur knapp zwei Jahre seiner Macht erfreuen, dann fiel er einem Anschlag seines Bruders Kebek Khan zum Opfer. Die restlichen Söhne Toktamischs hielten sich zurück, blieben ruhig in ihren selbst gewählten Exilen, die ihnen Sicherheit vor der Familie und vor Edigü boten. Kebek Khan, das wusste Edigü durch seine Spione am Palast von Neu-Sarai, konnte zwar Meuchelmörder auf seinen Bruder hetzen, aber nicht regieren. Er war ein Schwächling. Und ein Feigling, wie sich zeigte, als Edigü seine Armee aus Bolgar in Bewegung setzte. Zur Schonung seiner Einheiten ließ Edigü den Großteil der Truppe auf Booten die Wolga hinunter Richtung Sarai bringen. An der Stelle, an der der Fluss Zariza in die Wolga mündet, wartete die Armee Kebek Khans. Die dem Khan ergebenen Einheiten mussten feststellen, dass Edigü gründliche Vorbereitungen getroffen und sich auf die überzeugende Wirkung von Bestechung verlassen hatte. Viele vermeintlich verbündete Fürsten liefen augenblicklich zu Edigü über. Kebek Khans Männer standen vor der Wahl, sich komplett aufreiben zu lassen oder sich zu ergeben. Die Entscheidung fiel denkbar schnell.

Als Edigü in Neu-Sarai ankam, befand sich Kebek Khan bereits auf der Flucht. Noch am selben Abend rief der Emir den neuen Khan aus: Chekre Khan ibn Akmyl. Die Fürsten setzten Chekre auf ein weißes Filztuch und hoben ihn dreimal hoch. Dann trugen sie ihn um den ganzen Palast herum und setzten ihn auf den Thron. Zuletzt bekam Chekre ein goldenes Schwert in die Hand, auf das er den Schwur leistete, seinem Volk zu dienen.

Im Gegensatz zum sechs Tagesreisen entfernten Alt-Sarai war Neu-Sarai eine schnell wachsende, moderne Großstadt, deren Quirligkeit sich fast mit der Kairos messen konnte. Um die Stadtmauern herum breitete sich auf der Ebene ein schier endloses Nomadenlager aus. Wie riesige Maulwurfshügel reihte sich Jurte an Jurte. Edigü hatte die Stammesführer aufgefordert, nach Neu-Sarai zu kommen, damit sie durch ihre Präsenz seine Gegner innerhalb der Horde einschüchterten. Die Nomaden veranstalteten wilde Reiterspiele mit ihren kleinen Pferden. Hans beschloss, umgehend mit München das Auf-dem-Pferderücken-Stehen zu üben.

Er war gerne draußen bei den Jurten. Gelegentlich besuchte er Skytha, die bei den Nomaden lebte und sich weiterhin mit Schaukämpfen den Lebensunterhalt verdiente. Die räumliche Trennung war ganz in Hans' Sinn. Er merkte auch, dass sie ihn oft nur ungern in der Jurte empfing. Skytha bevorzugte es in der Regel, zu ihm in die Stadt zu kommen, um ihre Lust zu befriedigen.

»Jurt ist unser Wort für Zuhause«, erklärte sie eines Tages, als sie offenbar in Gesprächslaune war. Sie lagen verschwitzt nackt nebeneinander auf ihrem Bett aus Fellen. »Wo meine Jurte ist, ist meine Heimat, verstehst du? Das hier ist eine Welt, die … Ach, das kann man schlecht erklären. Der Eingang ist immer vorne.« Damit meinte sie Süden. Hans hatte bereits gelernt, dass die Nomaden, die den Blauen Himmelsvater Tengri verehrten, die Himmelsrichtungen Vorne, Hinten, Links und Rechts nannten. Die Kuppeldecke, so erklärte Skytha, steht für den Himmel. Die Feuerstelle ist immer in der Mitte. Hinten, also im Norden, stand ein Tisch, auf dem Skytha die Opfergaben für die Geister vor einer Totemfigur ausgestellt hatte. Die Figur hatte Hans zunächst für die plumpe Skulptur der Jungfrau Maria gehalten, doch es handelte sich um Etugan, die Erdenmutter. Auf den Platz daneben durften nur besonders ehrwürdige Gäste sitzen. Hans gehörte nicht dazu. Ihre Waffen und Werkzeuge bewahrte sie Rechts auf, im Westen, denn das sei die männliche Seite der Jurte. Kochgeschirr und andere weibliche Utensilien blieben Links, im Osten. »Wenn wir Kinder hätten«, sagte sie, »würden die bis zum Erwachsenenalter auf der linken Seite bleiben, auch die Söhne.«

»So viel Platz ist hier auch nicht, dass man das immer trennen kann«, warf Hans ein.

»Doch, kann man. Man kann Kinder erziehen«, antwortete sie.

»Und war ist mit der Mitte?«

»In der Mitte ist die Feuerstelle, Dummkopf.«

»Das sehe ich. Aber hat die auch eine Bedeutung?«

Das, so Skytha, sei der heiligste Punkt der Jurte, der Platz von Golomto, der verehrungswürdigen Tochter Tengris. »Schau dir die Rauchsäule an, die durch die Öffnung in der Decke steigt. Das ist für uns der Weltenbaum, der hinauf ins himmlische Reich führt.« Sie stütze sich auf den Ellenbogen und musterte Hans neugierig.

»Was ist?«, fragte er.

»Du lachst gar nicht?«

»Warum sollte ich lachen?«

»Ist das für dich nicht alles dummer Aberglaube, Christ?«

»Nein.« Er verschränkte die Arme hinter dem Kopf. »Meine ... ich kannte einmal eine ... eine Frau, die hat an Tausende von Göttern geglaubt ... Für sie waren alle wichtig.«

»Sie war deine Frau, richtig?«

Hans schloss für einen Moment die Augen. »Ich habe in meinem Leben schon so viele Götter und Glauben kennengelernt, dass entweder alles Aberglaube ist oder nichts.«

»Du bist ein Ketzer.«

»Vielleicht. Aber sag es nicht weiter.«

»Du weißt, wie du dir mein Schweigen erkaufen kannst.« Sie kraulte sein Schamhaar und glitt mit den Fingerspitzen über seinen Penis.

In der Stadt bestanden die meisten Häuser aus Ziegelsteinen, und zu Hans' allergrößtem Erstaunen entleerten die Menschen ihre Nachttöpfe nicht auf die Straße, sondern benutzten Aborte, durch die Wasser lief, das alles in eine Kanalisation spülte und aus der Stadt trug. Tataren, Araber, Russen, Bulgaren, Byzantiner und Italiener lebten in jeweils eigenen Vierteln, die wiederum nach Berufen unterteilt waren. Jeder Stadtteil besaß eigene Schulen, Kirchen oder Moscheen, Basare und Friedhöfe. Hans und seine Kameraden wohnten bei einem schweigsamen Glasbläser im Bulgarenviertel, einem kinderlosen Witwer, der sie weitgehend in Ruhe ließ.

Am liebsten trieben sie sich im benachbarten Italienerviertel herum. Eine kleine europäische Insel mitten in Asien. In den italienischen Garküchen lernten sie eine neue Spezialität schätzen: Lange dünne Schnüre aus Teig, die man in Wasser weich kochte und dann mit etwas Pfeffer und Butter oder gebratenem Speck und verquirltem Ei reichte. Nudeln nannten die Wirte das Gericht. Es stammte angeblich aus China. Man konnte den Teig aus Weizengrieß oder Reis bereiten. Dann schnitt man ihn in Streifen und ließ diese trocknen, bis sie hart waren. So blieben sie lange haltbar. Wenn man diese Nudeln essen wollte, musste man sie nur ein paar Minuten in siedendes Wasser geben – fertig. Was diese Chinesen doch so alles erfanden! Und in Italien, so behauptete einer der Wirte, der seine Soßen mit etwas Knoblauch und diversen Kräutern raffiniert verfeinerte, seien die Nudeln der letzte Schrei, heiß begehrt bei Arm und Reich.

»Glaub ich sofort«, sagte Lasse mit vollem Mund.

»Max? Noch eine Portion?«, fragte Hans eher rhetorisch, denn Max stopfte immer mindestens zwei Portionen in sich hinein. »Du brauchst Kraft für deinen Auftritt heute.« Max' Oudkünste waren längst auch in Sarai gefragt. Der Khan, Edigü, Fürsten und Prinzen ließen ihn auf ihren Festen auftreten. Bei einigen Feiern waren auch Offiziere wie Hans geladen. Um das ein wenig zu koordinieren, fungierte Hans nun als Agent. Mansuch hatte dem zugestimmt. Anfragen hatten an Hans gerichtet zu werden. Die Zeiten, in denen Max plötzlich aufsprang und einfach wegging, sollten vorbei sein. Hans hatte sogar einen Terminplan an der Tür ausgehängt, damit alle wussten, wann Max wo war. Sehr sinnig, hatte Lasse gelacht, weil Max ja nicht lesen könne. Der wisse genau seine Termine, hatte Hans geantwortet, das hier sei für sie.

»Wo geht das alles bei ihm hin?«, wunderte sich Yorick. »Er futtert wie ein Bär und ist spindeldünn. Ich merke schon, dass ich langsam einen Ranzen ansetze.«

»Dann solltest du mehr mit den Waffen üben«, antwortete Hans. »Dieses wochenlange Nichtstun tut keinem gut. Und fette Krieger wird niemand wollen. Ich setzte ab sofort tägliche Übungen für alle an.«

»Ich halte meine Waffe so gut geölt wie du«, sagte Yorick anzüglich. »Ich brauch das Zimmer heute übrigens am späten Nachmittag. Giovanni kommt vorbei.« Giovanni war seine neueste Eroberung. Ein junger Kerl, gerade mal zwanzig Jahre alt, hübsch wie ein römischer Gott, der mit seinem Vater, einem venezianischen Kaufmann, für einige Monate in Sarai weilte. Sie hatten sich in einem Badehaus kennengelernt.

»Das passt«, antwortete Hans. »Skytha wird vor dem Abendessen hier sein.« Da sie sich einen einzigen Raum teilten, sprachen sie ihre Schäferstündchen ab. »Macht aber nicht wieder so eine Sauerei, und er soll seine Finger von meinen Sachen lassen. Ich weiß genau, dass er in meinen Heften herumblättert.«

»Verzeih, das hab ich ihm erlaubt. Er interessiert sich sehr für Technik und bewundert deine Zeichnungen.«

»Dann soll er morgen mal vorbeikommen. Ich zeige ihm gerne die Zeichnungen. Aber ansonsten soll er die Finger davon lassen.«

»Ihr seid gemein, dass ich nie eine meiner Eroberungen mitbringen darf«, schmollte Lasse.

»Das sind keine Eroberungen, sondern Huren«, sagte Hans. »Wenn du mal für eine Frau mehr Gefühle hegst als reine Lust, dann darfst du sie mitbringen.«

»Du hegst für die Amazone auch keine anderen Gefühle als Lust«, konterte Lasse.

»Bäm«, sagte Yorick. »Getroffen.«

»Ich beschränke mich wenigstens auf eine Frau. Am Ende kommt dann auch noch Max mit seinen Verehrerinnen an.«

»Dann wird es gefährlich«, sagte Yorick. »Ich habe in den letzten Wochen mindestens drei verschiedene Damendüfte an ihm gerochen. Eifersüchtige Ehemänner, die mit gezückten Schwertern hier reinstürmen, brauchen wir wirklich nicht.«

»Das geht heute leider nicht«, raunte Giovanni Yorick ins Ohr. »Mein Vater kommt gleich.«

»Hierher?«, sagte Yorick erschrocken.

»Ja, keine Angst. Er will mit dem Glasbläser unten reden. Er hat den Plan, einige gute Meister abzuwerben und in Murano eine eigene Manufaktur aufzubauen. Das ist eine Insel bei Venedig. Wir haben wunderschönes Glas in Venedig, aber alles transparent. Nicht so farbig wie hier.«

»Verdammt«, grummelte Yorick.

»Morgen wieder.«

»Na gut, dann kann dir Hans seine Hefte zeigen.«

Giovanni äußerte sich begeistert über die Zeichnungen der Belagerungsmaschinen und Waffen, die Hans angefertigt hatte. Er stellte kluge Fragen, wie was funktionierte und hatte Ideen, wie man hier durch Seilzüge oder dort durch Zahnräder die Technik verbessern könnte.

»Was ist denn das da?«, fragte er amüsiert und deutete auf das Bild einer geflügelten Frauenfigur, der aus Mund und Ohren Feuerfontänen sprühten.

»Die Feuerhexe«, antwortete Hans. »Die gibt es nicht, das habe ich mir ausgedacht. Siehst du, die Unterkonstruktion ist eine Art Wagen, der auf einer Schiene gezogen wird. Über das Skelett kommen Kleider, die alles Technische verbergen. Unten kann man dann vorne Klauen rausschauen lassen und hinten einen Drachenschwanz. Im Mund und in den Ohren stecken Feuerwerkskörper.«

»Unglaublich!«, rief Giovanni begeistert. »Und das da hier?«

»Das ist eine von selbst fahrende kleine Kutsche, die Max mal für einen Freund entworfen hat, der seine Beine verloren hat. Hier, über die Seile kann der Fahrer die Räder selbst in Bewegung setzen. Aber bei der Umsetzung stellte sich heraus …«

»Hier steckst du also.« Giovannis Vater betrat das Zimmer. »Treibst dich mit diesem Lumpenpack herum.« Es folgte noch ein Wortschwall auf Italienisch, einer Sprache, die weder Hans noch Yorick beherrschten, man konnte jedoch aus dem Tonfall heraushören, dass es eine Standpauke war.

»Verzeiht, mein Herr.« Hans stand auf. »Ich bin Johannes Schiltberger, Kommandant der Dritten Zuun unseres Khans. Wir sind sicherlich kein Lumpenpack. Also hütet Eure Zunge.«

Giovannis Vater starrte ihn ungläubig an. »Verzeiht meine Ausdrucksweise, Kommandant. Ich bin Michele de Fontana aus Venedig. Ich nahm an … nun, mein Sohn hat leider eine unangenehme Vorliebe für Lumpenpack. Ich möchte nicht, dass er in falsche Kreise gerät. Daher meine Aufregung.« Er musterte Yorick misstrauisch.

»Das ist Hauptmann Yorick van Nazareth aus dem fernen Flandern. Auch er kein Lump. Ich verstehe die Sorgen des liebenden Vaters, Michele de Fontana. Daher sei Euch verziehen. Hier, ich habe Eurem Sohn technische Zeichnungen erklärt. Er scheint eine Vorliebe für solche Apparaturen zu haben.«

»Und für noch ganz anderes«, knurrte Fontana zwischen den Zähnen. »Ich bitte um Entschuldigung, falls mein Sohn Euch mit seiner Neugierde belästigt haben sollte, Kommandant. Komm, Giovanni, wir gehen.«

»Er hat mich nicht belästigt. Er kann gerne jederzeit wiederkommen.«

Doch wenn Giovanni wiederkam, ergab sich keine weitere Gelegenheit, um Zeichnungen zu studieren. Fünf Wochen später kam er überhaupt nicht mehr. Yorick fragte nach und fand heraus, dass die Fontanas abgereist waren. Sie hatten einen Glasbläser für die Reise nach Venedig gewinnen können. Nicht den Zimmerwirt der Kameraden. Yorick weinte in dieser Nacht. So fühlte es sich also an, wenn man verliebt war und das Herz brach.

Dass Giovanni sich als Andenken einige Hefte von Hans mitgenommen hatte, bemerkte der erst Wochen später. Er verfluchte Giovanni de Fontana für alle Zeiten, wobei sich zeigen sollte, dass solche Flüche keine Auswirkungen haben.

Die meisten Nomaden hatten Sarai inzwischen verlassen, um mit ihren Herden zu den Winterquartieren zu ziehen. Nur noch wenige Jurten standen vor den Toren der Stadt. Skytha erlaubte Hans, häufiger bei ihr zu sein. Immer öfter redeten sie auch miteinander. So fragte sie, als er sich gerade anzog: »Was war das schlimmste Erlebnis in deinem Leben? Jetzt mal abgesehen vom Schlachtfeld.«

»Der Tod meiner Frau und meiner drei Kinder«, antwortete er.

Sie atmete scharf ein.

»Es ist schon viele Jahre her …« Er erzählte kurz und knapp von seiner Rückkehr aus Bergkarabach nach Teheran. Sie blickte betroffen und stellte keine Fragen. Was er nicht sagen wollte, musste er nicht sagen. »Das war für mich das Schlimmste, aber ich lebe immer noch. Jetzt weißt du es. Und für dich?«

Skytha legte sich auf den Rücken und legte sich eine Hand über die Augen. »Die Narbe am Bauch … Sie haben mir nach der Gefangennahme mein Kind herausgeschnitten. Einfach so. Aus reiner Lust am Quälen. Dass ich überlebt habe, verdanke ich einem mildtätigen jüdischen Arzt, der sich meiner angenommen hat. Ja, auch ich lebe immer noch. Im Gegensatz zu den Mördern meines Kindes. Jetzt weißt dus.«

Hans nickte. Er zog sich wieder aus und blieb das erste Mal über Nacht.

Als er am nächsten Morgen zurückkam, wartete bereits ein Bote auf ihn. Er solle sofort zu Mansuch kommen, der erwarte ihn dringend.

Mansuch war nach der Erhebung Chekres zum Khan der Horde zum Wesir und wichtigsten Militärberater aufgestiegen. Er trommelte ungeduldig mit den Fingern auf dem Tisch herum, während er Hans instruierte. Seine Späher hätten ihm berichtet, dass sich von Osten ein großes Heer näherte. Rund viertausend Reiter. Das sei beunruhigend, da keine Vasallen erwartet würden und auch keine Boten irgendeinen Fürsten angekündigt hätten. Auch läge keine Kriegserklärung von wem auch immer vor. Darum habe sich Chekre Khan zu dem Schritt entschlossen, dem fremden Heer Boten entgegenzuschicken. Genauer gesagt Hans und seine Zuun. Das, so betonte Mansuch, sei ein absoluter Vertrauensbeweis und ein Beleg dafür, wie zuverlässig sich Hans beim letzten Sonderauftrag in Sachen Toktamisch gezeigt hätte. Hans war klar, dass es ihn traf, weil er eine Zuun aus Sklaven und Ausländern befehligte, die direkt dem Khan gehörte. Einheimische Krieger wollte der Khan offenbar nicht gefährden, um keinen Ärger mit Vasallen zu bekommen. »Ach, noch eines«, fügte Mansuch hinzu, nachdem er Hans schon entlassen hatte. Auf Max würde Hans bei dieser Mission verzichten müssen. Denn der solle die nächsten beiden Abende bei Banketten aufspielen.

»Max ist ihnen inzwischen zu wertvoll«, knurrte Lasse später. »Das Hätschelkind. Wir können geopfert werden.«

»Sieht ganz so aus.« Hans zuckte mit den Schultern. »Ich denke aber, dass wir auch diesmal überleben werden.«

»Dein Wort in Gottes Ohr.«

Sie brachen am nächsten Morgen auf. Nach einer Woche zeigten ferne Rauchsäulen am Abendhimmel, dass die fremde Armee ein Lager aufgeschlagen hatte und nur noch wenige Stunden entfernt war. Am folgenden Tag ließ Hans alle Soldaten aufsitzen, die Hauptmänner die Standarten präsentieren und wartete. Noch bevor man die Reiter erkennen konnte, kündigte eine große Staubwolke ihr Kommen an. Das Heer hielt in Sichtweite an. Hans wartete. Nach einer Weile lösten sich drei Reiter aus der Masse und trabten auf sie zu. Hans gab München die Sporen und Lasse und Yorick ein Zeichen, ihm zu folgen. Auf halber Strecke trafen die Reiter aufeinander. Hans versuchte, seine Überraschung zu verbergen, doch Lasse blieb der Mund offen stehen. Die drei Heeresboten waren Frauen in traditioneller tatarischer Rüstung und Bewaffnung.

Auch den Frauen war die Überraschung anzusehen, dass sie keinen Tataren gegenüberstanden, sondern höchst exotischen Europäern.

»Seid gegrüßt, edle Frauen. Ich bin Hans, Gesandter des großen Chekre Khan, Herr der Goldenen Horde«, sagte Hans. »Ihr bewegt Euch auf dem Land meines Herrn. Was ist Euer Begehr?«

»Seid gegrüßt, werter Hans, Gesandter des großen Khans«, antwortete die mittlere und gleichzeitig älteste der Reiterinnen, eine stolz blickende Tatarin mit langem, grauschwarzem Haar. »Ich bin Ebru, Gesandte der großen Sadarmelik Khanum, Herrin der Sauromaten. Meine Herrin ist auf dem Weg nach Sarai zum großen Khan, um Gerechtigkeit zu erfahren.«

»Warum habt Ihr keine Boten vorausgeschickt?«

»Ihr seid doch nun hier, oder? Meine Herrin hegt keinerlei kriegerische Absicht. Sie möchte nur Gerechtigkeit.«

»In welcher Angelegenheit?«

»Ihr Gatte wurde ermordet, und der Mörder hält sich am Hofe Chekre Khans auf.«

»Das ist ein sehr verständlicher Grund. Richtet Eurer Herrin aus, wir werden vorausreiten und unserem Herrn ihre Ankunft und ihr Begehr mitteilen. Wir bitten Euch, Euer Lager zunächst in ausreichendem Abstand zur Stadt aufzuschlagen. Besteht die ganze Armee aus … aus Frauen?«

»Ja.«

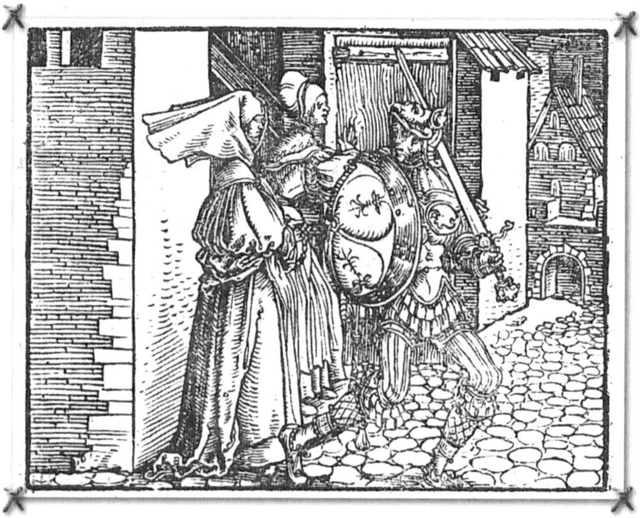

40 Das Einhorn

»Was sagst du?« So aufgeregt hatte Hans Skytha noch nie erlebt. Kaum hatte er ihr gesagt, dass sie sehr bald nicht mehr die einzige Amazone der Gegend sein würde, weil sich Sadarmelik, die Königin der Sauromaten, mit viertausend Amazonen näherte, war sie völlig aus dem Häuschen. »Meine Herrin kommt? Oh, großer Tengri, oh, heilige Golomto, ihr habt meine Gebete erhört! Ich werde meine Heimat wiedersehen.«

Nachdem sie ihrem Totem reichlich Obst geopfert hatte und wieder halbwegs ansprechbar war, verlieh Hans vorsichtig seiner Verwunderung Ausdruck, dass die ganze Armee nur aus Frauen bestehe.

»Ach, unwissender Christ«, lachte sie. »Du hast noch keinen richtigen Krieg gegen Tataren geführt, oder?«

»Doch. Gegen Tamerlan.«

»Ach, Tamerlan. Das ist eine andere Sache. Der hatte sich vordergründig den islamischen Regeln unterworfen. Bei vielen unserer Stämme ist es seit Urzeiten Sitte, dass auch Frauen in den Krieg ziehen. Gemeinsam mit den Männern. Wir begleiten sie nicht nur als Köchinnen und Wäscherinnen wie bei euch, sondern als Kriegerinnen. In unserem Volk ist es nach alter Sitte zudem so, dass die Jurte und oft auch die Herde der Frau gehört und nur von Tochter zu Tochter weitervererbt wird.«

»Wirklich?«, fragte Hans skeptisch. »Und das machen eure Männer mit?«

»Du bist ein Dummkopf. Warum sollten sie es nicht mitmachen?«

»Na, weil sie Männer sind!«

»Es ist unsere Tradition.«

»Und wo sind eure Männer jetzt?«

»Vermutlich bereiten sie das Winterlager vor und hüten die Herden.«

Auch Lasse war aufgeregt wie kaum zuvor. Er sah ein gigantisches Jagdrevier vor sich, das ihm quasi auf dem Silbertablett präsentiert wurde. »Hoffentlich bleiben sie recht lange«, plapperte er in einem fort und trank rohe Eier in Unmengen. Er wusste aus Erfahrung, dass er sich dank seiner rotblonden Haare und grünblauen Augen auf den Exotenbonus verlassen konnte.

Zu dem großen Empfang, den Edigü für Sadarmelik Khanum bereiten ließ, waren alle Offiziere bis hinunter zu den Hauptmännern geladen. Die Königin trug ein mit Gold besticktes weißes Seidengewand, große goldene Ohrringe und einen ebenfalls goldenen Haarreif. Kerzengerade, das Haupt stets ein wenig arrogant erhoben, machte sie höflich Konversation mit Edigü und dem Khan. Die anderen Ehrengäste beachtete sie kaum. In ihrer Rede kam sie ohne große Umschweife zum Grund ihres Besuchs. Ihr Gatte, König Yul, sei in bester Absicht zum Hofe Edigüs nach Bolgar aufgebrochen, um dem Emir die Ehre zu erweisen und die Treue der Sauromaten zu schwören. Doch er sei aus Bolgar nicht zurückgekehrt. Sie habe zu ihrer Bestürzung erfahren, dass ihr geliebter Gatte in Bolgar ermordet worden und der Täter immer noch am Leben sei. Sie sei hier, um den Kopf des Verbrechers zu fordern. Wenn ihrer Rache Genüge getan sei, würde sie mit ihren Kriegerinnen abziehen und Edigü weiterhin treu als Vasallin dienen.

»Scheiße«, flüsterte Lasse zu Hans. »Das ist die Frau von Yul? Du weißt schon, der Kerl, der im Bordell erstochen wurde. Wo ich dazwischengegangen bin.«

»Dank dir wurde immerhin der Mörder gefasst.«

»Ja, aber es ist der Bruder des Khans von Bolgar. Und er sitzt dort vorne mit an der Tafel.«

»Der Khan von Bolgar oder der Mörder?«

»Der Mörder natürlich. Der Khan hat ihn nach ein paar Tagen freigelassen und mit Edigü nach Sarai geschickt, damit es keine Unruhe in Bolgar gibt.«

Edigü überließ dem nominellen Herrscher das Vorrecht der Rede. Chekre Khan erhob sich. Er freue sich sehr über den unerwarteten Besuch der geliebten Cousine – er sprach alle Khane und Khanums mit verwandtschaftlichen Titeln an –, auch wenn der Anlass ein Trauriger sei. Er hob ein Lamento über den großen Freund Yul Khan an und salbaderte eine gefühlte Ewigkeit. Zuletzt jedoch betonte er, wie glücklich er sei, der geliebten Cousine hier und jetzt eine Freude bereiten zu können. Dort – er deutete mit ausgestrecktem Arm auf Milazim – säße der Frevler, der ruchlose Mörder des Yul Khan von Sauromat. Milazim sprang erschrocken auf. Die ganze Zeit über hatte er so getan, als ginge ihn alles nichts an. Er hatte sich auf das Wort Edigüs verlassen, dass er in Sarai in Sicherheit sei und ihm nichts passieren würde.

Sadarmelik (›Glücksstern des Königs‹), heißt bei Schiltberger ›Saturmelikh‹, konnte bislang nicht identifiziert werden, vermutlich eine legendäre Amazonenkönigin.

Edigü, der in diesem Moment die Augen schloss und seine Wut auf Chekre herunterschluckte, hatte ihm zugesichert, dass er dem Khan von Bolgar diesen Freundschaftsdienst schuldig sei. Milazim wollte sein Schwert ziehen, doch Palastwachen überwältigten ihn. Unter dem Applaus der Anwesenden wurde der »Mieser Verräter!« brüllende Milazim abgeführt.

Als Max später seiner Oud melancholische Weisen entlockte, liefen Tränen der Rührung über die Wangen der Khanum.

Zwei Tage später ließ Edigü die Hinrichtung für die Massen als Spektakel inszenieren. Jahrmarktbuden und fliegende Händler sorgten für Essen und Trinken. Tausende strömten vor das Haupttor der Stadt, um dabei zu sein, wenn Milazims Kopf fiel. Das Gerücht kursierte, die Königin selbst werde das Richtschwert schwingen, das wollte sich keiner entgehen lassen. Vor der erhöhten Köpfstätte kam es zu Rangeleien und Kreislaufzusammenbrüchen. Alle drängelten nach ganz vorne. Väter setzten Kinder auf ihre Schultern, damit die Kleinen auch was sehen konnten, was bei den Dahinterstehenden wegen der versperrten Sicht nicht besonders gut ankam. Trommeln kündigten den Wagen an, auf denen der Delinquent zum Schafott gebracht wurde. Danach ritt Sadarmelik ein, flankiert von Edigü und Chekre Khan. Der Emir und der Khan stellten sich neben die Königin auf das Podest. Milazim musste sich hinknien und den Kopf vorstrecken. Sadarmelik, in goldglänzender Prunkrüstung, zog ihr Schwert. Wenige Augenblicke später war das Spektakel auch schon vorbei. Sie benötigte nur einen einzigen Schlag, dann hielt sie triumphierend den Kopf des Delinquenten hoch. Die Menge jubelte ekstatisch. Großartig, diese Amazonenkönigin, da war man sich einig, denn der städtische Henker brauchte nicht selten zwei oder drei Streiche mit dem Schwert, bis der Kopf ab war.

»Ich werde gehen«, sagte Skytha.

»Das habe ich geahnt«, antwortete Hans.

»Du sagst, dass du mich nicht liebst. Also gibt es keinen Grund zu bleiben.«

»Ja. Ich liebe dich nicht«, gab er zu. »Liebst du mich denn?«

»Nein«, antwortete sie.

Sie lächelten beide traurig.

»Dann geh zu deinem Volk«, sagte Hans. »Es ist besser für uns.«

Der Abschied sollte sich jedoch verzögern. Mansuch ließ Hans wissen, dass Sadarmelik Khanum so gerührt von dem Lautenspiel des außergewöhnlichen Musikers gewesen sei, dass sie Edigü gebeten hatte, Max für eine Weile mit in ihre Heimat nehmen zu können. Sie wolle eine Trauerfeier für den Gatten geben, und dazu solle Max spielen. Danach könne er nach Sarai zurückkehren. Edigü konnte der trauernden Witwe diese Bitte nicht abschlagen, daher habe er befohlen, dass Hans und seine Zuun den Musiker begleiten und der Trauerfeier als Abgesandte Chekre Khans beiwohnen sollten.

Für Lasse, der aufgrund der schnellen Abwicklung der Angelegenheit schon Trübsal geblasen hatte, die beste aller möglichen Nachrichten. »Also, hundert Männer auf viertausend Frauen, wochenlang auf einsamer Strecke. Na gut, ziehen wir bei uns Yorick und ähnliche Kostverächter ab und auf der Gegenseite die alten und hässlichen, dann bleiben immer noch pro Mann mindestens … also, hmmm …« Rechnen war nie seine Stärke. Immerhin sorgte Lasse in bewährter Weise dafür, dass sie mit einem ausreichenden Vorrat an Kaffabohnen, Opium und Hanfblüten aufbrachen. Doch Lasses Überlegungen veranlassten Hans, seinen Männern erneut die klare Anweisung zu geben, dass er erzwungenen Beischlaf auf keinen Fall dulden werde und es im Falle der Zuwiderhandlung nicht bei nur zwanzig Peitschenhieben bleiben werde.

Ihr Weg führte sie zunächst ein Stück der Wolga entlang, dann bogen sie ab Richtung Osten, überquerten den Uralfluss an einer Furt und zogen nördlich des Kaspischen Meeres durch die Steppen, die sich bereits herbstlich färbten. Feste Ansiedlungen sahen sie wochenlang keine mehr. Unterwegs ließ Sadarmelik fast jeden Abend Max zu sich kommen, damit er sie mit seinem Lautenspiel erfreute.

Schließlich erreichten sie das Winterlager der Sauromaten am Rande der Ustjurtebene. Eine Jurtenstadt, in deren Zentrum die Königin residierte. Die Zelte der Soldaten wirkten zwischen den großen runden Jurten mickrig. Sadarmelik Khanum veranstaltete eine zweitägige Trauerfeier für den König, bei der zwar bezahlte Klageweiber stundenlang schrien und jammerten, bei der aber auch ausgelassen gegessen, getrunken und getanzt wurde. Die Khanum spendierte zweihundert Hammel aus ihrer Herde zur Verpflegung der Gäste. Max spielte dreimal täglich und schaffte es, dass im Lager, das sonst wie ein Bienenstock brummte, andächtige Ruhe einkehrte.

»Habe ich mir von Anfang an gedacht, dass die Khanum unseren Max nicht so schnell gehen lassen wird«, sagte Yorick beim abendlichen Hanfblütenrauchen in Skythas Jurte. »Wie lange werden wir wohl bleiben müssen?«

»Ich schätze, den Winter über«, antwortete Hans. »Unser Herr hat keinen Befehl gegeben, dass wir zu einer bestimmten Zeit zurück sein müssen.«

»Mir solls recht sein!«, rief Lasse. »Ich habe noch viel zu tun.«

»Das war klar«, kommentierte Yorick.

»Komm, Sodomist, tu doch nicht so. Ich weiß genau, dass du dich hier auch ganz schön amüsierst.«

»Ich beschwere mich ja nicht.«

»Ach, haltet die Klappen, ihr … ihr Männer.« Skytha nahm Yorick die Hanfpfeife weg und paffte. »Ihr seid hier bei meinem Volk, also benehmt euch.«

»Da haben wir ja in dir das beste Vorbild«, stichelte Yorick.

»Und an deiner Königin«, ergänzte Lasse.

»Was meinst du damit?«, fragte Skytha wütend.

»Ich habe Max mehrfach dringend ermahnt, dass er die Finger von Prinzessinnen lassen soll«, sagte Hans. »Dass er sich nun stattdessen Königinnen vornimmt, ist nicht das, was ich gemeint habe.«

»Ich glaube eher, die Khanum nimmt sich Max vor«, sagte Lasse.

»Selbst wenn es stimmen sollte, kann das euch egal sein«, warf Skytha unwirsch ein. »Das ist mein Volk. Punkt. Hört verdammt noch mal auf, unserer Khanum etwas zu unterstellen. Sie ist in Trauer und wird sich sicherlich nicht von einem seltsamen untoten Europäer bespringen lassen.«

»Das Offensichtliche willst du also nicht s….« Yorick brach mitten im Satz ab, weil Hans ihm einen bösen Blick schenkte. »Du hast sicher recht, Skytha«, fuhr er fort. »Wir sollten uns zurückhalten.«

Als Max zurückkam, musste Hans wieder vor die Jurte gehen und kichernde Mädchen verjagen, die Max anhimmelten und ihm wie ein Schwarm Fliegen überallhin folgten.

Später, als Skytha auf Hans liegen blieb, kurz bevor sie wegdämmerten, sagte Hans: »Weißt du noch? Du schuldest mir ein Einhorn.«

»Ich weiß«, murmelte sie, »ich weiß. Morgen.«

Sie ritten kurz vor Sonnenaufgang los. Hans freute sich darauf, was Skytha ihm als Einhorn präsentieren würde. Sicher irgendeine missgebildete Ziege oder eine Saiga-Antilope, der nur ein Horn wuchs. Er würde mitspielen und egal, welches Tier erlegen. Als die Sonne fast ihren höchsten Stand erreicht hatte, tat sich in der Ebene vor ihnen ein Riss auf. Der Riss weitete sich zur Schlucht. Von oben sah man nur verwegene Felsformationen und karge Bäume.

»Da kommen wir nur zu Fuß runter«, sagte Skytha. »Der Weg ist zu steil. Wir können die Pferde bis dorthin führen … Siehst du? Da ist eine kleine Höhle, in der wir übernachten können.«

Sie ließen Pferde und Gepäck an der Höhle, die gerade so tief war, dass dort zwei Menschen nebeneinander liegen konnten. Eher ein Unterstand, denn eine Höhle. Sie machten sich an den Abstieg. Mehrmals traten sie kleine Gerölllawinen los, und einmal rutschte Hans nach einem Fehltritt schmerzhaft einen längeren Abhang hinunter.

»So geht es natürlich schneller«, kommentierte Skytha.

Unten in der Schlucht floss ein kleiner Bach. Je weiter sie kamen, desto breiter wurde das Tal. Ein Geier auf einem kahlen Ast beäugte sie gelangweilt und widmete sich dann wieder der Federpflege. Ein paar Antilopen huschten aufgeschreckt umher. An einem kleinen Tümpel untersuchte Skytha den Boden nach Spuren. »Hier habe ich das letzte Mal ein Einhorn gesehen«, sagte sie leise.

Hans reckte sich und ließ den Blick über die Büsche und Felsen schweifen. Bewegte sich dort hinten etwas? Nein, nur der Wind.

»Komm weiter.« Skytha stieß Hans an. Sie pirschten geduckt weiter, bis Skytha die Hand ausstreckte und anhielt. Sie legte überflüssigerweise einen Finger auf die Lippen. Hans war erfahrener Jäger genug, um in den entscheidenden Momenten angesichts möglicher Beute nicht zu plappern. Sie knieten sich hin und spähten zwischen den stacheligen Büschen hindurch.

Jetzt hätte Hans gerne etwas gesagt. Er glaubte nicht, was er sah. Dort stand tatsächlich ein Einhorn im hüfthohen Gras. Ein lebendiges Einhorn!

Es sah gänzlich anders aus, als Hans es sich vorgestellt hatte oder Maler es dargestellt hatten. Das war keine Ziege oder Antilope und auch kein pferdeähnliches, lieblich anzuschauendes Tier mit einem gedrehten Horn am Kopf. Was dort stand und gemütlich äste, besaß keinerlei Eleganz. Auf tonnenförmigen Beinen ruhte ein massiver Körper. Doch entsprang dem bulligen Kopf zweifelsfrei genau zwischen den Ohren in der Mitte der Stirn ein einzelnes Horn. Insgesamt erinnerte es stark an die Rhinozerosse, die Hans in Indien gesehen hatte. Doch die trugen ihre Hörner auf der Nase und waren deutlich größer. Das plumpe Tier hier hatte die Größe und das Fell eines Esels. Es hob kurz den Schädel und witterte kauend in die Richtung der Jäger. Dann schüttelte es sich und ging gemächlich ein paar Schritte weiter.

Hans und Skytha tauschten einen kurzen Blick. Sie müssten etwas näher heran, das war beiden klar. Sie pirschten sich hinter dem Gestrüpp so weit heran, dass ihre Pfeile sicher treffen würden. Synchron holten sie die Pfeile aus ihren Köchern und spannten die Bögen. Wer von den beiden warum auf einen trockenen Ast trat, der erschreckend laut knackste, ließ sich hinterher nicht mehr genau feststellen. Jedenfalls schnellte der Kopf des Einhorns hoch, und die Lauscher richteten sich Richtung Skytha und Hans.

Nun sind Tiere der Nashornfamilie zwar scheu, doch sie gehören nicht zu den Fluchttieren, da sie keine natürlichen Feinde zu fürchten haben. So auch dieses Exemplar des Elasmotheriums sibiricum, einer Nashorngattung, die vor Jahrtausenden die Steppen zwischen Schwarzem Meer und Nordchina bevölkert hatte und nun in wenigen Minuten endgültig aussterben würde. Das einzige Raubtier in dieser Gegend, der Steppengepard, wagte sich nicht an das Urvieh heran. Die mehr als doppelt so großen Vorfahren dieses Tieres waren schon längst von der Evolution aussortiert worden. Nur eine kleine Population hatte in dieser tiefen Schlucht, abgeschnitten von der Außenwelt, überlebt. Zahllose Felsrutsche und Steinlawinen hatten die Zugänge versperrt. Im Gegensatz zu Ziegen, Antilopen und anderen Tieren konnten die schweren Stirnhornträger irgendwann die steilen Felswände nicht mehr überwinden. Da die Natur gerne ihre Kinder lehrt, sich den Umständen optimal anzupassen und ein überschaubares Nahrungsangebot riesigen Kreaturen eher abträglich ist, setzte sich in der Isolation die kleinwüchsige Unterart durch. Der Instinkt, bei möglicher Gefahr sofort zum Angriff überzugehen, behielt sich aber bei.

Das Einhorn senkte den Kopf und stürmte auf Hans und Skytha los. Die sprangen auf und schossen. Ein Pfeil blieb im wulstigen Nacken des Tieres stecken, der andere prallte an der harten Stirnplatte ab. Das Einhorn behielt sein Tempo bei. Hans rannte nach rechts, um das Tier seitlich zu beschießen. Unbewusst das richtige Manöver, denn die Tiere können im vollen Lauf praktisch nur geradeaus rennen und schwer die Richtung ändern. Hans verfluchte sich, dass er keine Lanze mitgenommen hatte, mit der es nur eines gut platzierten Wurfes bedurft hätte. So brauchten sie gemeinsam sieben Pfeile, bis das Einhorn stoppte und mit zitternden Flanken stehen blieb. Ein letzter, von Hans sauber ins Herz gesetzter Schuss – das Einhorn knickte ein und fiel auf die Seite.

»Gib zu, dass du mir nicht geglaubt hast«, sagte Skytha triumphierend.

»Ich habe dir wirklich nicht geglaubt.« Er stemmte die Hände in die Hüften und lachte überwältigt. »Ich fasse es nicht. Ich habe ein Einhorn erlegt.« Er nahm die Axt aus dem Gürtel und hieb dem Tier das Horn ab. Er wog es in den Händen und sagte wehmütig: »Ich habe meiner kleinen Schwester damals versprochen, dass ich ihr ein Einhornhorn mitbringe, wenn ich zurückkomme.«

»Dann kannst du jetzt zurückkehren in deine Heimat.«

»Nein, das Horn ist natürlich für dich.«

»Ach, Dummkopf.« Skytha schmunzelte. »Ich brauche das nicht. Ich hatte schon eins. Selbst gejagt und wie so vieles in meinem Leben irgendwo verschwunden. Das reicht mir. Heb es für deine Schwester auf. Versprich mir nur, dass das unser Geheimnis bleibt. Nur sehr wenige wissen von den Einhörnern und ...«

»Keine Sorge!«

Wenn man aus kargen Steppengegenden kam wie Skytha, ließ man nach Möglichkeit nichts umkommen. Gemeinsam häuteten sie das Tier – »Jetzt habe ich immerhin ein Einhornfell«, sagte Skytha – und zerlegten es. Sie konnten nicht alles Fleisch mitnehmen, doch sie schleppten so viel sie tragen konnten hinauf zu ihrer Höhle. Um den Rest würden sich die Geier sorgen.

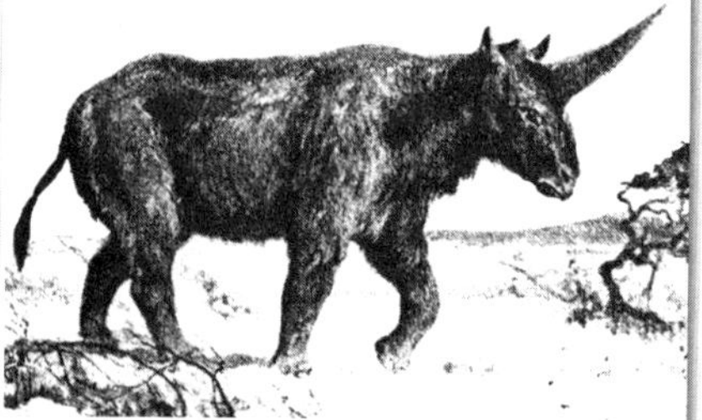

Elasmotherium sibiricum nach Heinrich Harder

»Es war ein Männchen«, sagte Hans, als sie am Feuer saßen und beim Essen über die nächtliche Schlucht blickten. Das Einhornfleisch schmeckte ähnlich wie Rind, war aber recht zäh und kauintensiv.

»Ein Männchen? Ja und?« Skytha zuckte mit den Schultern. »Spielt das eine Rolle?«

»Nein. Ich meine ja nur.« Er spießte die Hoden des Tiers auf einen Stock und briet sie über dem Feuer. Sie schmeckten kaum anders als die gegrillten Stierhoden, die Hans ab und an gerne aß. So landete die einzige Möglichkeit der Arterhaltung des Elasmotheriums sibiricum im Magen von Johannes Schiltberger aus München. Noch lebten zwar sieben weitere Einhörner in der Schlucht, jedoch allesamt Weibchen. Zwei davon sogar trächtig, doch sie schenkten ungünstigerweise ebenfalls Weibchen das Leben.

41 Räuber

Die Gerüchteküche von Sarai köchelte auf steter Flamme. Chekre Khan sei kein wirklich guter König, hieß es an allen Ecken. Die Sache mit Milazim war der Auslöser gewesen. Dass Chekre ohne Rücksprache mit Edigü den Bruder des Khans von Bolgar an die Amazonenkönigin ausgeliefert habe – dumm, einfach nur dumm. Denn Dayan Khan von Bolgar hatte Rache geschworen und sich von Edigü abgewandt. Schon, so hörte man, sammle Dayan Truppen, um sich gegen Chekre zu erheben. Und alles nur, weil sich Chekre bei Sadarmelik einschmeicheln wollte. Dabei seien die Amazonen bekanntlich ein höchst launischer Vasall und Sadarmeliks Gatte Yul Khan sei nun wirklich nicht sonderlich wichtig gewesen.

Man hörte sogar, dass sich nun weitere Söhne Toktamischs aus der Deckung wagen würden. Allen voran Jabbar Berdi, dem nun wirklich viel zuzutrauen sei. Ja, Jabbar Berdis Vater Toktamisch, das sei noch ein großer Khan gewesen! Unter ihm habe die Goldene Horde noch Bedeutung gehabt und die ganze Welt in Schrecken versetzt. Nicht wenige in Neu-Sarai sympathisierten inzwischen offen mit Jabbar Berdi.

Hans gab normalerweise nicht viel auf Gerüchte. Doch seit der Rückkehr aus dem Amazonenlager hörte man auf den Straßen nichts anderes. Auch bei den Besprechungen mit Mansuch und den Generälen, denen Hans regelmäßig beiwohnte, fiel immer öfter das Wort Krieg. Alleine Edigü zauderte noch. Ein verhängnisvolles Zaudern.

Im Frühjahr 1417 rückte eine Armee gegen Sarai vor. Jabbar Berdi hatte sich nicht nur mit dem Khan von Bolgar zusammengetan, sondern auch russische Verbündete sowie die Fürsten und Häuptlinge der wichtigsten Nomadenstämme hinter sich geschart. Einige Vasallen, die bisher zu Edigü gestanden hatten, brachen den Treueschwur und wechselten die Seiten.

Die Schlacht bei Sarai dauerte nur einen halben Tag, dann gab Mansuch das Signal zum Rückzug. Die Bevölkerung von Sarai jedoch hatte die Tore geschlossen und wollte sich Jabbar Berdi anschließen. Hans klopfte sich

> **Jabbar Berdi** (auch Yeremferden, gest. 1419), Sohn Toktamischs und von 1417–1419 letzter Khan der geeinten Goldenen Horde. Nach ihm zerfiel die Horde.

innerlich auf die Schulter, dass er seine Männer wie immer vor einer Schlacht angewiesen hatte zu packen. Ein paar Sachen, vor allem Kleidung, war in Sarai zurückgeblieben, doch Zelte, Waffen und persönliches Gepäck kamen so auf den Maultieren mit auf die Flucht. Wer allerdings ebenfalls zurückblieb, waren die Frauen und Kinder von Chekre und Mansuch.

Yorick hatte diesmal mitgezählt. »Du hast zwölf Männer getötet«, sagte er zu Hans.

»Und? Was hat es uns gebracht?«, entgegnete Hans. »Wir sind seit Wochen auf der Flucht.« Er spuckte ins Feuer. Nicht die Flucht an sich bereitete Hans Sorgen, sondern die schwere Verwundung an der rechten Flanke, die München aus dem Gefecht davongetragen hatte. Nach drei Tagen hatte es keine andere Entscheidung geben können: Hans hatte sein Pferd erlösen müssen. Als Ersatz hatte er von Mansuch ein struppiges Tatarenpferd bekommen, mit dem Hans nicht gut zurechtkam. Der Gewohnheit folgend nannte er es auch München, doch Mensch und Tier blieben sich fremd.

»Nicht das erste Mal«, sagte Lasse.

»Und wahrscheinlich auch nicht das letzte Mal.« Yorick schnitt den Antilopenschenkel an, um zu prüfen, ob das Fleisch gar sei. »Dauert noch«, befand er und setzte sich wieder.

»Scheiß Gegend hier«, brummte Lasse. »Trostlos wie Sibir, bloß ohne Schnee.« Alle hatten erwartet, dass sich Chekre Khan Richtung Nordosten in sein altes Khanat Sibir absetzen würde. Doch Chekre hatte den Weg nach Südwesten zum Schwarzen Meer eingeschlagen. Das Gebiet zwischen Schwarzem Meer und Kaspischem Meer nannte man Descht-i-Kiptschak, Kiptschakensteppe, was Steppe des hohlen Baums oder auch einfach Wildes Feld bedeutete. Damit war alles über die Region gesagt.

Sie waren bis an die Ufer des Terek gekommen, in der Ferne erahnte man schon die Gipfel des Kaukasus.

»Will Chekre nach Georgien oder Armenien?«, fragte Lasse.

Hans nickte. »Er hofft, dort noch Verbündete zu finden.«

»Was für ein Idiot. Ohne Edigüs Einfluss hält doch keiner zu ihm«, sagte Yorick. Edigü hatte sich nicht Chekre angeschlossen. Er war nach Osten geflohen ins Gebiet der Nogier-Horde, deren König er immerhin noch war. »Und viele Männer hat Chekre auch nicht mehr.«

Tatsächlich war das Heer Chekres erschreckend geschrumpft. Viele Männer waren vor Sarai gefallen, etliche Einheiten zu Jabbar Berdi übergelaufen und nicht wenige Nomadenkrieger waren einfach zu ihren Familien zurückgekehrt. Im Wesentlichen waren Chekre nur knapp eintausend Mann geblieben. Ein bunter Haufen aus Stammeskriegern, Söldnern und Leibeigenen, wie Hans und die Reste seiner Zuun. Hans war noch die bei den Osmanen erlernte militärische Struktur gewohnt, auch wenn es bei Tamerlan bereits chaotischer zugegangen war. Nun löste sich alles auf. Seine Zuun war keine Hundertschaft mehr. Beim Durchzählen kam er auf dreiundsiebzig. Immer wieder desertierten Einzelne oder ganze Gruppen. Sie schlossen sich marodierenden Räuberbanden an oder gründeten selbst welche. Die Zeiten und Gegenden waren unsicher geworden.

Bei Tamerlan, so hörte man allenthalben von reisenden Kaufleuten aus aller Herren Länder, sei das ganz anders gewesen. Da hätte es so etwas nicht gegeben. Sicher, der sei ein Tyrann und vielleicht sogar die Bestie in Menschengestalt gewesen, aber trotzdem war unter ihm nicht alles schlecht! Von den Massenmorden und Vernichtungsfeldzügen gegen ganze Völker einmal abgesehen – wobei einige es ja durchaus verdient hatten, vom Antlitz der Erde getilgt zu werden –, hätte es zu Tamerlans Zeit wenigstens Ruhe und sichere Straßen gegeben. Da hätten keine Räuberbanden so dreist Dörfer oder Karawanen überfallen … Da wären diese Halunken noch ohne viel Federlesens am nächsten Baum aufgeknüpft worden.

»Gehen wir dann noch zur Hochzeit?«, fragte Yorick. »Oder ist das zu viel für dich?«

»Wieso?«, fragte Hans erstaunt zurück.

»Na, wegen Skytha und so«, murmelte Yorick verlegen.

»Unsinn.« Hans lachte. »Skytha war eine schöne Episode in meinem Leben. Mehr nicht. Wir wollten nie heiraten. Ich hoffe, sie hat ihre Familie gefunden.« Beim Abmarsch aus dem Amazonenlager, der Hans nun schon wie eine halbe Ewigkeit her vorkam, war auch Skytha aufgebrochen. Sie wollte nach Nordosten. Dort, so hatte sie gehört, habe ihre Familie ihr Sommerlager für die Herden. Der Abschied von Skytha war der erste Abschied von einer seiner Frauen gewesen, der Hans keine Schmerzen bereitet hatte. Er dachte oft an sie, an die Einhornjagd und die wilden Nächte, doch ganz ohne Wehmut. »Es war schön, sie gekannt zu haben«, sagte er leise und lächelte. »Natürlich gehen wir zu der Hochzeit. Schließlich haben sie uns diesen Antilopenschenkel spendiert. Und den Wein. Prost! Ich wollte schon immer mal wissen, wie diese … wie heißen sie noch gleich … Osseten heiraten. Und unser Lasse hier braucht schließlich dringend neue Jagdreviere.«

Im ganzen Dorf herrschte ausgelassene Stimmung, die Hochzeitsfeier lief auf Hochtouren. Der engere Familienkreis feierte im Haus des Bräutigams. Zaungäste belagerten die offenen Fenster. Ein alter Mann, der ein wenig Persisch sprach und alkoholbedingt sofort Hans' bester Freund geworden war, zog Hans mit »Komm, komm, musst du sehen.« an das Schlafzimmerfenster und verscheuchte energisch einige Gaffer. Man führte die Braut mit Musik und Gesang zum Ehebett, auf das sie sich legen musste. Nun kam von seinen Freunden begleitet der Bräutigam mit blankem Schwert – Hans fürchtete für einen Augenblick, er würde die Braut nun köpfen – und schlug damit einmal auf das Bett. Die Braut setzte sich auf. Das Zeichen für die Familie zu jubeln und Berge von Essen ins Zimmer zu schleppen. Rings um das Bett wurde ausgiebig getafelt, gesungen und getanzt. Draußen vor dem Haus erklärte der Alte, dass die Eltern des Bräutigams größten Wert darauf gelegt hatten, dass die Braut unberührt sei.

»Warum das denn?«, fragte Lasse erstaunt, der noch nie in seinem Leben bei einer Jungfrau gelegen hatte.

»Das ist bei uns so«, antwortete der Alte, über die Frage erstaunt. »Bei euch nicht?«

»Nein. Nicht unbedingt«, sagte Hans. »Eher selten. Höchstens bei Fürsten und Königen, wahrscheinlich wegen der Erbfolge. Wir sind Christen.«

»Wir doch auch. Verrückt, ihr Europäer. Na, jedenfalls wird am Schluss der Feier der Bräutigam von seinen Freunden ausgezogen. Dann lassen sie das Paar alleine, und die Freunde bewachen die ganze Nacht die Tür.«

»Und wenn die Braut nun keine Jungfrau mehr ist?« Lasse ließ das Thema nicht los.

»Dann lässt das der Bräutigam seine Mutter wissen. Die begutachtet gemeinsam mit ihren Freundinnen das Laken. Und wenn es da keine Zeichen für Jungfräulichkeit gibt, dann …« Er zog die Luft scharf zwischen seinen Zahnlücken ein und wedelte mit erhobenem Zeigefinger. »Ganz schlecht! Darum ist der Morgen nach der Hochzeit für das ganze Dorf der aufregendste und wichtigste Moment.«

»Dann warten wir auf morgen früh! Prost.« Yorick hob den Weinbecher.

Am nächsten Tag wuselte das Dorf schon kurz nach dem ersten Hahnenschrei vor dem Haus des Brautpaares herum. Man wartete auf die Bräutigammutter und die Brauteltern.

»Jetzt wird es spannend!«, sagte der Alte, der augenscheinlich die Nacht durchgemacht hatte.

Die Bräutigammutter trat mit einem Weinkrug aus dem Haus, als die Brauteltern ankamen.

»Achtet auf ihren Finger unten am Krug!«, rief der Alte.

Die Mutter des Bräutigams reichte der Brautmutter den Krug und forderte sie auf zu trinken. Kaum hatte die den Krug angesetzt, zog die Bräutigammutter den Finger vom Krugboden und aus einem Loch rann der Wein.

Das gesamte Dorf stöhnte unisono auf.

»So ganz wie der Krug ist deine Tochter gewesen!«, rief die Bräutigammutter laut.

Die Mutter der Braut verhüllte schamvoll ihr Gesicht, und der Brautvater stierte betroffen zu Boden.

»Und jetzt?«, fragte Lasse. »War sie nun noch Jungfrau?«

»Du bist echt dumm«, antwortete Yorick und verdrehte die Augen.

Die Braut wurde aus dem Haus geführt und den Eltern übergeben, die sich sofort auf den Heimweg machten. »Wir wollten für unseren Sohn ein reines Mädchen!«, schrie der Vater des Bräutigams ihnen hinterher. »Schande über euch!«

»Und das geht einfach so?«, fragte Hans. »Das war es?«

»Noch nicht«, erklärte der Alte. »Schaut.«

Der Priester und der Ortsvorsteher traten vor die Eltern, legten gute Worte für die Braut ein und forderten zuletzt, den Bräutigam zu sprechen. Der kam nach einer Weile heraus und schaute ein wenig bedröppelt. Priester, Ortsvorsteher und Eltern fragten ihn, ob er trotz allem seine Frau behalten wolle. Einen angstvollen Blick zur Mutter später straffte der junge Mann seine Schultern und sagte fest: »Ja.« Ein Raunen ging durch die Menge, und eine mütterliche Kopfnuss landete auf seinem Hinterkopf. Die Mutter murmelte angewidert etwas Unverständliches. Der Priester lief den Brauteltern hinterher und führte die Braut zurück. Nun, so verkündete er, seien die beiden Mann und Frau.

»Und wenn er Nein gesagt hätte?«, fragte Hans.

»Dann wären sie mit vollem Recht geschieden. Sie hätte ihre Mitgift zurückbekommen, und er hätte alle seine Geschenke wiedergekriegt. Dann hätten sie andere Partner heiraten können.«

»Na, dann lohnt sich der ganze Aufwand ja«, sagte Yorick sarkastisch.

Wie die Osseten gehörten auch die benachbarten Tscherkessen zum Großteil dem orthodoxen Glauben an, wobei hier die Islamisierung schon weiter fortgeschritten war. Doch im Gegensatz zu den Osseten konnte Hans diesem Volk keine Sympathie entgegenbringen, denn unterwegs trafen sie mehrmals seltsame Karawanen. Türkische Händler führten große Gruppen von fünf- oder sechsjährigen Knaben nach Westen zur Schwarzmeerküste. Zunächst froh, sein Türkisch mal wieder auszuprobieren, sprach Hans einen der Kaufleute an. Das, so erklärte der Mann, sei die Knabenlese. Sultan Mehmed habe das Osmanische Reich zu neuer Größe geführt. Fast alle Territorien, die sein Vater Bayezid an Tamerlan verloren hatte, seien dank Mehmed nun wieder türkisch. Nun habe ein Wesir den grandiosen Einfall gehabt, den dringenden Bedarf an Rekruten durch die Knabenlese zu decken. Man reise eben durch die besetzten oder benachbarten Gebiete und kaufe den armen Bauern die Kinder ab. Und Kinder hätte das einfache Pack ja wahrlich zur Genüge. Die seien froh, wenn sie ein paar Mäuler weniger zu stopfen hätten. Die Buben würden dann in Poti oder einem anderen Hafen verschifft, nach Bursa in die Janitscharenschule geschickt und zu islamischen Kriegern ausgebildet. Den heidnischen Christenglauben würde man ihnen schon austreiben. Egal, woher sie kämen, sie wären alle gleich. Ja, auch in Europa sei die Knabenlese höchst erfolgreich bei den unterworfenen Völkern, den Griechen, Serben und Bulgaren. Das sei allerdings schlecht für sein Geschäft, denn deren Knaben seinen ja nur Sklaven und die könne sich der Sultan einfach so nehmen.

»Knabenlese, soso«, sagte Hans und schämte sich für das, was er als junger Janitschar seinem Koch vorgeschlagen hatte. »Erbeutete Sklaven verkaufen ist das eine, aber seine eigenen Kinder … Das ist doch Sünde.«

Das sei doch völlig egal, erwiderte der Menschenhändler lachend, es handle sich ja um Heidenkinder.

Seit diesem Gespräch verabscheute Hans die Tscherkessen und nannte sie nur noch ein böses Volk. Da half es auch nichts, dass sie in einem Dorf, in dessen Nähe sie ihr Nachtlager aufschlugen, zu einer großen Feier eingeladen wurden. Eine fröhliche Prozession zog hinaus aufs Feld bis zu einem Baum, in dessen Krone ein Holzsarg steckte. Man schlachtete Ochsen und Schafe, fuhr alles auf, was das kärgliche Bauernleben zuließ. Musiker spielten, es wurde getanzt und gesungen. Irgendwann stimmte Max mit seiner Oud ein und gehörte bald ganz selbstverständlich zum Orchester. Das Fest dauerte drei Tage und bedeutete für Hans und seine Leute einen Dauerrausch. Da war die Hochzeit bei den Osseten im Vergleich eine Trauerveranstaltung gewesen. Schon lange hatten sie nicht mehr so losgelöst alle Sorgen vergessen können. Den Grund für die Feier erfuhr Hans erst am zweiten Tag von einem Bauernburschen, der auffällig unauffällig die Nähe zu Yorick suchte.

Der Tote im Sarg wurde vor einem Jahr von einem Blitz erschlagen, erklärte der Bursche. An jedem Jahrestag kommt das Dorf zusammen und feiert drei Tage. So lange, bis der Tote komplett verfault ist. Bei ihnen, so der Kerl, sei jemand, der von einem Blitz getötet wurde, nämlich heilig. Indem man ihn ehrt, ehrt man Gott.

Der dreitägige Rausch endete abrupt. Mansuch ließ Hans rufen und führte ihn mit ernster Miene und ohne zunächst ein Wort zu sagen in das Haus, das man Chekre Khan als Unterkunft zur Verfügung gestellt hatte. Der gestürzte Khan legte nach Möglichkeit Wert darauf, nicht draußen bei der Mannschaft nächtigen zu müssen. Mit den beiden kam der Ortsvorsteher ins Zimmer. Das Gemach sah gemütlich aus. Der Khan lag zugedeckt in seinem Bett und schien zu schlafen. Mansuch packte die Wolldecke an einem Ende und schlug sie mit weit ausholender Bewegung zurück. Chekre schlief für alle Ewigkeit.

»Es muss gestern Nacht passiert sein«, stieß Mansuch gepresst hervor.

Hans trat näher und betrachtete die Wunde. Der Täter hatte Chekre mitten ins Herz gestochen. Sauber und gezielt. »Warum habt Ihr nur mich gerufen? Und nicht alle Hauptleute und …«, fragte Hans verwundert.

»Darum.« Mansuch zeigte auf etwas Goldenes, das unter Chekres weißer Hand lag.

Hans hob den Arm des Toten an. Dort lag ein goldener Dolch. »Verstehe«, sagte er gedehnt. Dann entdeckte er etwas auf der anderen Seite des Bettes am Boden. Er umrundete das Bett. Dort lagen die beiden Leibwächter Chekres in ihrem Blut.

»Der Auftraggeber dürfte ziemlich klar sein«, sagte Mansuch. »Jabbar Berdi oder einer der anderen Söhne Toktamischs.«

»Ihr wollt Rache?«

Mansuch lachte trocken. »Mit den paar Männern, die wir noch haben?«

»Räuber«, sagte der Ortsvorsteher in passablem Persisch. »Böse Menschen. Sie leben in den Bergen und stehlen alles, was wir haben. Und sie töten, wenn wir uns wehren.« Er begann zu jammern.

»Seit wann werdet ihr von Räubern bedroht?«, fragte Hans.

»Seit zwei oder drei Jahren. Seit Tamerlans Reich zerfällt. Die Zeiten sind so unsicher geworden.«

»Das würde zu ihm passen«, sagte Hans.

»Du weißt, wer das war?«, fragte Mansuch.

»Ich kann es mir denken.« Eine wagemutige Behauptung, denn Hans hatte keine Ahnung, wie viele Assassinen es da draußen womöglich gab. Tief in seinem Innersten war er sich sicher, dass es nur der eine sein konnte …

»Dann bring mir seinen Kopf. Niemand tötet ungestraft einen Khan der Goldenen Horde. Auch keinen gestürzten Khan.«

Hans sah auf. »Ihr meint also Jabbar Berdis Kopf?«

»Nein. Sei nicht so dumm, Ungläubiger. Um die Söhne Toktamischs wird sich mein Vater kümmern.«

»Euer Vater?«

»Sicher.« Mansuch sah Hans überrascht an. »Mein Vater, Emir Edigü.«

Nun war es an Hans, überrascht zu schauen.

»Wusstest du das nicht? Nun, wenn es nach ihm geht, bin ich auch nicht mehr sein Sohn. Er hat mir nicht verziehen, dass ich Chekre die Treue gehalten habe, als er ihn längst aufgegeben hatte. Was denkst du, warum wir nicht mit meinem Vater ins Reich der Nogier geflohen sind? Aber das geht dich alles nichts an. Du kümmerst dich um die Räuberbande. Räucher ihr Nest aus, und bring mir den Kopf des Assassinen.«

»Wie soll ich das anstellen?

»Das ist dein Problem.«

Den jammernden Ortsvorsteher schien plötzlich etwas einzufallen. Der heulte auf und wimmerte etwas von »Unsere Ernte, unsere Ernte«, dann stürzte er davon. Hans lief ihm hinterher. Sie durchquerten das Dorf und kamen zu einer etwas abseits stehenden Scheune. Der Ortsvorsteher wühlte einen großen Schlüssel hervor und schloss auf. Kaum hatte er die Tür aufgerissen, atmete er erleichtert aus. »Gott und allen Heiligen sei Dank. Die Ernte ist noch da.«

Hans starrte in den halbdunklen Raum. Zwanzig Augen starrten zurück. Zehn Buben hockten verängstigt in der Scheune. Es stank ekelerregend nach Exkrementen. Ein paar Blechnäpfe mit Essensresten lagen herum.

»Übermorgen kommen die türkischen Händler«, sagte der Ortsvorsteher strahlend. »Dann gibt es Geld für unsere Ernte.«

»Das ist nicht dein Ernst«, entgegnete Hans. »Ihr haltet eure eigenen Kinder so gefangen, um sie zur Knabenlese zu verkaufen?«

»Nein, wo denkst du hin.« Der Ortsvorsteher lächelte milde. »Die haben unsere Jäger aus den Bergen mitgebracht. Von den Dörfern dort. Na ja«, er zuckte verlegen mit den Schultern, »und ich konnte meine Frau überzeugen, dass vier Söhne für uns wirklich genug sind.«

»Du hast deinen Sohn …?« Hans verschlug es die Sprache.

»Er wird eine gute Ausblidung bekommen!«

Zamudin hieß der Bursche, der Yoricks Nähe gesucht und schließlich auch gefunden hatte. Er war, wie sich herausstellte, der Sohn des Ortsvorstehers. Und er sprach einen verwegenen Mix aus Persisch und Arabisch. »Ich führe euch«, sagte er.

»Du kennst das Versteck der Räuber?«, fragte Hans.

»Nein. Das nicht. Aber ich kenne die Wälder in den nahen Bergen. Auch Räuber hinterlassen Spuren. Es wird Zeit, dass etwas gegen diese Plage unternommen wird.«

»Das hättet ihr selbst längst tun können.«

»Wir?« Zamudin lachte auf. »Wie viele wehrfähige Männer hast du im Dorf gesehen?«

»Ihr hättet euch mit den Nachbardörfern zusammentun können«, antwortete Hans.

»Du weißt nicht, wie die arbeiten. Alle haben Angst vor den Räubern. Die haben einen gnadenlosen Anführer. Sie kommen in regelmäßigen Abständen, tauchen wie aus dem Nichts auf und verlangen das, was ihnen ihrer Meinung nach zusteht«, erklärte Zamudin. »Geld, Vieh, einen Teil der Ernte. Und wenn wir nicht zahlen, dann brennen sie unsere Häuser nieder oder rauben unsere Frauen und Kinder. Ich kannte drei Dörfer, die sich gewehrt haben. Ich kannte sie. Nun kenne ich sie nicht mehr, denn sie gibt es nicht mehr.«

»Wie viel Mann sind in der Bande?«, fragte Yorick.

»Zwanzig, vielleicht vierzig.« Zamudin zuckte mit den Schultern.

»Großartige Auskunft.« Hans verdrehte die Augen. »Was nun? Zwanzig oder vierzig? Das Zweite sind doppelt so viele wie das Erste.«

»Vierzig«, sagte Zamudin strahlend.

»Du hast keine Ahnung von Zahlen, oder? Du weißt nicht, was vierzig bedeutet.«

»Es bedeutet viel!«

»Gut, dann nehme ich fünfzig Mann mit. Max bleibt hier.« Er sah Max an. »Hörst du, kleiner Bruder«, sagte er auf Deutsch. »Du bleibst hier und bewachst unsere Sachen. Wir nehmen nur die Waffen und das Nötigste mit. Ich vertraue den Menschen hier nicht. Sie sind böse. Sie verkaufen sogar Kinder. Ich verlasse mich auf dich.« Max starrte vor sich hin. Yorick schmunzelte.

»Klug«, sagte Yorick auch auf Deutsch. »Einen besseren Wachhund können wir nicht haben. Entschuldige, kleiner Bruder, dass ich dich einen Wachhund nenne. Und die Menschen hier sind nicht böse. Hör nicht auf Hans. Sie sind freundlich und außerdem sehr hübsch.«

»Denk nicht mit deinen Lenden«, kommentierte Hans.
»Was sind Lenden? Das Wort kenne ich nicht.«

Sie vermieden es, nahe an Dörfer zu kommen. Niemand sollte eine Warnung an die Räuber schicken können. Sie fanden praktisch keine Spuren. Wer gezielt einen ehemaligen Khan ermordete, musste nicht unbedingt mit Verfolgung rechnen, denn nur die wenigsten Exregenten haben getreue Anhänger, und es wimmelte geradezu überall zwischen Anatolien, dem Schwarzen Meer, dem Kaspischen Meer und der Goldenen Horde vor gestürzten Prinzen, Fürsten und Königen auf der Flucht. Doch diese Täter wollten augenscheinlich sichergehen, es möglichen Verfolgern nicht zu leicht zu machen. Nur einmal kamen sie an einer Feuerstelle vorbei, die zwar mit Erde bedeckt worden war, doch hatten Tiere offensichtlich Essensreste gewittert und alles wieder freigelegt. Als sie die waldreichen Vorgebirge des Kaukasus erreicht hatten, kletterte Hans bei Dunkelheit immer wieder so hoch er konnte auf Bäume, um die Gegend nach Feuerschein oder Rauchwolken abzusuchen. Er wurde nie enttäuscht.

»Sie sind nur noch wenige Stunden vor uns«, sagte er, nachdem er in dieser Nacht vom Aussichtsposten zurückkam. »Richtung Südwesten. Davor ist noch ein kleines Dorf. Vielleicht zwei Stunden entfernt. Sie haben nur ein Feuer. Also ist es nicht die ganze Bande. Hätte mich auch gewundert. Ich vermute, nur der Anführer und ein paar wenige Getreue. Wir brechen sofort bei Sonnenaufgang auf.«

Das kleine Tal bot einen idyllischen Anblick. Ein Bach gurgelte, in der Ferne hörte man einen Wasserfall rauschen. Eine Rauchsäule konnte man kaum ausmachen. Hans sah sie dennoch, denn die Luft flirrte an einer Stelle stärker. Er ließ absitzen. »Die Pferde bleiben hier.« Er stellte fünf Wachen ab. Im weichen Boden neben dem Bach konnte man Hufspuren erkennen. Sie waren hintereinander geritten. Hans schickte Yorick und Lasse voraus. Sie kehrten nach einer Stunde zurück.

»Fünf«, sagte Yorick. »Sie machen Mittagsrast am Wasserfall. Eine Wache auf einem Felsen.«

Hans erläuterte seinen Plan.

Zwanzig Minuten später sah auch Hans die Szenerie. Die Wache auf dem Felsen schnitzte an einem Ast herum und ließ nur ab und an ihren Blick gelangweilt in die Ferne schweifen. Fünf Pferde weideten am Ufer des flachen Sees, der von dem Wasserfall gespeist wurde. Das Feuer war geschickt unter einem

Baum gemacht worden, sodass sich der Rauch durch das Labyrinth des dichten Laubwerks fast völlig auflöste. Ein erlegtes Reh lag bereit, Mittagsschmaus zu werden. Im See und unter dem Wasserfall planschten vier nackte Männer.

Hans gab Yorick das Zeichen. Die Wache sackte, vom Pfeil getroffen, zusammen.

»Ich gehe erst alleine«, raunte Hans und trat aus dem Dickicht. Er schlenderte auf den See zu, als würde er nur ein wenig lustwandeln und sich der Natur erfreuen. Der erste Mann im Wasser bemerkte ihn und schrie wütend auf. Die Köpfe der drei anderen wirbelten herum.

»Was für ein herrlicher Tag«, rief Hans. Die vier Männer richteten sich im See auf. »Da muss man einfach ein erfrischendes Bad nehmen, nicht wahr?« Er grinste. »Stört es euch, wenn ich dazukomme? Hast du etwas dagegen, Don Juan Gonzáles de Clavijo? Ach, verzeih. Ich meinte Pepe. Und da sind auch Levon und Guillaume! Tja, wo die Ratte ist, sind die Flöhe nicht weit. Wie schön. Nur den vierten Herrn kenne ich nicht.«

»So sehen wir uns wieder, Hans, die wandelnde Zecke, die einen nie loslässt.« Pepe strich sich eine nasse Haarsträhne aus dem Gesicht und sah sich um.

»Dumm, dass eure Waffen hier am Ufer liegen«, sagte Hans.

»Was willst du, Hans?«, zischte Pepe und kam langsam ans Ufer. »Wir haben dir nichts getan.« Die Badenden bauten sich trotzig mit verschränkten Armen auf. Kriegerkörper, Kriegernarben.

»Mir nicht …«, begann Hans, dann fiel sein Blick auf Levon, und er erstarrte für eine Sekunde. Er schloss die Augen einen winzigen Moment und atmete tief ein. »Ich muss mich korrigieren …« Das weiße Rauschen konnte er überhaupt nicht brauchen, aber es ließ sich nichts dagegen tun. Es übermannte ihn. Er zog sein Schwert und stürzte ins Wasser. Levons Schädel wirbelte durch die Luft und landete mit einem dumpfen Platschen im seichten Uferbereich.

Pepe und die anderen nutzten den Augenblick, um trockenen Boden unter den Füßen zu bekommen. Bis zu den Waffen kamen sie allerdings nicht. Yorick, Lasse und zehn von den Soldaten sprangen hervor, die Bögen gespannt. In ihren Augen lag der Schrecken über Hans' Anfall.

»Scheiße«, brüllte Pepe. »Warum drehst du so durch, du Hohlkopf. Levon hat dir nichts getan. Niemand hier hat dir etwas getan!«

Das weiße Rauschen ließ nach. Hans packte Levons Leiche am Arm und zerrte sie ans Ufer.

»Ist es wegen dem Khan, den keiner mehr wollte?«, schrie Pepe. »Das war ein Auftrag. Du Arschloch! Du hattest auch einen Auftrag, oder? Hat dich hinterher einer umgebracht? Nein! Also! Und Lasse hier, der hatte damals in Ägypten einen Auftrag. Dafür hat er viel Gold bekommen. Also lass uns in Ruhe. Du weißt, was die Sperberburg …«

»Die Sperberburg war ein beschissener Betrug«, fauchte Hans. »Und ihr habt mir sehr wohl etwas angetan.« Er nahm mit zitternden Händen seinen Brustbeutel ab, öffnete ihn und fischte den mumifizierten Penis heraus. Er warf ihn auf Levons Körpermitte. Dorthin, wo eigentlich ein Penis sein müsste, aber nur ein Loch in einer Narbe über dem Hoden klaffte.

»Was ist das?«, fragte Pepe leiser. »Ist das … ist das sein … Ding?«

»Teheran«, presste Hans mühsam hervor. »Du erinnerst dich? An das kleine Dorf namens Teheran bei Raji? Da habt ihr ein paar Obstbauern in einem Seitental überfallen …«

Pepe kniff die Augen zusammen. »Ja, das wird keiner von uns so schnell vergessen. Dort hat Levon seine Männlichkeit eingebüßt, als er diese kleine dunkle Schlampe zähmen wollte.«

»Was habt ihr dann mit ihr gemacht?« Hans brachte kaum die Zähne auseinander.

»Was geht dich das an?« Pepe stemmte die Hände in die Hüften.

»Was? Habt? Ihr? Mit? Ihr? Gemacht?«

»Irgendwo unterwegs ist die Alte total durchgedreht.« Pepe zuckte mit den Schultern. »Ich weiß auch nicht, wie sie an ein Messer gekommen ist. Die hat erst ihren Kindern die Kehlen durchgeschnitten und sich dann den Bauch aufgeschlitzt. Dabei hätten gerade die Kleinen gutes Geld eingebracht. Ich hatte schon ein Bordell, das sich für den älteren Jungen und das Mädchen interessiert hat. Wenn du jetzt wissen willst, was danach mit ihnen passiert ist, musst du die Geier fragen, Arschloch. Warum willst du das alles wissen? Wie bist du an Levons Ding gekommen?«

»Du erinnerst dich, dass ich dir einmal das Leben gerettet habe?« Hans trat nahe an Pepe heran. »Ich bereue wenig. Doch diesen Fehler bereue ich zutiefst. Er wird sich nicht wiederholen.«

»Hör zu, Hans aus Deutschland. Ich habe Gold und Juwelen. Viel Gold! Viele Juwelen! Ich mache dir folgenden Vorschlag: Du begleitest uns bis zu unserem Lager. Dann wiege ich dich mit Gold auf. Alles für dich. Du wirst so reich sein, dass du dir deine Freiheit kaufen kannst. Und die für deine kleinen Freunde, an denen du so hängst. Für deinen Herrn nimmst du einfach Levons Kopf mit.«

»Erbärmlich wie immer, Pepe«, antwortete Hans. »Kniet euch alle hier hin.«

»Frauen«, rief Pepe. »Wir haben auch Frauen. Aus allen Gegenden. Such dir eine aus oder mehrere. Für den Sodomiten da lege ich noch einen Knaben drauf. Und dann das Gold …«

»Hinknien! Du bekommst gleich deine zweiundsiebzig Jungfrauen.«

»Du bist so dumm, Ungläubiger. Die zweiundsiebzig Jungfrauen bekommt man nur, wenn man als Märtyrer stirbt.«

»Wie bedauerlich für dich.«

»Du machst einen großen Fehler«, sagte Pepe, während er auf die Knie sank. »Ich habe einflussreiche Freunde. Und meine Männer werden mich rächen!«

»Einen Scheiß werden sie«, sagte Hans, als er das Schwert niedersausen ließ.

Er teilte Wachen ein. Vielleicht lag das Räubernest nahe, da durfte man kein Risiko eingehen. Die anderen Männer durften baden und das erlegte Reh zubereiten. Lasse reichte Hans eine Opiumpfeife. »Hab ich bei denen im Gepäck gefunden.«

»Danke. Das brauche ich jetzt.«

»Und die Leichen?«

»Lasst sie den Wölfen und Füchsen. Ameisen haben auch großen Hunger.«

Später nahm sich Hans eines der erbeuteten Pferde, eine bunt gescheckte Stute, kurzerhand München getauft, mit der er gut zurechtkam, und gab das struppige Tatarenpferdchen seinem Herrn zurück.

42 Das Goldene Vlies

Wir sitzen in Kaffa und trinken Kaffa, verrückt, oder?«, gluckste Lasse.

»Immerhin haben wir endlich wieder Kaffa gefunden. Und das ausgerechnet in Kaffa«, sagte Yorick zufrieden.

»Darum heißt er ja auch Kaffa, weil er hier aus Kaffa kommt, du sodomistischer Flamendummkopf«, antwortete Lasse.

»Selber Dummkopf, du hohlbirniger Nordmann. Unsere Kaffabohnen kommen aus dem Land, das so heißt. Das liegt im Süden von Ägypten bei Abessinien. Unterbelichteter Hurenbock.« Yorick schüttelte den Kopf und seufzte. »Versprich uns, großer und edler Kommandant Johannes Schiltberger aus der Stadt München, die da liegt im Bayernland, dass wir nie wieder abseits von großen Karawanenstädten reisen werden. Ich möchte keinen Tag mehr ohne Kaffasud leben.«

»Das liegt nicht in meiner Hand, ihr verliebten Turteltauben.« Hans grinste. »Wohin der Herr geht, gehen auch wir. Was kann ich dafür, dass ihn keiner aufnehmen will?«

Sie waren von den Tscherkessen wochenlang parallel zum Ostufer des Schwarzen Meeres gezogen, dann am Nordufer entlang. Mansuch hatte gehofft, in Tana aufgenommen zu werden, dann in Cherson. Von dort hatte er sich in Bittbriefen an den Großfürsten von Litauen gewandt, doch der hatte ihn wissen lassen, dass er ihm kein Asyl gewähren würde. Unterwegs dezimierte sich dramatisch Mansuchs kleine Armee. Die letzten Stammeskrieger gingen heim zu ihren Herden, und Mansuch erkaufte sich bei einigen Fürsten die Duldung zur Durchquerung ihres Landes, indem er ihnen Sklaven schenkte. Hans' Zuun war inzwischen von der Hundertschaft auf eine Vierundzwanzigschaft geschrumpft. Es gab nur noch zwei Hauptmänner, Lasse und Yorick. Den Unterhalt für mehr Soldaten konnte sich Mansuch auch finanziell inzwischen nicht mehr leisten.

Zuletzt waren sie auf der Halbinsel Krim in Kaffa gelandet, wo Mansuch beim lokalen Regenten Unterkunft gefunden hatte. Der Statthalter von Kaffa war nicht gut auf Toktamischs Söhne zu sprechen, das reichte ihm, um Mansuch und seine Männer zu beherbergen. Was am Königshof im fernen Sarai passierte, interessierte hier niemanden. Es könnte nur sein, so gab der Statthalter zu bedenken, dass der Hohe Rat in Genua etwas dagegen hätte, einen Tatarenfürsten in der Stadt zu beherbergen. Doch bis das entschieden sei, könne Mansuch gerne bleiben.

Kaffa bildete nämlich eine kleine italienische Exklave im Reich der Goldenen Horde. Die Stadt war einst mit Genehmigung des Khans als Genueser Kolonie angelegt worden. Jahrzehnte später dann wollten die Tataren die Italiener wieder vertreiben, doch die blieben zeckengleich hartnäckig. Wie man hörte, regierte damals der Schwarze Tod die Gegend, und die Genueser schleppten die Pest von hier nach Europa ein. Bei der Belagerung von Kaffa sollen die Tataren mit Katapulten sogar Pesttote über die Mauern in die Stadt geschleudert haben, um die Bevölkerung zu infizieren, zu dezimieren und so die Übergabe zu erzwingen. Doch die biologischen Waffen brachten nichts. Nach Abzug der Tataren bauten die Genueser Kaffa wieder auf und befestigten es mit einer Doppelreihe starker Mauern. Im inneren Mauerkreis gab es sechstausend Häuser, innerhalb des äußeren weitere elftausend und in den Vorstädten noch einmal viertausend. Römische, orthodoxe und armenische Kirchen gehörten ebenso zum Stadtbild wie ein paar Synagogen und sogar einige Moscheen.

Nun saßen Hans und seine Kameraden in einem Stückchen Europa mitten in der Tatarei. Dank der vielen Handelshäuser herrschte ein Überangebot an Waren. Gewürze, Salz, Pfeffer und weißer Zucker, Nudeln sowieso, aber auch Kaffabohnen zu Mondpreisen.

Sie hatten zwei Zimmer bei einem armenischen Weinhändler gemietet, dessen Haus hoch genug am Hügel lag, dass man den Hafen und das Meer sehen konnte. Vor dem Haus spendete eine Tamariske Schatten. Der Vermieter hatte sich entzückt darüber gezeigt, Deutsche zu beherbergen. Nicht selten gesellte er sich zu den Männern vor das Haus und lud sie auf ein paar Becher ein.

Yorick zeigte hinunter auf den Hafen. »Schaut, lauter italienische Frachter. Die fahren nach Europa …« Er ließ den Satz so stehen.

»Sie werden uns nicht mitnehmen.« Hans wusste genau, was sein Freund meinte.

»Warum nicht? Wir könnten es probieren. Wir haben genug Geld für eine Schiffsreise um die ganze Welt.«

»Warum nicht? Es wird genauso wie in Alexandria sein. Die Italiener werden ihre Kolonien nicht dadurch gefährden, dass sie Sklaven zur Flucht verhelfen.«

»Sie bringen doch selbst genug Sklaven mit nach Europa«, sagte Lasse. »Habt

Ulugh Mohamed (gest. 1445), zweimal Khan über Teile der Goldenen Horde (1419 – 1421 und 1427 – 1433). Schiltberger nennt ihn ›Machmet‹.

ihr euch mal den hiesigen Sklavenmarkt angeschaut? Der brummt, sage ich euch!«

»Ja, lauter Bauernkinder aus dem Hinterland, Inder und Abessinier. Aber keine Europäer.«

»Meine Freunde!« Der Vermieter kam aus dem Haus und schwenkte einen Weinkrug. »Wie wäre es mit einem Tröpfchen?« Sein rotwangiges Gesicht verriet, dass er bereits einiges intus hatte. Er schien ohnehin selbst sein bester Kunde zu sein. Er hieß Gor. »Habt ihr schon die neuesten Nachrichten aus der großen weiten Welt gehört?« Gor setzte sich zu den Kameraden. »Auf dem Markt unten erzählt man, dass der tatarische Emir Edigü tot ist. Ich habe das unabhängig voneinander von zwei Juden gehört. Und von einem Griechen, obwohl man denen nicht trauen kann. Aber es wird wohl wahr sein. Khan Jabbar Berdi hat Edigü ermorden lassen. Und auch Jabbar Berdi ist inzwischen tot, es gab einen Machtkampf unter Toktamischs Söhnen, alle paar Monate ein neuer Khan. Und nun ist der lachende Dritte Ulugh Mohamed, der sich den Thron unter den Nagel gerissen hat. Diese Tataren. Was für ein blutrünstiges Volk.«

»Das sind wirklich erstaunliche Nachrichten«, sagte Hans.

»Wie steht euer Herr zu Ulugh?«, fragte Gor.

»Keine Ahnung.«

»Wenn ihr Glück habt, ist damit seine Flucht zu Ende, und ihr könnt nach Sarai zurückkehren.«

»Was soll daran Glück sein?«, kommentierte Yorick sarkastisch. »Wieder monatelang kreuz und quer durchs öde Kiptschak?«

»Ja, Reisen ermüdet mitunter.« Gor sah versonnen aufs Meer hinaus. »Irgendwann hat man genug. Darum bin ich auch letztlich hier geblieben. Auch wenn es inzwischen zu viele von diesen verdammten Griechen hier gibt. Widerliches Pack.« Er spuckte aus. »Aber die Italiener sind ein angenehmes Völkchen. Sie verstehen zu leben. Und zu trinken!«

»Was habt ihr Armenier eigentlich immer gegen die Griechen?«, fragte Hans.

»Das wisst ihr nicht?« Gor leerte seinen Becher und füllte neu ein. »Ich erzähle euch mal was über die Griechen. Ha! Elendiges Gewürm. Wie ihr ja wisst, haben die Tataren auch das Reich der Griechen überfallen und Konstantinopel belagert. Da hat der griechische Kaiser den armenischen König um Hilfe gebeten. Er solle ihm die Besten seiner Ritter schicken, damit sie gegen die vierzigtausend Belagerer kämpfen. Unser König sandte daraufhin vierzig Ritter nach Konstantinopel. Und was macht dieser ach so große Kaiser? Er ist beleidigt! Er verfluchte den armenischen König, weil der ihn mit dieser Handvoll Soldaten wohl verspotten wolle. Doch unsere vierzig Ritter zogen wie ein Mann in den Kampf gegen die vierzigtausend räudigen Tataren! Sie sagten, man solle hinter ihnen die Stadttore schließen. Sie würden für Gott gegen die Heiden ziehen und im Zweifel gerne für den Glauben sterben. Und was soll ich euch sagen? Jeder armenische Ritter ist das Tausendfache wert! Schon am ersten Tag töteten sie elftausend Feinde und führten unzählige Gefangene zum Stadttor. Der Kaiser befahl, auch die Gefangenen zu töten, was die Ritter umgehend ausführten. So ging es ein paar Tage weiter, bis die Tataren vertrieben waren. Jetzt kommts! Nun baten unsere Ritter den Kaiser, in ihre Heimat zurückkehren zu dürfen. Doch der Kaiser, dieser durchtriebene Bastard von einem Schwein und einer Ziege, dachte gar nicht daran. Er ließ ein dreitägiges Fest am Hof feiern, beschenkte jeden Ritter reich, gab ihm ein Haus und eine keusche Jungfrau. Er wollte nämlich, dass diese großartigen Männer ihren Samen pflanzen und er dann später selbst so tapfere Ritter sein Eigen nennen kann. Und in der dritten Nacht ließ der Kaiser alle Ritter ermorden.«

»Wieso das denn?«, fragte Lasse, von der Geschichte sichtlich mitgerissen und von der Wendung überrascht.

»Weil er dachte, danach müsste ihm der König von Armenien untertan sein, weil er ja nun keine großartigen Ritter mehr hat. Aber ein einziger Ritter konnte entkommen. Denn die Jungfrau, die man ihm gegeben hatte, hatte sich verliebt und ihn gewarnt. Der Ritter kehrte also zurück zu unserem König und berichtete alles. Unser König tobte, wie ihr euch vorstellen könnt, und schwor für jeden seiner Ritter vierzigtausend Griechen zu töten. Er verbündete sich mit dem Kalifen von Bagdad. Gemeinsam zogen sie mit vierhunderttausend Mann gegen Konstantinopel. Der König hatte mit dem Kalifen folgende Vereinbarung getroffen: Er solle alle Gefangenen erhalten, der Kalif dafür die gesamte Beute. Und so geschah es. Unser König ließ vierzig mal vierzigtausend Griechen töten. Der Meeresarm vor der Stadt färbte sich bis auf den tiefen Grund blutrot. Danach hatte er aber immer noch viele Gefangene übrig. Also tauschte er beim Kaiser jeweils dreißig Griechen gegen eine Zwiebel ein, um ihn zu demütigen.«

Die Männer lachten. »Dreißig Männer gegen eine Zwiebel«, wiederholte Lasse. »Ganz schön erniedrigend.«

»Und nun wisst ihr, warum wir Armenier die Griechen nicht leiden können«, schloss Gor.

»Und wann soll das gewesen sein?«, fragte Hans. Insgeheim rechnete er vierzig mal vierzigtausend und kam auf die wenig glaubwürdige Summe von einer Millionen und sechshunderttausend. Konstantinopel mochte eine große Stadt sein, aber so groß?

»Was weiß denn ich?« Gor zuckte mit den Schultern. »Zur Zeit unserer Vorväter. Jedenfalls beweist es, dass man Griechen nicht trauen kann. Seht mal, kommt dort nicht euer Herr, der Prinz Mansuch?«

Tatsächlich näherte sich Mansuch auf seinem Pferd im Galopp. Außer Atem sprang er ab und keuchte: »Verrat. Wir müssen so schnell als möglich aufbrechen.«

»Was ist passiert, Herr?« Hans sprang auf.

»Man hat meinen Vater ermordet und Khan Jabbar Berdi. Jetzt hat Ulugh Mohamed das Sagen bei der Horde.« Er nahm sich den Weinkrug und leerte ihn in einem Zug. »Ganz egal! Ulughs Häscher sind hinter mir her. Man hat versucht, auch mich zu ermorden.«

»Seid Ihr sicher, Herr?« Hans zog die Stirn kraus. »Wenn jetzt erst die Nachrichten von Ulughs Machtübernahme hier ankommt, wie können dann Mörder schneller sein? Vielleicht sind es noch Attentäter im Auftrag von Toktamischs Söhnen, die den Wandel bisher nicht mitbekommen haben?«

»Das ist doch völlig egal, du Dummkopf«, schrie Mansuch.

»Setzt Euch, Herr, und beruhigt Euch.« Hans drückte den Prinzen auf einen Stuhl. »Jetzt erzählt der Reihe nach.«

Er habe wie jeden Tag ganz gewöhnlich mit seiner Frau frühstücken wollen, berichtete Mansuch. Er nannte seine neue Konkubine immer seine Frau. Oliven, Käse und Datteln. Nichts besonderes, aber er brauche am Morgen keine üppige Mahlzeit. Doch der freche Junge, den er als Diener vom Statthalter Kaffas zugewiesen bekommen hatte, habe sich ein paar von den Datteln stibitzt. Dagegen habe er ja im Prinzip nichts, so Mansuch, doch wenige Minuten später sei der Junge tot zusammengebrochen! Vergiftet.

»Seid Ihr sicher, Herr?«, fragte Yorick. »Es kann ein Zufall sein. Vielleicht war der Bursche krank.«

»Natürlich bin ich sicher, ihr Holzköpfe!« Der Prinz erzählte weiter, dass er und seine Gattin zum Glück noch wenig gegessen hatten und er daraufhin alle Datteln, Oliven und den Käse an eine Ziege verfütterte. Und auch diese Ziege starb wenig später. »Damit dürfte es wohl klar sein!«

»Was wollt Ihr tun, Herr?«, fragte Hans.

Mansuch ist der letzte Herr, dem Schiltberger dient und den er namentlich nennt (›Manstzuch‹). Über seine Identität heißt es nur, dass er ein Berater Chekres war. Wahrscheinlich handelt es sich um Mansur Oghlu (keine Lebensdaten bekannt), einen Sohn Edigüs.
Liparit I. Dadiani (reg. 1414–1470), Fürst von Mingrelien, dem antiken Reich Kolchis am Schwarzen Meer.

»Wir brechen sofort auf. Wir sind hier nicht mehr sicher.«

»Wohin, Herr?«

»Das verrate ich nicht. Die Stadt hat viele Ohren. Wir treffen uns nach der Mittagsstunde unten am Hafen.«

Die Fahrt mit dem Schiff, das Mansuch zur Flucht gemietet hatte, verlief für Hans genauso wie seine erste Schiffsreise, damals vor dreiundzwanzig Jahren: Er hing die ganze Zeit mit grünem Gesicht an der Reling und versuchte, sich zumindest nicht auch noch die Seele aus dem Leib zu kotzen. Yorick hatte für einen Moment die irrwitzige Hoffnung gehegt, dass ihr Ziel Europa lauten würde. Doch Mansuch hatte bereits im Vorfeld mit Fürst Liparit von Mingrelien Kontakt aufgenommen. So segelten sie nach Poti, der antiken Hafenstadt an der Mündung des Rioni. Mingrelien hatte sich einst von Georgien abgespalten und war ein treuer Vasall der Osmanen. Rings um Poti erstreckten sich ausgedehnte Sümpfe, ein zusätzlicher Schutz gegen Angreifer. Hier fühlte sich Mansuch vor möglichen Attentätern relativ sicher. Zunächst. Langsam, aber stetig entwickelte er jedoch eine Paranoia, sah überall Meuchelmörder, ließ alles Essen von einem Hund vorkosten und verließ nach einem Jahr nur noch in Begleitung einer Leibgarde, bestehend aus Hans und seinen Kameraden, das Haus. Dass der Tod des Burschen in Kaffa und auch der Tod der Ziege tatsächlich nur eine sehr unglückliche Verkettung von Zufällen war – der Knabe starb an einer Hirnblutung, und die Ziege war einfach sehr, sehr alt –, hätte Mansuch sowieso nicht geglaubt. Denn längst interessierte sich niemand mehr für den verstoßenen Sohn des einst mächtigen Emirs Edigü. Absolut niemand. Er war komplett vergessen.

Nach zwei Jahren ging Mansuch gar nicht mehr hinaus. Da verließ ihn seine Konkubine für einen reichen persischen Teppichhändler.

Hans und seine Kameraden freundeten sich schnell mit der neuen Heimat an. Als wichtiger Hafen für die Güter der Seidenstraße – vor allem aus Indien – gab es auch hier alles, was sie begehrten und war zudem noch billiger als in Kaffa, weil die Händler dort bereits eine Schifffahrt mit einkalkulieren mussten. Die vielen Inder in den Straßen von Poti versetzten Hans jedoch einen Stich. Wie lange waren Kali und die Kinder schon tot? Er hatte längst aufgehört, Jahre zu zählen. Die Zeit rauschte an ihm vorbei. Der islamische Kalender unterschied sich deutlich vom christlichen, der jüdische war noch einmal anders und der indische sowieso. Sie waren sogar bei Völkern gewesen, die jeweils ein halbes

Jahr als ganzes Jahr zählten. Da kam man völlig durcheinander. Er wusste, dass er im Sommer immer ein Jahr älter wurde, daran hätte er sich, wenn er es denn gewollt hätte, auch die Jahreszahlen ausrechnen können. In Kaffa das erste Mal seit Langem wieder mit dem römischen Kalender konfrontiert, hatte er zwar registriert, dass man das Jahr 1419 nach Christi Geburt schrieb, doch was brachte dieses Wissen?

Seinen eigentlichen Reichtum verdankte Poti nicht der Lage an der Seidenstraße, sondern den enormen Goldvorkommen seines Hinterlands. Kein Wunder, dass Fürst Liparit die Unabhängigkeit von Georgien vorantrieb. Die Goldminen, die Hans und Max bei einem Ausflug in die nahen Hügel hinter den Sümpfen passierten, waren streng bewacht. Sie folgten einem Trampelpfad durch die üppige Vegetation bis zu einem Bach. Ein idyllischer Platz drängte sich geradezu für eine Rast auf. Max zog sich sofort aus und legte sich ins Wasser. Hans verzichtete darauf, ihn zu ermahnen, dass er erst sein Pferd versorgen sollte. Das übernahm Hans. Danach gesellte er sich zu Max ins erfrischende Nass. Später ließen sie sich im Gras ausgestreckt von der Sonne trocknen, grillten die Ziegenlende, die sie mitgebracht hatten, tranken Wein und rauchten Hanfblüten.

»Du glitzerst«, sagte Hans lachend und fuhr Max mit der Hand über die Schulter. Dass Hanf ihm solche Trugbilder vorgaukelte, war neu. Es war aber auch egal. Er legte sich hin, schloss die Augen und lauschte dem Gurgeln des Baches und den Vögeln im Wald. Wenig später war er eingeschlafen.

Wasserspritzer weckten ihn. Max stand nass vor ihm und wedelte mit einem wasserdurchtränkten, seltsam gelblichen Schaffell.

»Max, du Idiot!« Hans setzte sich auf. »Lass mich doch ein wenig schlafen. Und wo hast du denn das schon wieder her? Leg das Fell da hin.« Max platzierte es sorgsam neben Hans und strich es glatt.

»Was ist das denn?« Hans glaubte seinen Augen nicht zu trauen. Das Fell war komplett golden. »Ist es aus Gold gewoben?« Er berührte die Wolle mit den Fingerspitzen. Goldstaub blieb daran kleben. »Das ist seltsam.« Hans stand auf und zog sich an. »Wo hast du das her, Max? Führ mich hin. Hörst du!«

Max schlüpfte schnell in seine Kleider und ging voran durch das Dickicht am Bachufer. Nur wenige Hundert Meter weiter kamen sie an eine große Wiese, an deren Rand ein Karren mit vorgespannter Ziege wartete. Im Bach wateten zwei junge Frauen, die Röcke so weit hochgerafft, dass man ihre Knie sehen konnte, und hoben nasse Schaffelle heraus, die mit Schnüren im Wasser verankert waren.

»Eins fehlt«, fluchte die Ältere der beiden. »Verdammt!«

»Vielleicht hat sich die Schnur in der Strömung losgerissen«, antwortete die andere.

»Es hat sich noch nie ein Fell losgerissen«, sagte die Erste ärgerlich.

»Sucht ihr vielleicht das hier?« Hans hielt das Vlies hoch. Die beiden Frauen ließen vor Schreck die Felle ins Wasser fallen. Die Ältere bückte sich sofort, um sie am Wegschwimmen zu hindern.

»Verdammt«, rief sie eher verzweifelt als wütend. Ihr Blick war trotzig, der der jüngeren Frau furchterfüllt.

»Gut, ihr habt uns erwischt«, fauchte die Ältere. »Na los. Sagt euren Preis.«

»Hilal, Schwester, bitte«, flüsterte die Jüngere ängstlich.

»Keine Angst, Nini, ich beschütze dich«, antwortete Hilal entschlossen. Hans musste lachen.

»Findest du uns lustig, Soldat?«

»Verzeih, ja, das finde ich. Willst du uns mit nassen Fellen bewerfen, um deine Schwester zu schützen?« Hans ließ das goldene Vlies fallen und trat nah ans Ufer. Er streckte seine Hand aus. »Komm, Hilal, reich mir deine Hand. Ich helfe dir heraus.« Er hatte es genau kommen sehen, exakt so hatte er die Ältere der beiden Schwestern eingeschätzt: Sie griff seine Hand, doch nicht er zog sie aus dem Wasser, sie zerrte ihn mit einem kräftigen Ruck in den Bach.

»Los, Nini«, rief sie ihrer Schwester zu. »Steh nicht herum wie eine Kuh. Nimm die Beine in die Hand und renn! Lass die Vliese liegen, verdammt.«

Weit kamen sie nicht, denn Max stand mit gezogenem Schwert bereit.

Hans stand prustend auf, schnappte sich die vier Schaffelle, die die Schwestern hatten fallen lassen und watete an Land.

»Gut.« Hilal baute sich mit rotglühenden Wangen vor ihm auf. »Ich gebe euch alles, was ihr wollt. Nur verschont bitte meine kleine Schwester.«

»Was glaubt ihr denn, was wir von euch wollen?« Hans wollte doppeldeutig klingen und dämonisch grinsen, doch es gelang ihm nicht.

»Was Männer immer wollen«, giftete Hilal zurück. »Los, bringt es hinter euch, ihr räudigen Bastarde. Ich wehre mich nicht.« Sie legte sich im Moos auf den Rücken und starrte in den Himmel. Ihre Schwester Nini wandte sich weinend ab.

»Max, steck das Schwert weg«, sagte Hans. »Und hol die anderen Felle aus dem Wasser.« Er hockte sich neben Hilal. »Genug mit dem Theater. Setz dich auf. Wir haben ganz in der Nähe eine Rast gemacht. Wir haben noch etwas essen und Wein, wenn ihr wollt.«

»Ach, die feinen Herren wollen uns erst abfüllen, bevor sie uns schänden?«

»Ist sie verrückt?«, fragte Hans Nini, die inzwischen ihre Tränen getrocknet hatte.

Nini schüttelte den Kopf. »Nein, sie war schon einmal verheiratet.«

»Aha.« Hans verstand die Logik nicht ganz. »War? Und jetzt?«

»Ihr Mann hat sie verstoßen, obwohl sie ihm drei Kinder geschenkt hat.«

»Halt den Mund, Nini. Das geht den Herrn nichts an.«

»Und dein Mann hat die Kinder behalten, oder?«

Hilal bedeckte die Augen.

»Das tut mir leid. Aber los jetzt.« Er wurde langsam ungeduldig. »Was immer du dir von mir oder uns erhoffst, werden wir dir verweigern. Verstanden?«

Empört setzte sich Hilal auf. »Ich mir von euch erhoffe?«

»Offensichtlich. Du bist ja ein ganz reizvolles Ding, aber …« Er machte eine wegwerfende Handbewegung.

»Aber was?« Hilal sprang auf.

»Schwester«, sagte Nini zaghaft. »Mach die Herren nicht wütend. Bitte. Es ist doch alles gut.«

»Nichts ist gut. Du bist einfach zu naiv.« Hilal schüttelte ihren Rock und streckte dann den Rücken durch. »Gut, werter Herr, was machen wir Eurer Meinung nach?«

»Essen und trinken. Und ihr erklärt mir, was ihr mit diesen goldenen Fellen macht. Nenn mich nicht Herr, das bin ich nicht. Ich heiße Johannes.«

»Ah, Ioannis. Ein Grieche.«

»Nein, nicht Ioannis. Johannes, ein Deutscher. Sag einfach Hans.«

»Hans. Das klingt Deutsch.«

»Woher willst du wissen, wie Deutsch klingt?«

»Weil Hans ein deutscher Name ist. Also klingt Deutsch so.«

Dieser Logik musste sich Hans geschlagen geben. »Warum sprecht ihr so gut Persisch?«

»Unsere Mutter kam aus Persien. Meine Schwester und ich nutzen es als Geheimsprache, weil Großmutter das nicht versteht.«

Max breitete die Felle zum Trocknen aus, während Hans die Frauen mit den Resten der Ziege und des Fladenbrots bediente. »Wir haben auch noch ein paar Oliven … Nein, haben wir nicht mehr. Die muss Max alle gegessen haben. Jetzt erzählt mal, was es mit den goldenen Vliesen auf sich hat.«

»Ihr seid noch nicht lange hier, oder?« Hilal spülte den Bissen mit Wein aus dem Lederschlauch hinunter. »Es gibt viel Gold in Kolchis. So nannten unsere

Vorväter das Land. Schon die alten Völker sind von weit her über das Meer gekommen, um das Gold zu holen. Es heißt, dass vor Urzeiten ein von den Göttern gesandter goldener Hammel einen Prinzen, den seine Stiefmutter um den Thron betrügen wollte, hierher in Sicherheit gebracht hatte. Unsere Vorväter nahmen den Prinzen freundlich auf, und als Dank dafür opferte er den goldenen Hammel, dessen kostbares Fell fortan von einem Drachen bewacht wurde, der niemals schlief. Doch einem schlauen anderen Prinzen gelang es mithilfe der Königstochter, das Vlies zu stehlen, damit er den Thron in seiner Heimat besteigen konnte.«

»Warum das?«

»Weil der König es ihm zur Aufgabe gemacht hatte. Du weißt schon: Wenn du König werden willst, dann bring mir das Goldene Vlies. Aber als der Prinz mit der Beute zurückkehrte, betrog ihn der König um den Thron. Danach gab es Mord und Totschlag unter der Königsfamilie. Wie immer.«

»Aha. Und die Moral von der Geschicht: Stehlen lohnt sich nicht. Schönes Märchen.«

»Das hat uns unsere Großmutter immer erzählt«, sagte Nini. »Sie hat es aber viel besser erzählt.«

»Wir sind hier ja auch nicht bei Großmutters Märchenstunde«, sagte Hilal.

»Der Prinz hieß jedenfalls Jason und die Königstochter Medea«, flüsterte Nini. »Medea, so wie unsere Großmutter.«

»Und jetzt die Wahrheit«, forderte Hans.

»Wenn du nicht in den Minen arbeitest, gibt es für uns einfachen Leute kaum Möglichkeiten, am Goldreichtum teilzuhaben«, erläuterte Hilal. »Eigentlich nur eine, die ist etwas mühsam. Wir legen seit Jahrhunderten Schaffelle ins Wasser. Darin verfängt sich der feine goldene Staub und auch Sand. Danach trocknen wir die Felle und bürsten das Gold heraus. Das ist natürlich streng verboten. Aber wir machen es trotzdem. Wir müssen auch von etwas leben.«

»Ihr seid noch nie erwischt worden?«

»Dann säßen wir wohl kaum hier.« Hilal klopfte mit der flachen Hand auf den Erdboden. »Manchmal kontrollieren die Büttel des Fürsten die Bäche, aber das spricht sich immer sehr schnell rum. Unsere Großmutter hat außerdem Beziehungen. Wir erfahren Kontrollen in der Regel frühzeitig. Werdet ihr uns nun verraten?« Sie sah Hans mit sorgenvoll geweiteten Augen an.

»Wie dir vielleicht schon aufgefallen ist, sagt Max nichts. Er redet nie. Er kann euch gar nicht verraten. Und ich … Nun ja, vielleicht lasse ich mir den Mund verschließen.«

»Also doch.« Hilal kniff die Augen zusammen.

»Ein Kuss hier und noch ein Kuss, wenn wir euch mit den Fellen sicher nach Hause gebracht haben.«

Hilal holte zu einer Ohrfeige aus. Hans fing die Hand ab und drückte ihr gleichzeitig einen Kuss auf den Mund.

»Siehst du, gar nicht so schwierig«, lachte er. »Die eine Hälfte hätten wir schon.«

»Na gut«, antwortete Hilal schnippisch. »Dann versuch mal, mich vor dem Haus zu küssen. Wenn du das wagst, wird dich meine Großmutter töten.«

»Ich hätte eher auf deinen Vater getippt. Aber ich nehme es gerne auch mit alten Damen auf.«

»Wir haben keine Eltern mehr«, sagte Nini schüchtern. »Wir leben bei unserer Großmutter. Sie ist schon sehr alt, über fünfzig!«

Das Haus lag am Hang, umgeben von einem großen, gepflegten Garten. Kurz bevor sie es erreichten, blieb Hilal stehen. Sie übergab das Seil, an der sie die Ziege mit der Karre führte, ihrer Schwester, zog Hans hinter einen Busch und küsste ihn lange. »Danke«, sagte sie.

»Wofür?«

»Dafür, dass ihr beiden anständig seid.«

Ein halbes Jahr später stimmte die Großmutter zu, dass Hans Hilal zur Frau nahm, auch wenn er eine in ihren Augen ungeheuerliche Bedingung stellte: Er wollte vorerst nicht, dass sein Samen auf fruchtbaren Boden fiel. Doch als sie die Geschichte von Kali und den drei ermordeten Kindern hörte, verstand sie und wies ihre Enkeltochter darin ein, genau auf die Zyklen ihres Körpers zu hören. »Sei geduldig, Kind«, sagte sie. »Lieg nur bei ihm an den Tagen, die ich dir erklärt habe. Dann passiert nichts. Glaub mir, dein Großvater und ich haben das auch so gemacht, nachdem dein Vater und deine Onkel und Tanten … ach, einfach genug Kinder da waren! Ich weiß, dass ihr schon länger beieinanderliegt. Was macht er? Er zieht sich vorzeitig zurück, oder? Das ist aber ein reines Glücksspiel. Er wird einfach Zeit brauchen. Lass ihm die Zeit. Irgendwann wird er auch mit dir Kinder zeugen wollen, vielleicht in einem Jahr, vielleicht erst in fünf Jahren, da bin ich mir ganz sicher. Hab Geduld.«

43 Piraten

Sümpfe, vor allem in subtropischen und tropischen Regionen, bringen es leider mit sich, dass sich dort die Anophelesmücke heimisch fühlt. Wobei das kleine Insekt während der Warmphase jener Zeit sogar bis nach Norddeutschland vordrang und dort das Marschenfieber todbringend verbreitete. Im Allgemeinen setzte sich aber für diese Krankheit der lateinische Begriff für schlechte Luft durch: Malaria. Periodisch wiederkehrendes Fieber, Schüttelfrost und schwere Krämpfe sind die sichersten Anzeichen. Nicht selten folgen Koma und schließlich Tod.

Nachdem Hilal der Malaria erlegen war, gab es für Johannes Schiltberger keinen Grund mehr, weiter als Leibwächter eines komplett verrückt gewordenen Prinzen in Poti zu bleiben. Zumal er festgestellt hatte, dass alles Opium der Welt seinen Schmerz nicht lindern konnte. Er war endlich bereit gewesen, mit Hilal Kinder zu haben. Kaum hatten sie begonnen, ihren Zyklus zu missachten, kamen die ersten Fieberanfälle.

Nun wollte Hans niemandem mehr gehören, keiner Frau, keinem Herrn, kein Sklave mehr sein, keine Befehle mehr empfangen – sosehr es auch gegen die göttliche Weltenordnung verstoßen mochte. Gott war eh schon tot. Nur noch nach Hause. Er hatte genug von Wemauchimmer und der Welt, die ihm keinerlei Glück gönnten. Bloß weg von allem.

Lasse und Yorick musste er nicht groß überreden. »Halleluja, endlich!«, stöhnte Lasse. Sie hatten schneller gepackt, als Hans selbst.

Sie brachen im Jahr 1425 an einem herrlichen Septembermorgen auf, gerade als die ersten Sonnenstrahlen an den Häusern leckten, und ritten an der Küste entlang bis nach Bothan, der nächsten großen Hafenstadt. Hans kannte die Strecke gut, er hatte schon mehrfach Max zu Konzerten dorthin begleitet. Doch egal, welchen Kapitän sie am Hafen ansprachen, keiner wollte sie mitnehmen. Also ritten sie weiter, immer weiter, klapperten auch kleine Häfen ab, aber stets mit demselben Ergebnis. Die Italiener und Griechen wollten es sich nicht mit den Tataren oder Osmanen verscherzen, sogar zwei skandinavische Frachter fanden sie, doch Lasse konnte nichts erreichen. Nach vier Tagen rasteten sie auf einem Hügel in Meeresnähe. Unten in der Bucht lag eine Karavelle vor Anker. Die Flaggen konnten sie nicht genau erkennen, doch sie sahen zumindest nicht türkisch oder persisch aus.

»Wenn die uns nicht mitnimmt, brenne ich den nächsten Hafen nieder und schwimme dann nach Konstantinopel«, brüllte Hans wütend gegen den Wind. »Los, wir zünden am Abend ein Signalfeuer an.«

»Damit locken wir doch nur mögliche Verfolger an«, gab Lasse zu bedenken.

»Glaubst du wirklich, dass dieses irrsinnige Wrack Mansuch uns einen Suchtrupp hinterherschickt?« Hans lachte. »Er hat all die Jahre keinen einzigen entflohenen Sklaven suchen lassen. Der ist doch inzwischen schon froh, wenn er den Weg zum Abort findet, ohne dass ihm seine eigene Schieße die Beine herunterläuft. Ich bin sicher, dass sich Fürst Liparit nicht mehr lange mit diesem Gast abgeben wird. Und selbst wenn … mit möglichen Verfolgern werden wir locker fertig. Es waren immerhin mal meine Männer.«

Bei Einbruch der Dunkelheit loderte ein großes Feuer auf dem Hügel. »Es ist Zeit abzuschließen«, sagte Hans und holte sein Gepäck. Er zog seine gesammelten Hefte heraus und warf sie ins Feuer.

»Bist du wahnsinnig?« Yorick wollte dazwischengehen.

Hans wehrte ihn ab. »Nein, nur müde. Das möchte ich nicht mehr lesen müssen. Wenn wir in die Heimat zurückkommen sollten, dann reicht mir diese Erinnerung.« Er tippte sich an den Kopf und fühlte sich befreit.

Nach einer Weile legte vom Schiff ein Ruderboot ab und näherte sich dem Strand. Fünf Männer entstiegen dem Boot und kamen mit brennenden Fackeln und gezogenen Waffen den steilen Hang hinauf. Ihr Anführer sagte etwas in einer Sprache, die Hans nicht verstand. Doch Yorick lachte laut auf und fiel dem verdutzten Bootsmann irre kichernd um den Hals.

»Flamen«, rief Yorick glücklich. »Das ist eine Karavelle aus Flandern!«

Der Bootsmann schubste Yorick wütend weg und wollte wissen, wer sie seien. Yorick erklärte die Situation und übersetzte. Wie sie beim letzten Kreuzzug in die heidnische Gefangenschaft geraten waren, wie sie jahrzehntelang als Sklaven für die Heiden kämpfen mussten und dass sie nun mit Gottes Hilfe bis hierher gekommen seien. Voller Hoffnung würden sie sich nun an die Schiffsbesatzung wenden, damit sie über das Meer kommen, zu ihren Familien und vor allem auch zu ihrem christlichen Glauben zurückkehren konnten.

Der Bootsmann strich zweifelnd über seinen grauen Bart. Gut, sagte er dann, das sei eine schöne Geschichte, aber wer garantiere ihm, dass die auch wahr sei. Er verlangte, dass sie alle das Vaterunser, das Ave Maria und das Glaubensbekenntnis aufsagten. Dass Max nicht reden könne, erklärte Yorick, dann sprachen sie die Gebete. Max faltete die Hände und senkte den Kopf. Es schien dem Bootsmann zu reichen. Er müsse sich mit dem Kapitän besprechen, sie sollten hier warten. Die Fackeln entfernten sich. Keiner sprach ein Wort. Sie starrten auf das Meer und verfluchten innerlich die Zeit, die in solchen Momenten des Wartens einfach nicht vergehen wollte.

Letztlich kehrte das Boot zurück ans Ufer. Der Kapitän sei bereit, sie mitzunehmen, um Christi willen. Aber nur bis Konstantinopel, denn das Schiff sei nicht auf dem Weg nach Europa, sondern nach Satalia. Yorick fiel dem Bootsmann erneut um den Hals. Man würde sie am kommenden Tag zur Mittagsstunde abholen. Allerdings: Die Pferde könne man nicht mitnehmen.

»Und jetzt?«, fragte Yorick.

Hans zuckte mit den Schultern. »Das war abzusehen, oder? Lassen wir sie hier laufen.«

»Ihr seid wohl verrückt geworden«, fuhr Lasse auf. »Dafür bekommen wir noch gutes Geld. Ihr erinnert euch an das letzte Fischerdorf dort hinten? Da reite ich morgen früh hin und verkaufe die Tiere.«

»Schade«, seufzte Yorick. »Ich mag mein Pferd.«

»Er mag sein Pferd, eh klar, Sodomit!«, ätzte Lasse.

Lasse wurde kurz vor Mittag von einem alten Mann mit Eselskarren zurückgebracht. Er grinste zufrieden und verteilte das Geld. »Ist nicht so viel, wie ich erhofft habe, aber immerhin habe ich einen passablen Preis rausschlagen können. Auf gehts! Das Meer ruft.«

Dank des großen Lateinersegels schoss die Karavelle schnell wie der Wind über das Schwarze Meer. Hans kämpfte zum Amüsement der Besatzung mit seinen üblichen Problemen, konnte jedoch ab dem dritten Tag für immer längere Zeiträume die Reling loslassen und sich mit staksigen Beinen auf dem Schiff bewegen. Er aß sogar eine Kleinigkeit. Es war jener Tag, als drei kleine Galeeren auftauchten und sich schnell der Karavelle näherten.

»Verdammt, Piraten!«, schrie der Kapitän und gab Befehl, so viel Fahrt wie möglich aufzunehmen. Die Galeeren versuchten mitzuhalten. Ein Schiff kam so nahe, dass man die türkisch gebrüllten Befehle des Piratenanführers und den Trommelrhythmus für die Ruderer hören konnte. Sie bereiteten sich auf das Entern vor. Yorick, Max und Lasse machten die Bögen schussklar. Hans band sich an den Mast, um nicht wieder von seiner Seekrankheit überrascht und kampfunfähig zu werden. Als die Galeere nah genug war, gab er den Schießbefehl. Vier, nachspannen, schießen, noch einmal vier, nachspannen, schießen, und noch einmal vier Piraten sanken getroffen zusammen. Die Galeere drehte ab. Yorick erwischte noch einen.

Es änderte jedoch nichts daran, dass die Piratenschiffe der Karavelle dicht auf den Fersen blieben. Immer in der Hoffnung, eine Gelegenheit zum Angriff zu finden. Das wendige flämische Schiff aber pflügte immer eine Nasenlänge schneller durch die Wellen. Drei Tage und zwei Nächte dauerte die Verfolgungsjagd. Samsun, Sinop oder einen anderen türkischen Hafen zum Schutz anlaufen, kam für den Kapitän nicht infrage. Dort, so fürchtete er, würde man eher den einheimischen Piraten helfen als ihnen. Dann kam erlösenderweise der Hafen von Sankt Masicia in Sicht. Sicheres Terrain für Europäer, denn die Stadt war eine Kolonie Genuas auf türkischem Grund. Bevor sie ihr Ziel erreichten, gaben die Verfolger noch einmal alles und näherten sich so weit, dass sie schießen konnten. Sie versuchten hauptsächlich Yorick auszuschalten, dessen zielgenaue, schnell nacheinander platzierten Pfeile die Piraten zuverlässig dezimierten. Vergebens. Yorick bekam keinen Kratzer ab. Dafür wurden drei Besatzungsmitglieder der Flamen getötet.

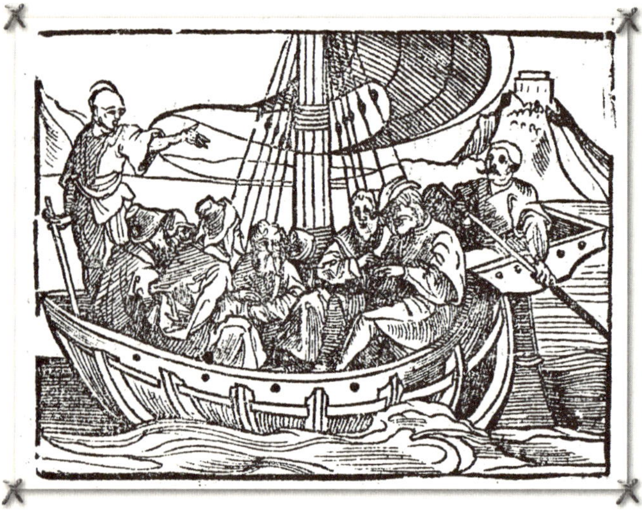

In Sankt Masicia lag die Karavelle vier Tage im Hafen. Hans nutzte die Zeit, um ausreichend Vorräte an Nudeln einzukaufen. Lasse trieb irgendwo noch einmal Kaffabohnen auf. Am vierten Tag gab der Statthalter bekannt, dass die Piraten abgezogen seien und die Passage wieder möglich sei.

Doch das Schicksal meinte es nicht gut mit dem Schiff. Kaum waren sie so weit draußen, dass sie nur noch Wasser und Himmel sahen, zog ein derart schweres Unwetter auf, dass sie Hunderte von Meilen zurück bis auf die Höhe von Sinop getrieben wurden. Im Sturm band sich Hans an die Reling, aus bekannten Gründen. Weder er noch die anderen konnten verhindern, dass einiges an Ladung, Proviant und Gepäck über Bord ging.

Die Reparaturarbeiten am Schiff im Hafen von Sinop dauerten acht Tage. Als sie erneut in See stachen, blieb tagelang der Wind aus. Einen Monat lang kam kein Land in Sicht. Die Vorräte neigten sich dem Ende zu. An einer kleinen Felseninsel sammelten sie alles an Schnecken, Muscheln, Seeigeln und Meerspinnen ein, was sie kriegen konnten. Als sie endlich den Bosporus durchquert hatten und den Prosphoriothafen von Konstantinopel erreichten, waren alle völlig ausgehungert und kurz vor dem Verdursten.

44. Der Kaiser

Seine Majestät, Kaiser Johannes VIII. Palaiologos, alleiniger Despot und Usurpator daselbst, wünscht Euch zu sehen.« Der Bote trug eine Leichenbittermiene zur Schau, als würde er zur Exekution laden. »Seid eine Stunde vor Sonnenuntergang im Palast.« Ohne eine Antwort abzuwarten, fügte er hinzu: »Ich werde seiner Majestät ausrichten, dass Ihr pünktlich sein werdet.« Er drehte sich schwungvoll um, Samt und Seide rauschten, und stolzierte aus der Unterkunft.

Die Männer sahen sich überrascht an. »Kaum zwei Tage hier, schon eine Audienz beim Kaiser?«, fragte Yorick. »Was will er von uns? Und vor allem: was zieht man da an?«

»Klar, Blödmann, das ist die wichtigste Frage«, kommentierte Lasse. »Bestimmt nicht den Lumpen, den du trägst.«

»Darum frage ich ja, Dummbeutel. Denken könnte helfen, ist bei dir aber nicht zu erwarten.«

»Yorick hat völlig recht. Wir können nicht wie Lumpensammler vor den Kaiser treten. Max besitzt noch seine kostbare seidene Konzertrobe. Aber wir?« Hans beschloss, dass man sich umgehend neu einkleiden müsste. Sie tauchten ein in die großen Basare der griechischen Metropole. »Nirgendwo Kaffabohnen«, musste Lasse feststellen, »und so etwas schimpft sich Weltstadt!« Dafür fanden sie bei einem Gebrauchtkleiderhändler passende Seidenroben in akzeptabler Qualität. Yorick maulte zwar, weil Rot nicht das Blau seiner Augen unterstützen würde, doch das rote Gewand saß einfach wie angegossen. Und Männer seiner Größe mussten ohnehin froh sein, überhaupt etwas Passendes zu finden. Um sich bei einem der unzähligen Schneider nach Maß neu einkleiden zu lassen, fehlte die Zeit.

Sie mussten sich beeilen, um rechtzeitig am großen Palast zu sein, der auf dem ersten der sieben Stadthügel über dem Marmarameer thronte. Wie Rom war auch Konstantinopel auf sieben Hügeln erbaut worden. Im Hippodrom vor dem Palast hatte eben ein Wagenrennen sein Ende gefunden, Menschenmassen strömten in die umliegenden Plätze und Gassen, drängten sich in Weinstuben und belagerten fliegende Händler, die Backwaren und Getränke anboten.

Vor dem Palast stand auf einer Marmorsäule das beeindruckende Reiterstandbild Kaiser Justinians. Hans fragte einen Passanten, woraus es denn gefertigt sei. Der antwortete, aus Glockenbronze und das Besondere sei, dass es komplett aus einem Guss sei. Früher hätte der Kaiser einen goldenen Apfel in der Hand gehalten, als Zeichen dafür, dass er der mächtigste Herrscher über Christen und Heiden sei. Aber da die heutigen griechischen Kaiser diese Macht nicht mehr besäßen, hätte man auch den Apfel entfernt. Unsinn, mischte sich da ein anderer ein, jeder wisse, dass die Statue komplett aus Leder sei, und genau das sei das Spezielle. Der erste Passant winkte genervt ab und riet Hans, man solle nicht auf jeden dahergelaufenen Dummkopf hören, denn wenn es aus Leder wäre, wie so viele behaupteten, dann wäre es schon längst verfault. Immerhin sei das Standbild bereits über tausend Jahre alt.

Neben dem Palast erhob sich die fulminante Kuppelkirche Sankta Sophia, geweiht der göttlichen Weisheit, erbaut von Kaiser Justinian. Beim ersten Besuch darin kam es Hans so vor, als wäre sie voller Wasser, so klar war der Marmor. Scheinbar schwerelos schwebte die gewaltige Kuppel mit ihren vierzig Fenstern über dem Hauptraum.

Johannes VIII. Palaiologos (1392–1448), byzantinischer Kaiser, der ab 1425 Konstantinopel regierte. **Joseph II.** (1360–1439), war von 1416 bis zu seinem Tod Patriarch von Konstantinopel.

Der Palastdiener mit der Leichenbittemiene empfing sie am Haupttor. Der Palast selbst schien aus lauter Spiegeln zu bestehen, so sehr glänzte der polierte Marmor mit der Goldlasur der Wände um die Wette. Im großen Audienzsaal thronte Kaiser Johannes inmitten von Würdenträgern. Hans und seine Kameraden sanken sofort auf die Knie und rutschten langsam näher, bis der Haushofmeister ihnen ein Zeichen gab, das sei nahe genug und sie könnten sich jetzt aufrichten.

Die Torwache habe ihm zugetragen, begann der Kaiser, dass die Herren eine gar abenteuerliche Reise hinter sich hätten. Er würde sehr gerne selbst aus dem Mund der Herren hören, was sich zugetragen habe.

Hans übernahm die Erzählung, gelegentlich unterstützt von Yorick. Lasse hingegen unterstützte Max im Umherstarren. Der Abend wurde lang, obwohl Hans nur eine sehr grobe Zusammenfassung, beginnend von der Schlacht bei Nikopolis bis zur Flucht von Poti, vortrug. Schließlich ließ der Kaiser Wein und Speisen reichen. Nichts Üppiges, wies er seinen Haushofmeister an, nur ein paar Kleinigkeiten zur Stärkung. Eine Stunde später bogen sich die eilig herbeigebrachten niedrigen Tische unter auserlesenen Köstlichkeiten. Ab und an stellte der Kaiser eine Zwischenfrage, ebenso der ehrwürdige Patriarch Joseph II., Oberhaupt der orthodoxen Christenheit. Alle anderen schwiegen und lauschten teils mit aufgesperrten Mündern. Fasziniert von der Erzählung, rührte kaum einer die Speisen an. Nur Max aß derweil, konzentriert wie ein Eichhörnchen, das sich auf die Winterruhe vorbereitet, alles in seiner Nähe auf.

Weit nach Mitternacht verkündete der Kaiser, dass sich die Flüchtlinge keinerlei Sorgen machen müssten. Er würde dafür sorgen, dass sie wohlbehalten in ihre Heimatländer kämen.

»Verzeiht, Majestät, dass wir Euch keine Geschenke für die Gnade Eurer Gunst bringen konnten«, ergriff Hans noch einmal das Wort und verneigte sich tief. »Stattdessen bitten wir Euch, das nun Folgende an Geschenkes statt anzunehmen.« Er wandte sich Max zu und sagte auf Deutsch: »Max, bitte spiel eine fröhliche Weise für seine Majestät.«

Misstrauisch beäugt vom Hofstaat nahm der seltsam starrende Untote, während er noch ein Mandelpastetchen kaute, seine Oud und spielte so lange, bis der Kaiser gerührt aufschluchzte und frenetisch applaudierte.

Nachdem sie entlassen waren, eilte ihnen ein junger Mann hinterher und fing sie in der Vorhalle ab.

»Verzeiht, meine Herren, dass ich Euch aufhalte. Ich bin Evren ibn Memduh, Gesandter seiner Hoheit des osmanischen Sultans Murad II., Allah segne seine Taten.« Der elegant gekleidete Mann verbeugte sich leicht.

Yorick starrte ihn fasziniert an. Auch Hans kam etwas an dem Mann bekannt vor.

»Ihr haltet uns nicht auf, ehrenwerter Evren ibn Memduh.« Hans verneigte sich höflich. »Ich bin Johannes Schiltberger. Das sind Yorick van Nazareth, Maximilian der Sendlinger und Lasse …« Ihm fiel auf, dass er noch nie Lasses Namenszusatz gehört hatte.

»Sigurtsson«, sprang Lasse ein. »Lasse Sigurtsson.«

»Angenehm, Eure Bekanntschaft machen zu dürfen«, sagte Evren strahlend. »Bitte entschuldigt meine dreiste Fragerei, aber ich muss es einfach wissen: Kommt der erstaunliche Musikus, der wie ein Untoter wirkt, aus dem Land Bayern?« Er wies auf Max.

»Ja, Herr.« Hans nickte. »Das haben wir doch zu Beginn unserer Ausführungen erwähnt …«

»Nein, verzeiht, da muss ich Euch korrigieren, Herr Johannes.« Der osmanische Gesandte hob den Zeigefinger. »Ihr sagtet, dass Ihr aus dem Land Bayern kommt, aber nichts darüber, woher der Musikus stammt.«

»Oh, nun, dann bitte ich das zu entschuldigen. Ja, Max stammt aus einem Dorf namens Sendling nahe der Stadt München. Warum fragt Ihr? Kennt Ihr das Land Bayern?«

»Nein, leider nicht. Ich hoffe, es einmal zu sehen. Vielleicht nimmt Euer König diplomatische Beziehungen zu meinem König auf. Dann würde ich es gerne besuchen.« Er räusperte sich und fuhr leicht verlegen fort. »Es ist so, meine Mutter liebt die Oud und hat einige großartige Oudspieler an den Hof meines Vaters in Bursa geholt, um sie in ihrer Kunst zu fördern. Mein Vater liebt meine Mutter abgöttisch und kann ihr nichts abschlagen. Sie hat mir des Öfteren von einem befremdlichen, aber höchst meisterlichen Oudspieler erzählt, den sie in ihrer Jugend gekannt hat. Sie sagte, er sei so seltsam wie ein Untoter, weil er zu viel gesehen hatte. Dank seiner geradezu göttlichen Musik hätte sie die erste Zeit ihrer Gefangennahme gut überstanden.«

»Eure Mutter?«, fragte Hans und Yorick stöhnte auf.

»Ja. Sie stammt auch aus dem Land Bayern. Ihr Name ist Aynur. Sie hat das Vergnügen, die Favoritin meines Vaters zu sein, weil sie meinem Vater den einzigen Sohn geschenkt hat: mich.«

Schlagartig wurde Hans klar, was ihm an Evren ibn Memduh so bekannt vorgekommen war. Er sah sich selbst als jungen Mann. Ihm wurde schwindelig. Lasse stützte ihn. Hans brachte kein Wort mehr hervor.

»Sie hat mir sogar ein paar Worte in ihrer Muttersprache beigebracht«, plapperte Evren weiter. »Aber das meiste davon ziemt sich nicht, in diesem Rahmen gesagt zu werden.«

»Nur zu«, ermutigte ihn Lasse.

»So ein Schmarrn«, sagte Evren verlegen lächelnd auf Deutsch. Hans schnappte nach Luft. »Ich spreche zwar neben Türkisch noch Persisch, Griechisch und Italienisch, aber Deutsch ist mir leider weitgehend versagt geblieben.«

»Verzeiht, ehrwürdiger Gesandter Evren, Sohn des Wesirs Memduh«, ergriff Yorick schnell das Wort. »Unser Freund ist durch die Strapazen der Reise etwas unpässlich. Warum besucht Ihr uns nicht dieser Tage? Dann können wir gerne über das Bayernland und die Geschichten Eurer ehrwürdigen Frau Mutter plaudern.«

»Natürlich, natürlich.« Evren blickte besorgt in Hans' Augen. »Ich wollte Euch nicht inkommodieren, werter Herr Johannes. Die plötzliche Erinnerung an die geliebte Heimat durch meine unbedachten Worte … Ich werde Euch übermorgen einen Diener mit einer Einladung in mein Haus schicken. Da könnt Ihr zwar nicht meine beiden Frauen kennenlernen, denn die sind schon in unser Winterquartier auf den Inseln vorgefahren, um alles vorzubereiten, aber meine Kinder sind da.«

Auf dem Heimweg in die Unterkunft sagte Lasse: »Glückwunsch, du hast Enkelkinder!«

»Einfach mal das Maul halten, Schwachkopf«, antwortete Yorick.

Hans schwieg, legte sich einfach ins Bett und starrte an die Decke, bis er in den frühen Morgenstunden doch vom Schlaf übermannt wurde.

Im Innenhof von Evrens Anwesen plätscherte ein Springbrunnen. Geschützt von den kühlen Winterwinden konnte man unter Palmen angenehm im Freien sitzen, heißen Kräutertee nippen, Gebäck naschen und den beiden Kindern beim Spielen zuschauen. Yahya Maxim hieß der Bub, Sedef das Mädchen.

»Yahya«, sagte Hans beklommen. »Das ist die türkische Version von Johannes.«

»Ja.« Evren strahlte. »Johannes der Täufer, wie er bei euch Christen heißt. Er ist auch eine wichtige Person in unserem Koran. Meine Mutter erzählte mir, dass ihr Bruder Johannes hieß. Er war mit ihr in die Gefangenschaft geraten und war ihr ein steter Halt in fürchterlichen Stunden. Was genau sie damit meint, hat sie leider nie gesagt. Er muss ein großartiger Krieger gewesen sein. Man nannte ihn den Türkenfresser, weil er bei der Schlacht von Nikopolis so mutig war. Sein Freund war eben jener Maximilian, der Oudmeister.«

»Ihr Bruder Johannes ...«, murmelte Hans.

»Ja, er hieß genau wie Ihr! Welch Zufall.«

»Johannes ist ein sehr häufiger Name in Deutschland. Sehr häufig. Was ist aus ihm geworden?«

»Das wissen wir nicht. Er hat einen Fluchtversuch unternommen und ist danach verschwunden. Vermutlich hat man ihn getötet. Zu Ehren meines unbekannten Onkels und des Oudmeisters habe ich den Buben Yahya Maxim genannt, damit er so stark und furchtlos wird wie Johannes und seine Schwester immer gut beschützt und trotzdem ein Feingeist ist. Zu schade, dass Oudmeister Max nicht spricht und ... na ja, so seltsam ist. Ich würde ihn gerne fragen, was aus Johannes geworden ist.«

»Das kann ich Euch ...«, begann Lasse, erstarrte dann aber unter Hans' Blick.

»Ja?«, hakte Evren nach.

»... auch nicht sagen.« Lasse stopfte sich ein Stückchen Honiggebäck in den Mund.

»Es ist so bedauerlich, dass wir übermorgen auf die Insel Sivriada aufbrechen«, sagte Evren. »Ich hätte so gerne mehr von Eurer Gesellschaft gehabt.«

»Richtet Eurer Mutter bitte unbedingt Grüße von uns aus. Vor allem von Max«, sagte Yorick.

»Gerne«, antwortete Evren, dann wurde er sehr ernst. »Ich möchte Euch eines versichern: Kaiser Johannes vertraut mir. Ebenso mein Herr Sultan Murad. Ich bin der einzige Türke hier, der von Euch weiß, von Eurer Flucht und allem. Nun bin ich im Konflikt, denn ich müsste meinem Herrn von Euch berichten. Dann könnte aber mein Herr Euch zurückfordern. Andererseits liebe ich meine Mutter sehr und möchte nicht ihre Freunde wieder in Gefangenschaft führen. Ich werde also mein Gewissen bis zum Frühjahr auf der Insel prüfen und dort alles genau abwägen. Ich hoffe, dass seine Majestät bis dahin eine Lösung gefunden hat.«

»Ist er denn blind?«, fragte Lasse auf dem Heimweg. »Jeder, wirklich jeder, sieht doch auf den ersten Blick, dass ihr Vater und Sohn seid. Wie aus dem Gesicht geschnitten. Wenn er nur einmal in den Spiegel schaut, muss er es erkennen. Selbst der kleine Yahya sieht schon aus wie eine Miniatur von dir.«

»Halt die Klappe, Lasse, Sohn des Sigurt«, sagte Yorick ungehalten.

»Selber Klappe. Sehr helle scheint dein Sohn ohnehin nicht zu sein. Ich meine, da kommt ein bayrischer Johannes mit dem Oudmeister Max in sein Haus, und seine bayrische Mutter hat ihm immer von einem Johannes und seinem besten Freund, dem Oudmeister Max, erzählt. Der kann ja nicht mal eins und eins zusammenzählen.«

»Lasse, du Bauerntrampel …«, schimpfte Yorick.

»Nein, lass ihn nur. Er hat ja recht.« Hans zog seinen Mantel zu, der Wind ließ ihn frösteln. »Jeder sieht es. Er kennt nur die Geschichten seiner Mutter. Dass die aus mir ihren Bruder gemacht hat und mich dann sterben ließ, verstehe ich vollkommen. Darum möchte ich nicht, dass wir noch einmal hingehen. Was, wenn er uns auf die Insel einlädt und bei der Gelegenheit seinen Frauen vorstellt, die werden es merken und dann …«

»Ja und?« Yorick dachte pragmatisch. »Du gibst dich als der verschollene Onkel Johannes zu erkennen. Damit ist die Familienähnlichkeit glaubhaft.«

»Vielleicht eine Möglichkeit.«

Zurück in der Unterkunft, wartete ein Bote auf sie. Seine allerhöchste Majestät ließ ausrichten, dass er für eine angenehmere Bleibe gesorgt habe. Die Herren mögen packen, eine Barke würde sie auf die wunderschöne Insel Lemprie bringen, wo Patriarch Joseph eine Residenz habe. Der Patriarch würde sie als seine Gäste willkommen heißen und bis zu ihrer Abreise bewirten.

Barbara von Cilli (ca. 1390–1451), zweite Ehefrau des römisch-deutschen Kaisers Sigismund, berühmt-berüchtigte Astrologin und Alchimistin, regierte als Stellvertreterin ihres Mannes über längere Zeiträume Ungarn und Böhmen.

Bei Insel durchzuckte es Hans kurz. Wie hieß die Insel, die Evren genannt hatte? Anders. Nicht Lemprie.

Seine Majestät, so der Bote weiter, habe bereits Vorkehrungen für die Rückkehr der Herren getroffen. Sein Bruder nämlich weile zur Zeit als Gast bei Königin Barbara in Ungarn. Königin Barbara von Ungarn habe übrigens, das dürfte die Herren interessieren, das Vergnügen, die Gattin des deutschen Kaisers Sigismund zu sein. Sie regiere als Statthalterin das Ungarnreich für ihn. Seine Majestät Johannes werde seinem Bruder bald eine Galeere schicken, die ihn am Donaudelta abholt. Mit diesem Schiff könnten die Herren fahren und so gefahrenlos in die Walachei gelangen.

»Was für famose Nachrichten«, sagte Hans. »Sagt seiner Majestät, dass wir gerne sein Angebot annehmen und uns auf die baldige Rückkehr in die Heimat freuen.«

Bald ist ein dehnbarer Begriff. In diesem Fall bedeutete es rund drei Monate. So lange verbrachten sie ihre Tage im Gästehaus des Patriarchen auf einer der Prinzeninseln vor der türkischen Küste. Auch auf dem Berg der Insel stand eine Kirche der heiligen Sophia, die Yorick regelmäßig besuchte. Der Patriarch und andere Gelehrte fragten Hans nach den Sitten und Gebräuchen der Heiden aus. Dass es unterschiedliche Moslems gab, die einander hassten und bekriegten, war ihnen neu. Besonders fasziniert zeigten sie sich von der Heiligen Familie mit dem elefantenköpfigen Jesuskind aus Indien. Das, so war die einhellige Meinung, sei wirklich höchst erstaunlich, aber auch passend, denn Jesus sei wie ein Elefant stark und gewaltig.

Eher nebenbei erfuhr Hans, warum der Kaiser sie auf die Insel geschickt hatte: Er fürchtete, genau wie Evren, dass sie in der Stadt von Heiden erkannt werden könnten. Um zu verhindern, dass sie sich öffentlich zeigten, hatte er sie auf die Insel verbannt und verboten, dass sie in die Stadt zurückkehrten. Er bereute zutiefst, den osmanischen Gesandten auch zur Audienz geladen zu haben und ließ nun die Korrespondenz des Gesandten zur Sicherheit überwachen.

Versorgungsboote von Konstantinopel brachten alles an Annehmlichkeiten, was die Männer begehrten. Lasse war in seinem Element, denn er organisierte mit üppigen Bestechungsgeldern Opium und Hanfblüten. Zudem konnte man Skorpionstachel rauchen, denn die kleinen Spinnentiere gab es überall. Da sie nicht so giftig waren, probierten auch Hans und Yorick den Rausch, bereuten es aber anschließend aufs Bitterste. Schließlich schaffte Lasse es sogar einmal, einen kleinen Sack Kaffabohnen, woher auch immer, zu präsentieren. Einzig der Umstand, dass es auf der Insel fast nur Pfaffen gab, betrübte ihn

Yorick hingegen nicht. Die meisten Ehefrauen, Haushälterinnen, Köchinnen und Wäscherinnen waren alt und hässlich. Lasse vermutete – durchaus zu Recht –, dass man alle jungen Frauen wegen ihnen von der Insel verbannt hatte.

Ende Dezember kam mit einem der Boote auch ein Brief an Hans. Er traute sich erst nicht, ihn zu öffnen. Nicht alleine. Er suchte und fand Max. Der saß auf einem Felsen am Meer und spielte seine Laute.

»Ich habe Post bekommen.« Hans setzte sich neben Max, der zu spielen aufhörte. »Von Evren. Ich lese ihn dir vor. In Ordnung?« Mit zittrigen Fingern brach Hans das Siegel.

Verehrter Herr Johannes,

ich schicke Euch die herzlichsten Grüße und Allahs Segen. Lasst mich Euch noch einmal auf diesem Weg versichern, wie sehr ich es genossen habe, Eure Bekanntschaft zu machen. Mein Herz quillt über vor Freude, wenn ich an unsere gemeinsamen Stunden denke.

Ich habe lange gezögert, Euch zu schreiben, letztlich aber höre ich auf mein Herz. Ihr müsst wissen, dass ich zwar nur ein unwürdiger Diener Allahs bin, aber ich bin weder blind noch einfältig. Natürlich ist mir sofort aufgefallen, dass uns beide eine nicht zu leugnende Ähnlichkeit verbindet. Darum wage ich es hiermit, Euch als meinen geliebten Onkel anzusprechen.

Ich weiß nicht, welche Beweggründe Ihr habt, geliebter Onkel, Euch mir nicht zu offenbaren. Vielleicht wollt Ihr meiner Mutter, Eurer Schwester, keinen Schmerz darüber zufügen, dass Ihr nun auf dem Weg in die Heimat seid, die sie nie mehr sehen wird. Ihr habt vermutlich recht, dass es besser ist, sie

behält Euch als verstorben im Herzen, als ihr Herz nun erneut zum Bluten zu bringen. Diese Entscheidung ist sicher der Weisheit Eures Alters geschuldet. Wisset, dass meine Mutter immer sehr respektvoll über Euch spricht und dabei nicht selten glücklich lächelt. Sie betet auch oft für Euch. Ich werde daher Eure Entscheidung respektieren. Es wird unser gemeinsames Geheimnis bleiben. Macht Euch keine Sorgen, ich werde meinem Herrn, dem Sultan, erst über Euch berichten, wenn ich Euch in der Sicherheit Europas weiß.
Geliebter Onkel, ich wünsche Euch eine glückliche Rückkehr in das Bayernland und Gottes Segen auf Eurer weiteren Lebensreise. Möge Allah Euch mit einem hohen Alter belohnen und Euch in der Stunde des Todes gnädig sein. Ich werde Euch jedenfalls immer in meinem Herzen behalten.

Euer Euch immer liebender Neffe Evren.

Hans ließ den Brief sinken und lächelte.

45 Der Vampir

Ein Geleitschreiben des griechischen Kaisers habt Ihr?«, fragte der deutsche Kaufmann. Die Galeere hatte sie bis zur Burg Gily im Donaudelta gebracht. Von hier aus mussten sie selbst schauen, wie sie weiterkamen. Zum Glück trafen sich in Gily Kaufleute aus ganz Europa. »Wirklich? Zeigt es mir, Herr Johannes.«

Hans präsentierte die Schriftrolle, die auf Griechisch und Latein verfasst war. Kaiser Johannes hatte alle vier Männer mit Passierscheinen ausgestattet, damit sie belegen konnten, dass sie unter seinem Schutz reisten.

»Gut, gut.« Der Kaufmann namens Michel Hofstetter studierte die Zeilen, als könne er sie lesen, und fuhr mit den Fingerkuppen ehrfurchtsvoll über das Wachssiegel. Er war ungefähr in Hans' Alter. Er war mit seinem Bruder Benno und zwei Gehilfen unterwegs. Die Gehilfen hießen Georg und Heiner. Georg war ein buckliger, muffiger Einfaltspinsel, Heiner ein Berg von einem Mann, der von sich immer in der dritten Person sprach, ausgestattet mit dem sonnigen Gemüt und dem simplen Geist eines Welpen. »Dann sehe ich keine Schwierigkeiten, mein Herr. Ihr könnt Euch gerne uns anschließen und mit uns nach Lemberg reisen. Nur … was ist mit Eurem Freund? Er ist … nun ja, höchst seltsam.«

»Auch er hat ein Schreiben des Kaisers«, antwortete Hans. »Er ist wohl etwas seltsam, aber ich bürge für ihn. Er ist ein hervorragender Musiker und wird uns lange Abende versüßen. Außerdem ist er ein guter Kämpfer, was uns im Falle eines Überfalls zugutekommen wird.«

»Jaja«, brummelte Michel Hofstetter. »Die Straßen entlang der Karpaten sind nicht sehr sicher. Darum werden wir auch nicht die Karpaten überqueren und durch Transsylvanien reisen, was für Euch die kürzere Strecke wäre. Das ist viel zu gefährlich.«

»Wir haben ein Schiff gefunden, das uns mitnimmt!«, berichtete Yorick beim Wein. Es gab nur ein Wirtshaus in Gily, in dem sie sich treffen konnten. »Eine Karavelle aus Burgund, die tatsächlich in meine Heimat Flandern fährt. Sie legt gleich morgen früh ab. Wir müssen heute Nacht noch an Bord.«

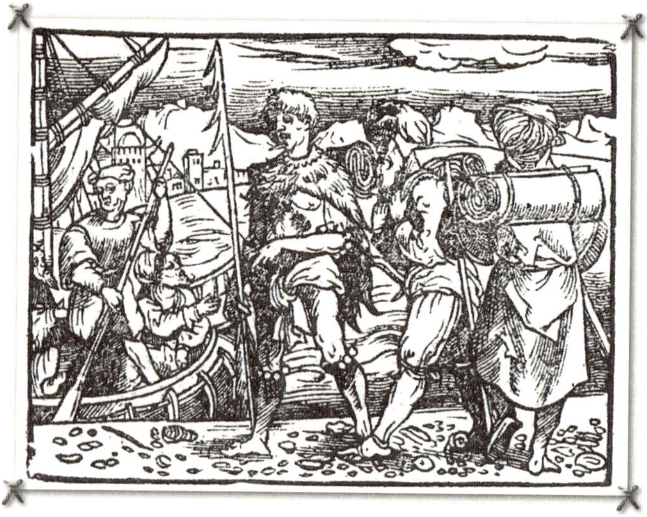

»Von dort finde ich sicher ein Schiff nach Schweden«, ergänzte Lasse glücklich strahlend.

Je mehr Wein sie tranken, umso schwermütiger wurden sie. Die Freude über die Reisemöglichkeiten wich der Trauer über den Abschied.

»Ich liebe dich«, sagte Yorick unter Tränen, als er Hans umarmte. »Du wirst immer ein Teil von mir bleiben.« Er umarmte Max. »Und du, mein kleiner Bruder, bist einer der feinsten Menschen, die ich je getroffen habe. Ich werde für euch jeden Tag beten. Und ich werde euch schreiben. Ich schreibe an Johannes Schiltberger in München!«

Auch Lasse schluchzte, als er sich verabschiedete. Vier nicht mehr ganz junge Männer standen im Dunkeln vor der Taverne in Gily, drei davon heulten Rotz und Wasser. Nur wenige Schritte, nachdem sie sich getrennt hatten, kehrten sie noch einmal um und fielen sich erneut in die Arme.

Der Weg führte sie von Gily erst nach Akkerman an der Dnjestr-Lagune. Von dort hielten sie sich eine Weile am Fluss entlang bis nach Asparseri. Die Reisegefährten erwiesen sich als recht angenehm. Die Kaufmannsbrüder beherrschten die gängigen Sprachen der Region und genossen die Abende, an denen Hans von seinen diversen Abenteuern erzählte. Der Gehilfe Heiner hing mit Riesenaugen und offenem Mund stets an Hans' Lippen. Es war kaum zu übersehen, dass er Hans abgöttisch verehrte.

Mit Unbill mussten sie zur Kenntnis nehmen, dass der Winter dieses Jahr einfach nicht enden wollte. Noch im April fegten Schneestürme durch das Land, der Fluss war in weiten Teilen erneut zugefroren, obwohl es schon einmal getaut hatte. Dann zog sich Max auch noch eine schwere Erkältung zu, die hartnäckig blieb. Er verhüllte sich auf der Reise komplett, nur ein Schlitz für die Augen blieb frei. Hans verpackte ihn noch in Fellen. Sie mieteten sich einen Pferdeschlitten, der sie nach Sedschoff, der Hauptstadt des Fürstentums

Moldau, bringen sollte. Entlang der Karpaten ging es durch die tief verschneite Landschaft. Die Menschen dort waren schroff und verschlossen. Hans schrieb das zunächst dem ungewöhnlich langen Winter zu. In den Dörfern, in denen sie übernachteten, schlug man ihnen mehr als einmal die Türen und Fensterläden vor der Nase zu. Die Frauen und Alten bekreuzigten sich ununterbrochen. Mehrfach hörte Hans sie »Strigoi« tuscheln, wobei sie auf Max zeigten.

»Was soll das mit diesem Strigoi?«, fragte Hans den Wirt in einem der Dörfer, deren Namen er sich nicht merken wollte. Der Wirt kam aus Transsylvanien und sprach Deutsch. »Warum nennt ihr meinen kleinen Bruder so und bekreuzigt euch ständig?«

Der Wirt bekreuzigte sich umgehend und küsste das Kruzifix, das er gut sichtbar um den Hals trug. »Ein Strigoi«, stammelte er und sah sich furchtsam um. »Ihr wisst nicht, was ein Strigoi ist, Herr? Die Griechen nennen es Wrukolaka, andere Upir, Dhampyr oder Vampir.«

»Upir?« Hans zog die Augenbrauen kraus. »Das sagt mir auch nichts.«

»Ein Upir ist ein Nachtzehrer.« Der Wirt bekreuzigte sich wieder. »Einer, der nachts ausgeht und Blut von Menschen trinkt.«

»Ein Nachtdämon?«

»Sicher, mein Herr. Eine verfluchte Seele, ein Nachtdämon.« Bekreuzigung. »Ein besessener Untoter, der in seinem Grab liegt und das Sonnenlicht fürchtet. Man hört sie in ihren Gräbern schmatzen! Doch bei Nacht gehen sie um und holen sich die Menschen.«

»Verstehe«, antwortete Hans amüsiert. »Und ihr denkt nun, dass mein Freund Max ein solcher Nachtdämon ist?«

»Nein, kein Dämon. Kein Upir oder Vampir. Ein Strigoi eben. Ein Strigoi ist ähnlich wie ein Vampir, aber nicht ganz. Ein Vampir kann ein Dämon oder auch ein Mensch sein. Ein Strigoi aber ist immer nur ein Mensch, kein Dämon. Ein verfluchter Mensch, der wegen schwerer Sünden nicht im Grab ruhen kann. Warum sonst reist Euer Freund so verhüllt? Denn wenn man dann sein fahles Gesicht sieht, weiß man Bescheid!«

»Er ist krank und muss sich vor der Kälte schützen! Darum ist er so blass, darum ist er auch bereits auf seinem Zimmer und schläft.«

Der Wirt schwieg und spitzte abschätzig die Lippen.

»Ich versichere euch allen hier im Dorf, dass mein Freund Max kein Untoter ist und noch nie in einem Grab lag«, lachte Hans.

Der Wirt schielte ihn misstrauisch von der Seite an. »Mögen Eure Worte wahr sein, Herr.«

»Nennst du mich einen Lügner, frecher Kerl?«

»Nein, Herr, nein. Es ist nur so, dass es in den letzten Jahren einige unerklärliche Todesfälle gegeben hat und dann das Wetter! Es spielt verrückt. So lange dauerte der Winter seit Menschengedenken noch nie. Es spricht alles dafür, dass Strigois ihr Unwesen treiben.«

»Jetzt können Nachtzehrer auch noch das Wetter beeinflussen? Mein Freund ist erst heute hier angekommen. Er war zuvor in Konstantinopel«, sagte Hans ungehalten. »Er kann also gar nicht euer Strigoi sein.«

»Das sagt gar nichts, Herr«, wischte der Wirt das Argument beiseite. »Ich weiß nicht, wo dieses Konstantinopel liegt, aber so weit kann es nicht sein. Strigois können über lange Strecken miteinander reden. Durch die Erde. Das Gewürm trägt ihre Nachrichten weiter.«

»Und dagegen kann man nichts tun?«

»Doch, Herr, kann man. Aber dazu muss man das Grab des Untoten finden. Dann kann man ihn bei Tag herausnehmen und sein Herz verbrennen. Oder man zerhackt ihn und begräbt die Teile einzeln. Das ist das Einzige, was hilft.«

»Dann sucht das Grab.« Hans schüttelte ungläubig den Kopf. Einfältige Bauern. Dummer Aberglaube wie im tiefsten Indien. Und das mitten in Europa.

»Das geht nicht, solange der Boden gefroren ist.« Bekreuzigung.

»Dann reibt euch mit Knoblauch ein«, scherzte Hans und deutete auf die Kaskaden von getrockneten Knoblauchzöpfen, die von der Decke hingen. Man schien in dieser Gegend vorwiegend vom Knoblauchanbau zu leben.

Der Wirt sah überrascht auf. »Ihr meint, das könnte helfen?«

»Sicher«, log Hans. »Das ist in Anatolien ein probates Mittel gegen Nachtzehrer. Die nennt man dort übrigens Ghul. In Anatolien hatten sie eine regelrechte Plage. Ist es nicht so, dass Nachtzehrer aller Art, seien es nun Ghule, Strigois oder Vampire, das Blut von Menschen begehren? Dorthin leitet sie ihre feine Nase. Und der starke Knoblauchgeruch verdeckt den verführerischen Blutduft. Dank Knoblauch ging die Ghulplage in Anatolien schnell vorbei.« Er musste sich beherrschen, ernst zu bleiben.

»Das werden wir versuchen, Herr.« Der Wirt starrte Hans mit einer Mischung aus Furcht und Misstrauen an.

»Und verschließt später gut eure Türen«, sagte Hans.

»Das sowieso!« Der Wirt stand auf, um andere Gäste zu bedienen. Bald war er mit den Einheimischen im Gespräch, sie tuschelten und schauten immer wieder zu Hans hinüber.

»Ich habe es doch geahnt, dass wir mit Eurem seltsamen Freund Ärger bekommen«, sagte Michel Hofstetter, der mit seinem Bruder und den Gehilfen bislang schweigend dabeigesessen hatte.

»Niemand bekommt Ärger wegen ihm«, gab Hans entrüstet zurück. »Nur weil diese Hinterwäldler einem dummen Aberglauben anhängen, hat das doch nichts mit meinem Freund zu tun.«

»Ihr müsst es ja wissen, Herr Johannes.« Der Kaufmann nahm einen tiefen Schluck Bier.

»Ich hatte in meiner Jugend mal den Traum, die Wunder der Welt zu sehen«, sagte Hans. »Inzwischen sehe ich fast nur noch das Wunder der unendlichen menschlichen Dummheit.«

»Ich möchte Euch nur warnen«, sagte Michel Hofstetter. »Ich kenne die Gegend rings um die Karpaten gut. Da wimmelt es von Nachtzehrern, Upiren, Vampiren, Dhampyren und Wrukolakas, Dämonen, die ihre Gestalt ändern können, mal Wolf, mal Mensch sind. Man hört die verrücktesten Geschichten. Und die Menschen glauben daran, egal, was die Pfaffen von der Kanzel predigen.«

»Aber der liebe Gott beschützt doch den Heiner und uns alle«, sagte Heiner unsicher mit seiner Fistelstimme.

»Natürlich, Heiner«, antwortete Benno Hofstetter. »Der liebe Gott wacht über alle. Und du kennst doch den Herrn Max. Der ist sicher kein Nachtzehrer.«

»Nein, da habt Ihr recht, Herr. Der Herr Max ist eine ganz empfindsame Seele.«

Hans sah Heiner erstaunt an. Der Koloss lächelte liebevoll vor sich hin.

»Lass dich nicht von dem dummen Aberglauben dieser Dorftrottel anstecken«, sagte Michel mit erhobenem Zeigefinger.

»Heiner doch nicht, Herr.« Heiner hob die Hand zum Schwur.

»Hier, Herr Johannes«, der Wirt kam zum Tisch und reichte Hans einen Krug mit lauwarmem Bier. »Ein Nachttrunk.«

»Ich habe nichts bestellt.«

»Der geht aufs Haus. Weil Ihr uns den wertvollen Hinweis mit dem Knoblauch gegeben habt.«

Die Zimmer in der Herberge waren winzig, stinkig und eiskalt. Im Gegensatz zu anderen Gasthäusern gab es hier für jeden eine eigene Kammer. Hans fühlte sich nach dem Nachttrunk völlig besoffen und dösig. Er wollte sofort schlafen.

Er beschloss, sich gar nicht auszuziehen und deckte sich mit seinem Pelzmantel aus Sibirien zu. Kaum lag er, war er auch schon tief im Reich der Träume.

Dass sich in seinen Träumen Nachtzehrer in exotischen Gewändern tummelten, wusste er nicht mehr, als ihn ein Klopfen hochschrecken ließ. Sein Schädel dröhnte. »Was soll das?«, brüllte er gegen das heftige Pochen.

»Herr Johannes«, rief eine bekannte Stimme von draußen. Heiner. »Herr Johannes, kommt schnell! Herr Max!«

Hans sprang aus dem Bett und knallte gegen die Dachschräge. Fluchend ging er zur Tür. Doch so sehr er am Griff zog, die Tür öffnete sich nicht.

»Verdammt, Heiner, was ist los?«, schrie er. »Was ist mit Herrn Max?«

»Sie haben ihn, Herr Johannes! Kommt schnell, bevor sie ihm ein Leid antun.« Heiner klang verzweifelt.

Hans rüttelte an der Tür. »Man hat mich eingeschlossen, Heiner. Warte, ich suche meine Axt.« Er sah sich um, nur wenig Mondlicht fiel durch die Schlitze im Fensterladen. Hans riss den Laden auf. Das Fenster war zu klein, als dass er sich hindurchzwängen könnte. Unten auf dem Weg erkannte er Menschen, die mit Fackeln zu einem Ort außerhalb seines Blickfeldes liefen. Wo war seine Axt? Das meiste Gepäck hatten sie unten im Schlitten gelassen …

»Geht aus dem Weg, Herr Johannes!«, rief Heiner vom Flur her. »Weg von der Tür, Herr.« Wenig später gab es einen gewaltigen Rums, die Tür erbebte. Einen weiteren Rums später flog die Tür aus dem Rahmen und mit ihr Heiner ins Zimmer. Dahinter sah der bucklige Georg verschreckt herein. Heiner rappelte sich schnell auf und hob das Türblatt hoch. »Den Heiner haben sie auch eingesperrt, aber eine Tür hat den Heiner noch nie aufgehalten. Schnell, Herr Johannes, schnell. Sie wollen Herrn Max töten. Der Heiner konnte nicht schlafen, und da hat er …«

»Heiner und Georg, weckt die anderen und macht sofort den Schlitten fertig!« Hans schnallte sich Schwert und Dolch um und sprang, mehrere Stufen auf einmal nehmend, die Treppe hinunter in den Gastraum. Von unten rief er noch: »Sammelt auch den Rest Gepäck ein! Los!«

Hans stürzte hinaus in die eisige Nacht, dem Fackelschein hinterher. Auf dem Dorfplatz hatten sich die Bewohner versammelt. Fünfzig, vielleicht sechzig. Alle mit Fackeln und Heugabeln, Sensen, Dreschflegeln oder anderen hölzernen Arbeitsgeräten bewaffnet. Außer ein paar Sensen sah Hans keine Waffen wie Schwerter oder Lanzen, die ihm ernsthaft gefährlich werden konnten. Max stand, eingeschnürt wie ein Paket, völlig apathisch auf einem kleinen Podest in der Mitte des Platzes. Neben ihm der Wirt und der Ortsvorsteher.

Der Ortsvorsteher hielt eine flammende Rede in einer Sprache, die Hans nicht verstand, in der jedoch mehrfach das Wort Strigoi fiel. Immer wieder bejubelten die Versammelten einzelne Sätze ihres Anführers. Der Ortsvorsteher nahm ein langes Schlachtermesser zur Hand.

»Lasst mich durch, ihr Idioten«, schrie Hans, und da ihm niemand Platz machen wollte, im Gegenteil bedrohten ihn manche mit den hölzernen Heugabeln, zog er Schwert und Dolch. Endlich wichen sie zurück. Ein, zwei Mutige stachen mit den Gabeln nach ihm. Seine Klinge ließ das Holz zersplittern. Auch den Stil einer Sense, die von links auf ihn herabsauste, zerschlug er mit dem Schwert. Er hechtete auf das Podest und stellte sich vor Max.

»Was macht ihr Wahnsinnigen denn da?«, brüllte er in die aufgewühlte Menge.

»Haltet Euch zurück, Herr«, sagte der Wirt. Um seinen Hals baumelte eine geflochtene Knoblauchkette. »Es geht nicht um Euch.«

»Wenn es um Max geht, geht es auch um mich.«

»Dann hat Euch der Strigoi mit einem Bann belegt!«, schrie der Wirt und wandte sich beifallheischend an den Mob. »Er ist verhext!«, keifte er.

Hans gab dem Wirt eine Ohrfeige, die ihn von den Füßen riss.

»Heute Abend ist Agnes, die Frau des Müllers, plötzlich gestorben«, rief der Wirt, während er sich aufrappelte. »Sie war kerngesund! Und sie stirbt von einer Minute auf die andere?«

»Ja, Menschen sterben mitunter von einer Minute auf die andere«, antwortete Hans verblüfft. »Auch wenn sie zuvor gesund erscheinen.«

»Wir haben Male an ihrem Hals gefunden. Und das, Herr, ist der Beweis, dass es nicht mit natürlichen Dingen zugegangen ist.«

»Was für Male?«

»Bisswunden.«

»Dann zeigt mir die tote Müllerin!«

»Oh nein, Herr. Wir haben schon ihr Herz herausgenommen und den Kopf abgetrennt, damit sie sich nicht auch noch in einen Strigoi verwandelt.«

»Seid ihr hier alle komplett dem Irrsinn anheimgefallen?«, brüllte Hans. »Weil die Müllerin stirbt, zerrt ihr meinen Freund aus seinem Zimmer und wollt ihn töten?«

»Wir haben ihn nicht aus seinem Zimmer gezerrt«, antwortete der Wirt trotzig. »Er lief draußen herum. Wie ein Strigoi eben!«

»Max, was hast du … Ach, egal. Gibt es hier keinen Pfarrer?«

Ortsvorsteher und Wirt schüttelten wütend den Kopf. »Die Kirche ist ein Dorf weiter. Hier hilft Euch kein Pfaffe weiter.«

Die Menge war inzwischen wieder unruhig geworden.

»Tretet zur Seite, Herr«, ergriff nun der Ortsvorsteher in passablem Deutsch das Wort. »Das Schicksal Eures Freundes ist besiegelt. Er ist zweifelsfrei ein Strigoi und muss daher sterben. Lasst uns unser Werk vollenden, und kehrt in Eure Unterkunft zurück.«

»Einen Dreck werde ich.« Gedanken zischten wie indische Raketen durch seinen Kopf. Ortsvorsteher oder Wirt zu töten wäre ein Leichtes, doch dann würde er sich der Verfolgung durch die walachischen Gerichte aussetzen – und am Ende am Galgen enden. Also trat Hans dem Ortsvorsteher erst auf den Fuß, als der zusammensackte, kickte er ihm das Messer aus der Hand. Es wirbelte durch die Luft und blieb im Oberschenkel eines verdutzten Bauern stecken. Dem Wirt versetzte er mit dem rechten Ellenbogen einen solchen Kinnhaken, dass der vom Podest in die Menge purzelte. Eine Fackel flog, dann zwei Heugabeln. Mit dem Dolch in der Linken schnitt Hans Max die Fesseln auf, mit dem Schwert in der Rechten versuchte er gleichzeitig, Wurfgeschosse abzuwehren und Dorfburschen daran zu hindern, das Podest zu stürmen.

Doch die Überzahl war zu groß. Gierige Hände zerrten Max, der sich noch nicht ganz von den Schnüren befreit hatte, herunter. Stöcke prügelten auf ihn ein. Hans warf sich der Länge nach auf das Menschenknäuel und schlug um sich. Ihm gelang es, wieder festen Boden unter den Füßen zu bekommen. »Zurück!«, brüllte er und drehte sich, mit dem Schwert in der einen, einer Fackel in der anderen Hand, im Kreis um Max herum. Max blutete am Kopf und rappelte sich auf. »Max, bleib hinter mir.« Er hatte keine Idee, wie sie beide aus der Situation herauskommen sollten. Es würde doch nichts anderes übrig bleiben, als Menschen zu töten.

Max machte zwei Schritte auf eine ältere Frau zu, die mit der Fackel vor seinem starren Gesicht fuchtelte. Die Frau schrie auf und ließ die Fackel fallen. Max hob sie auf und hielt sie am ausgestreckten Arm vor sich. Die Menschen wichen zurück, dann wogten sie wieder vor.

»Herr! Herr!« Heiner tauchte wie einer Erscheinung über den Köpfen der Menge auf. Er stand auf dem Bock des Schlittens. »Herr Johannes, Herr Max, kommt!«

Hans hakte sich bei Max unter. Gemeinsam bahnten sie sich mit Schwert und Fackeln den Weg durch die Dörfler. Sie sprangen auf den Schlitten. Heiner hielt ein paar Männer mit der Pferdepeitsche davon ab, den Schlitten zu entern, dann ließ er die Peitsche über den Zugtieren schnalzen. Fackeln flogen dem Schlitten hinterher, zwei landeten auf den Passagieren, waren aber schnell wieder hinausgeworfen, bevor sie Schaden anrichten konnten.

In Sedschoff beschwerte sich Hans beim Gouverneur über die Misshandlung durch die Dörfler. Doch da könne man kaum etwas tun, wurde ihm beschieden. Diese Hinterwäldler seien unbelehrbar in ihrem Aberglauben. Als Hans das Schreiben des griechischen Kaisers Johannes vorlegte und verlangte, Fürst Alexander zu sehen, der ja nicht umsonst den Beinamen »der Gute« trug, wies man ihn darauf hin, dass der kaiserliche Schutzbrief sicher höchst beeindruckend sei, dass der Fürst aber bedauerlicherweise just bei Prinz Vlad Dracul in der Walachei weile, denn der begehre seine Tochter zu ehelichen. Er könne sich auch gerne an Königin Barbara von Ungarn wenden … Dann komplimentierte man Hans ziemlich direkt hinaus.

In Lemberg trennten sich die Wege. Die Gebrüder Hofstetter waren zu Hause. Heiner weinte bitterlich, als sie sich verabschiedeten.

Alexander der Gute (Alexandru cel Bun, reg. 1400 – 1432), Fürst von Moldau.
Vlad II. Dracul (1395 – 1447), walachischer Fürst und Vater von Vlad III. Dracula (ja, genau dem!).

In Krakau wollten Hans und Max zwar nur kurz Station machen, doch es wurden drei Monate daraus. Zum einen hatte Hans sich einen grippalen Infekt eingefangen, der ihn mehrere Tage ins Bett zwang. Zum anderen hatte sich die Zimmerwirtin in ihn verguckt und kümmerte sich aufopfernd um all seine Bedürfnisse. Da lohnte es sich, ein wenig zu bleiben. Dieses ein wenig dehnte sich dann über den ganzen Sommer hinaus. Krakau bot als Hauptstadt des Königreichs Polen und des Großfürstentums Litauen internationales Flair voller Kultur und Wissen. Hans genoss es, erstmals seit Jahrzehnten, die Straßen einer europäischen Großstadt zu durchstreifen, in der für viele Deutsch die Muttersprache war. Max begann, Potentaten und reiche Bürger mit seinem Lautenspiel zu begeistern. Nicht dass sie Geldsorgen gehabt hätten, aber Max' Einkünfte gestalteten die Weiterreise durchaus komfortabel.

Auch in der schlesischen Metropole und Hansestadt Breslau blieben sie ein wenig länger, um deutsche Kultur zu tanken. Als sie die Mietkutsche in die Reichsstadt Eger brachte, setzten bereits die ersten Schneefälle ein. In Regensburg mussten sie wegen der völlig verschneiten Straßen ein paar Tage länger bleiben. Ebenso in Landshut. Dabei hatte Hans längst keine Muse mehr, sich irgendwo aufzuhalten.

München war nur noch wenige Wochen entfernt.

46 München

Johannes Schiltberger stierte gedankenverloren aus dem Fenster. Es regnete. Wie schon seit Tagen. Verdammter Juni. Was vermisste er die Sonne und die Hitze des Orients. Früher in seiner Kindheit, da war er sich ganz sicher, schien die Sonne von Mai bis Oktober. Verfluchtes Kaff München. Nannte sich Hauptstadt und bestand nur aus engen Gassen, stinkenden Kloaken, modernden Häusern und verlausten Menschen. Seit fast zwei Jahren war er zurück und fühlte sich immer noch nicht zu Hause.

Seufzend las er noch einmal die letzten Zeilen durch, die er geschrieben hatte: »Darum bitte ich all die, die dieses Buch gelesen haben oder lesen hörten, dass sie meiner gegen Gott gütlich gedenken, damit sie vor solch schwerer und unchristlicher Wagnis hier, dort und ewiglich verschont bleiben.« So etwas erwarteten die Leser, da machte er sich nichts vor. Er hatte keine Lust, sich als Häretiker oder Ketzer der Verfolgung durch Kirche und Staat auszusetzen. Es waren nur Worte. Er kicherte. Was er von diesem oder jenem Gott in Wahrheit hielt, musste niemand wissen. Nach einiger Überlegung setzte er noch das armenische und das tatarische Vaterunser darunter und schloss mit einem ›Amen‹. So würde es den hohen Herren gefallen. Die Brüder Ernst und Wilhelm III. regierten gemeinsam das Herzogtum von Bayern-München und buhlten beide um die Gunst des weit gereisten Johannes Schiltberger. Ernst hatte ihm den Gutshof im Dörflein Neuhausen geschenkt, Wilhelm überhäufte ihn mit teuren Präsenten. Zigfach hatte Hans auf diversen Empfängen und Festen vor großem Publikum über seine Abenteuer berichten müssen. Man hatte ihn zu Vorträgen nach Freising, Ingolstadt, Augsburg und sogar bis nach Nürnberg und Salzburg eingeladen. Da war es naheliegend, seine Geschichte aufzuschreiben und als Buch zu vertreiben.

Sicher, er erinnerte sich an vieles nicht mehr wirklich oder nur noch bruchstückhaft. Was für ein Ärgernis, dass er alle seine Hefte verbrannt hatte. Nun reute es ihn doch. Namen und Orte schwirrten umher, die er nicht mehr richtig zuordnen konnte. Vieles war so lange her. Und der exzessive Opiumkonsum hatte sein Gedächtnis nicht gerade gefördert. Wie hieß der Mamelukensultan von Kairo? Yusuf? Nein, das war nur sein Deckname in der Nacht des Mumienfeuers. Egal. Hans schrieb der Einfachheit halber Josef. Wie viele Kreuzfahrer ließ Bayezid bei Nikopolis hinrichten? Keine Ahnung! Wie stark war das Heer von Tamerlan bei Angora? Sehr stark! Wie viele ließ Tamerlan köpfen, hängen, verbrennen? Viele, viele! Wer sollte das je nachprüfen? Also schrieb er hier zehntausend, dort vierhunderttausend und auch mal eine Million. Denn es waren immer viele. Man muss die Leser beeindrucken, hatte ihm Herzog Ernst leutselig nach dem achten Becher Wein einmal ins Ohr gelallt. Und seine Weibergeschichten, so der Herzog weiter, die könne er ja gerne mal endlich im kleinen Kreis erzählen – was Hans im Übrigen nie tat –, aber bitte aus dem Buch rauslassen. Das könnte Ärger mit diesen bigotten Pfaffengesindel geben, das einem einfach keinen Spaß gönnen würde, aber selbst … na, Johannes wisse schon – nach diesen Worten bekreuzigte sich der Herzog sicherheitshalber.

Und das mit den Heiden, diesen Muselmanen, also, woran die so glauben, so lächerlich das auch sei, solle er ruhig ausbauen. So etwas ziehe immer. Da war sich der Herzog sicher, und sein Bruder nickte zustimmend. Also baute Hans den religiösen Teil seiner Erzählung aus, wann und wie Mohamed lebte und so weiter. Schrieb mehr über religiöse Sitten und Riten als über seine Erlebnisse.

Herzog Ernst genoss die Abwechslung durch Johannes Schiltberger, hatte er doch gerade gewaltigen Ärger mit seinem Sohn Erbprinz Albrecht, der sich unstandesgemäß in eine Augsburger Baderstochter verliebt und diese liederliche Person namens Agnes Bernauer doch glatt zu seiner offiziellen Mätresse gemacht hatte. Wie überaus ärgerlich, murmelte Hans bestätigend und sagte einfach so dahin, dass man dieses Weib am besten zur Unholdin erklären und dann ertränken sollte.

Hans seufzte und beobachtete die Tropfen, die die Glasscheibe herunterliefen. Hoffentlich verschonte ihn heute diese unsägliche Schachtel vom Nachbarhof mit einem ihrer Besuche. Schwanhilde Wasenmüller, äußerst wohlhabend verwitwet, hatte sofort ein Auge auf Hans geworfen und nutzte jede Gelegenheit, sich aufzudrängen. Der Regen würde sie heute wohl fernhalten. Schwanhilde, was für ein unpassend eleganter Name für diese plumpe Person. Hans fand sie so unamüsant wie hässlich. Geld hatte er selbst genug. Er konnte sich aus der Apotheke die teure Opiumtinktur leisten, und er baute selbst Hanf in seinem Garten an. Er konnte sich Gewürze, Pfeffer und Salz, ja sogar weißen Zu-

Ernst (1373 – 1438) und sein Bruder **Wilhelm III.** (1375 – 1435) regierten ab 1397 gemeinsam das Herzogtum Bayern-München. **Agnes Bernauer** (ca. 1410 – 1435), Geliebte von Herzog Albrecht III., Herzog Ernst ließ sie in der Donau ertränken.

cker kaufen, um dieses unerträglich langweilige deutsche Essen genießbar zu machen, das nur aus Graupen, Kohl und Haferschleim zu bestehen schien. Manchmal spielte er mit dem Gedanken, sich einen türkischen oder arabischen Koch zu besorgen. In Venedig, so hörte man, gäbe es ab und zu Türken, Araber oder sogar Nubier zu kaufen. Ja, Geld genug hatte er.

Hans brauchte keine gute Partie. Er brauchte Luft zum Atmen. Außerdem pflegte er bereits seit acht Monaten ein intimes, aber recht gschlampertes Verhältnis mit Elisabeth Freifrau von Gerstingen, einer ebenfalls vermögenden Witwe aus dem nahen Städtchen Pasing. Eine kultivierte Dame, mit der man nicht nur im Bett amüsante Stunden verbringen konnte und die keinerlei Heiratsabsichten pflegte, da sonst ihr Erbe an den Sohn aus erster Ehe ihres verstorbenen Gatten überginge.

So sehr er sich zunächst gefreut hatte, nach dreiunddreißig Jahren die Silhouette von München wiederzusehen – damals an einem klaren Februartag im Jahr 1427, von der Anhöhe bei Bogenhausen aus –, die Peterskirche, die Tortürme, die Liebfrauenkirche, so sehr ödete es ihn nun an. Moment, dreiunddreißig Jahre? Hatte das nicht diese Betrügerin in der Sperberburg vorausgesagt? Oder täuschte er sich da? Egal. Sie hatte das vermutlich nur so gesagt, weil er Christ war und Christus dreiunddreißig Jahr alt geworden war. Heilige Zahl. Oder doch nicht? Er wusste es nicht mehr.

Vater Schiltberger war längst verstorben, der ältere Bruder ebenfalls, und seine Schwester Maria war zwar außer sich vor Glück über das Wiedersehen gewesen, doch ihr Horizont war so beschränkt wie der aller anderen hier. Maria hatte ihn und Max die ersten Wochen beherbergt. Auch sie inzwischen verwitwet, ihre Kinder lebten in Augsburg und Freising. Sie führte ein gut gehendes Tuchgeschäft, war lieb und nett und bekochte ihn so ausgiebig, wenn er sie nun in München besuchte, dass Hans bereits einen Ranzen ansetzte. Das Einhornhorn hatte Hans ihr beim besten Willen nicht geben können. Es wäre Verschwendung gewesen. Außerdem hatte sie das sowieso längst vergessen. Als er es auf den Kaminsims stellte, sagte er, dass es das Horn eines seltenen Rinds aus der hinteren Tatarei sei.

Und dann erst die Neffen und Nichten. Gumprecht, der älteste Sohn seines Bruders, der das väterliche Stadthaus und das Landgut bei Schiltberg geerbt hatte, war ein selbstverliebter, durch geschickte Investitionen in den Salzhandel sehr vermögender Popanz, der sich nun im Glanz seines weit gereisten Onkels sonnen wollte.

Hans riss seinen Blick von den Tropfen und stapelte die losen Seiten seines handgeschriebenen Buches sorgsam übereinander. Er packte es in Leder und verschnürte das Paket. Obendrauf legte er einen Begleitbrief an Herzog Wilhelm. Der Bote würde gegen Mittag kommen und das Manuskript abholen.

Dann nahm Hans das in Brokat eingewickelte Geschenk zur Hand, das ihm Herzog Wilhelm am Vorabend überreicht hatte. Er öffnete die Schnur und schlug den Stoff zurück. Ein Buch. Das sei das Neueste vom Neuen, so hatte der Herzog gesagt. Er habe es aus Italien besorgen lassen und hoffe, es würde Hans gefallen, auch wenn es in Latein geschrieben sei. Hans blätterte darin, erst gedankenverloren, dann aufmerksam und schließlich wütend. »So eine Sauerei!«, schrie er. »Max? Max? Wo steckst du?« Er sprang vom Stuhl auf und lief aus dem Arbeitszimmer in die Stube, wo sich Max am liebsten vor dem großen Kamin aufhielt. Max hockte auf einem Kissen am Boden, bespannte gerade seine Laute neu mit Katzendärmen und schaute wie immer abwesend vor sich hin.

»Schau dir das mal an.« Hans hielt ihm das Buch vor die Nase. »Das da ist deine Zeichnung! Das ist dein selbstbetriebenes Fahrzeug, das du für Karabulut entworfen hast. Und hier, siehst du, das ist die Feuerhexe, die ich mir ausgedacht habe.« Das Buch hieß *Bellicorum instrumentorum liber cum figuris*, der Autor Giovanni de Fontana. Fontana hatte sein Buch 1420 veröffentlicht und der staunenden Öffentlichkeit verschiedene Kriegsmaschinen, eine Feuerhexe und sogar eine selbstfahrende Kutsche vorgestellt. Noch Jahrhunderte später sollte man Giovanni de Fontana als den Erfinder des Fahrradvorläufers feiern. Der Vollständigkeit halber muss man jedoch hier erwähnen, dass Fontana noch mehrere weitere Technikbücher veröffentlichte, in denen er eigene Erfindungen darlegte und sich vor allem um die Entwicklung der Laterna magica verdient machte.

»Diese kleine italienische Ratte.« Hans warf das Buch ins knisternde Feuer. So verdammt kalt war es in diesem München, dass man im Juni einheizen musste! Unglaublich. »Giovanni de Fontana. Dieser durchtriebene Lustknabe. Oh, ich kann mich noch genau erinnern … Erst hat er mit Yorick Unzucht getrieben und dann voller Unschuld meine Hefte studiert. Damals in Sarai. Weißt du noch? Als wir bei dem bulgarischen Glasbläser gewohnt haben.«

Max war mit dem Bespannen fertig und stimmte seine Laute.

»Dir ist das wie immer völlig egal«, sagte Hans. Dann lachte er. »Eigentlich kann es mir auch egal sein. Du hast wie immer recht, kleiner Bruder. Warum rege ich mich auf.«

Giovanni de Fontana (1395 – 1455), italienischer Ingenieur, der um 1420 den Vorläufer des Fahrrads erfand.

»Hast du gesehen, wie schön die Kastanie wächst?« Hans deutete aus dem Fenster. »Ihr scheint die Witterung hier nichts auszumachen.« In seinem Halsbeutel hatte Hans noch die verschrumpelte braune Kastanie gefunden und eigentlich nur aus Scherz ein paar Schritte vom Haus entfernt eingegraben. Nie hätte er gedacht, dass der Samen nach all den Jahren tatsächlich austreiben würde. Noch war der Baum viel zu jung, um Früchte zu tragen, doch das exotische Gewächs fand größtes Interesse bei den Gelehrten aus der Stadt.

»Ich habe eine Überraschung für dich, Max«, sagte Hans und ging in die Küche. Seine Magd rupfte gerade ein Hühnchen. »Es gibt Huhn mit Graupen, Herr«, sagte sie.

»Ja, schon gut«, winkte Hans ab. Graupen! Er holte das kleine Säckchen aus dem Kasten auf der Anrichte. Es hatte ihn ein Vermögen und vor allem Zeit gekostet. Aber vor fast einem Jahr hatte sich Hans gedacht, dass die eifrigen Handelsleute aus Nürnberg, die bekanntlich die exotischsten Spezereien aus aller Welt beschaffen konnten, bestimmt auch Beziehungen nach Ägypten haben mussten. Hatten sie, wie ihm der Kaufmann bestätigte, der Hans mit köstlichem Bier aus der norddeutschen Stadt Einbeck, dem bedeutendsten Bierzentrum Europas, versorgte, denn das Gesöff, das sich in München Bier schimpfte, konnte man kaum durch die Kehle pressen. Auch die bayerischen Herzöge ließen sich ihr Bier aus der Hansestadt Einbeck kommen. Also gab Hans bei den Nürnbergern eine besondere Bestellung in Auftrag, und schon zehn Monate später konnte er das Säckchen voller Kaffa aus Abessinien in den Händen halten. Die Bohnen waren bereits geröstet und zerstoßen. Die moderne Welt war wahrlich fast zu einem Dorf geschrumpft.

Hans kredenzte den Kaffasud in den kostbaren kleinen Bechern aus hauchzartem Steingut, die ihm Herzog Ernst einst mit dem Hinweis geschenkt hatte, dass diese aus dem fernen Reich China kämen. Hans nahm den weiß-blau bemalten Becher und reichte Max den grün-goldenen. »Hmmm, schmeckt nicht ganz so gut wie bei den Heiden«, stellte Hans fest. »Oder, Max?«

Max schlürfte mit geschlossenen Augen. Wenn Max nicht Max gewesen wäre, hätte man daraus Verzückung lesen können.

»Weißt du, wozu ich Lust hätte«, sagte Hans. »Wir könnten Lasse besuchen. Dort wird das Wetter zwar bestimmt auch nicht besser sein, aber ich würde gerne mal sehen, wie diese Nordmänner leben. Ob er es überhaupt bis nach Hause geschafft hat? Ach, bestimmt. Er hat immer alles ge-

Jakobäa von Bayern (1401 – 1436), aus der Linie Straubing-Holland, war die letzte Wittelsbacherin, die über Holland herrschte.

schafft, was er sich vorgenommen hat. Vielleicht nehmen wir ein Schiff und fahren nach Eisland oder Grünland. Und von dort nach Weinland! Das wäre doch etwas, oder Max? Oder Yorick … Sein letzter Brief ist ein halbes Jahr her … Wo er doch nun Berater für orientalische Angelegenheiten am Hof von Flandern ist. Ich hoffe, er hat meine Antwort erhalten. Wie Gent wohl ist? Man hört, es sei fast so groß wie Paris. Und ebenso reich und schön.«

Max zupfte eine fröhliche Weise zum Rhythmus des Regens. Sie hatten mehrfach versucht, seine Familie in Sendling ausfindig zu machen. Waren zweimal dorthin geritten, hatten Kirchenbücher gewälzt und sogar beim Landgericht in Wolfratshausen nachgefragt, doch außer Erinnerungen fanden sie nichts. Die Cholera hatte viele Opfer gefordert.

»Ist nicht die Base unseres Herzogs die Herrin von Holland? Jakobäa, die er mit seinem Sohn vermählen möchte? Und Holland liegt doch neben Flandern, oder? Da könnte uns der Herzog ein Geleitschreiben mitgeben.« Hans knetete seine Unterlippe.

»Weißt du, was die letzten Worte waren, die du jemals gesagt hast, kleiner Bruder?« Hans strich Max zärtlich über den Kopf. »Bis ans Ende der Welt. Das waren deine letzten Worte. Das haben wir nicht geschafft.« Er nahm die Tonscherbe mit der Keilschrift vom Kaminsims, wo er seine Erinnerungsstücke aufgereiht hatte – die Pfeilspitze, Aynurs Briefchen, die Tigerkralle, die Heilige Familie mit dem elefantenköpfigen Jesus, das Horn des Einhorns –, und drehte sie in der Hand. »Schau uns beide an. Alt und grau sind wir. Immerhin haben wir noch die meisten Zähne. Ich werde bald fünfzig. Ein gutes Alter, um bis ans Ende der Welt zu gehen und noch weiter. Findest du nicht auch?«

Max hörte auf zu spielen.

»Wenn ich morgen aufbreche, um das Ende der Welt zu suchen, kommst du dann mit?«

Max legte seine Laute vorsichtig auf das Kissen neben ihm und stand auf. Das erste Mal seit fast dreißig Jahren hatte Hans den Eindruck, dass Max nicht an ihm vorbei oder durch ihn hindurch sah. Zudem schien so etwas wie ein Lächeln seinen Mund zu umspielen.

»Ja«, sagte Max.

Nachwort

Ein mittelalterlicher Reisebericht ist eine ebenso interessante wie schwierige Quelle. Johannes Schiltberger macht es dem heutigen Leser nicht gerade einfach. Er schreibt, wie damals üblich, keineswegs chronologisch, springt munter hin und her und beschreibt dabei auch Begebenheiten, die er selbst unmöglich erlebt haben, sondern nur vom Hörensagen kennen konnte. Da befindet er sich übrigens mit Marco Polo in bester Gesellschaft. Er irrt sich oft in Zeitangaben, bei Orts- und Personennamen. Manche Begebenheiten beschreibt er sehr ausführlich, andere hingegen handelt er mit ein, zwei Sätzen ab. Doch wer kann sich schon detailliert an die letzten dreiunddreißig Jahre seines Lebens erinnern? Da stand ich als Autor also da und musste entscheiden, ob ich auch die Passagen übernehmen soll, bei denen Schiltberger historisch gesehen gar nicht dabei gewesen sein konnte. Welche Geschichten das sind, verrate ich hier nicht. Denn für mich war schnell klar, so viel wie möglich von dem, was Schiltberger schreibt, auch in dieser sehr freien Interpretation seines Lebens einzubauen. Wenn etwas historisch nicht passen sollte, ist das also mitunter, aber nicht immer, alleine meiner wilden Fantasie, sondern auch Schiltbergers Erzählungen geschuldet. Ich habe mich aber weitgehend bemüht, alles mit historischen Fakten, tatsächlichen Begebenheiten und realen Personen zu unterfüttern. Ein historischer Roman ist allerdings vor allem ein Roman und kein Geschichtsbuch.

Den Zoo in Bagdad, die Amazonen, die Sperberburg, die Assassinen, den dreihundertfünfzigjährigen Mann, die Brücke aus dem Schienbein eines Riesen, Einhörner, Drachen, Almas, kinderverkaufende Tscherkessen und vieles mehr findet man bei Schiltberger. Auch in der Beschreibung von religiösen Sitten, Gepflogenheiten oder Hintergründen habe ich mich an Schiltbergers Schilderungen und Interpretationen gehalten, selbst wenn uns einiges heute falsch oder lustig erscheinen mag.

Ob Johannes Schiltberger überhaupt diese Reise gemacht hat, oder ob er sich alles wie ein früher Karl May zu Hause in München ausgedacht hat, ist heute noch umstritten. Auch Marco Polo geht es nicht anders. Womöglich haben Schreiber, die sein Werk manuell verbreitet haben, selbst noch das eine oder andere aus ihrem Wissensschatz hinzugefügt. Dafür dass Schiltberger tatsächlich unterwegs war, spricht jedoch vor allem eines: Er ist der erste Europäer, der ein Land namens Sibirien erwähnt und beschreibt.

Nicht erfunden sind übrigens die Gräueltaten Tamerlans. Sie sind nicht nur bei Schiltberger dokumentiert, sondern von Tamerlan selbst in seinen »Memoiren« so festgehalten. Dort nimmt Tamerlan auch stets Bezug auf den Koran und rechtfertigt so seine schier unfassbaren Blutorgien. Nicht selten habe ich beim Schreiben dieses Buches eine verblüffende Aktualität feststellen müssen, da Daesh, IS etc. heute genauso handeln und argumentieren wie damals Tamerlan. Auch hier darf natürlich daran gezweifelt werden, ob die Zahlenangaben stimmen, denn Übertreibung gehörte schon im Mittelalter zur PR-Strategie.

Apropos Zahlen: Zum besseren Verständnis schreibe ich Gewichte, Entfernungsangaben etc. nach heutigen Maßen, denn Fuß, Ellen und Meilen klingen zwar wunderschön historisch, doch was das bedeutet, kann sich praktisch niemand wirklich vorstellen.

Mein Dank geht an Andrea und Carsten sowie an meine Mutter.

Bayezids Familie im Überblick

(sofern sich Lebensdaten recherchieren ließen, sind sie aufgeführt)

Bayezids Ehefrauen

- Fülane Hatun (*Hochzeit* 1372), Tochter von Konstantin Dejanović
- Devlet Hatun (gest. 1412, *Hochzeit* 1381), Tochter von Prinz Süleyman Şah Çelebi und Mutahhare Abide Hatun, Mutter der meisten Söhne Bayezids
- Fülane Hatun (*Hochzeit* 1389), Tochter von Tekfur von Konstantinopel
- Despina Hatun (1372 – nach 1444, *Hochzeit* 1389), Tochter des Despoten Lazar und der Despina (*weibl. Form von Despot*) Miliza von Serbien
- Hafsa Hatun (ca. 1380 – nach 1403, *Hochzeit* 1390), Tochter von Fürst Fahreddin Isa Bey und Azize Hatun
- Maria Hatun (*Hochzeit* 1394), Tochter von Herzog Louis Fadrique von Salona und Helena Asanina Kantakouzene

Bayezids Söhne

- Ertuğrul Çelebi (*Mutter:* Devlet Hatun)
- Süleyman Çelebi (1377 – 1411, *Mutter:* Devlet Hatun)
- İsa Çelebi (1380 – 1406, *Mutter:* Devlet Hatun)
- Mehmed Çelebi (1389 – 1421, *Mutter:* Devlet Hatun), später Sultan Mehmed I.
- Musa Çelebi (gest. 1413, *Mutter:* Devlet Hatun)
- Mustafa Çelebi (1393 – 1422, *Mutter:* Devlet Hatun)
- Orhan Çelebi
- Yusuf Çelebi (*konvertierte zum Christentum und änderte seinen Namen in Demetrios*)
- Kasım Çelebi (*lebte mit seiner Schwester Sultan Fatma Hatun als Geisel in Konstantinopel*)

Bayezids Töchter

- Hundi Fatma Sultan Hatun, verheiratet mit Damat Seyyid Şemseddin Mehmed Buhari
- Erhondu Hatun, verheiratet mit Damat Yakup Bey
- Sultan Fatma Hatun, verheiratet mit Damat Sanjak Bey
- Oruz Hatun, verheiratet mit Abu Bakr Mirza, Tamerlans Enkel
- Paşa Melek Hatun, verheiratet mit Amir Jalal ud-din Islam

Tamerlans Familie im Überblick

(sofern sich Lebensdaten recherchieren ließen, sind sie aufgeführt)

Tamerlans Ehefrauen und wichtige Konkubinen

- Turmisch Agha, Tochter von Amir Jaku Barlas
- Aljaz Turkhan Agha (*Hochzeit* 1357/58), Tochter von Amir Mashlah
- Saray Mulk Khanum (1343 – 1406, *Hochzeit* 1367), Witwe von Emir Husain Khan, Tochter von Khazan Khan aus der Familie Dschingis Khan
- Dilschad Agha (*Hochzeit* 1374), Tochter von Schams ed-Din und Bujan Agha
- Touman Agha (*Hochzeit* 1377), Tochter von Emir Musa und Arzu Mulk Agha
- Chulpan Mulk Agha, Tochter von Hadsch Bey von Jetah
- Tukal Khanum (*Hochzeit* 1395), Tochter des mongol. Khan Khizr Khawaja Aglen
- Tolun Agha, Konkubine und Mutter von Umar Scheich Mirza I.
- Mengli Agha, Konkubine und Mutter von Miran Schah
- Toghay Turkhan Agha, Konkubine und Mutter von Schah Ruch

Tamerlans Söhne und Enkel

- Jahangir Mirza (*Mutter:* Turmish Agha)
    - Pir Mohamed (1374 – 1407), offizieller Nachfolger Tamerlans
- Umar Scheich Mirza I. (*Mutter:* Tolun Agha)
    - Pir Mohamed ibn Umar Scheich Mirza I.
    - Iskandar
    - Rustam
    - Bayqarah
- Miran Schah (1366 – 1408, *Mutter:* Mengli Agha)
    - Khalil Sultan (1384 – 1411)
    - Abu Bakr (gest. nach 1408)
    - Mohamed
    - Alankar Mirza
    - Uthman Calbi Mirza
    - Ijil Mirza
    - Siyurghtamish Mirza
    - Umar Mirza
- Schah Ruch (1377 – 1447, *Mutter:* Toghay Turkhan Agha)
    - Ulugh Beg (eigentl. Mirza Mohamed Taraghay, 1394 – 1449)
    - Ghiyath-al-Din Baysonqor (1397 – 1433)
    - Sultan Ibrahim Mirza (gest. 1435)
    - Mirza Soyurghatmisch Khan
    - Mirza Mohammed Juki
- Khalil Sultan ibn Timur (*Mutter:* Saray Mulk Khanum)

Tamerlans Töchter

- Akia Beghi, verheiratet mit Mohammad Bey
- Name unbekannt, verheiratet mit Solyman Mirza
- Name unbekannt, verheiratet mit Cumaleza Mirza
- Sultan Bakht Begum, verheiratet erst mit Mohammed Mireke, dann mit Soliman Shah

Mamelukensultane von Ägypten aus Schiltbergers Zeit

- Barquq (1382 – 1389 und 1390 – 1399)
- Faradsch (1399 – 1405) *abgesetzt*
- al-Mansur Abd al-Aziz (1405) *abgesetzt*
- Faradsch (1405 – 1412) *wieder eingesetzt*
- al-Mustain (1412) *abgesetzt*
- al-Muayyad Schaich (1412 – 1421)
- al-Muzaffar Ahmad II. (1421) *abgesetzt*
- az-Zahir Tatar (1421)
- as-Salih Mohamed III. (1421 – 1422)
- Barsbay (1422 – 1438)

Mamelukensultane laut Schiltberger *(Kapitel 37)*

- Barochloch (= Barquq)
- Mathas
- Joseph (= Faradsch)
- Zach
- Schiachin
- Mellekscheischarf

Khane der Goldenen Horde aus Schiltbergers Zeit

- Toktamisch (1378 – 1397)
- Temur Qutlugh (1397 – 1399)
- Shadi Beg (1399 – 1407)
- Pulad Khan ibn Shadi Beg (1407 – 1410)
- Temur Khan ibn Temur Qutlugh (1410 – 1412)
- Jalal al-Din Khan ibn Toktamisch (= der Grüne Sultan, 1411 – 1412)
- Karim Berdi ibn Toktamisch (1412 – 1414)
- Kebek Khan ibn Toktamisch (1414)
- Chekre Khan ibn Akmyl (1414 – 1417)
- Jabbar Berdi Khan (= Yeremferden, 1417 – 1419)
- Derwisch Khan (1419)
- Kadir Berdi Khan ibn Toktamisch (1419)
- Hadschi Mohamed Khan ibn Oghlan Ali (1419)
- Ulugh Mohamed (1419 – 1421)
- Dawlat Berdi (1421)
- Baraq Khan bin Koirichak (1421 – 1427)

Khane laut Schiltberger *(Kapitel 26)*

- Sedichbekhan (= Shadi Beg)
- Polet (= Pulad)
- Segelalladin (= Jalal al-Din)
- Kerumberdin (= Karim Berdi)
- Thebak
- Zeggrai (= Chekre)
- Machimet (= Ulugh Mohamed)
- Waroch (= Baraq)
- Machimet (= Ulugh Mohamed)
- Dobtabardi (= Dawlat Berdi)
- Waroch (= Baraq)
- Machimet (= Ulugh Mohamed)

Historische Orte und ihre heutigen Namen

Adalia	= Adana
Adrianopel	= Edirne
Akkerman *(Weißenburg)*	= Bihorod-Dnestrowskyj
Angora	= Ankara
Antiochia	= Antakya
Arzendschan	= Erzerum
Asparseri	= Şerpeni
Bothan	= Batumi
Eger	= Cheb
Gallipoli	= Gelibolu
Gily	- Kilija
Jumna	= Yamuna
Kaffa	= Feodossija *(nicht zu verwechseln mit der Region Kaffa in Äthiopien!)*
Kerasus	= Giresun
Kesch	= Schahrisabz
Konstantinopel	= Istanbul
Lemberg	= Lwiw
Melitene	= Malatya
Merw	= Mary *(bzw. die Ruinenstadt neben der modernen Großstadt)*
Nikopolis	= Nikopol
Philomelion	= Akşehir
Qaschlik	= Sibiryak *(bzw. die Ruinen nahe des Dorfes)*
Raji	= Šahr-e Ray *(heute Stadtgebiet von Teheran)*
Sankt Masicia	= Amasra
Satalia	= Antalya
Sebast	= Sivas
Sedschoff	= Suceava
Smyrna	= Izmir
Sultania	= Soltaniye
Tana	= Asow
Termes	= Termiz
Tömän	= Tjumen
Trapezunt	= Trebzon
Urgentsch	= Könerürgenç

Unter Schiltberger-Forschern sind einige Ortsnamen umstritten. Ich habe mich bei den Orten meist an den *Sitzungsberichten der königl. bayer. Akademie der Wissenschaften, Philosophisch-philologische Classe, Sitzung vom 7. Mai 1870* orientiert. Dort wird z. B. darauf hingewiesen, dass es sich bei Schiltbergers Schilderung von ›Adalia‹ nicht um ›Satalia‹, also Antalya, handeln kann, sondern um Adana. Von beiden Städten aus sieht man Zypern, doch Zypern liegt noch näher an Adana. Antalya war damals schon ein wichtiger Hafenort und kein Zentrum der Kamelzucht, das war Adana, das nicht direkt am Meer liegt. Schiltberger erwähnt bei ›Adalia‹ mit keinem Wort einen Hafen, wie es bei Antalya unverzichtbar gewesen wäre.

Lektüre

Als Inspirationsquelle dienten folgende Buchausgaben:

Johann Schiltberger: *Als Sklave im Osmanischen Reich und bei den Tataren*; herausgegeben und eingeleitet von Ulrich Schlemmer, Wiesbaden 2008

Hans Schiltbergers Reisebuch nach der Nürnberger Handschrift; herausgegeben von Valentin Langmantel, Tübingen 1885

Das Schiltberger-Zitat am Anfang stammt aus *Heidelberger Handschrift* (ca. 1480). In der inzwischen verschollenen *Nürnberger Handschrift* (ca. 1488) liest sich dieselbe Passage so: »Ich Hanns Schiltperger pin von meiner Heymatt außgezogen, von der stat genandt München, die da leyt in Payren, do man zalt von Christ gepurt MCCCLXXXXIIII jar; und das ist geschehen, do chönig Sigmundt zu Ungeren in die haydenschafft zoch; und do zoch ich auß der obgenannten stat gerennesweyß mit …«

Die Begegnung von Tamerlan und Ibn Chaldun ist dokumentiert in:

Ibn Khaldun and Tamerlan, Their Historic Meeting in Damascus, 1401 A.D. (803 A.H.): A study based on arabic manuscripts of Ibn Khaldun's »Autobiography«, with a translation into english, and commentary by Walter J. Fischel, University of California, Berkeley and Los Angeles 1952

Die Zitate aus den »Memoiren« Tamerlans stammen aus:

Sharaf ad-Din Ali Yazdi: *The History of Timur-Beg Known by the Name of Tamerlain the Great Emperor of the Moguls and Tartars: Being an Historical Journal of His Conquests in Asia and Europe*; erschien 1425 in Persisch unter dem Titel »*Zafarnama*« (»*Buch des Sieges*«), 1722 ins Französische übersetzt von François Pétis de la Croix, vom Französischen ins Englische übersetzt von J. Darby, London, 1723; vom Englischen ins Deutsche übersetzt vom Autor.

Die Reise von Ruy Gonzáles de Clavijo ist dokumentiert in:

Narrative of the Embassy of Ruy Gonzáles de Clavijo to the Court of Timour at Samarcand, A.D. 1403-6; aus dem Spanischen übersetzt und herausgegeben von Clements R. Markham, London 1859